Klaus-Dietrich Runow
Klinische Ökologie

Gewidmet

meiner lieben Frau Hiltrud und meinem lieben Sohn Christian
mit Dank für die Rücksicht, Entbehrungen und Geduld, die ich bei der Erstellung dieses Buches von Euch verlangt habe.

Gewidmet

allen jenen Wissenschaftlern, Ärzten und Freunden,
denen die Ökologie als Maxime ihres Handelns gilt.

Klinische Ökologie

Angewandte Umweltmedizin

Klaus-Dietrich Runow

Mit Beiträgen von
Ch. J. Becker, J. H. Elixmann, B. Guzek, G. Guzek, C. Handt, S. Kalden, L. Kreutzig, S. Ishikawa, H. Oetzel, F. Otto, W. J. Rea, R. Schaub-Tari, S. Schnitzerling, S. Schwarz, U. Siedentopp, E. Szatlóczky, K.-M. Weber, L. Zalay, K. Zimmermann

2., überarbeitete und erweiterte Auflage
76 Abbildungen, 66 Tabellen

Hippokrates Verlag Stuttgart

Die Deutsche Bibliothek – CIP-Einheitsaufnahme

Klinische Ökologie : angewandte Umweltmedizin ; 66 Tabellen / Klaus-Dietrich Runow. Mit Beitr. von Ch. J. Becker ... - 2., überarb. und erw. Aufl. - Stuttgart : Hippokrates-Verl., 1994
1. Aufl. u.d.T.: Runow, Klaus-Dietrich: Klinische Ökologie
ISBN 3-7773-1046-8
NE: Runow, Klaus-Dietrich

Anschrift des Verfassers:

Dr. med. Klaus-Dietrich Runow
Institut für Umweltkrankheiten
Im Kurpark 1
34308 Bad Emstal

1. Auflage 1987
2. Auflage 1994

Wichtiger Hinweis

Wie jede Wissenschaft ist die Medizin ständigen Entwicklungen unterworfen. Forschung und klinische Erfahrung erweitern unsere Erkenntnisse, insbesondere was Behandlung und medikamentöse Therapie anbelangt. Soweit in diesem Werk eine Dosierung oder eine Applikation erwähnt wird, darf der Leser zwar darauf vertrauen, daß Autoren, Herausgeber und Verlag große Sorgfalt darauf verwandt haben, daß diese Angabe dem Wissensstand bei Fertigstellung des Werkes entspricht.
Für Angaben über Dosierungsanweisungen und Applikationsformen kann vom Verlag jedoch keine Gewähr übernommen werden. Jeder Benutzer ist angehalten, durch sorgfältige Prüfung der Beipackzettel der verwendeten Präparate und gegebenenfalls nach Konsultation eines Spezialisten festzustellen, ob die dort gegebene Empfehlung für Dosierungen oder die Beachtung von Kontraindikationen gegenüber der Angabe in diesem Buch abweicht. Eine solche Prüfung ist besonders wichtig bei selten verwendeten Präparaten oder solchen, die neu auf den Markt gebracht worden sind. Jede Dosierung oder Applikation erfolgt auf eigene Gefahr des Benutzers. Autoren und Verlag appellieren an jeden Benutzer, ihm etwa auffallende Ungenauigkeiten dem Verlag mitzuteilen.
Geschützte Warennamen (Warenzeichen) werden nicht besonders kenntlich gemacht. Aus dem Fehlen eines solchen Hinweises kann also nicht geschlossen werden, daß es sich um einen freien Warennamen handele.

ISBN 3-7773-1046-8

Printed in Germany 1994
Satz und Druck: Druckerei Sommer GmbH, 91555 Feuchtwangen (Grundschrift 9.5 auf 10 Punkt Times)

Inhaltsverzeichnis

IV. Therapie von Umweltkrankheiten

V. Ausgewählte Umweltkrankheiten

VI. Zusammenfassung und Ausblick

VII. Anhang

Mitarbeiterverzeichnis

aus dem Institut für Umweltkrankheiten Bad Emstal:

Dr. rer. nat. Josef H. Elixmann,
Dr. phil. nat. Lothar Kreutzig,
Dipl. Ing. Holger Oetzel,
Frank Otto,
Renate Schaub-Tari,
Dipl. Biologin Susanne Schnitzerling,
Dr. med. Dipl. oec. troph. Uwe Siedentopp,
Medizinaldirektor
Dr. med. Klaus-Michael Weber

Christian J. Becker
Ökotrophologe
Ermekeilstr. 21
53113 Bonn

Gaby und Dr. Bernd Guzek
Medi-medizinisch-wissenschaftlicher
Mediendienst
Redaktion: Zeitung für Umweltmedizin
Bei den Mühren 69a
20457 Hamburg-Altstadt

Dipl. oec. troph. Corinna Handt
Grünberger Str. 16
35390 Gießen

Susanne Kalden
Ernährungswissenschaftlerin
Heinrich-Lauterbach-Str. 9
34134 Kassel

Prof. Dr. Satoshi Ishikawa
Kitasato University – School of Medicine
1-15-1 Kitasato, Sagamihara
Kanagawa 228,
Japan

Prof. Dr. William J. Rea
Environmental Health Center
Walnut Hill Lane, Suite 205
Dallas, Texas 75231
USA

Susanne Schwarz
Ernährungswissenschaftlerin
Laubenweg 3
85354 Pulling

Dr. med. Dr. rer. nat. Ernö Szatlóczky
Facharzt für gastroenterologische
Erkrankungen
Universitätsdozent,
Postgraduate Medical University
Törökvész u. 21
H-1025 Budapest II
Ungarn

Dr. Lászlo Zalay
Chefarzt der Laboratoriumsmedizin
Galya u. 5
H-1093 Budapest
Ungarn

Dipl. oec. troph. Katharina Zimmermann
Eichenhof
57223 Kreutztal-Eichen

Vorwort zur 1. Auflage

»Klinische Ökologie« ist in Deutschland unter den bisher wenigen Ärzten, die je davon gehört haben, zu einer Art Reizwort geworden, das mehr emotionale als rationale Reaktionen hervorruft. Es wird meist im Zusammenhang mit »Randmedizin« oder Schlimmerem genannt. Die meisten dieser Aussagen zeigen nur, daß die Kritiker der Klinischen Ökologie unter den deutschen Ärzten die Literatur dieser Richtung nicht gelesen, geschweige denn an Ort und Stelle die Methoden studiert haben.

Klaus Runow, der Autor dieses Buches, hat beides getan und beweist hier, daß Klinische Ökologie wissenschaftlich fundierte Medizin ist, die allerdings ein hohes Maß an fachübergreifendem Wissen und Denken erfordert. Das sollte die Ärzte, die wirklich helfen wollen, nicht abschrecken. Der Behandlungserfolg und ihre Patienten werden es ihnen danken.

Anne Calatin

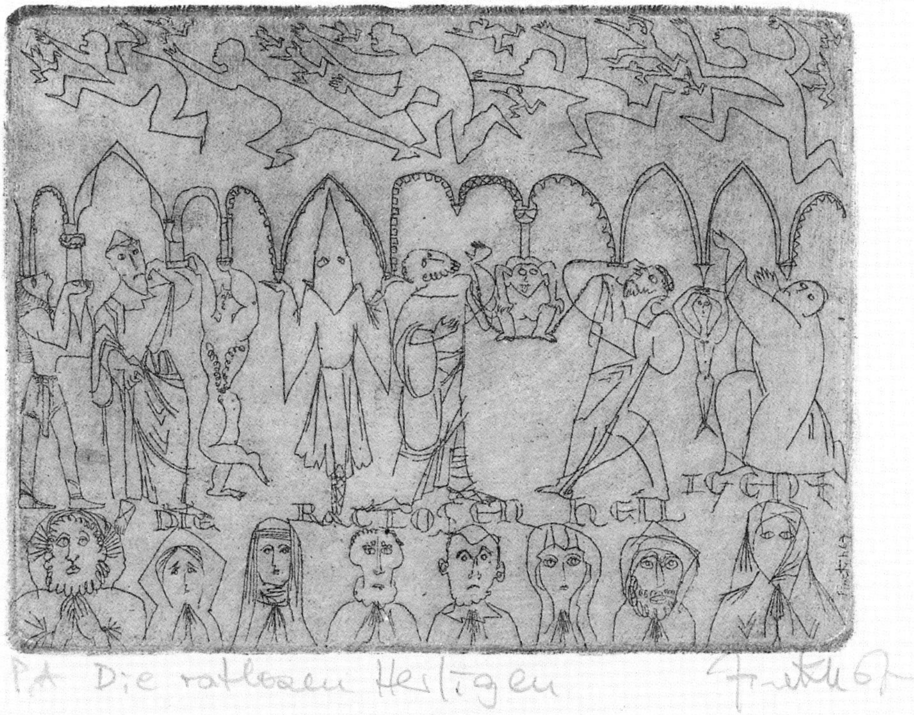

R. Finckh: Die ratlosen Heiligen. Strichätzung 1967

Vorwort zur 2. Auflage

Klinische Ökologie, die angewandte Umweltmedizin, ist immer noch ein Stiefkind derjenigen, die das medizinische Geschehen in Deutschland bestimmen.
Es ist die Aufgabe des Arztes, Krankheiten so gut wie möglich zu heilen, Zusammenhänge zu erkennen und die Entstehungsursachen von Gesundheitsstörungen zu bekämpfen. Ein Arzt jedoch, der bei umweltbedingten Erkrankungen versucht, diesen Vorsatz in die Tat umzusetzen, stößt trotz steigender Patientenzahlen auf ungeahnte Widerstände von Standesorganisationen, Behörden und Krankenkassen. Gerade durch die Ignoranz vieler Krankenkassen werden durch Restriktionen und antiquierte Therapieverfahren die Kosten im Gesundheitswesen in die Höhe getrieben.
Es liegt durchaus nicht an der Inkompetenz der Ärzte ohne umweltmedizinische Ausbildung, wenn umweltbedingte Krankheiten unerkannt bleiben. Einen Großteil der Verantwortung tragen die Krankenkassen, die ihren Vertragsärzten die Hände fesseln. Viele Fehldiagnosen ließen sich vermeiden, wenn Ärzte problemlos das untersuchen könnten, was sie für richtig halten.

Mit Ausnahme weniger Bundesländer wird Umweltmedizin in der Weiterbildung nicht angeboten. Es gibt keinen Lehrstuhl für Umweltmedizin, sondern andere Fachbereiche wie Arbeitsmedizin und Hygiene werden um den Zusatz Umweltmedizin ohne inhaltliche Korrekturen erweitert. Man könnte glauben, in Forschung und Lehre sei nun auch der Bereich Umweltmedizin integriert. Weit gefehlt.

Was wir brauchen ist ein interdisziplinärer Lehrstuhl für Umweltmedizin wie in den USA und England, an dem Ärzte ebenso mitwirken, wie z. B. Ernährungswissenschaftler, Chemiker, Physiker, Biologen und Psychologen. Das Deutsche Ärzteblatt attackierte in Heft 91 (1994) Ärzte, die sich um Patienten mit MCS (*multiple chemical sensitivity*) kümmern und ernst nehmen. *Multiple Chemical Sensitivity*, kurz MCS, sei das Mittel, mit dem gewissenlose Geschäftemacher die Bevölkerung in Panik trieben: »Wenn es nicht gelingt, die Chemophobie einzudämmen, könnten die Ängste, die sie erzeugt, in Krisenzeiten eine verhängnisvolle Massenpsychose entfachen. Die deutsche Geschichte liefert genügend warnende Beispiele.«
Profilierungssüchtige Umweltmediziner Seite an Seite mit glatzköpfigen Braunhemden auf dem Weg in einen autoritären Anti-Chemie-Staat? Eine erstaunliche Assoziation im Pflichtblatt der deutschen Ärzteschaft. Einer wissenschaftlichen Betrachtung durch einen Historiker dürfte diese Assoziationskette allerdings nicht standhalten. Gleiches gilt für die medizinisch-wissenschaftliche Argumentation.
Auch wenn der Pathomechanismus noch nicht geklärt ist – wie im übrigen bei vielen anderen Erkrankungen auch, man blättere nur einmal durch die Lehrbücher der Inneren Medizin – es scheint in einigen Fällen eine somatische Überempfindlichkeit auf minimale Konzentrationen von Chemikalien zu geben. Wie bei einem Pollenallergiker, bei dem es bereits beim Kontakt mit wenigen Pollen zu heftigen körperlichen und psychischen Reaktionen kommen kann, reagieren MCS-Patienten auf geringe Schadstoffmengen. Moderne Untersuchungsmethoden wie die SPECT-Analysen beweisen, daß es beispielsweise durch eine kurzzeitige Inhalation von Lösungsmitteln (z. B. Toluol) bei empfindlichen Patienten zu Stoffwechselstörungen in definierten Hirnarealen mit den entsprechenden neurologischen und psychiatrischen Störungen kommen kann. Die Technik ist vorhanden – warum wird sie nicht genutzt? Gewissenlos ist es, solche Symptome undifferenziert als medienbedingte Chemophobie in Tateinheit mit verwerflicher Zukunftsangst zu disqualifizieren. Weniger wissenschaftlich-vornehm ausgedrückt heißt das auch: Die sind alle bloß verrückt! Und wer zur »übertriebenen Selbstbeobachtung neigt« wird schließlich – oft auch aus Zeitgründen – gleich zum Neurologen oder Psychiater geschickt. Vorsicht! *Not all in the mind!* (Es ist nicht alles psychisch) schrieb der englische Arzt Richard Mackarness (210) bereits vor über zehn Jahren. Aber die Psychowelle rollt, Psychotherapie und Psychoanalyse sind *in*. Wer heute Geld gewinnbringend anlegen will, investiert in Psychosomatik-Kliniken oder psychoanalytisch arbeitende Einrichtungen. »Wer es sich her-

ausnimmt, einem tief in den Zeitgeist verschränkten Gedankengebilde zu widersprechen, dem wird natürlich seinerseits widersprochen werden«. Mit diesem Satz leitet Dieter E. Zimmer sein Buch Tiefenschwindel ein. An anderer Stelle mahnt er: »Solange es noch fraglich ist, ob eine Therapie das bewirkt, was sich ihre Vertreter von ihr versprechen – und im Fall der Psychoanalyse bestehen an der Wirksamkeit begründete Zweifel –, stellt sie ein Risiko dar: Sie verleitet Kranke, in der Hoffnung auf Heilung sehr viel Vertrauen und Zeit und Geld für eine Sache aufzuwenden, die ihnen vielleicht gar nicht helfen kann und sie nur davon abhält, anderswo (vielleicht in der Klinischen Ökologie, Anm. des Autors) wirksamere Hilfe zu suchen .... So ist die Psychoanalyse die einzige Theorie der Welt, die sich von jedem Einwand gegen sie bestärkt fühlen kann. Je falscher sie einer findet, desto richtiger kommt sie sich vor.« Wer sie angreift, tut dies angeblich nur, um sich vor den in Aussicht gestellten Entlarvungen in Sicherheit zu bringen.

Ein anderes Beispiel gewissenloser Wissenschaft: Das New England Journal for Medicine berichtet von einer Untersuchung, bei der herausgefunden worden sei, daß es bei 5 von 23 Kindern nach Zuckergenuß zu Verhaltensauffälligkeiten gekommen ist. Die »Wissenschaftler« sehen dennoch die Hypothese, daß Zucker psychische Funktionen bei Kindern beeinflußt, als widerlegt an.

So läßt sich keine Medizin betreiben und auch die Wissenschaft kommt so nicht voran. Aber ein Trost bleibt: in der Regel bleiben die Namen derer der Nachwelt erhalten, die sich unvoreingenommen, ausdauernd und kritisch mit solchen neuen Phänomenen beschäftigen – und nicht die der engstirnigen Medizinideologen, die alles, was nicht ihren gewohnten Wahrnehmungsmustern entspricht, ohne Nachdenken als Spinnerei abtun.

Dr. med. K.-D. Runow
Bad Emstal, im Sommer 1994

Danksagung

Für die Rücksicht, Entbehrungen und Geduld danke ich meiner lieben Frau Hiltrud und meinem lieben Sohn Christian.
Bei meinem guten Freund und langjährigen Partner, Dr. Klaus-Michael Weber, der mir ermöglicht hat, unsere Gemeinschaftspraxis und das Institut für Umweltkrankheiten noch während meines Medizinstudiums aufzubauen, möchte ich mich ganz herzlich bedanken. Ich hoffe, daß wir die Umweltmedizin in den nächsten Jahren noch ein ganzes Stück weiterbringen werden.
Bei meinem väterlichen Freund, Dr. Lothar Kreutzig, möchte ich mich für die wissenschaftlichen und freundschaftlichen Ratschläge bedanken. Uns verbindet eine jahrelange Zusammenarbeit, die mir bis zum heutigen Tage stets neue Impulse gibt.
Ein großer Teil dieses Buches entstand während meines Studiums im Environmental Health Center in Dallas/Texas. Dessen Leiter, Prof. Dr. William J. Rea, bin ich für die Ausbildung zu Dank verpflichtet. Mittlerweile hat »Bill« Rea den ersten Lehrstuhl für Umweltmedizin der Welt am Robens Institut in England bekommen. Nicht nur in seiner Ambulanz, sondern auch in der ECU (Environmental Care Unit) hat er mich mit Ruhe und Geduld in die Therapieverfahren der Klinischen Ökologie eingearbeitet. Bis heute hat sich in wissenschaftlichem und privatem Bereich ein freundschaftliches Verhältnis entwickelt. Ob es um die Planung des Institutsgebäudes oder die Durchführung der internationalen Kongresse in Bad Emstal geht, so ist Prof. Rea stets ein Freund und Partner. Herzlichen Dank.
Literaturbearbeitung und Gliederung der ersten Auflage entstanden in San Antonio/Texas. Frau Ursula Wade, deren verwöhnter Gast ich in dieser Zeit war, ein herzliches Dankeschön. Für die sorgfältige und schnelle Erstellung der reproduktionsfähigen Graphiken bedanke ich mich bei Frau Kathrin Rosskoth aus Berlin.
Für die mehrjährige gute Zusammenarbeit und die ernährungs-medizinischen Beiträge für dieses Buch bedanke ich mich recht herzlich bei meinem Kollegen und Mitarbeiter, Dr. Uwe Siedentopp.
Auf dem Sektor der analytischen Chemie danke ich Herrn Prof. Dr. Harun Parlar und Dipl. Biologin Frau Susanne Schnitzerling von der Universität Kassel für die langjährige Zusammenarbeit. In den letzten Jahren haben uns besonders die »German Marker«, die chlorierten Kohlenwasserstoffe wie Pentachlorphenol und die polychlorierten Biphenyle, interessiert.
Herrn Prof. Dr. Dr. Karlheinz Schmidt, Universität Tübingen, und Herrn Dr. Wolfgang Bayer, Stuttgart, danke ich für die gute Zusammenarbeit im Bereich der Immun-, Mineralstoff- und Vitaminuntersuchungen. Die gemeinsamen Vortragsreisen mit Prof. Schmidt in die USA und nach Japan haben mir wertvolle Anregungen gegeben.
Bei der Erforschung der physikalischen Stressoren und deren Wirkungen auf den menschlichen Organismus wurden wir von Herrn Prof. Dr. Kleinkauf, Herrn Dipl. Ing. Holger Oetzel und den Mitarbeitern des Instituts für solare Energietechnik (ISET) in Kassel unterstützt. Ganz herzlichen Dank!
Dem Altbürgermeister der Gemeinde Bad Emstal, Herrn Günter Werner, danke ich für das Vertrauen, das er mir bereits am Anfang meiner Arbeit entgegengebracht hat, als noch viele Stimmen vor grünutopischen Vorstellungen gewarnt haben. Ohne Günter Werner wäre es nicht zum Bau des neuen Institutsgebäudes in unmittelbarer Nähe des Thermalbades gekommen. Auch der Thermalbadanbau mit dem Besprühungsbad für sensible Patienten mit Allergien und Hautkrankheiten wäre ohne Günter Werners Hilfe nicht entstanden.
Eine der ersten »Amtshandlungen« des Nachfolgers, Herrn Bürgermeister Eckhard Bräutigam, war die Grundsteinlegung des nach den neuesten bauökologischen Grundsätzen erstellten Instituts für Umweltkrankheiten im Kurpark. Durch sein Engagement wurden die mittlerweile über Jahre fixierten bürokratischen Hürden auf dem Weg zur *Kurklinik für Umweltmedizin* weitgehend beseitigt.
Dem Hippokrates Verlag, insbesondere Frau Dorothee Seiz und Herrn Hartmut Kirsten, danke ich für die Geduld und das Entgegenkommen bei meinen vielen Wünschen hinsichtlich Aufbau, Gliederung und Gestaltung der neuen Auflage, die sicherlich nicht die letzte sein wird.

I.
Einleitung

Allergien gehören mittlerweile zu den häufigsten Krankheiten. Heuschnupfen, Asthma, rheumatische Prozesse, juckende Ausschläge, ja sogar Verhaltensstörungen und verschiedene Geisteskrankheiten werden in steigender Zahl beobachtet.

In den USA besteht seit Jahrzehnten eine Richtung in der Medizin, die Klinische Ökologie, die nachgewiesen hat, daß allgemein verbreitete und oft als »psychosomatisch« etikettierte Leiden durch Allergien gegen Nahrungsmittel und Chemikalien ausgelöst werden.

Im Gegensatz zu psychosomatischen Krankheiten, die durch seelische Störungen hervorgerufen werden und sich dann körperlich auswirken, sind die »Umweltkrankheiten« durch somatische Einflüsse verursacht, können sich aber auf die Psyche bzw. das Nervensystem auswirken.

Wegen des aktuellen »Psychoboom«, der die Seele für alles verantwortlich macht, wird völlig übersehen, daß psychische Auffälligkeiten eben auch von außen ausgelöst werden können. *S. Sontag* schreibt in seiner Arbeit »Krankheit als Metapher«: »Ein großer Teil der Popularität und Überzeugungskraft der Psychologie kommt daher, daß es sich bei ihr um einen sublimierten Spiritualismus handelt: einen säkularen, offenkundig wissenschaftlichen Weg, das Primat des »Geistigen« über die Materie zu bekräftigen« (*339*).

Zunächst beabsichtigte ich, das Buch »Food Allergy Provocative Testing and Injection Therapy« von *J. B. Miller* (*225*), das sich ausschließlich mit den intradermalen Provokations- und Neutralisationstests beschäftigt, ins Deutsche zu übersetzen. Als ich während meiner Ausbildung in Dallas sah, daß gerade auf diesem schwierigen Gebiet für die Ausbildung auch das beste Buch kein Ersatz für praktische Tätigkeit und Arbeit mit dem Patienten ist, habe ich mich entschlossen, das Diagnosekapitel nicht über die Maßen auszudehnen.

Wie das Kapitel über die Entwicklung der Klinischen Ökologie, so soll auch die Pathophysiologie bei Überempfindlichkeitsreaktionen dem Leser im deutschsprachigen Raum zur Diskussion gestellt werden. Ich möchte deutlich machen, daß es sich bei der Klinischen Ökologie nicht um eine neue modische Richtung innerhalb der Medizin oder gar um Parawissenschaft handelt, wie es manche deutsche Allergologen oft zum Ausdruck bringen. Die Klinische Ökologie wird seit über vierzig Jahren in den USA praktiziert und hat in den letzten fünfzehn Jahren aufgrund der zunehmenden Umweltbelastung an Stellenwert gewonnen. Modern und darüber hinaus für meine Begriffe dringend notwendig ist die transdisziplinäre Zusammenarbeit nicht nur in der Klinik, sondern gerade in der Praxis. Nur in gemeinsamer Arbeit von Ernährungswissenschaftlern, Psychologen, Chemikern, Physikern und Ärzten sind die überaus komplexen Zusammenhänge bei Umweltkrankheiten zu lösen. Die Erkenntnisse und Forschungsarbeiten der amerikanischen und englischen Klinischen Ökologen sollen hier den deutschsprachigen Lesern vorgestellt werden. In der Fachliteratur werden solche Arbeiten fast nie zitiert, und Originalliteratur mußte man bisher aus dem Ausland beziehen.

Der Hippokrates Verlag stellt hier eine große Ausnahme dar. Bereits im Jahre 1982 erschien hier das von Dr. *Anne Calatin* übersetzte Buch des englischen Klinischen Ökologen Dr. *Richard Mackarness* »Not All in the Mind« unter dem Titel: »Allergien gegen Nahrungsmittel und Chemikalien – körperliche und seelische Störungen« (*210*). Über den Stand aktueller Forschung im Bereich Umweltmedizin informiert das jährlich im September stattfindende Internationale Symposion für Umweltmedizin in Bad Emstal.

Im Sinne der Koordinierung, Förderung und Verbreitung wissenschaftlicher Arbeiten im Bereich umweltorientierter Medizin wurden die Emstaler Wissenschaftler bereits mehrere Jahre von der *Georg-Michael-Pfaff-Gedächtnisstiftung* in Kaiserslautern großzügig unterstützt.

In diesem Sinne möge dieses Buch auch im deutschsprachigen Raum eine Anregung geben, diesem immer wichtiger werdenden Bereich der Medizin mehr Aufmerksamkeit zu schenken und weitere kontrollierte Studien zu initiieren.

1 Geschichtliche Entwicklung der Klinischen Ökologie

Unsere innigste Berührung mit Substanzen aus der Umwelt vollzieht sich über die Nahrungsaufnahme, durch Trinkwasser und die Atemluft. Die Nahrungsmittel aus dem Pflanzen-, Tier- und Mineralbereich bestehen aus Substanzen, die größtenteils unserem Körper fremd sind und assimiliert werden müssen. Ist unser Immunsystem geschädigt oder überfordert, dann wird die Körperfremdheit bestimmter Nahrungsbestandteile zum Problem, es kommt zur Nahrungsmittelallergie.

Allergiedefinition nach *von Pirquet*

Den Begriff »Allergic« prägte 1906 ein Wiener Kinderarzt, *Clemens von Pirquet.* Er definierte Allergie als eine erworbene, spezifische, veränderte Reaktionsfähigkeit der Körpergewebe auf chemische Substanzen.

Die Betrachtung der Allergie entwickelte sich in zwei Richtungen:

1. Die klassische Immunologie und Allergologie, deren Fragestellung im wesentlichen lautet: Was geht auf zellulärer und molekularer Ebene vor sich? (Antigen-Antikörper-Reaktion, Mediatorfreisetzung, Interleukine u. a.).
2. Die Klinische Ökologie, die in erster Linie fragt: Wie reagiert der Mensch insgesamt auf bestimmte allergene, physikalische und chemische Reize? Welche Symptome entwickelt er auch bei geringen Schadstoffkonzentrationen? Welche Organe sind betroffen? Wie kann die Schadstoffexposition bzw. die Allergenexposition vermieden oder neutralisiert werden?

Die klassische Allergologie diagnostiziert Allergien mit Hauttests bzw. Radioallergosorbent-(RAST-)Tests. Die Voraussetzung für beide ist das Vorhandensein freier spezifischer Antikörper (IgE) im Serum bzw. in der Haut. Deshalb entgehen ihr viele Nahrungsmittelallergien, da sich hier Immunreaktionen zum Teil wahrscheinlich lokal in den Schleimhäuten der Verdauungsorgane abspielen und im Blut nicht nachgewiesen werden können. Bestimmte Allergene entstehen außerdem erst im Verdauungsprozeß.

Seit langem gibt es Beobachtungen über Nahrungsmittel als Krankheitsursachen. 1905 veröffentlichte *Francis Hare,* ein australischer Psychiater, in London sein zweibändiges Mammutwerk »The Food Factor in Disease« (Der Nahrungsfaktor bei Krankheiten). 1931 erschien in den USA das Kompendium »Food Allergy« (Nahrungsmittelallergie) von *Albert Rowe,* in dem die sog. Eliminationsdiät beschrieben wird: Eine Gruppe verwandter Nahrungsmittel (z. B. alle Getreidearten und ihre Produkte) wird für drei bis sechs Wochen weggelassen und danach, wenn der Patient von seinen Beschwerden befreit ist, in Testmahlzeiten wieder eingeführt. Das Wiederauftreten der Symptome beweist den allergenen Charakter des Nahrungsmittels.

Entdeckung der maskierten Allergie durch *Rinkel*

1933 entdeckte *Herbert Rinkel* das Prinzip der maskierten Allergie an sich selbst. Um Geld zu sparen, lebte er während seines Medizinstudiums fast ausschließlich von Eiern, die ihm sein Vater von der elterlichen Farm kistenweise schickte. Während der vier Jahre des Studiums wurde er immer kränker. Er litt an Halsweh, Kopfschmerzen, Ohrenkrankheiten und Dauerschnupfen. Eines Tages las er *Rowe*s Arbeiten über Nahrungsmittelallergien und machte ein Experiment: Er aß sechs Eier so schnell wie möglich, um eine akute Reaktion hervorzurufen, falls die Eier die Ursache seiner Leiden wären. Aber nichts geschah; im Gegenteil, er fühlte sich zunächst wohler als sonst. Es dauerte noch vier Jahre, während der er täglich Eier aß und zunehmend invalider wurde, bis er sich zum entgegengesetzten Ex-

periment entschloß: Er aß vier Tage lang keine Eier mehr. Bereits am dritten Tag waren alle seine Beschwerden praktisch verschwunden. Am fünften Tag verzehrte er ein Stück Kuchen. Zehn Minuten später brach er bewußtlos zusammen und kam mehrere Minuten nicht mehr zu sich. Er erkannte, daß die Eier im Kuchen eine akute Reaktion bei ihm ausgelöst hatten, nachdem ihn das Weglassen hochempfindlich gemacht hatte. Er wiederholte den Selbstversuch, kam zum gleichen Ergebnis und wandte dann die so gefundene Methode zur Demaskierung der Nahrungsmittelallergie bei seinen Patienten an – mit überzeugendem Erfolg. 1937 legte er seine Ergebnisse den »Annals of Allergy« vor. Der Artikel wurde prompt zurückgewiesen. *Rinkel* ärgerte sich so sehr darüber, daß er erst acht Jahre später, nachdem er mehr als 20000 Einzeltests an Patienten durchgeführt hatte, seine Erkenntnisse einem wissenschaftlichen Forum vortrug. 1944 schließlich wurde sein Bericht veröffentlicht.
Nach *Rinkel* ist die Maskierung einer Allergie folgendermaßen definiert:

> »Wer ein Nahrungsmittel täglich oder fast täglich zu sich nimmt, kann allergisch dagegen sein, ohne es je als Ursache seiner Krankheitssymptome zu verdächtigen. Gewöhnlich ist es so, daß man sich nach dem Verzehr dieses Nahrungsmittels wohler fühlt als vor der Mahlzeit. Dies nennt man maskierte Nahrungsmittelallergie.«

Da der Betroffene immer wieder, um sich vorübergehend wohler zu fühlen, zu dem Nahrungs- oder Genußmittel greift, entsteht eine Sucht. Genau wie bei Alkohol- oder Drogensucht treten bei Abstinenz Entzugserscheinungen – »Kater« – auf, die man durch erneuten Verzehr des »Suchtmittels«, z.B. Brot, Süßigkeiten, Kaffee usw., wieder beheben kann.

Randolph – Vater der Klinischen Ökologie

Theron G. Randolph in Chicago ist der eigentliche Vater der Klinischen Ökologie. Er war der erste, der die dominierende, fatale Rolle der Umweltchemikalien bei der Entstehung chronischer Krankheiten erkannte. *Rowe*s und *Rinkel*s Arbeiten über Nahrungsmittelallergien waren ihm bekannt. Zu Beginn der fünfziger Jahre, als man in den USA begann, Pestizide in großem Maßstab in der Landwirtschaft einzusetzen, beobachtete er bei seinen Patienten zahlreiche Fälle »multipler Früchte-Allergien«, d.h. Reaktionen auf jede Art von Obst (auch Gemüse), ohne Rücksicht auf die botanische Verwandtschaft, was für eine Nahrungsmittelallergie sehr ungewöhnlich ist. Die Symptome umfaßten Kopfschmerzen, Asthma, Hautausschläge, arthritische Schmerzen bis hin zu schweren Depressionen.

Pestizide und allergische Reaktionen

Schließlich fand er experimentell heraus, daß nicht die Früchte, sondern die Pestizide, mit denen sie behandelt worden waren, die Beschwerden verursacht hatten. Da es im allgemeinen fünf Tage dauert, bis Entzugserscheinungen abklingen und eine Allergie demaskiert ist, wird der Patient in *Randolph*s Klinik nach fünf Tagen Fasten bei reinem Wasser und reiner Luft zuerst mit einzelnen Mahlzeiten organisch angebauter Nahrungsmittel getestet (jeweils nur ein Nahrungsmittel pro Mahlzeit), später mit solchen aus dem Supermarkt. Dadurch ist es möglich, Chemikalien- von Nahrungsmittelallergien zu unterscheiden. Die Symptome sind ähnlich, aber Chemikalienallergien sind unangenehmer und führen schneller zum gesundheitlichen Verfall.

Zunahme chronischer Erkrankungen

Nach den Beobachtungen der Klinischen Ökologen ist die ungeheure Zunahme der verschiedenen Chemikalien in unserer Umwelt – in Boden, Nahrung, Trinkwasser, Atemluft – eine der Hauptursachen für die Zunahme chronischer Erkrankungen aller Art, insbesondere auch psychischer Störungen.
La Via, McGovern und andere Wissenschaftler wiesen nach, daß langandauernde Belastungen mit Spuren von Phenol (weit unterhalb der Toxizitätsschwelle) das Immunsystem, insbesondere die T-Lymphozyten, schädigen und den Weg für die Entwicklung multipler Allergien ebnen.

Das Ausbreitungsphänomen nach *Rea*

Rea beobachtete besonders an Arbeitern in der chemischen Industrie, daß diese nach massivem Kontakt mit Chemikalien ein breites Spektrum von Allergien nicht nur gegen die betreffenden Substanzen, sondern gegen alle möglichen Stoffe, auch gegen die meisten Nahrungsmittel, entwickeln. Er nannte dies das Ausbreitungsphänomen der Allergie.

Nachdem die individuelle Gesamtkörperbelastung überschritten ist, kann es zu überschießenden Reaktionen gegen neue Reizstoffe (Chemikalien, Nahrungsmittel) kommen. Auch andere Organe, die vorher keine Reaktionen zeigten, können im Verlauf des Ausbreitungsphänomens überempfindlich reagieren. Die Sensibilität des Körpers nimmt zu, wenn die Belastung nicht reduziert wird.
Kleinste Chemikaliendosen können nun zu schweren körperlichen und neurologischen Symptomen führen. Meist ist in dieser Situation das körpereigene Entgiftungssystem durch eine Überlastung der antioxidativen Mechanismen gestört. Der Organismus verarmt an antioxidativen Substanzen wie Selen, Vitamin E, Vitamin B_6, Vitamin C, Zink, β-Carotin und anderen.
Zur Ausarbeitung eines individuellen Therapiekonzeptes gehört es daher zur umweltmedizinischen Routine, eine Nährstoffuntersuchung (Vitamine, Mineralstoffe, Spurenelemente, Aminosäuren) durchzuführen. Der chronisch hypersensitive Patient kann nur individuell behandelt werden, wenn seine biochemische Individualität erkannt und als solche akzeptiert wird.
Allergische Symptome bestehen nicht nur in den klassischen Befunden Hautausschlag, Heuschnupfen, Asthma. In seinem Buch »An Alternative Approach to Allergies« hat *Randolph* alle bei Allergien beobachteten Symptome in ein System gebracht (*274, 275*). Da bei maskierten Allergien das auslösende Allergen nicht erkannt wird und lange Zeit einwirken kann, können sich die anfänglich lokalen Beschwerden ausbreiten und zu schweren körperlichen Symptomen führen. Wenn die Ursache weiterhin fortbesteht, können die schweren körperlichen Veränderungen durch psychische Symptome abgelöst werden, wobei es zu Manien, Depressionen, Halluzinationen, Angst- und Aggressionsausbrüchen kommen kann.

Die biochemische Individualität

Doppelblindversuche bei Normalpersonen sind für das Studium der chemischen Überempfindlichkeitsreaktionen unangebracht, da hierbei die biochemische Individualität nicht berücksichtigt wird.
Die biochemische Individualität ist abhängig von der Belastung durch chlorierte Kohlenwasserstoffe, vom Versorgungszustand des Körpers mit Nährstoffen (Proteine, Enzyme, Vitamine, Spurenelemente u. a.), von der Leistungsfähigkeit des Immunsystems und der Detoxifikationsleistung der Enzymsysteme (z. B. Glukuronidierung von chlorierten Kohlenwasserstoffen). Variationen dieser Parameter führen zu einer individuellen Fähigkeit des Organismus, mit toxischen Substanzen umzugehen. So kommt es, daß viele Menschen mit einem Pentachlorphenolwert von über 100 ng/ml keinerlei körperliche, neurologische oder psychiatrische Symptome zeigen, wenn die Glukuronidierungsleistung in der Leber optimal funktioniert. Bei einer schlechten Glukuronidierungsleistung (reduzierte Metabolisierung) kann es schon bei PCP-Werten von 20 ng/ml oder weniger zu heftigen Symptomen kommen.
Aufgrund der biochemischen Individualität kommt es bei einigen Patienten beispielsweise nach Pentachlorphenolkontakt zu Sinusitis, andere entwickeln eine Arthritis, Durchfall, eine Zystitis oder asthmatische Beschwerden. Daß nicht nur die Metabolisierungsleistung, sondern auch der Ernährungszustand des Patienten hierbei von entscheidender Bedeutung ist, zeigt beispielsweise die Tatsache, daß die Toxizität von polychlorierten Biphenylen (PCB) durch einen Vitamin-B_6-Mangel verstärkt wird.

Das allgemeine und das spezifische Anpassungssyndrom

Ein Stressor, zum Beispiel Kälte in den »klassischen« Ratten-Streßversuchen des Physiologen *Hans Selye*, veranlaßt unseren Organismus, sich mit ihm auseinanderzusetzen: Die Abwehrkräfte (Endokrinium, Immunsystem) werden mobilisiert, um die negativen Wirkungen des Stressors auszugleichen. Dadurch wird eine Anpassung ermöglicht. 1936 beschrieb *Hans Selye* diesen Prozeß als das allgemeine Anpassungssyndrom. *Randolph* hörte *Selye* 1944 und erkannte in den drei Stadien

- Alarm
- Widerstand, Anpassung
- Erschöpfung

Parallelen zum Verlauf der maskierten Allergie bei seinen Patienten. Im Fall der maskierten Allergie stellt ein unverträglicher Nahrungsbestandteil oder ein synthetischer Stoff den Stressor dar. 1954 formulierte *Randolph* das spezifische Anpassungssyndrom. Spezifisch nannte er es deshalb, weil jeder Patient seine individuellen Stressoren (Allergene) und seine Symptome hat (*272*).

▶ Literatur siehe Seite 250.

2 Reaktionen des zentralen Nervensystems – zerebrale Allergien auf Nahrungsbestandteile und Umweltgifte

Wechselwirkungen zwischen Immunsystem und ZNS

»Die Forschung auf dem Gebiet der abnormen Reaktionen des zentralen Nervensystems bei Überempfindlichkeiten gegenüber Nahrungsmitteln und Chemikalien hat gerade erst begonnen. Bis heute vorliegende Daten zeigen jedoch, daß es Wechselwirkungen zwischen dem Immunsystem und dem zentralen Nervensystem gibt (*1, 338*). Verletzung oder elektrische Stimulation bestimmter Gebiete des Hypothalamus kann die zelluläre und humorale Immunabwehr beeinflussen (*164, 165, 324, 368*), anaphylaktische Schocks bis hin zum Tod der Versuchstiere sind nicht ausgeschlossen. Beim anaphylaktischen Schock handelt es sich um allergische Reaktionen des Typs 1 (*Tab. 1*) (*164*). Mediatoren wie Histamin oder Bradykinin spielen hier ebenfalls eine Rolle (*325, 368*).
Die hypothalamische Area hypothalamica lateralis und der Nucleus ventromedialis sind seit langem bekannt als wichtige Zentren, die das Eßverhalten steuern. Die Area hypothalamica lateralis erzeugt Hunger, und der Nucleus ventromedialis steuert das Sättigungsgefühl. Der Nucleus ventromedialis steht auch in Verbindung mit der Regulation von Entzugssyndromen bei Morphinentzug (*166*) und zu insulininduzierten glykämischen Krämpfen bei Tieren (*162*)« (nach *23*).

> Aus all dem läßt sich schließen, daß Feedback-Mechanismen zwischen Immunsystem und Zentralnervensystem bei der Aufrechterhaltung der Homöostase zusammenwirken, wenn Veränderungen des inneren Gleichgewichts oder der äußeren Bedingungen auftreten.

Der Einfluß des Hypothalamus

»Der Hypothalamus wird als Kontrollorgan über viele elementare Lebensfunktionen wie z. B. über die Nahrungs- und Wasseraufnahme angesehen; er hat damit eine zentrale Stellung in der Regulierung des Milieu intérieur. Im Hypothalamus liegen ungefähr zehn Kerne, von denen zwei wegen ihrer großen Zellen deutlich auffallen: der Nucleus paraventricularis und der Nucleus supraopticus, die beide eine neurosekretorische Funktion haben. Hier werden die Hormone Oxytocin und Adiuretin gebildet. Beide Kerne stehen in Verbindung mit dem Vorderteil der Hirnanhangdrüse (Adenohypophyse). In den Kernen des Hypothalamus werden bestimmte Substanzen, sogenannte »releasing factors«, produziert; sie gelangen über dieses Netzwerk zur Adenohypophyse, wo sie Drüsenzellen zur Abgabe von Hormonen aktivieren. Diese stimulierenden oder »tropen« Hormone kontrollieren die Aktivität der endokrinen Drüsen des Körpers. Der Hypothalamus hat weiter eine entscheidende Rolle bei der Regulation der Körpertemperatur, des Wasserhaushalts und des Stoffwechsels (*321*).
Eine Beteiligung des Hypothalamus an der Aufrechterhaltung der Homöostase ist bekannt. Er wirkt mit bei der Regulation der Katecholamine (Adrenalin und Noradrenalin) und im endokrinen System. Andererseits modulieren das autonome Nervensystem, die Katecholamine und endokrinen Drüsen die vielen Gewebe, die bei Patienten mit Überempfindlichkeit gegenüber bestimmten Stoffen erkrankt sind, einschließlich der glatten Muskulatur und des Immunsystems. Zum jetzigen Zeitpunkt ist es zu früh, eine direkte Ursache-Wirkungs-Beziehung zwischen den genannten Beobachtungen und dem klinischen Phänomen von Umwelterkrankungen herzustellen« (nach *23*).

Tab. 1 Charakteristische Merkmale der vier Haupttypen von antikörpervermittelten Überempfindlichkeitsreaktionen
(aus: *Keller, R.*: Immunologie und Immunpathologie 3. A. Thieme, Stuttgart 1987)

	I. Anaphylaxie	II. humorale zytotoxische Immunreaktion	III. durch Immunkomplexe vermittelte Krankheiten	IV. zelluläre Überempfindlichkeit
immunologische Charakteristika	zytophiler Antikörper (IgE), Bindung an Mastzellen und basophile Leukozyten, lange Persistenz	gegen Zelloberflächenantigene gerichteter, meist C-bindender humoraler Antikörper	humoraler, häufig C-bindender Antikörper	antigenspezifischer Rezeptor der T-Lymphozyten
Antigen	meist exogen (z. B. Pollen)	Bestandteil der Zelloberfläche	meist lösliche, extrazelluläre Antigene	lösliche extrazelluläre Antigene oder Bestandteile der Zelloberfläche
Reaktion des sensibilisierten Individuums nach Applikation des Antigens				
Zeitpunkt des Auftretens	Minuten	Minuten	8 Stunden	24–48 Stunden
Morphologie	Erythem, Schwellung	vom beteiligten Zelltyp abhängig	(Arthus) Erythem, Ödem, Induration	Erythem, Induration
Histologie	Mastzelldegranulation, Eosinophilie, azelluläres Ödem	vom beteiligten Zelltyp abhängig	Infiltration mit polymorphkernigen Leukozyten, evtl. Nekrose	perivaskuläres Infiltrat von mononukleären Zellen
auf ein anderes Individuum übertragbar durch	Serumantikörper	Serumantikörper	Serumantikörper	sensibilisierte Lymphozyten
klinische Beispiele	Asthma bronchiale, Heuschnupfen	M. haemolyticus neonatorum, Agranulozytose	Glomerulonephritis, Farmerlunge	Tuberkulinreaktion, Transplantatabstoßung

Beeinflussung des ZNS durch Nahrungsmittel und Chemikalien – die Rolle der Neurotransmitter

»Man kann spekulieren, daß der Nucleus hypothalamicus ventromedialis im Hypothalamus die körperlichen Reaktionen auf verschiedene Substanzen wie antigene Nahrungsmittel, beispielsweise Zucker und Medikamente (z. B. Opiate), reguliert und daß er bei Nahrungsmittel- und Chemikalienabhängigkeit ebenfalls eine Rolle spielt (*20*). Wenn auch wichtige biochemische Daten für eine Verallgemeinerung fehlen, läßt sich dennoch zeigen, daß Nahrungsmittel- und Chemikalienüberempfindlichkeiten direkt auf das Zentralnervensystem wirken können. Klinische Ökologen arbeiteten heraus, daß Patienten mit Umwelterkrankungen signifikant häufiger an neuropsychiatrischen Symptomen leiden (*131*). Während nur wenige Studien am Menschen vorliegen, lassen sich aus Tierexperimenten wichtige Hypothesen für biologische Mechanismen ableiten« (nach *23*).

Pathophysiologie neuropsychiatrischer Symptome

»Verschiedene Nahrungsmittel enthalten Neurotransmittervorläufer und verändern dadurch im Gehirn den Spiegel an Neurotransmittern, die manche Hirnfunktionen steuern und das Verhalten beeinflussen. Das L-Tryptophan, das in der Milch enthalten ist, ist ein Vorläufer für Serotonin; Tyrosin für Dopamin, Noradrenalin und Adrenalin; Cholin für Acetylcholin (*386*). Bei der Verdauung von Nahrungsmitteln entstehen pharmakologisch aktive Stoffe, beispielsweise opiatähnliche Peptide (*169*). Einige Studien zeigen, daß geringe Mengen an opiatähnlichen Peptiden die Blut-Hirn-Schranke überwinden können (*276*).
Beim Eintritt der Nahrung in den Magen und in den Verdauungstrakt werden Verdauungshormone und auch andere Hormone freigesetzt, die in der Lage sind, die Aktivität des zentralen Nervensystems zu modifizieren und ebenso das Verhalten (*5, 12, 20, 37, 169*). Nahrungsmittelverunreinigungen wie Schwermetalle und Pestizide haben einen direkten toxischen Effekt auf das zentrale und das periphere Nervensystem (*70*).

Tab. 2 Beispiele chemischer Verbindungen in Tomate, Apfel, Milch und Orange (aus *23*)

1. Tomate	2. Milch
hex-cis-3-enal	4-Kresol
deca-trans, trans-2,4-dienal	
Dimethylsulfid	4-Ethylphenol
β-Ionon	3-n-Propylphenol
Linalool (Terpen)	Phenylessigsäure
Guajacol	Hippursäure
Methylsalicylat	Caprylsäure
2-Isobutylthiazol	Palmitinsäure
3. Apfel	**4. Orange**
Ethanol	α-Pinen
Hexanol	Myrcen
Hexanal	Limonen
Butylacetat	Linalool
2-Methylbutylacetat	cis-2,8-p-Methadien-1-ol
Ethyl-2-Methylbutyrat	Decanal
Hexylacetat	Carvon

Quellen:
1. Buttery, R. G., Seifert, R. M., Guadagni, D. G., Ling, L. C.: Characterization of additional volatile components of tomato. J. Agr. Food Chem. 19 (1971) 524–529.
2. Brewington, C. R., Parks, O. W., Schwartz, D. P.: Conjugated compounds in cow's milk. J. Agr. Food Chem. 22 (1974) 293–294.
3. Flath, R. A., Black, D. R., Guadagni, D. G., McFadden, W. H., Schultz, T. H.: Identification and organoleptic evaluation of compounds in Delicious apple essence. J. Agr. Food Chem. 15 (1967) 29–31.
4. Moshonas, M. G., Shaw, P. F.: Composition of essence oil from overripe oranges. J. Agr. Food Chem. 27 (1979) 1337–1339.

Durch Nahrungsmittel induzierte Immunkomplexe zerstören die Schranke zwischen Liquor cerebrospinalis und Blut und führen zu Verhaltensabnormitäten (*134, 143*); hierbei kann es sich um eine immunologische Zerstörung der Zellen handeln. Aktivierte Mediatoren können aber auch direkt neuronale Funktionen beeinflussen. Ferner liegen Beweise vor, daß einige größere Moleküle durch gastrointestinale Absorption in den Blutkreislauf gelangen und als Antigen die Blut-Hirn-Schranke überwinden können (*139*).
Einige Nahrungsmittel sind im Verdauungstrakt in der Lage, spezifische neuronale Signalmuster vom Darm zum Gehirn, besonders zum Hypothalamus, zu stimulieren, aber auch umgekehrt erfolgt eine Antwort vom Gehirn zum Darm (*231, 263*). Flüchtige Chemikalien wie Nahrungsmittelgerüche stimulieren das olfaktorische System (Riechzentrum)« (nach *23*).

Nahrungsmittel: eine Mischung organischer Chemikalien

»Ein zentraler Punkt für das Verständnis der Nahrungsmittelüberempfindlichkeiten ist die Tatsache, daß Nahrungsmittel nicht nur als Nährstoffquelle zu betrachten sind, sondern vielmehr als komplexe Mischung von chemischen Verbindungen. Bekanntlich sind es chemische Stoffe, die eine Tomate zur Tomate und nicht zu einem Apfel machen. *Tabelle 2* zeigt eine Liste von natürlichen Chemikalien als Inhaltsstoffe natürlicher Nahrungsmittel« (nach *23*).

Im Rahmen der Untersuchungen über natürlich vorkommende Aroma- und Riechstoffe – bis jetzt hauptsächlich in ätherischen Ölen – wurden die sehr flüchtigen Aromastoffe in schottischem Whisky untersucht. Während in ätherischen Ölen Terpene und Phenylpropanderivate als Hauptbestandteile vorkommen, gehören die wichtigsten Aromastoffe in Whisky zu ganz anderen Stoffgruppen (*Tab. 3*).
Es wurden Untersuchungen durchgeführt, um das ganze Aromaprofil, d. h. alle flüchtigen Verbindungen, gaschromatographisch zu charakterisieren. Besonders interessant schien es, die sehr flüchtigen Verbindungen zu untersuchen, um festzustellen, ob verschiedene Whiskys aufgrund dieser sehr flüchtigen Verbindungen gaschromatographisch zu unterscheiden sind. Diese Verbindungen wurden bis jetzt für Identifizierungszwecke kaum benutzt. Es handelt sich um Stoffe, die in Mengen von etwa 10 bis 50 mg% vorkommen und die gaschromatographisch sehr schnell, d. h. vor Ethanol, eluiert werden (*75*).
Betrachten wir dazu die Untersuchungen über die flüchtigen Inhaltsstoffe von rektifiziertem Traubenmostkonzentrat. Die hier verwendeten Proben wurden vom Bundesgesundheitsamt Berlin zur Verfügung gestellt (*Tab. 4*).
In den letzten 20 Jahren ist es gelungen, unterschiedlichen Komponenten in Nahrungsmitteln eine allergieauslösende Potenz zuzuordnen.
Tabelle 5 zeigt die wichtigsten Untersuchungsergebnisse. Die Mengen und die biologische Aktivität der Hauptallergenfraktionen differieren beträchtlich.
Über die in *Tabelle 5* genannten Komponenten

Tab. 3 Inhaltsstoffe in schottischem Whisky (aus *23*)

In schottischem Whisky nachgewiesene Stoffe
Alkohole, Ester, organische Säuren, Carbonylverbindungen, Acetale, Phenole, Kohlenwasserstoffe, Schwefelverbindungen, Stickstoffverbindungen u. a. Stoffe.
Aromastoffe in schottischem Whisky
Ethylacetat, n-Propylalkohol, Isobutylalkohol, Amylalkohol, Isoamylalkohol.
In schottischem Whisky nachgewiesene sehr flüchtige Verbindungen
Acetal (1,1-Diethoxyethan), Ameisensäureethylester, Essigsäureethylester, Essigsäuremethylester, Ethylvinylether, Acetaldehyd, Isobutyrylaldehyd, Propionaldehyd, Aceton, Methanol.

Tab. 4 Beispiele für Inhaltsstoffe von rektifiziertem Traubenmostkonzentrat (nach Deutsche Lebensmittel-Rundschau 79 (1983) 361–365)

Alkohole	Ester
2-Methyl-1-propanol	Isoamylacetat
1-Pentanol	Capronsäureethylester
1-Hexanol	Brenztraubensäureethylester
2-Octanol	Diethylsuccinat
Erythro-2,3-Butandiol	Laurinsäureethylester
Benzylalkohol	1,4-Butandiol-Monoacetat
2-Phenylethanol	
Ketone	**Acetale**
3-Octanon	cis-5-Hydroxy-2-methyl-1,3-dioxan
3-Hydroxy-2-butanon	trans-4-Hydroxymethyl-2-methyl-1,3-dioxolan
6-Methyl-5-hepten-2-on	
Damascenon	

und ferner diverse Lactone, Monoterpene, Kohlenwasserstoffverbindungen, Furane u. a.

Tab. 5 Nahrungsmittelkomponenten mit allergener Potenz (aus: Proceedings of the Nutrition Society 42 (1983) 213ff; Scientific Meeting, Glasgow 15. 10. 1982; Bleumink, E.: Immunological aspects of food allergy, 219–231)

Nahrungsmittel	aktive Komponente	mg der aktiven Komponente in 100 g Nahrungsmittel	Hautreaktivität[1] in µg	Molek.-Gewicht	Stabilität[2] bei pH 2 37°C	Stabilität[2] nach Erhitz. auf 100°C	Widerstand gegen proteolyt. Enzyme
Fisch (Kabeljau)	Sarkoplasminprotein	200	0,0001	12328	±	+ +	±
Tomaten	Glykoproteinfraktion	2,5	0,15	20–30000	+ +	+ +	+ +
Eiweiß	Ovomukoid	225	0,0025	31500	+ +	+ +	+ +
Kuhmilch (pasteur.)	β-Laktoglobulin	100	0,10	36000	+ +	+	+

[1] Die geringste Menge der Allergenkomponente, die in der Lage ist, eine »eins-plus«-Reaktion (im klassischen Allergietest) und ein Erythem bei Atopikern auszulösen.

[2] + + sehr stabil, + stabil, Aktivitätsminderung nur nach langem Kochen (30 Minuten) oder längerer Inkubation in saurem Milieu (pH 2 und 37° C), ± teilweise stabil.

Tab. 6 Nahrungsmittelbestandteile, die zu Überempfindlichkeitsreaktionen führen können

Kuhmilch	Casein, Serumalbumin, Immunglobulin, α-Laktoglobulin
Hühnereiweiß	Ovalbumin, Conalbumin, Lysozym
Dorsch	Allergen M
Erdnuß	Arachin, Conarachin
Pilze	psychoaktive Substanzen
Rotwein	Inhibitoren für das Enzym Phenolsulphotransferase P, das im Körper endogene oder von außen zugeführte Phenole inaktiviert
Schokolade/Kakao	Phenylethylamin im Kakao kann Migräne auslösen[1]
Soja	Hämagglutinine und Trypsininhibitor (beide haben Allergenqualität)[2]

Quellen:
[1] I. Ring: Klin. Wschr. 62 (1984) 795–802.
[2] Proceedings of the National Academy of Science 82 (1985) 5395.
[3] I. Grimm, Allergologie 7 (1984) 133 ref.: Umweltmedizin 8 (1985).

hinaus wurden weitere Strukturen in Nahrungsmitteln gefunden, die zu Überempfindlichkeitsreaktionen führen können (*Tab. 6*).

Allergische Reaktionen auf Soja und Sesam werden häufiger. Die Symptome reichen von gastrointestinalen Beschwerden über Quincke-Ödeme und Urtikaria bis hin zum Asthma bronchiale und zum anaphylaktischen Schock. Zur Prophylaxe reicht es nicht aus, auf fernöstliche Speisen zu verzichten. Es gilt auch zu beachten, daß Lebensmittel und Gewürze, die den Vermerk tragen »unter Verwendung von pflanzlichem Eiweiß hergestellt«, Sojaprodukte enthalten können (*Tab. 7*).
Der amerikanische Arzt und Psychiater Dr. *Stuart M. Berger* stellte Zusammenhänge zwischen bestimmten Lebensmittelgruppen und bestimmten Symptomen fest.

An seinen Patienten beobachtete er, daß koffeinhaltige Allergene wie Kaffee und Colagetränke und auch Kakao und Schokolade oft für Kopfschmerzen verantwortlich sind, während Tomaten, Auberginen, Paprika, weiße Zwiebeln, Kartoffeln, Zucchini und Kürbis mit Gelenkbeschwerden zusammenhängen. Milchprodukte sollen Asthma und Magen-Darm-Probleme heraufbeschwören, Zitrusfrüchte Nesselsucht, pfeifende Atmung und Kopfschmerzen.

Nahrungsmittel, die schwere Reaktionen auslösen können (z.B. Fisch und Ei), enthalten große Mengen von Komponenten mit allergener Potenz. Auch die Hautreaktionen verlaufen bei diesen Nahrungsmitteln sehr viel heftiger als bei β-Laktoglobulin und vielen Inhalationsallergenen.
Das Molekulargewicht der aktiven Komponenten bewegt sich mehr oder weniger innerhalb einer begrenzten Spanne, z.B. bei Kabeljau 14500 und bei β-Laktoglobulin (Kuhmilch) 36000. Auch Inhalationsallergene befinden sich innerhalb dieser Spannweite. Die Allergenaktivität ist hier nahezu eingeschränkt auf Glykoproteine mit einem Molekulargewicht von annähernd 15000–35000. Die aktiven Proteinfraktionen sind hitzestabil, und manche sind sogar gegen proteolytische Enzyme widerstandsfähig.
Ei-Allergene bleiben auch nach Kochen aktiv. β-Laktoglobulin ist das stabilste Milchprotein. Ovomukoid, die aktive Fraktion in Ei, inhibiert die proteolytische Aktivität von Trypsin; Hühnereiweiß enthält einen Chymotrypsin-Inaktivator (Ovoinhibitor).
Diese Beobachtungen legen nahe, daß Allergenkomponenten in Nahrungsmitteln nach oraler Applikation unverändert in den Blutkreislauf gelangen können (*264*).

Tab. 7 Speisen, die bei vorhandener Allergie zum anaphylaktischen Schock führen können (aus: Medical Tribune vom 31. 3. 1994)

Soja:	Wurstauflage einer Pizza
Milch:	Kuchen, Likör, Eiskaffee, Käse, Cerealie, Käsefondue
Hühnerei:	Hamburger
Erdnuß:	Chili mit Erdnußbutter, Vietnamesisches Essen (angeblich erdnußfrei), Keks, Erdnußbutter (versehentlicher Verzehr), Kuchen, Sandwich, Süßware, Milchschokolade
Kabeljau:	vermutl. Pommes frites, gemeinsam mit Fisch fritiert!
Krabben:	Krabbensalat (in betrunkenem Zustand verzehrt)
Sesam:	Falafel-Burger
Senf:	Pizza, Wurstsandwich mit Senfsoße
Haselnuß:	Kuchen
Walnuß:	Keks
Paranuß:	Keks
Pecannuß:	Käsekuchen
Cashewnuß:	Süßware

Olfaktorisches System, Hypothalamus und limbisches System

»Einige der genannten chemischen Verbindungen wirken spezifisch auf unseren Körper. Abgesehen von der Rolle als Nährstofflieferant können Nahrungsmittel und deren Metaboliten als körperfremde Antigene wirken, als pharmakologisch aktive chemische Substanz im Körper oder als olfaktorisches Stimulans für das zentrale Nervensystem. Das olfaktorische System hat neuroanatomische und neurophysiologische Beziehungen zum Hypothalamus, besonders zum Nucleus lateralis des Hypothalamus und zu anderen Regionen des limbischen Systems (*34, 153, 177, 193*). Der Autor nimmt an, daß das olfaktorische System, der Hypothalamus und das limbische System neuronale Regelkreise bilden, über die Überempfindlichkeitsreaktionen auf Nahrungsmittel und Chemikalien gewisse neuropsychologische und psychiatrische Abnormitäten auslösen (*21*). Klinische Ökologen berichten von Patienten, die nach dem Einatmen von Chemikalien wie z. B. Dieselöl, organischen Lösungsmitteln und auch Detergenzien, gegen die sie allergisch sind, Nahrungsmittelgier, Gewaltverhalten oder Hypersexualität entwickeln (*21, 22, 271*).

Andere klinische Beobachtungen zeigen, daß sich bei Patienten mit Überempfindlichkeitsreaktionen die Riechschwelle während der Diagnose und Therapie verändert. Als Behandlungserfolg ist zu werten, wenn sich der Riechsinn von Hypo- oder Hypersensibilität wieder zu normaler Funktion hin entwickelt.

Verhaltensstörungen durch Chemikalien und organische Lösungsmittel

Einige Neurophysiologen sind der Ansicht, daß auf dem Weg über das olfaktorisch-limbische System Nahrungsmittel oder chemische Gerüche Verhaltensänderungen auslösen.

Diese wirken sich aus auf
- Eßverhalten, Trinken
- Lernverhalten, kognitives Lernen
- motorische Aktivität
- Gemüt
- Gedächtnis (*34, 177*).

Daß das limbische System bei der Regulation der genannten Funktionen eine wichtige Rolle spielt, ist bekannt. Dennoch ist die Wechselwirkung zwischen olfaktorischem System und Verhalten beim Menschen noch weitgehend unerforscht.

Die klassische Konditionierung bei Umweltkrankheiten

Eine weitere interessante Hypothese für die Entstehung von Umweltkrankheiten ist die der klassischen Konditionierung. Die Symptome der Patienten lassen sich zum Teil als konditionierte Antwort auf spezifische sensorische Stimuli einschließlich olfaktorischer Reize verstehen (*384*). Die Ausgangssymptome können physiologischer Art sein, also unkonditionierte Reaktionen auf gegebene Umweltreize. Später dann können bei dem Patienten konditionierte Symptome in Assoziation mit den Stimuli entstehen, die ihrerseits keine physiologischen Symptome erzeugen. Der bloße Anblick einer Pestizidpackung oder auch nur geringste Gerüche von natürlichem Gas (z. B. Propangas) können beim Patienten zum Ausbruch schwerer Symptome führen, die durch Konditionierung entstanden sind und weniger durch biologische Effekte erzeugt werden. Über eine Suppression des Immunsystems durch klassische Konditionierung wird ebenfalls berichtet (*1, 2*). Die mögliche Rolle der klassischen Konditionierung bei Überempfindlichkeitsreaktionen gegen Nahrungsmittel und Chemikalien wurde bis heute nicht untersucht« (nach *23*).

▶ Literatur siehe Seite 250.

3 Allgemeine Einführung in die Klinische Ökologie

Die Klinische Ökologie hat sich in den letzten fünfzig Jahren als interdisziplinärer Zweig umweltorientierter Medizin herausgebildet.

> Eine wesentliche Grundlage der Klinischen Ökologie ist die Auffassung, daß bei entsprechender Disposition eines Patienten die chronische Aufnahme von bestimmten Nahrungsmitteln und Umweltgiften Krankheiten auslösen kann. Diese Krankheiten können den Körper und die Psyche betreffen und werden durch ein Klima von physischem und psychosozialem Streß begünstigt (*75, 269*).

Obwohl die Klinische Ökologie als Teilbereich der Allergologie entstanden ist, entwickelten sich die Theorien beider Disziplinen und ihre Methoden hinsichtlich Diagnose und Therapie in einigen Punkten divergent. Ebenso wie in der Allergologie werden in der Klinischen Ökologie klassisch-immunologische Untersuchungen durchgeführt, bevor intrakutane Hauttests erfolgen. Neben der Bestimmung spezifischer Immunglobuline des Typs E bzw. G wird ein zelluläres Immunprofil erstellt, meist mittels Durchflußzytometrie. Anders als in der klassischen Allergologie werden in der Klinischen Ökologie nicht zehn, zwanzig oder mehr Substanzen gleichzeitig getestet.
In zehnminütigem Abstand werden Einzelallergene getestet. Es wird angestrebt, auf die handelsüblichen konservierten Testlösungen zu verzichten. Ferner wird der genaue Grad der Empfindlichkeit bestimmt. Nicht nur die lokale Hautreaktion, sondern auch systemische Reaktionen werden als positiv beurteilt.
Auf der Basis der Testergebnisse wird eine Hyposensibilisierungs- und Neutralisierungstherapie durchgeführt. Neben dieser Neutralisationstherapie wird der Patient ernährungsmedizinisch behandelt, d.h. eine individuelle Diät erarbeitet.
Auch bauökologische Beratungen im Hinblick auf Sanierungen des Wohn- und Arbeitsbereiches werden angeboten. Physikalische Untersuchungen des Arbeits- und Wohnbereiches werden von Physikern oder Ingenieuren durchgeführt. Somit wird deutlich, daß die Klinische Ökologie die Allergologie zwar beinhaltet, aber ein übergreifendes, transdisziplinäres Fachgebiet darstellt.

Die Bedeutung der Gesamtkörperbelastung (*»total body load«*)

Die heute vorliegenden Forschungsergebnisse unterstützen die Theorie, daß Umweltkrankheiten durch chronisch applizierte Dosen verschiedener Substanzen ausgelöst werden können. Hierbei muß es sich jedoch nicht immer um Mechanismen der klassischen Allergie handeln (beispielsweise IgE-vermittelte Allergien). Andere immunologische und nichtimmunologische Dysfunktionen wurden beobachtet.

> Die Theorie der Klinischen Ökologie basiert auf zwei wesentlichen Hypothesen:
>
> 1. Die Gesamtkörperbelastung (*total body load*) mit auch niedrig dosierten Umweltstressoren ist entscheidend für den Beginn einer Krankheit.
> 2. Ändern sich Frequenzen oder Intervalle der Exposition gegenüber spezifischen Substanzen, kann so die klinische Manifestation einer Krankheit maskiert oder der Grad der Sensitivität gegen diese Substanz verändert werden.

Im Gegensatz zu den traditionellen Allergologen sind Klinische Ökologen der Ansicht, daß psychiatrische Krankheiten des Zentralnervensystems und psychische Symptome durch Überempfindlichkeiten gegen Nahrungsmittel und Chemikalien ausgelöst oder mitausgelöst werden können. Zu den Substanzen, die die meisten Allergien hervorrufen, zählen primär gewöhnliche Nahrungsmittel und in geringerem Umfang häufig inhalierte Substanzen, etwa Hausstaub oder Luftverunreinigungen. Aufgabe der Klinischen Ökologen ist es, herauszufinden, welche spezifischen Stoffe zu diesen Überempfindlichkeiten führen. Die Behandlung besteht in erster Linie in Meiden der auslösenden Substanzen und/oder Gaben von Verdünnungen des betreffenden auslösenden Stoffes in symptomneutralisierenden Dosen. Eine wichtige Rolle spielt auch eine spezielle Diätform, die Rotationsdiät (s. S. 130, 230). Da empfindliche Patienten Allergien hinzuerwerben können, sollen auch Nahrungsmittel, die keine Reaktion auslösen, innerhalb von vier oder fünf Tagen jeweils nur einmal gegessen werden. Patienten mit Umweltkrankheiten müssen überdies die Gesamtkörperbelastung reduzieren, indem sie sich zu Hause eine »atmende« Umgebung im baubiologischen Sinne schaffen. In Wohnung oder Haus sind Möbel, Teppiche oder andere Einrichtungsgegenstände beispielsweise darauf zu untersuchen, ob sie Formaldehyd freisetzen. Diese Materialien sind zu meiden und möglichst durch biologische zu ersetzen. Durch Holzschutzmittel im Haus, die chlorierte Kohlenwasserstoffe enthalten, z.B. Pentachlorphenole, können schwere Symptome ausgelöst werden. Nicht selten müssen Patienten ihr Haus für einen gewissen Zeitraum oder für immer verlassen.

Symptommuster bei Umweltkrankheiten

Körperliche oder psychische Krankheiten, die durch Umweltbelastungen verursacht werden, lassen sich nach *Randolph* an ihrem typischen Verlaufsmuster erkennen. *Randolph* beschreibt dieses Muster als Resultante zweier einander überlagernder Reaktionsverläufe. Es steht in Einklang mit den »Anregungs- und Entzugsphasen«, die bei vielen Patienten während akuter Reaktionen beobachtet werden (*Abb. 1*).
Die Symptome zeigen einen Verlauf von dominanter Anregungs- zu dominanter Entzugsphase mit einem Wechsel von Anregungs- zu Entzugssymptomen beim Übergang zwischen den zwei dominanten Phasen. In *Tabelle 8* sind die den jeweiligen Phasen entsprechenden Symptome aufgeführt.
Wenn der Patient eine schwere Reaktion durchlaufen hat, oszilliert sein Zustand zwischen fortschreitend abnehmender Stimulation und Depression, bis schließlich die Symptome zur Normalität hin verschwunden sind. Eine

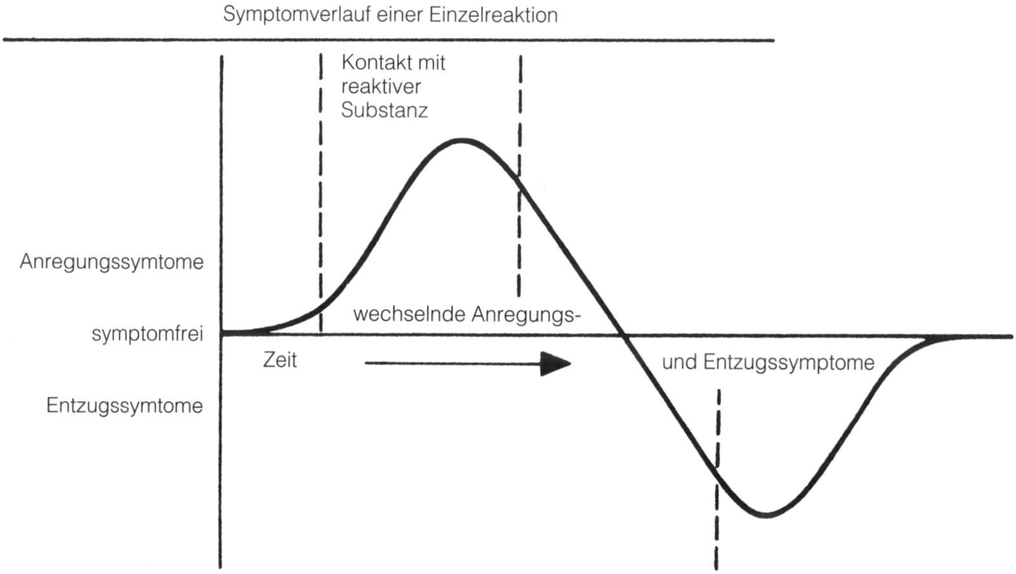

Abb. 1 Symptomverlauf einer Einzelreaktion (aus: *O'Banion, D. R.*: Ecological and Nutritional Treatment of Health Disorders. Thomas, Springfield 1981)

Tab. 8 Stadien der Anregungs- und Entzugsphasen. Ausgangspunkt ist Null (0). Aufwärts: überwiegende Stimulationsstadien, abwärts: überwiegende Entzugsstadien
(aus: *Randolph, T. G.*: Specific adaptation. Annals of Allergy 40 [1978] 333–345)

Stadium		Symptome
Stimulations-phasen		
+ 4	manisch mit oder ohne Schüttel-krämpfe	verzweifelt, erregt, aufgeregt, wütend und panisch. Gedanken sind eingleisig oder drehen sich im Kreis; teilweise Muskel- und Extremitätenzuckungen, Krampfanfälle und Bewußtseinsstörungen
+ 3	hypomanisch, toxisch, ängstlich und egozentrisch	aggressiv, redselig, ungeschickt (ataxisch), ängstlich, sich Sorgen machend, abwechselnd Frösteln und friebrig, Heißhunger, exzessiver Durst; teilweise auch Kichern oder pathologisches Lachen
+ 2	hyperaktiv, gereizt, hungrig und durstig	angespannt, nervös, aufgekratzt, gesprächig, streitsüchtig, sensibel, übermäßig interessiert, ich-bezogen, hungrig und durstig. Erröten, Schwitzen und Frieren ebenso wie Schlaflosigkeit, Alkoholismus und Fettleibigkeit
+ 1	stimuliert, aber relativ symptomfrei (nicht klinisch)	aktiv, alert, lebendig, interessiert, enthusiastisch mit unverminderten Ehrgeiz, Energie, Initiative, Witz. Berücksichtigt die Handlungen und Ansichten anderer. Das, was als »normales« Verhalten betrachtet wird
normale Homöostase 0	aufrecht in körperlichem und seelischem Gleichgewicht	Kinder erwarten es von ihren Eltern und Lehrern Eltern und Lehrer erwarten es von ihren Kindern Wir alle erwarten es von unseren Mitmenschen
Entzugs-stadien		
− 1	lokale allergische Manifestationen	verstopfte oder laufende Nase, Räuspern, Husten, Keuchen (Asthma), Hautjucken (Ekzeme oder Nesselausschlag), Blähungen, Durchfall, Verstopfung, Kolitis, häufiges Wasserlassen sowie Augen- und Ohrensyndrome
− 2	systemische allergische Manifestationen	müde, benommen, schläfrig, leicht depressiv, ödematös mit schmerzhaften Syndromen (Kopfschmerzen, Nacken- und Rückenschmerzen, Neuralgien, Myalgien, Myositis, Gelenkschmerzen, Arthritis, Arteriitis, Schmerzen im Brustkorb) und kardiovaskulären Symptomen
− 3	Depression und Verwirrtheit	verwirrt, unentschlossen, launisch, traurig, mißmutig, geistesabwesend oder apathisch. Emotionale Instabilität und Minderung an Aufmerksamkeit, Bewußtsein, Konzentration, Auffassung und Gedankenabläufen (Aphasie, mentale Schwäche und Blackouts)
− 4	schwere Depression mit oder ohne Bewußtseinsstörungen	desinteressiert, lethargisch, benommen, desorientiert, melancholisch, unzufrieden, regressives Denken, paranoide Ausrichtung, Illusionen, Halluzinationen, manchmal Amnesie und letztlich komatös

Pulsschwankungen oder unregelmäßige Herztöne können in jedem Stadium auftreten.

einzelne akute Reaktion kann mehrere Stunden oder auch mehrere Tage andauern. Das klinische Bild, das ein Patient bietet, ist das Ergebnis von akuten und chronischen Reaktionen auf zahlreiche Reize zu verschiedenen Zeitpunkten während der Reaktion (vergleichbar mit einem gekoppelten Oszillatormodell).

Beispiel

Ein Patient mit einer akuten Reaktion auf Schweinefleisch zeigt eine verstärkte motorische Aktivität wie unangebrachtes Lachen und Euphorie (Stadium +3), gefolgt von Schläfrigkeit und Erschöpfung (Stadium −2). Wenn dieser Patient nach einem kleinen Schläfchen erwacht, hat er eine laufende Nase (Stadium −1), während sich sein Stimmungszustand wieder normalisiert hat. Nach einigen Stunden schließlich ist er wieder beim Normalzustand angelangt (Stadium der Symptomfreiheit 0).

Randolph und auch andere vor ihm (*320*) haben ebenfalls festgestellt, daß sich Patienten zwischen körperlichen (−1) und psychotischen Symptomen (−4) hin und her bewegen. Beispielsweise kann ein Patient Wahn- oder Halluzinationszustände haben. Erst dann, wenn die psychischen Symptome verschwunden sind, treten Asthmaanfälle auf. Eine Korrelation zwischen dem Auftreten lokaler Allergien oder rheumatoider Arthritis und dem Auftreten von Psychosen beim gleichen Patienten wurde lange Zeit kontrovers diskutiert (*14, 72*). Das Auftreten dieser Phänomene bei bestimmten Patienten mit körperlicher und psychiatrischer Diagnose bleibt ein wichtiges Gebiet künftiger Untersuchungen.

Maskierte Allergie und das spezifische Anpassungssyndrom

Nach *Randolph* beginnt eine pathologische Reaktion auf Nahrungsmittel und Chemikalien mit einer Stimulation, wobei der Grad der Erregung unterschiedlich stark sein kann. Dieses Stadium ist charakterisiert durch einen Anstieg psychischer Aktivität (von leichtem Zittern bis zur Manie). Im Anschluß daran durchläuft der Patient verschiedene Entzugsstadien, während derer die Funktion des zentralen Nervensystems gedämpft wird und der Grad der Erregung absinkt. Die Entzugsstadien sind gekennzeichnet durch Depression, Schläfrigkeit und Erschöpfung (*Tab. 8, Abb. 2*). Oft folgen diesen psychischen Symptomen körperliche. Tre-

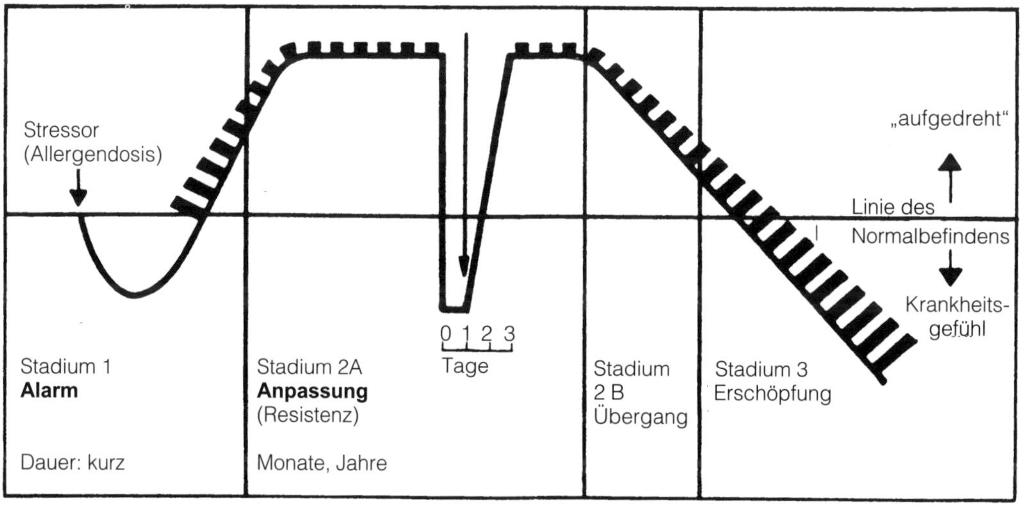

Abb. 2 Im Stadium 1 erzeugen die ersten Kontakte mit dem Allergen Alarmreaktionen. Beispiel: Auf die erste Zigarette, das erste Bier im Leben wird einem meistens schlecht! (Aus *Mackarness, R.*: Chemical Victims. [1984])

ten örtliche Allergien wie Ekzeme, laufende Nase, Asthma oder andere körperliche Symptome auf, beispielsweise Kopfschmerzen, Muskel- und Gelenkschmerzen, so sind sie weniger intensiv als die psychischen Reaktionen. Im Stadium 2 hat man sich an das Allergen gewöhnt und fühlt sich nach dem Genuß zunächst wohl. Abstinenz führt zum »Kater«, der durch eine erneute Dosis wieder vertrieben werden kann. Dieses Stadium der Anpassung kann unterschiedlich lang dauern, bei glücklichen Individuen mit großer Resistenz und eiserner Konstitution unter Umständen lebenslang! Es hat sich in dieser Zeit eine maskierte Allergie entwickelt. Der Patient sieht keinen Zusammenhang zwischen dem Nahrungs- und Genußmittel und seiner Krankheit, weil es ihm nach dem Genuß besser geht (Näheres zur maskierten Allergie s. S. 30). Durch zunehmende Zahl und Aggressivität heutiger Stressoren wie Infektionen, große seelische oder körperliche Belastung, schleichende Vergiftung durch unsere chemische Umwelt wird die Resistenz insgesamt herabgesetzt. Die gesunden Naturen mit angeborenem intaktem Abwehrsystem werden immer rarer.

Im Stadium 2 werden immer mehr Kaffee, Zigaretten, Schnäpse und andere spezifische Allergene in immer kürzeren Abständen benötigt, um wieder »auf Trab« zu kommen. Schließlich ist das Stadium 3, die Erschöpfung, erreicht, und jede Dosis des Allergens löst eher unangenehme Symptome aus (Herzklopfen, Übelkeit, Depressionen usw.). Diesen Zeitpunkt betrachten Arzt und Patient in der Regel als Beginn der Krankheit, während er in Wirklichkeit das Endstadium eines längeren Prozesses ist.

Abbildung 3 zeigt die Phasen einer Einzelreaktion und ihre psychophysischen Symptome. In leichten Fällen, zu Beginn des Anpassungsprozesses, verläuft die Kurve von der Anregung zum »Kater« von 1 nach A (leichte Symptomatik). Mit zunehmender Überempfindlichkeit (also abnehmender Resistenz) taucht die Kurve tiefer (2 B, 3 C, 4 D). 4 D ist übrigens das Erscheinungsbild der Manischen Depression.

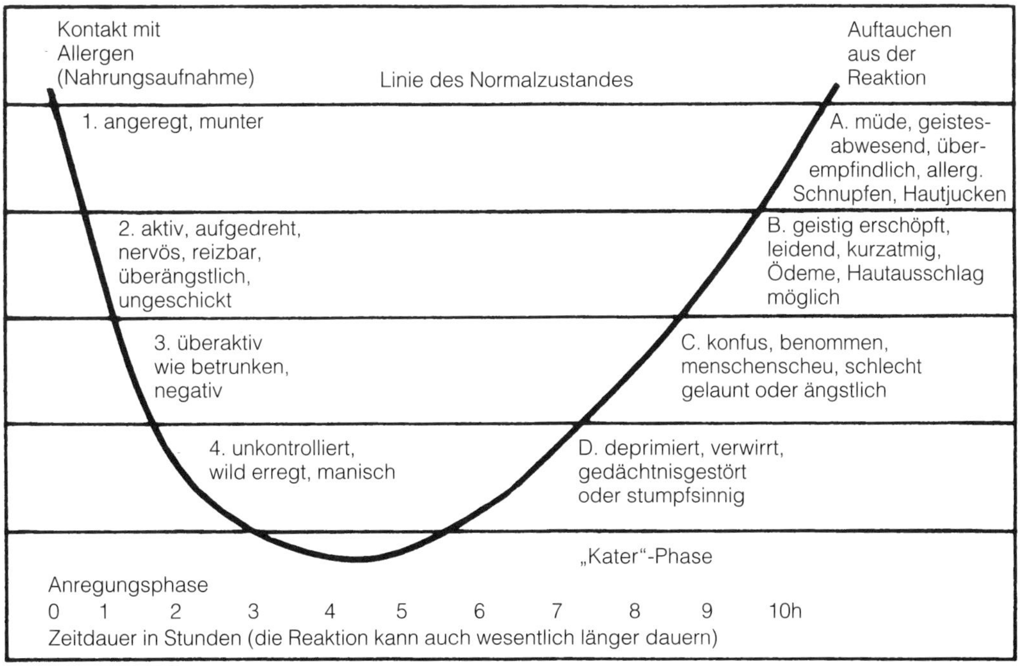

Abb. 3 Maskierte Allergie bzw. Spezifisches Anpassungssyndrom. (Aus: *Mackarness, R.*: Allergie gegen Nahrungsmittel und Chemikalien, Öko Med 1 [1984] 210 und 239)

Das allergische Anspannungs-Erschöpfungs-Syndrom (*tension-fatigue-syndrome*)

»*Tabelle 9* zeigt den bei Patienten mit Umweltkrankheiten typischen Symptomkomplex. Dieser umfaßt Erschöpfung, Muskel- und Gelenkschmerzen, Schläfrigkeit, Konzentrationsschwäche, Nervosität und Depressionen (Frauen : Männer im Verhältnis 2,5 : 1) (*311*). Allergologen, die diese Symptome zum ersten Mal sahen, nannten sie *»allergic toxemia«* (*311*) oder *»allergic tension fatigue syndrome«* (*341*)« (nach *23*).

»Dieses Syndrom, dessen Erscheinungsbild im psychiatrischen Bereich der Neurasthenie ähnelt (*122*), wurde bei Patienten mit klassischen Allergien, die auch auf Nahrungsmittel und Umweltchemikalien reagieren, festgestellt (*172, 271*). Es liegen nur wenige kontrollierte Studien hinsichtlich eines Zusammenhanges zwischen Neurasthenie und Umwelterkrankungen vor. Einige epidemiologische Untersuchungen zeigen jedoch eine Korrelation zwischen psychischen Symptomen und chemischen Umwelteinflüssen.

So belegen z. B. einige Studien, daß männliche Arbeiter, die täglich Dämpfen von Flugzeugbenzin ausgesetzt sind, neurasthenische Symptome wie Erschöpfung, Depressionen, Atembeschwerden, Schwindel, Herzklopfen und Schlafstörungen aufweisen. Bei einer Kontrollgruppe von Arbeitern, die dem Flugzeugbenzin weniger ausgesetzt sind, treten die genannten Symptome signifikant seltener auf (*171, 172*).

Da Umwelterkrankungen Symptome in verschiedenen Organen des Körpers, einschließlich des ZNS, hervorrufen, ist es verständlich, daß solche Patienten in ein Diagnosespektrum kategorisiert wurden, das Neurasthenie, Hysterie und verschiedene andere psychosomatische Krankheiten umfaßt. Möglicherweise sind einige Patienten hysterisch mit psychogenen Symptomen. Es ist jedoch auch denkbar, daß die typische hysterische Persönlichkeitsstruktur des Patienten durch Nahrungsmittel und Chemikalien induziert wird (*104*). Eine Hysteriestudie zeigte, daß 48 % der hysterischen Patienten gleichzeitig Nahrungsmittelintoleranzen hatten (*122, 254*). Mit Hilfe von kontrollierten Studien über Nahrungsmittel- und Chemikalienbelastung könnte geklärt werden, wie groß der Anteil an hysterischen Personen unter den Patienten ist, deren Reaktionen durch Chemikalien oder Nahrungsmittel induziert wurden.

Jüngere Beobachtungen zeigten, daß Patienten mit Umwelterkrankungen hirnorganische Syndrome aufweisen, die denen einer Intoxikation ähneln. Ein Patient mit zentralnervösen

Tab. 9 Symptome des allergischen Anspannungs-Erschöpfungs-Syndroms. n = 70 (72 % weibliche und 28 % männliche Patienten, mittleres Alter 42 Jahre [10 bis 70 Jahre]) ohne Kontrollgruppe (aus: *Rowe, A. H., Rowe, A. Jr.*: Food Allergy. Its Manifestations and Control and Elimination Diets. Thomas, Springfield 1972)

Symptome	Patienten in %	Symptome	Patienten in %
Müdigkeit	94	Konzentrationsschwäche	27
Nahrungsmittelüberempfindlichkeit	91	Reizbarkeit	20
Gastrointestinale Symptome	63	Zerstreutheit	17
Kopfschmerzen	50	Nesselausschlag	16
Gelenkschmerzen	47	Schlaflosigkeit	11
Schläfrigkeit	37	Schmerzen im Brustkorb	10
Muskelschmerzen	36	Fieber	10
Nervöse Spannungen	34	Ekzeme	10
Nasensymptome	34	Herzjagen	10
Depressionen	30		

Störungen leidet an Konzentrationsschwäche, Verwirrung, Hitzewallungen, Störungen im Kurzzeitgedächtnis, undeutlicher Sprache, motorischen Koordinationsstörungen, Reizbarkeit, emotionaler Labilität. Maler, die langfristig organischen Lösungsmitteln ausgesetzt sind, zeigen signifikant häufig kognitive Fehlleistungen (*42, 132, 133* nach *23*).

Die Candida-Hypothese

Zahlreiche Klinische Ökologen richten ihr Augenmerk besonders auf den Hefepilz Candida albicans. Bereits 1978 machte *C. E. Truss* (Alabama) darauf aufmerksam, daß systemische Krankheiten auf Candida albicans zurückgeführt werden können. *Truss* bemerkte, daß beinahe jedes Organ davon betroffen sein kann, vor allem das Nervensystem, das endokrine System und das Verdauungssystem.

Weiter stellte er fest, daß Gesundheitsstörungen bei Kindern, die häufig Antibiotika erhalten hatten und an Verdauungsstörungen, oralem Soor, Windeldermatitis, Hyperaktivität, Lernstörungen und chronischen Allergien der Atemwege litten, oft mit Hefe zusammenhingen. Er hob außerdem hervor, daß der Zustand von Patienten mit einer Intoleranz gegenüber einer Vielzahl von Chemikalien durch eine Anti-Candida-Therapie gebessert wurde, ebenso Autoimmunkrankheiten einschließlich Multipler Sklerose, Morbus Crohn, thrombozytopenischer Purpura und Sarkoidose.

Anamnestisch fand *Truss* heraus, daß bei Krankheiten, die mit Hefe zusammenhängen, wiederholt die Einnahme von Antibiotika, oralen Empfängnisverhütungsmitteln und Corticosteroiden vorausgegangen war. Durch die Medikamente wurde die Ansiedlung von Candida albicans im Verdauungstrakt und in der Vagina gefördert.

Nach *Truss* zeigen Abstriche und Kulturen zum Auffinden von Candida oft negative Ergebnisse, da Candidakulturen zu einem gewissen Grad von früher Kindheit an in allen Menschen vorhanden sind und sich in Form von Nestern im Darm ansiedeln, wodurch es bei einer einzelnen Stuhlprobe zu falsch-negativen Befunden kommen kann. Daher kann der Candida-Zusammenhang nur durch einen therapeutischen Versuch geklärt werden. Gemeint ist damit eine kohlenhydratarme Diät (*Tab. 10*) und die Anwendung von Nystatin. Eine Vermeidung von Schimmelpilzen ist ebenso notwendig.

Kazuo Iwata berichtet, daß Toxine von verschiedenen Candida-Stämmen die Anzahl der B- und T-Lymphozyten mindern und deren Funktionen beeinträchtigen. Solche Toxine steigern außerdem die Gefäßdurchlässigkeit, begünstigen die Freisetzung von Histamin und induzieren anaphylaktische Reaktionen (*239*).

Candidosen – ignorierte Infektionen*

Der Nachweis von Hefen gilt landläufig noch immer als Normalbefund, Pilze zählen gelegentlich sogar zum natürlichen Bestandteil der Darmflora. Infektionen durch pathogene Hefen dürfen jedoch nicht unterschätzt werden. Die klinische Diagnose von Hefeinfektionen ist wegen der vielfältigen, aber oft unspezifischen Symptome schwierig.

Verdauungsbeschwerden, Blähungen, Zwerchfellhochstand, Herzbeschwerden ohne pathologischen Befund und Völlegefühl sind Symptome, die auf eine Candidose hinweisen. Ebenso können Müdigkeit, Abgeschlagenheit, Konzentrationsschwäche und Depressionen die Folgen einer Besiedelung des Gastrointestinaltraktes mit Hefen sein. Auch Gelenkentzündungen lassen sich beobachten. Bei Patienten mit Entzündungen der Regenbogenhaut lassen sich gehäuft Reaktionen auf Candida albicans nachweisen.

Ein sehr typisches Candidosemerkmal ist ein gestörtes Eßverhalten: Heißhunger auf die Pilznahrung Zucker geht Hand in Hand mit Symptomen, die an hypoglykämische Zustände eines Diabetikers erinnern. Auch erhöhte Leberwerte können auf eine Candidabesiedelung zurückzuführen sein: Bei der Vergärung von Zucker können die Hefen Fuselalkohole erzeugen, die die Leber belasten. Selbst bei einer Bronchitis, einem Bronchialasthma oder einer Bronchopneumonie kann Candida albicans die Ursache sein.

Auch allergische Hautreaktionen lassen sich bei Darmmykosen beobachten. Es gibt interessante klinische Beobachtungen, daß Symptome

* Für dieses Buch bearbeitete Fassung des Artikels: Siedentopp, U.: Candidosen – ignorierte Infektionen. Z. Umweltmedizin 1 (1993) Heft 2, 8–11 von G. u. B. Guzek.

Tab. 10 Richtlinien für eine antimykotische Diät (nach *Siedentopp, U.*)

Günstige Speisen:
- Eier
- Essigessenz, verdünnt
- Fisch
- Fleisch
- Frische Salate und Gemüsesorten
- Frisches Obst (in Maßen)
- Frischkäse (z. B. Quark, Hüttenkäse, Schichtkäse)
- Kartoffeln
- Knäckebrot
- Leinsamen
- Mayonnaise, selbstgemacht aus Zitronensaft, Ei und Öl
- Naturjoghurt
- Sauerkraut
- Sesam
- Sonnenblumenkerne
- Vollkorngetreide
- Vollkornprodukte, ungesüßt

Günstige Getränke:
- Buttermilch
- Gemüsesäfte, frisch gepreßt
- Grüner Tee
- Milch (in Maßen)
- Mineralwasser
- Obstsäfte, frisch gepreßt (in Maßen)
- Rotbuschtee (Rooibostee)

Ungünstige Speisen:
- Bäckerei- und Konditoreierzeugnisse (Torten, Pralinen)
- Hefehaltige Produkte (Brot, Brötchen, Kuchen)
- Hefehaltige Produkte auf Bier- oder Backhefe-Basis (Hefepaste, vegetarische Pasten, Hefeflocken)
- Käsesorten, denen Schimmelpilzkulturen zugesetzt werden (Blauschimmelkäse, Camembert, Brie)
- Kefir
- Kombucha
- Malzhaltige Produkte (dunkle Backwaren)
- Mehle und Mehlprodukte mit niedrigem Ausmahlungsgrad (Auszugsmehl, z. B. Weizenmehl Typ 405)
- Sehr süße Obstsorten (wie Melonen, Trauben)
- Sojasauce, Miso
- Speisepilze
- Trockenfrüchte (wie Feigen, Datteln, Rosinen)
- Wein- oder Branntweinessig in Nahrungsmitteln: Ketchup, Mayonnaise, fertige Salatdressings, Barbecue- und Tomatensauce, Mixed Pickles, Oliven, Senf, saure Gurken
- Zitronensäure

Ungünstige Getränke:
- Alkoholische Getränke
- Industriell hergestellte Frucht- und Gemüsesäfte
- Kondensmilch
- Malzbier

Prinzipiell: Zucker vermeiden – dieser ist Kraftfutter für die Hefen!
Das gilt auch für Honig, Ahornsirup, Obstdicksäfte und Nahrungsmittel mit Zuckerzusatz

einer Psoriasis oder Allergien nach Behandlung einer Hefeinfektion zurückgingen. Durch entsprechende Tests muß geklärt werden, ob eine Mykose, eine Mykotoxikose oder eine Mykoallergie vorliegt.

Hefeinfektionen betreffen jedoch nicht nur den Gastrointestinaltrakt. Die Pilze lassen sich auch an Haaren, im Cerumen, in Fingernägeln, im Urin, im Magensaft und auf der Haut nachweisen. Schmierinfektionen tragen sie von einem Körperteil zum nächsten. Aber auch das Blutsystem dient ihnen als Verbreitungsweg. Äußerlich sichtbare Haut- oder Nagelmykosen können Anzeichen für eine gleichzeitige Infektion anderer Organe sein.

Daß solche Mykosen in hochindustrialisierten Ländern ständig zunehmen, liegt nicht zuletzt am enormen Zuckerverbrauch. Ein hoher Zuckerspiegel in Blut und Gewebe bietet Hefen optimale Lebensbedingungen. Schlecht eingestellte Diabetiker leiden deshalb besonders oft an Hefeinfektionen. Auch Jodmangel, Steroidmedikation oder die Pille fördern das Pilzwachstum. Insbesondere Breitspektrum-Antibiotika können Hefen den Weg ebnen, indem sie konkurrierende Darmbakterien abtöten.

Infektionen mit pathogenen Hefen sollten immer behandelt werden, fordert *Rieth* (*298, 299*). Zwar kann ein Hefeinfizierter klinisch gesund sein, doch bei einer Schwächung des Immunsystems vermag der Körper die Hefen nicht mehr in Schach zu halten – dann müssen jedoch zwei Krankheiten behandelt werden.

Kaum bekannt ist auch, daß Candida albicans ein Toxin produziert, das unter anderem das Immunsystem modulieren kann. Japanische Forscher konnten im Tierversuch zeigen, daß Canditoxin sowohl die Vermehrung der T-Lymphozyten als auch die Antikörperbildung hemmt. Das Toxin schwächte das Immunsystem der Tiere schließlich so, daß es nicht mehr in der Lage war, die Hefeausbreitung zu unterbinden.

Canditoxin kann außerdem im Tierversuch morphologische Veränderungen an den Gliazellen hervorrufen. Weiterhin hat es am Herzen eine adrenalinähnliche Wirkung, regt das Zellwachstum an, erhöht die Konzentration der alkalischen Phosphatase und ruft Ödeme der Darmschleimhaut hervor (*361, 362*).

Bei einigen Uveitis-Patienten läßt sich nach Studien von *Damms* ein selektiver Immundefekt gegen Candida albicans nachweisen. *Damms* untersuchte mit der Immunoblot-Methode die Seren von 230 Patienten mit Entzündungen der Regenbogenhaut und verglich sie mit denen von 99 gesunden Blutspendern. Dabei fand er bei Uveitis-Patienten bestimmte Antigene häufiger als bei Normalpersonen. Diese Veränderungen gingen Hand in Hand mit der Entzündungsaktivität. Im Bereich der IgM-Antikörper und bei einer verminderten Bildung von Antikörpern gegen das 14 kd-Protein fanden sich jedoch auch Veränderungen unabhängig von der Entzündungsaktivität. Aus den Ergebnissen läßt sich ableiten, daß bei einem Teil der Uveitis-Patienten ein selektiver Immundefekt gegen Candida albicans besteht. Die Autoimmunphänomene, die zur Uveitis führen, seien über eine kompensatorische polyklonale B-Zell-Aktivierung und mögliche Kreuzreaktionen zwischen Candida-Antigenen und humanen Autoantigenen denkbar.

Deshalb sollte bei allen Uveitispatienten routinemäßig eine Candida-Diagnostik durchgeführt werden, die den Antikörpertiter, Stuhlproben, Rachen- und Zungenabstriche umfaßt und bei positivem Befund durch weitere Untersuchungen gesichert werden sollte. Beim Nachweis einer Candida-Besiedelung des Gastrointestinaltraktes und einer pathologischen Immunantwort gegen Candida albicans hält *Damms* zusätzlich zur häufig nötigen Steroidbehandlung eine orale antimykotische Therapie für notwendig. Die Antimykotika könnten zum einen die Gefahr einer weiteren Ausbreitung der Hefen unter der Steroidbehandlung verringern und zugleich eine Candida-albicans-Besiedelung als eine mögliche Ursache der Uveitis bekämpfen.

Auch chronische Mittelohrentzündungen können im Zusammenhang mit Hefeinfektionen stehen (s. S. 53), Therapiemöglichkeiten bei intestinalen Dysbiosen und Candidosen, siehe Kap. IV, S. 138, 139 u. S. 143).

▶ Literatur siehe Seite 250.

Wir danken Professor Satoshi Ishikawa, Tokio, für die Unterstützung bei der Recherche in der japanischen Fachliteratur und Frau Naomi Fried für die Hilfe bei der Übersetzung.

II. Grundlagen

4 Pathophysiologische Grundlagen der Umweltkrankheiten

Biochemische Überlastung – biochemische Individualität

Bei Patienten mit umweltbedingten Krankheiten werden Symptomenkomplexe beobachtet, die unter Berücksichtigung der Gesamtbelastung betrachtet werden müssen. Der Streß, der durch nicht tolerierte Substanzen aus unserer Umwelt entsteht, addiert sich zum emotionalen Streß hinzu und führt zur Krankheit.
Extreme Stimulatoren wie Nahrungsmittel, Inhalationsstoffe, Chemikalien, physische Faktoren und psychosozialer Streß können über gemeinsame biochemische Wege im Körper Krankheitssymptome auslösen. Die später in Erscheinung tretenden Symptome hängen auch ab von der genetischen Disposition des betreffenden Patienten bezüglich seiner Gesamtempfindlichkeit oder der Empfindlichkeit einzelner Zielorgane.
Patienten mit manisch-depressiven Krankheitserscheinungen in der Familienanamnese können schließlich im Stadium der biochemischen Überlastung (*»overloading«*) bipolare affektive Störungen aufweisen, wenn sie überempfindlich auf Nahrungsmittel und Chemikalien reagieren. Patienten mit Autoimmunkrankheiten in der Familienanamnese können dagegen eine rheumatoide Arthritis entwikkeln. Die krankheitserregenden Stoffe können in beiden Fällen die gleichen sein, nur lösen sie unterschiedliche Symptome aus.
Zwei wichtige Systeme im Körper stehen – wie oben beschrieben – in Wechselbeziehung zwischen Umwelt und innerem Körpermilieu. Beide Systeme können für die Auslösung von Umweltkrankheiten verantwortlich sein: das Immunsystem und das zentrale Nervensystem. Die zur Zeit vorliegenden Forschungsergebnisse belegen, daß Umweltfaktoren in beide Systeme eingreifen können; gemeinsam bewirken sie dann auf biochemischem Weg, daß der äußere Streß Krankheiten hervorruft. Wann welche Symptome auftreten, ist abhängig von der biochemischen Individualität.

Die Gesamtkörperbelastung

Die Antwort der Natur auf die Überlastung durch verschiedene Chemikalien wie Autoabgase, Kunststoffe, Formaldehyd, Pestizide und andere Umweltgifte, die alle zur Gesamtkörperbelastung beitragen, sind Artenschwund und – bei Mensch und Tier – die Zunahme allergischer Reaktionen. Nicht nur Einzelsubstanzen sind hierfür verantwortlich zu machen, sondern der Synergismus verschiedener Substanzen muß Gegenstand umweltmedizinischer Forschung sein.

> Die Gewebevorschädigung durch die Gesamtkörperbelastung erleichtert den Eintritt potentieller natürlicher Allergene wie Pollen, Schimmelpilze, Nahrungsmittel u. a.

Auch bei der allergischen Reaktion der Atemwege (allergisches Asthma bronchiale) spielt die Vorschädigung der Schleimhäute eine wichtige Rolle.
Steigt die Allergen-Zahl, so sinkt die Toleranzschwelle. Das Zusammenspiel aller Antigene und irritativer Substanzen kann den maximal tolerablen Wert eines einzelnen Antigens für den Allergiker drastisch senken.

> **Beispiel**
> In der Wohnung eines Katzen- und Milbenallergikers, in dessen Räumen noch Katzenallergen vorhanden ist, obwohl er seine Katzen abgeschafft hat, liegt die maximal tolerable Milbenkonzentration nicht mehr bei 100, sondern bei 35 Milben pro Gramm Staub. Wenn in einer solchen Wohnung noch 10 Zigaretten pro Tag geraucht werden, dann fällt dieser Wert auf 12 Milben pro Gramm (*56*).

Turner und Mitarbeiter zeigten an isolierten Populationen in Papua-Neuguinea die Bedeutung von Umweltfaktoren auf: Vor 1970 kam atopisches Asthma praktisch nicht vor. Mit der

Nachahmung westlichen Lebensstils und Änderung des traditionellen Verhaltens, mit der Benutzung von Wolldecken (Hausstaubmilben!) und ungewohnter Lebensmittel kam es innerhalb von zehn Jahren zu einer deutlichen Zunahme von Asthma-Erkrankungen bei Erwachsenen (*360*).

Häufig werden empfindliche Patienten als psychisch krank eingestuft. Der Dermatologe *Ring* spricht oft vom sogenannten »Syndrom der Klinischen Ökologie«, bei dem ein nicht unbedeutender Teil dieser Patienten als Hypochonder eingestuft wird. Ärzte, die sich mit dieser Problematik befassen, bezeichnet er als »alternative« Mediziner und Scharlatane (*300*), obwohl er in neueren Publikationen seine älteren Darstellungen relativiert und sogar verstärkte Forschungsanstrengungen auf dem Gebiet der Allergotoxikologie fordert (*301*).

Luftschadstoffe. In Japan ist es mit Zunahme des Autoverkehrs zu einem Anstieg der Inzidenz von Zedernpollen-Allergien zwischen 1977 und 1981 fast auf das Doppelte gekommen. Nach zwei umfangreichen epidemiologischen Studien aus Schweden und Israel ist das Risiko für Kinder, Asthma bronchiale zu bekommen, in schadstoffbelasteten Gebieten gegenüber schadstoffarmen Gebieten fast dreifach erhöht (*19*).

Pestizide. Die in der Bundesrepublik verwendeten 30 Millionen Kilogramm Pestizide pro Jahr bilden einen weiteren wichtigen Faktor, der sich zur Gesamtkörperbelastung addiert. Obwohl manche Chemikalien nicht mehr in der Landwirtschaft verwendet werden dürfen, kann zur Zeit nicht von einer Besserung der Lage gesprochen werden, da vor allem DDT und seine Metaboliten (*Abb. 4*) in der Muttermilch seit 1982 auf nahezu konstantem Niveau geblieben sind. Ob hierfür vor allem Importe von außerhalb der EG verantwortlich sind oder ob diese Substanzen innerhalb der EG illegal eingesetzt werden, ist bislang nicht geklärt.

Seit 1945 werden biologische Abbauversuche mit DDT durchgeführt. Metabolismusprozesse von Insektiziden in Insekten gewannen vor allem durch das Auftreten resistenter Stämme (Hausfliege 1946) Interesse. Bei Hausfliegen konnte eine DDT-Dehydrogenase isoliert werden, die in Gegenwart von Glutathion den Hauptmetaboliten DDE bildet. DDE ist biologisch unwirksam und zeigt keine toxischen Eigenschaften. Während die anderen DDT-Abbauprodukte DDA und DDD kaum gespeichert werden, wird DDE hauptsächlich im Fettgewebe angereichert (*130a*).

Pyrethroide. In der Land- und Forstwirtschaft, aber auch im Haushalt werden regelmäßig sogenannte Pyrethroide eingesetzt. Das sind Insektizide, die den aus Chrysanthemenblüten extrahierten Pyrethrinen nachgebaut sind. Sie haben inzwischen Insektizide wie Lindan oder DDT vom Markt verdrängt, die als gesundheitsschädlich erkannt wurden und verboten sind. Doch auch Pyrethroide können wegen ihrer hohen Toxizität Vergiftungen hervorrufen, wie Untersuchungen von *Müller-Mohnssen* zeigen (*228*). Im GSF-Jahresbericht (*127*) wurde 1984 veröffentlicht, daß sich bei Untersuchungen an der isolierten Nervenfaser folgende Wirkungen zeigten:

1. Pyrethroide blockieren die Informationsübertragung im Nervensystem und sind somit Nervengifte.
2. Pyrethroide wirken unspezifisch, d. h. auf Nerven der Insekten, der Wirbeltiere aller Spezies und des Menschen ähnlich.
3. Die Nervenwirksamkeit übersteigt die der früher verwendeten Insektizide.
4. Mit verschiedenen Pyrethroidderivaten lassen sich alle bekannten Nervengifte imitieren. Die Wirkung auf den Gesamtorganismus ist somit unberechenbar.
5. Die Wirkungen im Experiment waren irreversibel und summierten sich (Akkumulation im Nerv!).

Müller-Mohnssen berichtet im Deutschen Ärzteblatt (*228*) weiter: »Ähnlich wie Cocain unterbricht auch das Pyrethroid Cypermethrin die Nervenleitung – jedoch schon bei einem Hundertstel der Dosis. Darüber hinaus akkumuliert es, und seine Wirkung ist irreversibel. Daraus folgt zwingend die Prognose, daß das Pyrethroid Cypermethrin die Nervenleitung beim Menschen nicht nur unterbricht, sondern – und das ist der entscheidende Unterschied zum Cocain – daß diese Wirkung nicht wieder zurückgeht. ... Ausländische Labors konnten in den folgenden Jahren zeigen, daß Pyrethroide nach Fütterungsexperimenten in chemisch unveränderter Form im Gehirn der Versuchstiere (Hühner, Kühe, Affen) gespeichert werden.«

1,1 Di-(4-chlorphenyl)-2,2-dichlorethen (pp`DDE)
Schema 1

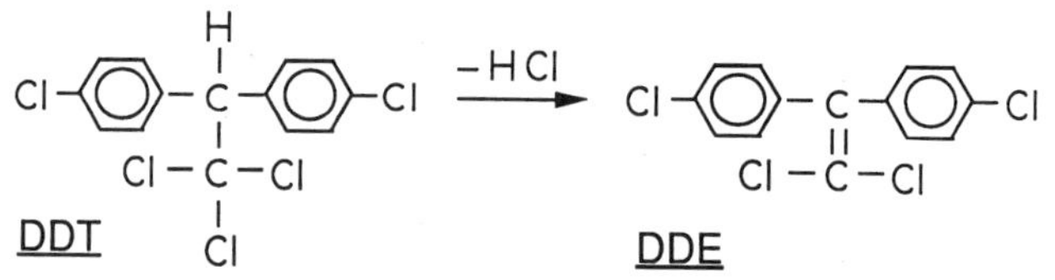

1,1 Di-(4-chlorphenyl)-2,2-dichlorethan (DDD), aus dem durch Reaktionsschritte und Oxidation Di-(4-chlorphenyl)-essigsäure (DDA) entsteht.

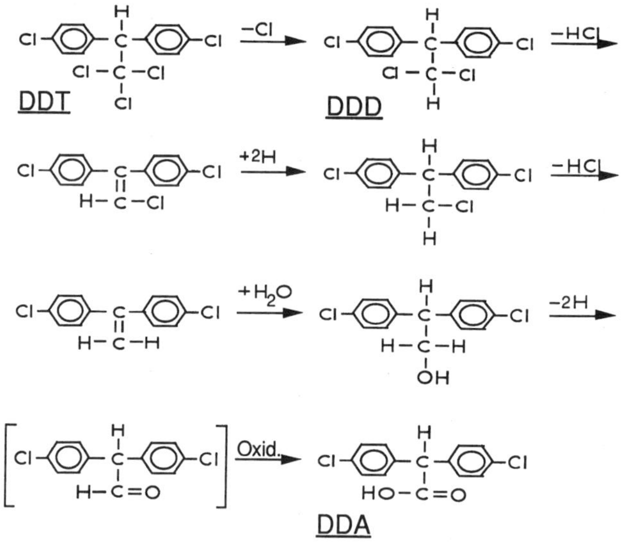

Abb. 4 DDT: Durch Dechlorierung und Dehydrochlorierung entstehende Metaboliten (nach *Haase, A.*: Zur Problematik der Quantifizierung ausgewählter Chlorkohlenwasserstoffe in menschlichen Blut- und Urinproben. Dissertation, Kassel 1990)

Im Gegensatz zu den genannten Erkenntnissen empfiehlt *Haustein* in der Fachzeitschrift »Der Hautarzt« Pyrethrine als Insektizide »mit geringer Toxizität« zur therapeutischen Anwendung am Menschen: »Im Gegensatz zu Lindan sind bei Permethrin keine toxischen Wirkungen auf das zentrale Nervensystem beschrieben.« Daher könne es auch zur Scabies-Behandlung einmalig von Kopf bis Fuß bei Kindern, Schwangeren und Patienten mit Krampfanfällen empfohlen werden (*137*).

Chemikalien-Vergiftungen. 1983 publizierte die Lloyd-Versicherung eine Studie, derzufolge in der Bundesrepublik jährlich 240 000 Vergiftungsfälle durch Chemikalien entstehen (*130a*).

Tabelle 11 aus dem Handbuch für Umweltgifte von *Daunderer* zeigt verschiedene Massenvergiftungen durch Chemikalien (*71d*).

Immunologische Wirkungen

Neben rein zytotoxischen Wirkungen können Schadstoffe die komplexen Funktionen des immunologischen Netzwerkes modulieren und auch immunologische Funktionen beeinflussen, beispielsweise die Bildung von Antikörpern, die Aktivierung unspezifischer Kaskaden und die Freisetzung von Mediatoren. Auf diese Weise können

- entzündliche,
- allergische,
- pseudo-allergische

Reaktionen entstehen.

Tab. 11 Massenvergiftungen durch Chemikalien (nach *Daunderer, M.:* Handbuch der Umweltgifte. Klinische Umwelttoxikologie für die Praxis, Ecomed, Landsberg 1991).

Ort/Jahr	Umweltgefahr	Art der Krankheit	Zahl der Betroffenen
London, GB 1952	Starke Luftverschmutzung durch Schwefeldioxid und Staub	Anstieg von Herz- und Lungenerkrankungen	3 000 Tote
Toyama, Japan 1950	Cadmium im Reis	Nieren- und Knochenschädigungen Itai-Itai-Krankheit	200 mit schweren Erkrankungen, weitaus mehr mit leichten Beeinträchtigungen
Südost-Türkei 1956–1961	Hexachlorbenzol im Saatgut	Porphyrie	3 000
Minamata, Japan 1956	Methylquecksilberverbindungen im Fisch	Nervenschädigungen »Minamata«-Krankheit	200 schwere Fälle 2 000 Verdachtsfälle
mehrere Städte in den USA ca. 1960–1970	Blei in Farben	Anämie, Verhaltens- und psychische Störungen	viele Tausend
Fukouoka, Japan 1968	Polychlorierte Biphenyle in Speiseöl	Hauterkrankungen, allgemeine Schwäche	mehrere Tausend
Irak 1972	Methylquecksilberverbindungen im Saatgut	Nervenschädigungen	500 Tote 6 500 stationär Behandelte
Seveso, Italien 1976	Dioxine und Furane	schwere Hautschäden	200 Vergiftete, Mißbildungen und Totgeburten, 75 000 vergiftete Tiere mußten getötet werden
Madrid, Spanien 1981	Anilin oder ein anderes Gift im Speiseöl	verschiedene Krankheitssymptome	340 Tote 3 000 Erkrankungsfälle
Bhopal, Indien 1984	Methylisocyanat	akute Lungenerkrankungen	3 000 Tote 300 000 Vergiftete

Bei der pseudo-allergischen Reaktion bewirkt eine Substanz die direkte Freisetzung von Entzündungsmediatoren ohne Beteiligung von Antikörpern des Typs E oder G. Darüber hinaus werden freie Radikale gebildet.

Mastzellen, Granulozyten, Makrophagen, Monozyten, Lymphozyten und Thrombozyten können nach Aktivierung durch Chemikalien verschiedene Mediatoren freisetzen. *Diel* und Mitarbeiter (*82*) konnten zeigen, daß an peritonealen und pleuralen Mastzellen der Ratte durch Formaldehyd, Phenol, Phenylhydrazin und Paraminophenol eine Histaminausschüttung induziert wird. *Rohr* und Mitarbeiter (*307*) wiesen nach, daß eine Histaminfreisetzung bei Rattenmastzellen und humanen basophilen Granulozyten durch Organchlorpestizide (z. B. Dieldrin, Heptachlor) ausgelöst wird. *Raulf* und *König* berichten über den Einfluß von polychlorierten Biphenylen (PCB) auf zelluläre Effektorfunktionen.

Abhängig von der sterischen Anordnung der

Chlor-Atome im PCB-Molekül kommt es zu unterschiedlichen Reaktionen. 3,3′, 4,4′-Tetrachlorbiphenyl (TCB) bewirkt eine Thrombozytenaggregation, Serotoninfreisetzung und die Bildung von 12-Hydroxy-eicosa-tetraensäure (HETE) im Thrombozyten. Eine Wirkung auf lymphozytäre Parameter wie Proliferation und CD-23- und CD-25-Expression konnte belegt werden (*284*).

Nach Untersuchungen von *Weber* führen chlororganische Verbindungen zu einer Enzyminduktion und damit zu einer Vergrößerung der Leber, die teils auf eine Hypertrophie der Leberzellen, teils auf eine Stimulation der Zellteilung zurückgehe (*380*).

Die sogenannte Hamburger Kindergartenstudie bestätigte die Wirkung des Dioxins auf die T-Helfer-Zellen, deren Zahl verringert wird. Darüber hinaus zeigte sich, daß die von den Kindern eingeatmeten Holzschutzmittel 15 von 47 wichtigen Stoffwechsel- und Abwehrfunktionen veränderten (*145*).

Chlorierte Kohlenwasserstoffe als potentielle Allergene

Friedhelm Diel führt Struktur-Wirkungs-Beziehungen einiger Pestizide auf (*83*). In *Abb. 5* gibt er einen Überblick über chemische Funktionen, also chemische Molekülteile oder Molekülgruppen, mit allergener und pseudoallergener Wirksamkeit. Wir finden Molekülgruppen der Bunt- und Edelmetalle, Oxide, Aldehyde, Epoxide, Phenole, Isocyanate, Alkaloide, alkaloidähnliche Stoffe, Amine, Hydrazine, Azo-Stoffe, die alle in irgendeiner Form mit allergischen Erscheinungsbildern in einen Zusammenhang gebracht wurden – sowohl bei Kurzzeit- als auch bei Langzeiteinwirkung (*81a*).

Diehl unternimmt den Versuch, zwölf verschiedene chemische Funktionen zu unterscheiden, bei denen allergische Krankheitsbilder beobachtet worden sind und die in den Pestizid-Stoffgruppen enthalten sind. Dies sind im einzelnen:

1. Als Allergene bekannte **Chelatbildner**, beispielsweise polychlorierte Biophenyle, die mit Metallen »Sandwich«-Strukturen mit allergener Wirkung bilden.
2. **Parastoffe** sind in der Lebensmittelchemie bekannt (z. B. Parabene) und können über Oxidation in chinoide Strukturen umgewandelt werden, die als Radikale allergen wirken. Hier ist das Mottengift Paradichlorbenzol zu nennen.
3. **Epoxide** bilden in den chlorierten Kohlenwasserstoffen Dieldrin und Endrin nicht nur eine kanzerogene, sondern auch eine allergene Struktur.
4. Die meisten **chlorierten Kohlenwasserstoffe** enthalten substituierte ungesättigte Kohlenstoffatome, die durch Umwandlung in Epoxide deren Wirkung aufweisen.
5. Eine Reihe von **Pestiziden** beinhalten Lactone oder β-Lactam-Struktur und weisen damit ein ähnlich allergenes Risiko auf wie Penicilline.
6. Das gleiche gilt für die analoge aromatische Struktur der **Pyrone**.
7. **Phosphothioester** und **nitrosubstituierte Phenolverbindungen** wie Parathion werden häufiger als Pseudoallergene beschrieben.
8. In neuerer Zeit werden Hautekzeme nach Angriff von **Hydroxybenzoesäure-Nitrilen** wie z. B. das Joxynil beschrieben.
9. **Methylamine** und **Carbamate** stellen Struktur-Wirkungs-analytisch starke pseudoallergene chemische Funktionen dar. Die Pestizide Vapam und Diuron wirken ähnlich mastzelldegranulierend, wie man es bei der Modellsubstanz 48/80, einem der stärksten Histamin-Liberatoren, beobachten kann.
10. **Pestizide** auf der Basis von **Chlorkresolen**,
11. **Dichlorphenylen** sowie
12. **Schwefel** sind als Pseudoallergene und Kontaktallergene von Bedeutung.

Ferner verweist *Diehl* darauf, daß Pestizide Mikroorganismen abtöten, die sich beispielsweise in den Schleimhäuten der Verdauungsorgane oder auch auf der Außenhaut befinden.

Immer wieder ist zu beobachten, daß allergische Erscheinungsformen bei Kindern mit einer Störung der Darmflora einhergehen. Hautekzeme und allergisches Asthma werden begleitet von Blähungen, aufgedunsenem Bauch, flüssigem Stuhl, häufig erniedrigtem pH-Wert des Stuhls und Vermehrung pathogener Keime und Pilze (Candida albicans).

- Somit ergeben sich zwei Möglichkeiten der Entstehung antigener und allergener Stoffe durch Mikroorganismen:

Abb. 5 Molekülbestandteile mit pseudoallergener oder allergener Wirksamkeit (modifiziert)

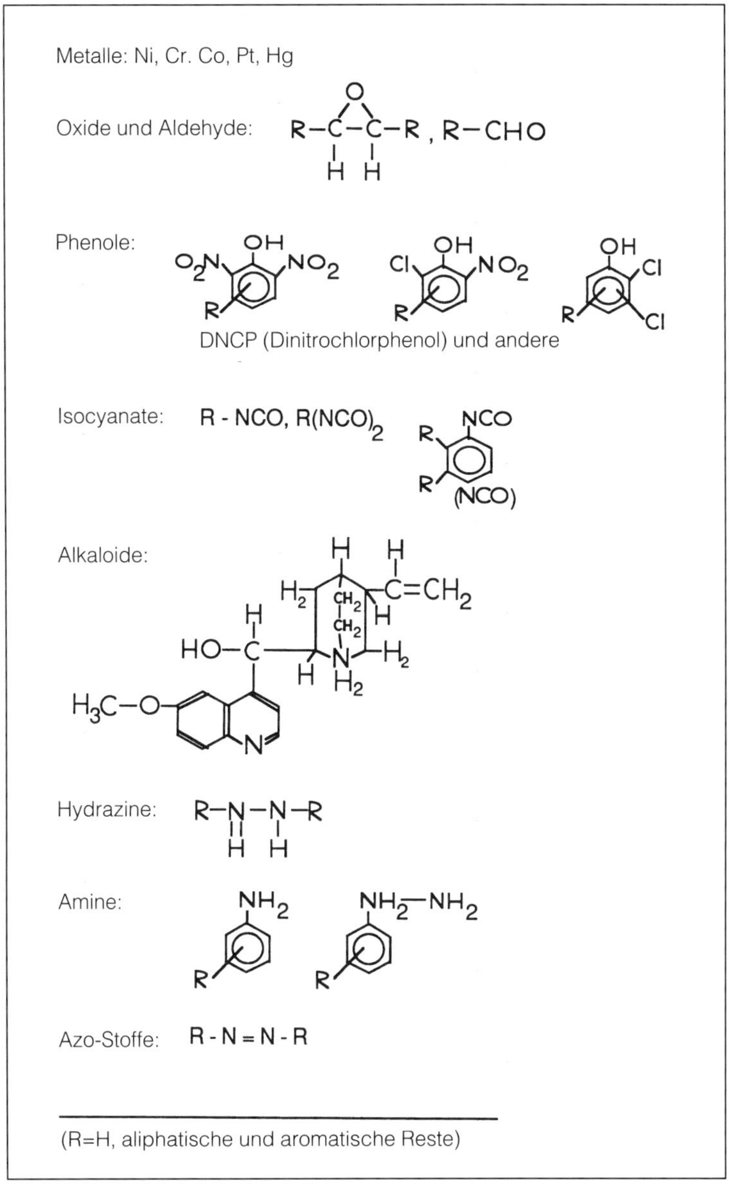

- Die Pestizide werden mikrobiell umgewandelt in Allergene.
- Die Mikroorganismen selbst oder ihre Stoffwechselprodukte wirken sich allergen auf den Wirtsorganismus aus.

Weniger die Cholinesterase-Hemmung durch die Thiophosphatester, sondern vielmehr die chlorierten Kohlenwasserstoffe scheinen in der Lage zu sein, erheblichen Einfluß auf die Entwicklung des Immunsystems zu nehmen (*83*).

In seinem Buch »Chemical Sensitivity« (*291*) beschreibt *Rea*, auf welche Art die Pestizide das Abwehrsystem belasten. Er untersuchte die Beziehung zwischen der Anzahl von Organochlorpestiziden im Blut und der T- und B-Lymphozytenzahl bei 66 Patienten. 87 % der

Patienten, bei denen keine bis höchstens zwei Pestizide im Blut nachweisbar waren, zeigten normale T- und B-Zellzahlen. Nur bei drei Patienten (13%) ergaben sich Normabweichungen (*Tab. 12*). Sehr deutlich wich die Lymphozytenzahl von der Norm ab, wenn mehr als zwei Pestizide im Blut nachweisbar waren. 93% der Patienten zeigten abnormale Lymphozytenzahlen.
Eine positive Korrelation ergab sich zwischen der Häufigkeit von abnormen Immunparametern zwischen der Gruppe mit mehr als zwei Organochlorpestiziden und jener mit weniger als zwei (*Tab. 13*).
Quantitative Veränderungen werden nicht nur bei der Gesamtlymphozytenzahl beobachtet.
Tabelle 14 zeigt einen Anstieg der T-Helfer-Zellen, während die T-Suppressor-Zellen z. B. durch β-Hexachloracyclohexan abnehmen. Der folglich erhöhte T-Helfer-Zellen/T-Suppressor-Quotient (T_H/T_S-Quotient) weist auf eine Immunaktivierung hin, wie sie auch bei allergischen Reaktionen gemessen wird. Die Gesamtlymphozytenzahl wird durch verschiedene Pestizide gesenkt, beispielsweise durch β-HCH und Trans-Nonachlor.
Nach einer Studie von *Huber* (*147*) bewirken chlorierte Kohlenwasserstoffe aus Holzschutzmitteln neben immunologischen Auffälligkeiten auch Störungen im Vitamin-A-Haushalt sowie Schilddrüsenfunktionsstörungen.
Es wird angenommen, daß das zu 90% in der

Tab. 12 Anzahl nachgewiesener Pestizide im Verhältnis zur Zahl der B- und T-Lymphozyten (aus: *Rea, W. J.:* Chemical Sensitivity, Lewis, Boca Raton 1992).

Anzahl Pestizide	Anzahl Patienten	Lymphozytenzahl (T- und B-)	Anzahl Patienten absolut	%
0–2	23	normal	20	87
		abnormal	3	13
>2	43	normal	3	7
		abnormal	40	93

Tab. 13 Häufigkeit abnormer Immunparameter bei unterschiedlicher Pestizid-Belastung (aus: *Rea, W. J.:* Chemical Sensitivity, Lewis, Boca Raton 1992).

Immun-Parameter	Gruppe 1 (CP ≤ 2) n = 20 pathologische Befunde n	%	Gruppe 2 (CP > 2) n = 40 pathologische Befunde n	%	$\bar{p}$
Leukozytenzahl	1	5	14	35,0	< 0,001
Lym % rel.	0	0	8	20,0	< 0,01
Lym C abs.	2	10	15	37,5	< 0,01
T11 % rel.	2	10	12	30,0	< 0,05
T11 C abs.	2	10	21	52,5	< 0,001
T4 % rel.	1	5	18	45,0	< 0,001
T4 C abs.	1	5	14	35,0	< 0,001
T8 % rel.	1	5	8	20,0	> 0,05
T8 C abs.	0	0	12	30,0	< 0,001
T4/T8	1	5	11	27,5	< 0,01
Bly rel.	3	15	7	17,5	> 0,05
Bly abs.	1	5	12	30,0	< 0,01

Guppe 1: Patienten mit einer Belastung von bis zu 2 Organochlorpestiziden (CP)
Gruppe 2: Patienten mit einer Belastung von mehr als 2 Organochlorpestiziden (CP)

Tab. 14 Wirkung chlorierter Pestizide auf Parameter der T- und B-Lymphozyten bei 60 Patienten

Pestizide	Serumspiegel (ppb)	Parameter		Änderung
α-HCH	0,1	B-Lymphoz. (abs.)	114/µl	
	0,25		< 82/µl	
β-HCH	1,0	Lymphozyten (abs.)	475/µl	↓
	1,0	T11 %	6,6 %	↑
	1,0	T11 (abs.)	264/µl	↓
	1,0	T 4 %	8,0 %	↑
	1,0	T8 (abs.)	148/µl	↓
	1,0	T4/T8	2,6 %	↑
	1,0	B-Lymphoz. (abs.)	76/µl	↓
DDT	1,0	T11 %	20,6 %	↑
Trans-N	1,0	Lymphozyten (abs.)	168/µl	↓
	1,0	T8 %	5,8 %	↑

HCH: Hexachlor- cyclohexan; Trans-N = Trans-Nonachlor

Abb. 6 Vergleich der Strukturen von TCDD und der Schilddrüsenhormone T3 und T4 (aus: *Greim, H., Rozman, K.:* Mechanismus of Toxicity of 2,3,7,8-Tetrachlordibenzo-p-dioxin [TCCD]. VDJ-Bericht Nr. 634 [1985] 399-429)

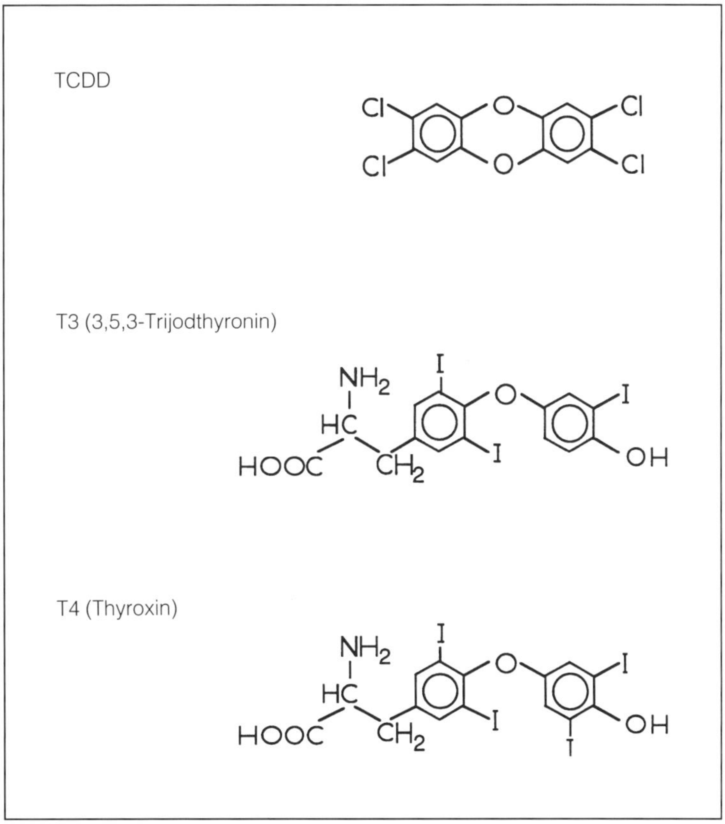

Leber gespeicherte Vitamin A durch PCDD/PCDF (Pentachlordibenzodioxin bzw. -furan) mobilisiert wird. Dadurch kommt es im Laufe der Zeit zu einer Abnahme von Vitamin A, die von der Größe des Speichers und der Expositionsdauer abhängig ist. Die von den Patienten häufig angeführten dermatologischen Beschwerden könnten mit dem Vitamin-A-Mangel in Zusammenhang gebracht werden.
Den Auswirkungen von technischem PCP (und seinen Verunreinigungen) auf die Schilddrüse sollte besondere Aufmerksamkeit gewidmet werden. Die Aufgabe der Schilddrüse besteht in der Steuerung des Wärme- und Energiehaushaltes. Dafür produziert sie zwei Hormone, die als spezifischen Bestandteil das Spurenelement Jod enthalten: Trijodthyronin und Thyroxin. Viele Anzeichen der PCP-Belastung ähneln den Anzeichen einer Hyperthyreose (z. B. Gewichtsverlust, Appetitlosigkeit, Bradykardie bzw. Tachykardie, Alopezie/Hirsutismus, Hyperkeratosis, Veränderung der Serumspiegel von Triglyceriden und Cholesterin). In tierexperimentellen Untersuchungen an Ratten konnte der Effekt von TCDD (Tetrachlordibenzodioxin) auf den Serum-T-Spiegel bestätigt werden.
Abbildung 6 verdeutlicht die Ähnlichkeit der chemischen Struktur von TCDD sowie Trijodthyronin und Thyroxin (*147*).
Folgende immunologische Auffälligkeiten wurden von *Huber* (*147*) beschrieben:
11 % der 102 Patienten mit PCP-Belastung hatten einen T_H/T_S-Quotienten unter 1,0, bei einem Kontrollkollektiv aus gesunden Blutspendern waren es nur 3 %. Quotienten unter 1,0 fanden sich nur bei Patienten mit mehr als 10 µg/l PCP im Blut. Im Lymphozytenstimulationstest zeigten 60 % der Patienten eine gestörte Stimulierbarkeit der Lymphozyten. Schon bei PCP-Werten unter 20 µg/l ergibt sich eine gestörte Stimulierbarkeit.

Mykotoxine

In der umweltmedizinischen Praxis werden häufig durch Schimmepilze verursachte allergische Reaktionen und Infektionen beobachtet. Von besonderem Interesse wird zukünftig auch die Stoffwechselleistung dieser Mikroorganismen – die Mykotoxinbildung – sein. Bei der WHO wurde jüngst ein Arbeitskreis zu diesem Thema unter Leitung von *Prof. Costantini* (*65, 66*) konstituiert.
1961 stießen Wissenschaftler erstmals auf die von Schimmelpilzen produzierten Mykotoxine, als sie die Ursachen eines Geflügelmassensterbens in Südengland untersuchten. Es zeigte sich, daß die Tiere mit Erdnußschrot gefüttert worden waren, das mit dem Schimmelpilz Aspergillus flavus bewachsen war.
Die Forscher isolierten vier einander ähnliche Substanzen. Nach der Pilzgattung (**A**spergillus **fl**avus) und ihrer blauen oder grünen Fluoreszenz im UV-Licht wurden die Aflatoxine benannt, die das Massensterben verschuldet hatten: Aflatoxin B_1, B_2, G_1 und G_2. In den folgenden Jahren fand man noch viele weitere Pilzarten, die Mykotoxine bilden. Heute sind etwa 200 Schimmelpilze bekannt, die zwischen 80 und 100 verschiedene Toxine bilden können.
Zu den wichtigsten Toxinbildnern gehören Pilze der Gattung Aspergillus, Penicillium und Fusarium. Ihre Giftstoffe stecken vor allem in den Pilzfäden. Mykotoxine sind gut wasserlöslich und können in feuchten Medien wandern. So gelangen sie zum Teil in erheblichen Mengen in die Umgebung. Eine weitere unangenehme Eigenschaft der Mykotoxine ist ihre Hitzebeständigkeit: Auch längeres Kochen zerstört sie nicht, mit Ausnahme des Patulins. Schimmelpilze – und damit Mykotoxine – können die verschiedensten Lebensmittel befallen.

Wachstumsbedingungen für Schimmelpilze

Schimmelpilze können sich einem sehr weiten Temperaturbereich anpassen: Sie wachsen bei Temperaturen zwischen 0 und 60 °C. Die meisten Lebensmittelverderber haben ihr Wachstumsoptimum bei 20–25 °C.
Fusariumarten bilden ihre Toxine hingegen schon bei sehr niedrigen Temperaturen von 0–12 °C. Auch Penicillium expansum kann auf Obst und Gemüse bei Temperaturen um den Gefrierpunkt mehr Patulin bilden als bei 25 °C. Das Optimum der Bildung anderer Toxine, z. B. dem Zearalenon, liegt bei 12 °C, während es für T2-Toxin bei 8 °C liegt oder sogar je nach Pilzart bis unter 0° reichen kann. Häufig löst bei Fusarium-Arten erst ein Kälteschock die Toxinbildung aus (*246*).

Wachstumshemmende Faktoren. Viele organische Verbindungen hemmen die Toxinbildung, verhindern jedoch nicht das Wachstum von Schimmelpilzen, beispielsweise Milchsäure und Zitronensäure in Weizenbroten. Der hohe Phytinsäuregehalt der Sojabohnen sorgt dafür, daß auf ihnen nur wenig Aflatoxine entstehen. Einige ätherische Öle wie Zimtöl, Nelkenöl, Zitronenöl und Orangenöl hemmen ebenfalls das Mycelwachstum. Bemerkenswert ist, daß Aspergillus flavus und Aspergillus parasiticus auch in zehnfach verdünntem Honig keine Aflatoxine bilden können.
Die meisten chemischen Lebensmittelkonservierungsstoffe unterdrücken wirkungsvoll das Schimmelpilzwachstum. Geringe Mengen reichen aus, um eine Mykotoxinbildung zu verhindern. Hierzu ist allerdings zu sagen, daß der menschliche Organismus nur den Konservierungsstoff Sorbinsäure vollständig abbaut und nur dieser damit nachweislich unschädlich ist (*157, 160*).

Vorkommen und gesundheitliche Gefahr

Aflatoxin

Vorkommen. Die Pilzarten Aspergillus flavus und Aspergillus parasiticus sind die wichtigsten Aflatoxinproduzenten. Sie wachsen häufig auf Getreide und Getreideprodukten.
Weizenauszugsmehl läßt sich in einer geschlossenen, unbeschädigten und trockenen Verpakkung jahrelang lagern. Nach dem Öffnen gelangen jedoch Keime hinein. Innerhalb weniger Wochen kann ein Schimmelpilzwachstum auftreten, das auf Mehl schlecht zu erkennen ist. In Weizengrieß und Weizenmehl wurde Aflatoxin B_1 in erschreckenden Mengen nachgewiesen (bis zu 50000 ppb!). Auch in angeschimmelten Broten lassen sich hohe Aflatoxingehalte messen.
Erdnüsse und Erdnußprodukte weisen ebenfalls zum Teil hohe Aflatoxinkonzentrationen auf. Erdnüsse werden besonders stark von Schimmelpilzen befallen, weil ihre Früchte unter der Erde reifen. Mißgestaltete und/oder verfärbte Erdnußkerne enthalten fast immer Aflatoxin (bis zu 3000 ppb). Bei Erdnußmus wurde in jeder vierten Probe Aflatoxin B_1 gefunden. Gerade für die Herstellung von Nußmuszubereitungen werden häufig qualitativ schlechtere Rohprodukte verwendet. Ähnlich verhält es sich bei gehackten oder gehobelten Erdnüssen, die in Bäckereien und Konditoreien als Mandelersatz verwendet werden.
Über *Walnüsse* liegen amerikanische Untersuchungen vor, die auf eine recht geringe Belastung schließen lassen. Bei *Pekannüssen* enthielten etwa 14% der Proben Aflatoxin (durchschnittlich 86 ppb). *Paranüsse* enthalten oft extrem hohe Aflatoxingehalte, vor allem, wenn sie in der Schale verdorben sind. Die Werte liegen bei verdorbenen Nüssen zwischen 4000–103000 ppb! Schon das Öffnen solcher Nüsse kann reichen, um die Haut mit erheblichen Mengen Aflatoxin zu kontaminieren oder größere Mengen der Gifte zu inhalieren.
In Geschäften angebotene *Pistazien* können zu 17% geringe Mengen Aflatoxine enthalten. Demgegenüber enthielten Proben aus Metzgerei-Bedarfsgeschäften zu 50% Aflatoxine in höheren Dosen.
Bei *Cashewnüssen* (Cashewkernen) scheinen keine bedeutenden Aflatoxinmengen vorzukommen. Auch in *Kokosflocken* wurden nur selten Aflatoxine gefunden (*Tab. 15*).
In vielen *Milchprodukten* läßt sich Aflatoxin M_1 in geringen Mengen nachweisen. Dies ist auf die Verfütterung von aflatoxinbelastetem Kraftfutter an Milchtiere zurückzuführen. 1967 bis 1979 enthielten nahezu alle Futtermittel für Milchvieh Aflatoxine, wobei ein Viertel der Proben die zulässigen Höchstmengen überschritt (*157*).
Das am häufigsten verwendete Futtermittel in Deutschland ist Mais, der oft mit Aspergillus flavus bewachsen ist (*293*). Milchtiere scheiden durch die Milch einen Teil der aufgenommenen B_1- und B_2-Aflatoxine in Form von M_1-und M_2-Aflatoxinen wieder aus. Welche Aflatoxinmengen in der Milch als gefährlich gelten müssen, wird noch sehr unterschiedlich bewertet.

Sicher ist jedoch, daß für Kleinkinder die auftretenden Aflatoxinmengen bedenklich sind. Milch und Milchpulver stellen für sie ein Grundnahrungsmittel dar, außerdem reagieren sie viel empfindlicher auf Giftstoffe als Erwachsene.

Tab. 15 Mykotoxine in Nüssen (aus: *Lindenau, C., Birkigt, J.*: Mykotoxine in Lebensmitteln, Gesundheitsamt Bremen).
Ergebnisse der Prüfung von Nüssen auf das Vorkommen von Aflatoxinen von 1977 bis Mitte 1979 bei den für die amtliche Lebensmittelüberwachung zuständigen Institutionen in Augsburg, Trier, Offenburg und weiteren vier Anstalten.

Art der Probe	Zahl der Proben	Beanstandungen (+)	Mittelwert (μg/kg) Aflatoxin B_1	Gesamt-Aflatoxin
Erdnüsse, ganz	1038	42 (4 %)	97	141
Erdnußmus	182	44 (24 %)	46	59
Erdnüsse, gehackt	718	91 (13 %)	--	134
Haselnüsse, ganz	675	0		
Haselnüsse, gemahlen	78	0		
Mandeln, ganz	907	43 (5 %)	23	35
Mandeln, gemahlen	360	77 (21 %)	28	36
Marzipan	15	0		
Paranüsse in Schale	302	33 (11 %)	286	305

Auch in hypoallergenen Milchpräparaten wurden Aflatoxine nachgewiesen (*371*). Offenbar wurden die verwendeten Milchproben nicht genügend untersucht. Da Säuglinge mit metabolischen Defekten bzw. Nahrungsmittelallergien auf derartige Produkte angewiesen sind, muß diesem Thema besondere Aufmerksamkeit geschenkt werden.
Bei Käse ist häufig ein Schimmelbefall zu beobachten, da die Lagerungsverhältnisse (Stapelung der Käse in dichten Horden, hohe Raumfeuchtigkeit) dem Schimmelpilz gute Wachstumsbedingungen bieten. Leider ist ein Schimmelpilzbefall bei Kühltemperaturen nur schlecht zu erkennen, da es selten zu einer Sporenbildung und Verfärbung kommt. Die Aflatoxinproduktion ist aber trotzdem möglich (*293*).
Fleisch. Erhalten Tiere aflatoxinverseuchtes Futter, so können sich die Mykotoxine auch in ihren Organen und Geweben ablagern. So ist bei Schweinen und Hähnchen mit Aflatoxin-B_1-Rückständen in der Leber zu rechnen. Auch in Tiernieren ist mit höheren Aflatoxin-B_1-Mengen zu rechnen. Muskelfleisch dagegen enthält meist keine bedenklichen Mengen Aflatoxin.
Frischfleisch schimmelt selten, da das Fleisch oft vorher bakteriell verdirbt. Allerdings konnte im Schweinefleisch Ochratoxin (s. u.) nachgewiesen werden. Gefrierfleisch kann bei unsachgemäßer Lagerung schimmeln.
Im *Kakao* und in Kakaopulver können hohe Aflatoxinmengen stecken. Auch in getrockneten *pflanzlichen Drogen* finden sich teilweise sehr hohe Pilzkeimzahlen, jedoch liegen hierzu keine Untersuchungen über Mykotoxine vor. So ist beispielsweise auch *schwarzer Tee* mit Aspergillus flavus bewachsen, kann dort jedoch kein Aflatoxin bilden. Bedenkliche Werte enthalten auch Gewürze: Sie können durchaus über 5 Millionen Pilzkeime pro Gramm enthalten (*242*). Besonders häufig wurde Aflatoxin im Muskatnußpulver nachgewiesen, nicht jedoch in den ganzen Nüssen.
Naturbelassene *Speiseöle* und *Fette* können zum Teil erhebliche Mengen Aflatoxin enthalten. In Ölen wurden bis zu 175000 ppb Aflatoxine gefunden. Weiterverarbeitung durch Raffination und Bleichen zerstört die Aflatoxine jedoch. Auch in Margarine, Butter und Ölen können Schimmelpilze nur schlecht wachsen und sind hier offenbar nicht zur Toxinbildung in der Lage.
Zur Fermentierung von Sojasoßen werden Stämme von Aspergillus oryzea verwendet. Bei der Untersuchung von Sojaerzeugnissen in der Bundesrepublik wurden jedoch keine Aflatoxine nachgewiesen.

Wirkung auf den Organismus

Die Toxizität von Aflatoxin B_1 ist mit der von Strychnin zu vergleichen. Ähnlich stark – allerdings mit einer schwächeren kanzerogenen Wirkung – ist das Aflatoxin M_1, das wie das Aflatoxin M_2 einen Metaboliten der Ausgangstoxine darstellt.

Aflatoxine gehören zu den am stärksten krebserregenden Substanzen, die die Medizin kennt. Sie scheinen sich dauerhaft an Leberzellen zu binden. *Stora* und *Claude* fanden bei der Untersuchung von primären Lebertumoren in allen Fällen Aflatoxin-Fluoreszenzen im peritumoralen Gewebe (*347*). Auch im Tierversuch läßt sich diese Wirkung nachweisen. Schon nach der Aufnahme sehr geringer Konzentrationen von Aflatoxin B_1 (0,3–2 ppm) erkranken viele Tiere an Leberkrebs.
Ein besonderes Problem stellen Aflatoxine in tropischen Ländern mit feucht-heißem Klima dar. Dort finden Schimmelpilze besonders gute Wachstumsbedingungen. Aus Armut ernährt sich ein Großteil der Bevölkerung trotzdem von diesen verschimmelten – und damit mykotoxinhaltigen – Lebensmitteln, mit offensichtlich fatalen Folgen: In Südindien, Südostasien und im mittleren Afrika tritt primärer Leberkrebs viel häufiger auf als in Europa, Amerika und Australien. Verschiedene Forscher sehen einen Zusammenhang zwischen der Aufnahme verschimmelter Nahrungsmittel und dem Auftreten dieser Krebsart (*199, 200, 293*).

Neben dem Aflatoxin lassen sich noch weitere Mykotoxine in Lebensmitteln nachweisen.

Patulin

Patulin findet sich in teilweise großen Mengen in Apfelsaft und Fruchtsaftgetränken. Der Grund: Vor allem die patulinproduzierende Pilzart Penicillium expansum verursacht die Braunfäule und schädigt Äpfel, Pfirsiche, Birnen, Aprikosen und Kirschen bei der Lagerung. Werden befallene Früchte zu Saft verarbeitet, gelangen auch die Mykotoxine mit hinein. Patulin produzieren auch Penicillium patulum und einige weitere Schimmelpilze.

Wirkung auf den Organismus. Patulin wirkt zwar bei oraler Aufnahme wahrscheinlich nicht kanzerogen. Bei Kälbern führte es jedoch zu schweren Vergiftungen und teilweise zum Tode. Ödeme und Blutungen im Gehirn ließen sich dabei beobachten (*199, 200*).
Patulin und auch Penicillinsäure können in Nahrungsmitteln mit schwefelhaltigen Aminosäuren ungiftige Verbindungen eingehen, die sich nicht in eiweißreichen Nahrungsmitteln anreichern. Doch macht diese Eigenschaft auch ihre Gefährlichkeit aus, weil derartige Verbindungen auch in der menschlichen Zelle entstehen können. Die beiden Mykotoxine verbinden sich hier mit Eiweißstoffen; dies führt zu einer Enzymhemmung. Hierauf beruht ihre toxische und möglicherweise kanzerogene Wirkung (*199, 200, 293*).
Patulin schädigt außerdem das Nervensystem. In Tierversuchen verursachte es weiterhin Lungenödeme und akute Blutungen in Lunge, Niere, Leber und Milz. Auch Hautentzündungen wurden festgestellt.

Penicillinsäure

Penicillium cyclopium und andere Schimmelpilze bilden Penicillinsäure auf Mais. Penicillinsäure-produzierende Pilze werden auch zur Fermentierung von Soßen benutzt. Im Endprodukt findet man jedoch keine Penicillinsäure. Auch in Fleisch und Weizenmehl wird sie schnell abgebaut.

Fumonisin

Fumonisin ist ein Fusarium-Mykotoxin. Vor allem Mais, aber auch andere Getreideprodukte enthalten große Mengen dieses Mykotoxins.

Wirkung auf den Organismus. Eine perinatale Mykotoxinexposition durch Fumonisin kann zur irreversiblen Zerstörung bestimmter Bezirke im Gehirn führen. Besonders empfindlich sind Säuglinge und Kinder in den ersten Entwicklungsjahren (*329*). Auch Schwangere sollten deshalb auf schimmelbefallene Nahrungsmittel (Milch in den Wintermonaten!) und alkoholische Getränke verzichten. Das Zimmer, in dem der Säugling schläft, sollte grundsätzlich auf Schimmelpilze untersucht werden. Informationen hierüber erteilt das Institut für Umweltkrankheiten.
Die Gesundheitsgefahr von Fumonisin kennt man vor allem durch Tierversuche: Es hat auf Nichtprimaten thrombotische, hepatotoxische, karzinogene und zerebrale Effekte.

Füttert man Ratten mit 50 mg/kg Fumonisin, so entwicklen zwei Drittel der Tiere Leberkrebs. Zusätzlich lassen sich bei einigen der Nager Cholangiokarzinome feststellen, bei anderen finden sich Metastasen in Herz, Lunge und Nieren (*119*). Auch ein Zusammenhang mit Ösophaguskrebs und Leukoenzephalomalazie (LEM) bei Pferden scheint möglich zu sein (*65*). Wie Ergotamin (siehe unten) bewirkt Fumonisin eine signifikante Erhöhung des Gesamtcholesterinspiegels bei Affen, während die Konzentration des HDL absinkt (*Abb. 7*). Darüber hinaus steigen die Konzentrationen der Transaminasen (AST) und des Serum-Albumins. Diese Ergebnisse lieferten Untersuchungen von *Fincham*, der Primaten eine fettarme, mit Fusarium moniliforme angereicherte Kost verabreichte (*106*). Diese Untersuchungen wiesen erstmals den Zusammenhang zwischen einer Mykotoxinbelastung und einem erhöhten Atherosklerose-Risiko nach.

Menschen, deren Grundnahrungsmittel Mais ist, sollten hinsichtlich der Atherosklerose bzw. der Mykotoxinbelastung untersucht werden. Daß hier ein Zusammenhang besteht, zeigt auch die unterschiedliche Atheroskleroseverteilung in China: Die Atheroskleroseprävalenz ist im Norden Chinas gegenüber dem Süden erhöht. Im Norden ist Mais das Grundnahrungsmittel, im Süden Reis (*58, 106*).

Ochratoxin

Die Arten Aspergillus ochraceus, Penicillum viridicatum und andere Pilze dieser Gattung bilden Ochratoxin. Sie sind weit verbreitet auf Getreiden (hier vor allem aus Zealand und Bornholm), auf Gemüse und trocken gelagerten Gütern wie Bohnen und grünem Kaffee (*306*). Auch im Schweinefleisch läßt sich Ochratoxin nachweisen. Vor allem Leber, Nieren, Muskelfleisch und Fettgewebe enthalten dieses Toxin. Erhitzen zerstört die Substanz zu 90 %.

Wirkung auf den Organismus. Ochratoxin A wirkt nephrotoxisch. Neuere Untersuchungen zeigen auch, daß es bei Mäusen Nieren- und Lebertumoren verursacht. Außerdem steht es im Verdacht, teratogen und immunotoxisch zu sein. Bei Nierenkranken mit BEN (Balkan En-

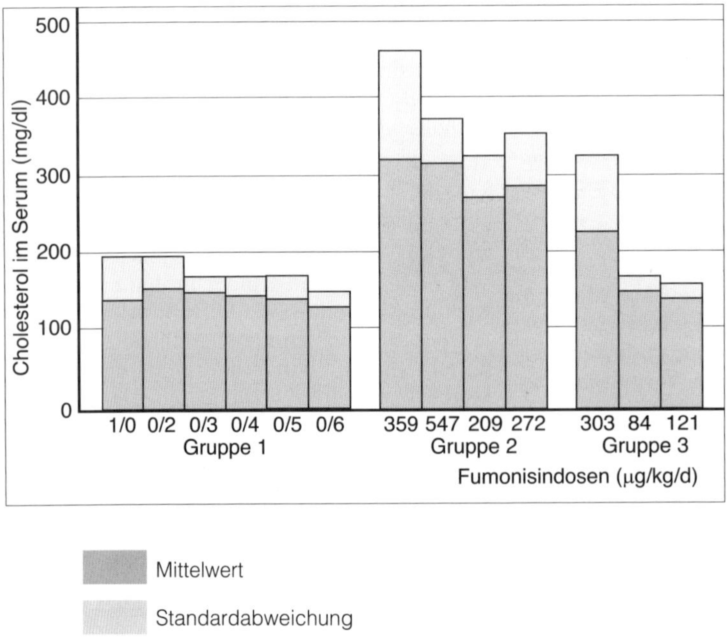

Abb. 7 Gesamtcholesterinspiegel in Abhängigkeit vom Fumonisingehalt der Nahrung (aus: Fincham, J. E., et. al.: Atherogenic effects in a non-human primate of Fasarium moniliforme cultures added to a carbohydrate diet. Atherosclerosis 94 [1992] 13-25).
Verhältnis des Serumcholesterinspiegels zum Fumonisingehalt der Nahrung.
Gruppe 1: Fumonisinfreie Nahrung. 0/1 und 0/2 sind Referenz-Mittelwerte von 114 erwachsenen Männern und 98 erwachsenen Frauen. Kontrollen: 0/3 und 0/4 sind Mittelwerte der Personen 707 und 708, jeweils 45mal gemessen. 0/5 und 0/6 sind die Ausgangs-Mittelwerte der Gruppen 2 und 3 (vor Fumonisinbelastung). Die Anzahl der Messungen betrug in Gruppe 2 (hohe Fumonisinbelastung) 359 = 9, 547 = 13, 209 = 11, 272 = 6 und in Gruppe 3 (geringe Fumonisinbelastung) 303 = 21, 84 = 1, 121 = 5.

demic Nephropathy) lag der Wert über 2 ng/ml.
Bei exponierten Menschen aus sechs Ländern werden Werte von 40 ng Ochratoxin A/ml Serum gemessen. Der höchste Wert lag bei 1800 ng/ml. In Deutschland wurden in 56,5 % der Blutproben Ochratoxine nachgewiesen. Der Durchschnittswert lag bei 0,6 µg/l. Es wurden Werte bis 14,4 µg/l gemessen (*65*).
Ochratoxin A hat eine 10^6mal höhere Affinität zu einem noch nicht identifizierten Serum-Makromolekül als zum Serum-Albumin. Das an das Makromolekül gebundene Ochratoxin kann über einen langen Zeitraum ins Gewebe freigesetzt werden. Es kann die Plazenta passieren. Die maximale tolerable tägliche Aufnahme von Ochratoxin beträgt 5 mg/kg.

Ergotamin

Auf Roggen kann sich ein Dauermycel bilden, das Mutterkorn. Dies enthält verschiedene giftige Alkaloide, darunter das Ergotamin. Auch Hafer und Weizen können Alkaloide enthalten, hauptsächlich Ergotamin und Ergocristine.

Wirkung auf den Organismus. Langzeitversuche hinsichtlich einer niedrigen Alkaloidexposition sind nicht bekannt. Ergotamine können Symptome verursachen, die denen bei Multipler Sklerose entsprechen. Lokale Durchblutungsstörungen durch Vasospasmen sind bekannt. Ergotamin verengt extrakraniale Gefäße und stört den Serotonin-Stoffwechsel nachhaltig, indem es serotonerge Neuronen im ZNS stört. Die gesamte Vasomotorik wird im ZNS durch serotoninvermittelte Schaltungen gesteuert.

Die akute Vergiftung mit Ergotamin, Ergotoxin, Ergobasin und verwandten Stoffen führt zu Erregung, Kopfschmerzen, Schwindel, Erbrechen, Durchfall, Blutdruckanstieg und Sehstörungen. Zu den ärztlichen Sofortmaßnahmen in einem solchen Fall gehört die Spülung mit Kaliumpermanganat zur Beseitigung noch nicht in den Kreislauf gelangten Giftes.
Ergotamin kann ferner den Gesamt-Cholesterinspiegel erhöhen und den des HDL erniedrigen (Atherosklerose-Effekt?).
Bei zahlreichen Personen, die mit dem Mykotoxin Ciclosporin behandelt wurden, entstanden Atherosklerosen. Bemerkenswert ist in diesem Zusammenhang, daß Antipilz-Medikamente wie Griseofulvin gute Anti-Atherosklerose-Effekte besitzen. Das deutet vielleicht darauf hin, daß Schimmelpilze bzw. Mykotoxine die Atherosklerose mitverursachen. Ebenso entwickeln Primaten eine schwere Atherosklerose, wenn sie mit Fumonisin behandelt werden (*65*).

Zearalenon

Fusarium roseum und andere Fusarien bilden Zearalenon (F_2-Toxin). Sie kommen vor allem auf Mais vor. Die befallenen Kolben sind rosa verfärbt und schorfig.

Wirkung auf den Organismus. Es gibt Hinweise darauf, daß Zearalenone Psychosen und neurologische Störungen hervorrufen. Patienten, die schimmliges Wintergetreide verzehrt hatten, entwickelten die sogenannte *»alimentary toxic aleukia«* (ATA). Darüber hinaus zeigten sich nach 3–9 Tagen akute gastrointestinale Störungen. Über einen Zeitraum von zwei Wochen bis zwei Monaten traten daneben Leukopenie, Thrombozytopenie, Hämorrhagie und Immunsuppression mit zahlreichen Infektionen auf. Ferner zeigten sich Meningismus, Depressionen, Hyperästhesie, Enzephalitis, zerebrale Hämorrhagien, gelegentlich auch Delirien, Krämpfe und Lähmungen.
Da Zearalenon östrogenartig wirkt, führt es zur Veränderungen an den weiblichen Geschlechtsorganen (*293, 307*). Dieses Östrogensyndrom ist vor allem bei Schweinen bekannt. Es läßt sich beobachten, daß nach der Fütterung mit Fusarium roseum-infiziertem Mais die Vulva der Sauen anschwillt. Zudem vergrößert sich die Gebärmutter. Veränderungen an den Eierstöcken können bei den Tieren zu Fruchtbarkeitsstörungen führen. Auch beim Menschen ist es denkbar, daß der Genuß von zearalenonhaltigem Getreide zur Bildung von Geschwülsten und anderen Veränderungen an den Eierstöcken führt (*294*).

Trichothecene

Fusariumarten bilden verschiedene hochgiftige Trichothecene (Sesquiterpene). Es sind bislang etwa 100 Arten bekannt. Als Nahrungsmitteltoxine kommen jedoch nur zwölf Moleküle in Betracht.

Wirkung auf den Organismus. Die Trichothecene hemmen die Proteinsynthese. Zu ihnen

gehören verschiedene chemisch verwandte Mykotoxine, die die Haut reizen und schädigen, teilweise auch die Nerven (*61*).
Allgemein verursachen Trichothecene bei Tieren Apathie, Brennen im Mund, Rachen und Magen, offene Entzündungen im Mund, Durchfall, akute Blutungen, eine Degeneration des Knochenmarks und Leukopenie. Zudem treten Entzündungen in Magen und Dünndarm auf. Trichothecene verändern die motorische Aktivität. Auch anorektische und emetische Wirkungen wurden beschrieben (*65*).

Citrinin

Citrinin wurde als Sekundärmetabolit des Schimmelpilzes Penicillium citrinum isoliert. Citrinin wird aber auch von anderen Penicillium- und Aspergillus-Arten gebildet. Es sitzt vor allem auf verschimmeltem Getreide. Citrinin ist sehr instabil; es wird bei der Nahrungsmittelverarbeitung (Malzherstellung, beim Brauen) und bei Temperaturen von 100 °C zerstört. Auch in Saft ist Citrinin instabil.

Hinweise für die Praxis

1. Naturbelassene Öle und Fette sollten mykotoxinkontrolliert sein. Informationen erteilt das Institut für Umweltkrankheiten in Bad Emstal.
2. Patienten mit chronischen intestinalen Pilzinfektionen und Allergien gegen Schimmelpilze sollten neben einer antimykotischen Therapie auch eine Anti-Pilz-Diät einhalten, die hefe- und zuckerfrei sowie fettarm sein sollte. Beim Backen empfiehlt es sich, statt Hefe Backpulver einzusetzen. Als Stärke- und Eiweißträger wählt man Nudeln, Reis und Sojaprodukte.
3. Angebrochene Mehlpackungen sollten rasch aufgebraucht werden.
4. Angeschimmelte Milchprodukte mit hohem Wassergehalt sollten weggeworfen werden.

Multiple Sklerose durch Mykotoxine?

Der Melatoninstoffwechsel

Serotonin, das aus Tryptophan gebildet wird, wird in N-acetyl-Serotonin umgewandelt und steht somit für die Bildung von Melatonin zur Verfügung. Bei Säugern wird Melatonin nachts aus der Glandula pinealis (Zirbeldrüse) sezerniert. Obwohl der Schädel lichtdurchlässig ist, reagiert die Zirbeldrüse nur, wenn Licht die Retina erreicht. Über sympathische Nervenfasern (Noradrenalin, Serotonin) wird die Zirbeldrüse zur Melatoninproduktion durch das Enzym Hydroxyindol-O-Methyltransferase (HIOMT) gereizt. Die Zirbeldrüse scheint wie eine sensible biologische Uhr zu funktionieren, die zyklische, durch Licht erzeugte nervale Aktivität in endokrine Informationen umwandelt (*385*).
Melatonin ist offenbar das kritische Startmolekül für degenerative Prozesse. Es kontrolliert die Produktion intrazellularer Antioxidantien. Ein Melatoninmangel bewirkt eine unkontrollierte cAMP-Synthese und führt zu Fehlregulationen oxidativer Prozesse und somit zu einem Angriff freier Radikale. In der Frühphase neoplastischer Umwandlungen kommt es zu einem Melatoninanstieg, da Melatonin sich nicht an Rezeptoren, die durch freie Radikale geschädigt wurden, binden kann. Hierbei handelt es sich um einen funktionellen Melatoninmangel auf zellulärer Ebene, obwohl der Blutspiegel hoch ist.
Patienten, die an Schizophrenie leiden, haben nachts sehr niedrige, fast unmeßbare Melatoninspiegel. Bei Winterdepressionen führt die Phototherapie zu einer Normalisierung des Melatoninspiegels.
Therapieversuche mit Melatonin werden derzeit durchgeführt bei Depressionen, Jet Lag, Chemikalienbelastungen und Immunsuppression (*353*). Störungen dieser extrem wichtigen Regelkreise durch Mykotoxine können demnach andere Krankheitsbilder vortäuschen. *Lindstedt* fordert, man möge sich im Rahmen der Multiple-Sklerose-Forschung nicht nur auf die Virus-Hypothese stützen. Mehr Aufmerksamkeit sollte man den Abnormitäten der Melatoninsekretion und den Mykotoxinen wie Ergotamin und anderen schenken, die durchaus als Auslöser der MS in Betracht kommen können (*201*). Beachtenswert ist die geogra-

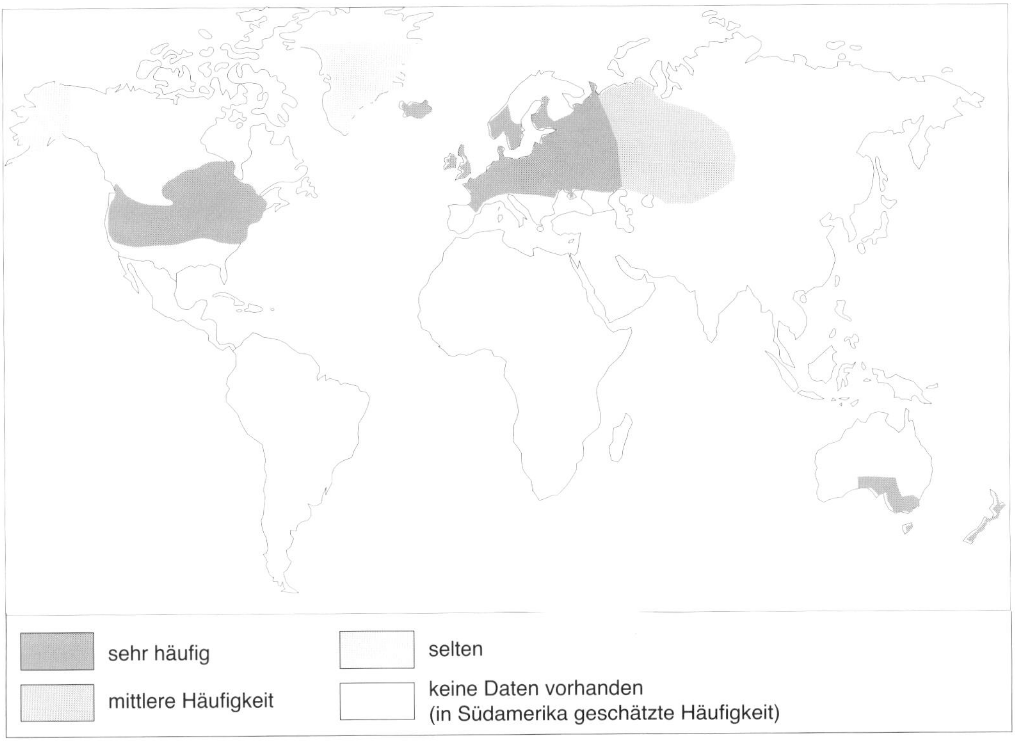

Abb. 8 Geographische Verteilung der Multiplen Sklerose im Jahr 1980. Nach *Kurtzke, J. F.*: Geographic distribution of multiple sclerosis: An update with special reference to Europe and the Mediterranean region. Acta Neurol. Scandinav. 62 (1980) (aus: *Lindstedt, M.*: Multiple Sclerosis. Is research on the wrong track? Medical Hypotheses 34 [1991] 69-72)

phische Verteilung von Claviceps purpurea (Mutterkorn), die sich in weiten Teilen mit der geographischen Verteilung der MS deckt (*Abb. 8 und 9*).
Die Störung dieses komplexen Systems kann möglicherweise die Ursache von Erkrankungen sein, deren Ätiologie heute noch unklar ist.

Otitis media als Folge einer intestinalen Candida-Besiedlung?

Bis zum Alter von drei Jahren haben 33 % der amerikanischen Kinder wiederkehrende Mittelohrentzündungen durchgemacht. In den USA werden schätzungsweise jährlich über eine Million Tympanostomien mit dem Einsatz von Paukenröhrchen bei Kindern mit chronischer Otitis media durchgeführt; die gleiche Anzahl von Kindern erhält prophylaktisch Antibiotika. Trotz der Antibiotikaprophylaxe kommt es zu Rezidiven und zusätzlich zu Pilzinfektionen.
Nach *Crook* (*68*) stehen die Antibiotika-induzierten intestinalen Pilzinfektionen in einem ursächlichen Zusammenhang mit den epidemischen Ohrerkrankungen amerikanischer Kinder.
Truss beschreibt die Krankengeschichte eines 16 Monate alten Kindes, das seine erste Otitis im Alter von zwei Monaten und weitere mit 5, 7 und 10 Monaten bekam. Auch dieses Kind erhielt Paukenröhrchen in beide Ohren. Trotz der Röhrchen kam es zu rezidivierenden Ohrinfektionen, dünnen Stühlen und anderen anhaltenden gesundheitlichen Beeinträchtigungen. Schließlich verabreichte *Truss* dem 16 Monate alten Kind viermal täglich 200 000 Einheiten Nystatin. Innerhalb einer Woche klangen alle Symptome ab, sowohl im Respirations- und Verdauungstrakt als auch am zen-

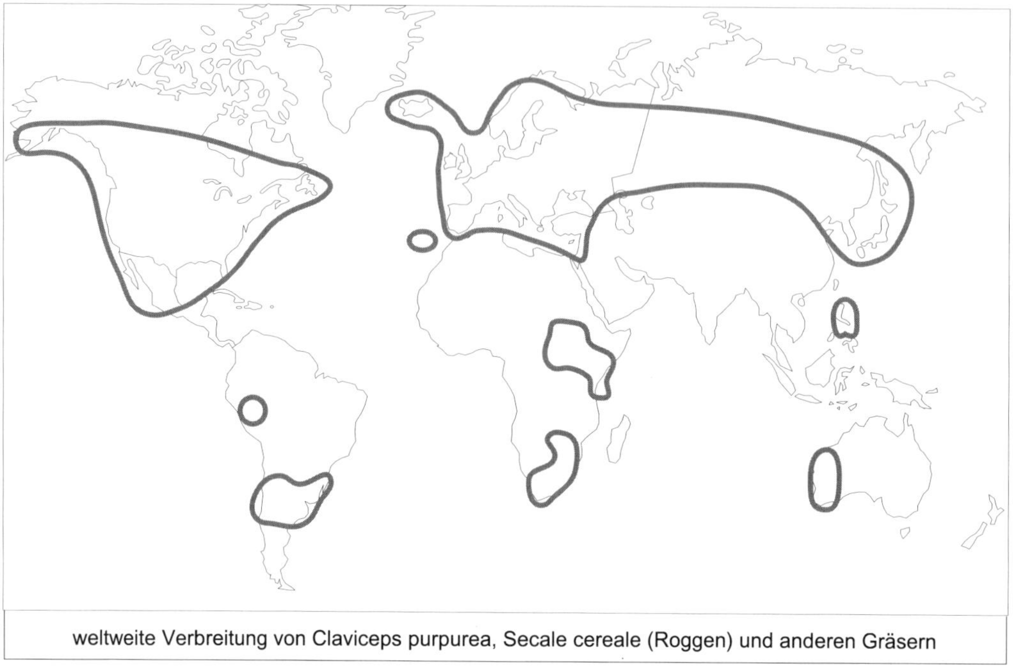

Abb. 9 Weltweite Verbreitung von Claviceps purpurea, Secale cereale (Roggen) und anderen Gräsern (aus: *Lindstedt, M.:* Multiple Sclerosis. Is research on the wrong track? Medical Hypotheses 34 [1991] 69-72)

tralen Nervensystem. Nach sechs Wochen wurde die Gabe von Nystatin beendet, und alle bekannten Symptome traten erneut auf. Die Nystatintherapie wurde erneut begonnen und über einen Zeitraum von vier Monaten beibehalten. Das Kind war den Winter über symptomfrei. Auch nach weiteren sechs Monaten traten die Beschwerden des Respirations- und Verdauungstraktes nicht wieder auf. Für *Truss* gibt es keinen Zweifel, daß die Candida-Besiedlung den Circulus vitiosus aufrechterhalten hatte (*Abb. 10*).

Die Erkenntnis, daß Mittelohrentzündungen im Kindesalter häufig im Zusammenhang mit einer *enterometabolic disorder* (z.B. intestinaler Candidose, Besiedelung mit pathogenen E.coli-Stämmen) zu sehen sind, werden durch Erfahrungen im IFU-Bad Emstal bestätigt. Der Circulus vitiosus kann durch eine Anti-Candida-Therapie unterbrochen werden. Bei meinem dreieinhalbjährigen Sohn trat eine akute, sehr schmerzhafte Otitis media auf. Otoskopisch ergab sich ein stark vorgewölbtes Trommelfell mit deutlicher Gefäßinjektion in den oberen Quadranten und Exsudatbildung. Zur lokalen Druckminderung träufelten wir abschwellende Nasentropfen (z.B. Nasivin-Kindertropfen) in den Gehörgang und verschlossen ihn mit nasivingetränkter Watte. Nach einer Initialdosis von 20 Tropfen bekam er alle zwei Stunden 10 Tropfen Pascotox©.

Am selben Tage hatte er anläßlich eines Verwandtenbesuchs viele zuckerhaltige Süßigkeiten gegessen, was sonst nicht so häufig vorkommt. Mein Verdacht, daß seine (erste!) Otitis etwas mit Zucker bzw. Candida zu tun hatte, sollte sich bestätigen. Ich verabreichte sofort 4 ml Nystatin-Suspension (3× täglich). Zur symptomatischen Schmerztherapie verabreichten wir Aspirin. Die Schmerzen ließen am Abend nach, das Kind konnte schlafen und war am anderen Morgen zu unserem Erstaunen völlig symptomfrei. Otoskopisch ergab sich ein wesentlich verbesserter Befund: Minderung der Gefäßinjektion um 70 %; keine Exsudatbildung.

Nach drei Monaten ereignete sich Ähnliches. Therapeutisch wagten wir erneut den oben beschriebenen Weg und hatten wieder den sofortigen Erfolg. Innerhalb von 24 Stunden war

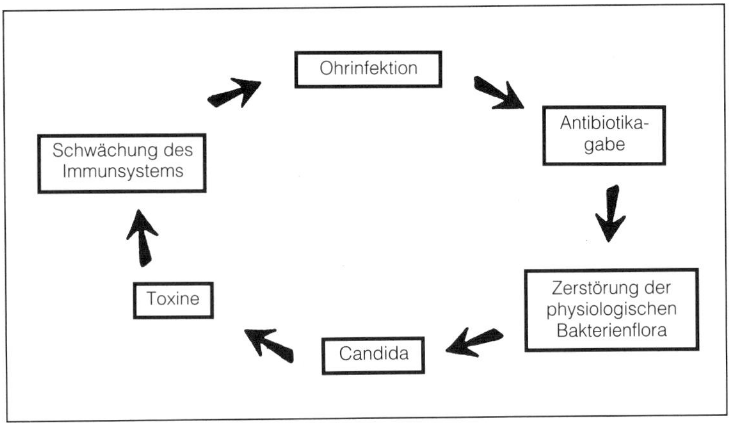

Abb.10 Antibiotika zerstören die Darmflora und schaffen bzw. begünstigen eine intestinale Candidose. Candidatoxine schwächen die zelluläre Immunabwehr, wodurch eine erneute Ohrinfektion verursacht bzw. beschleunigt werden kann, die wiederum zu einer erneuten Antibiotikagabe führt.
(Nach: The Environmental Physician, Newsletter of the American Academy of Environmental Medicine, Vol. 26 [1992], 30)

unser Sohn beschwerdefrei und konnte bereits am nächsten Tag wieder mit seinen Freunden spielen. Die Nystatintherapie führten wir jedoch noch zehn Tage weiter. Selbstverständlich ist eine begleitende zuckerfreie bzw. zuckerreduzierte Diät notwendig (s. a. S. 34). Wenn die Nystatintherapie nicht innerhalb von zwei Tagen zu einer deutlichen Linderung der Beschwerden führt, muß unter Umständen an eine Antibiotikatherapie gedacht werden. Eine tägliche Inspektion des Ohres ist obligat. Sollten Antibiotika verabreicht werden müssen, ist die gleichzeitige Gabe von Nystatin und Fructooligosacchariden (FOS) sowie eine anschließende Laktobazillen/Bifidobakterien-Therapie (z. B. Emstaler Lactobact omni-Pulver) zu empfehlen.
Eine Studie von *Vargas* und *Hughes* (*367*) ergab, daß immunsupprimierte Mäuse, die Dextrose mit der Nahrung erhielten, eine 200fach stärkere Candida-Besiedelung des Darmes aufwiesen als die Kontrollgruppe, die zuckerfreies Futter erhielt.

Stillen schützt vor Mittelohrentzündung

Einer epidemiologischen Studie aus Boston zufolge leiden 62 % aller Kinder im Verlauf ihres ersten Lebensjahres mindestens einmal an einer akuten Mittelohrentzündung, 17 % sogar mindestens dreimal. Eine prospektive Studie über den Effekt des Stillens auf die Otitis media wurde mit 1220 Säuglingen durchgeführt. Bei Säuglingen, die ausschließlich über mindestens vier Monate gestillt wurden, war das Risiko einer Otitis media um 50 % niedriger als bei den nichtgestillten Kindern und um 40 % niedriger als bei den Kindern, die zwar gestillt wurden, aber schon in den ersten vier Monaten auch andere Nahrungsmittel erhielten (*90*).

Hinweis für die Praxis

Empfohlene Nystatin-Handelspräparate® ohne Farbstoffe (mit Laktose):

Mykundex (Dragees und Suspension)
Moronal (Dragees und Suspension)

Neu ist der Einsatz des Calcium-Antagonisten Prenylaminlaktat in der Gastroenterologie gegen Hefe- und Schimmelpilze.

(2–3× täglich 80 mg, s. auch S. 143)

Produkte zum Aufbau der Darmflora und Laktobazillen-Präparate (Auswahl) s. S. 138 u. 139

Vitaminmangel in Industriestaaten

Ch. J. Becker

Schadstoffbelastungen führen zu Vitaminmangel. Japanische Arbeiten belegen, daß polychlorierte Biphenyle (PCB) den Vitamin-A- und Vitamin-B_6-Gehalt in der Leber reduzieren (*114*). Darüber hinaus führt die starke Bearbeitung industriell hergestellter Nahrungsmittel zu Vitamin- und Mineralstoffmangel.
Aus diesem Grunde gehört es zur umweltmedizinischen Routinediagnostik, die Konzentration der Mineralstoffe, Vitamine und Spuren-

elemente im Blut zu bestimmen (s. auch *Tab. 31*, S.106). Im Verlauf der letzten fünf Jahre fielen bei unseren Patienten überaus häufig stark erniedrigte Werte bei folgenden Vitaminen und Mineralien auf: Vitamin B_6, Vitamin C, Vitamin A, Selen, Zink, Magnesium.
Im folgenden sollen vor allem Untersuchungen über die Vitaminwerte im Blut von Allergiepatienten vorgestellt werden.

Die Bedarfsdeckung in Deutschland

Die Versorgung mit **Vitamin B_6**, ebenso wie die von Folsäure oder Thiamin, ist als kritisch einzustufen; die Häufigkeit der unsicheren Bedarfsdeckung nach klinisch-biochemischen Daten liegt bei 7 bis 10 %. Besonders betroffen sind die Altersgruppe von 20 bis 50 Jahren (Männer sind zu 10,7 %, Frauen zu 13,0 % nicht ausreichend versorgt) sowie die jüngeren Frauen (10,7 %) (*78*).
Die empfohlene Zufuhr sollte bei Männern 2,3 mg, bei Frauen 2,0 mg betragen, einschließlich 20 % durchschnittlicher Zubereitungsverluste (*79*). Die tatsächliche Zufuhr beträgt bei Männern 2,0 mg, bei Frauen 1,5 mg (*77*).
Dieses Defizit und die Häufigkeit erniedrigter Vitaminspiegel deuten darauf hin, daß die Unterversorgung mit Vitamin B_6 in der Bundesrepublik nicht zu unterschätzen ist.
Die tägliche Vitamin-C-Aufnahme ist allenfalls als ausreichend, aber nicht als gut zu beurteilen. Der Anteil unzureichend Versorgter liegt nach klinisch-biochemischen Daten bei 2,4 bis 6,7 %. Hiervon weichen deutlich die alleinstehenden männlichen Senioren ab, von denen 13,3 % nicht ausreichend Vitamin C zu sich nehmen (*78*).
Empfohlen wird eine Zufuhr von 107 mg (inklusive 30 % durchschnittlicher Zubereitungsverluste) (*79*); tatsächlich werden vom Mann durchschnittlich 90,3 mg, von der Frau 80,3 mg aufgenommen (*77*).
Auch beim Vitamin C ist demnach die Zufuhr ungenügend, besonders wenn man berücksichtigt, daß der Bedarf häufig noch höher liegt. Zur Gewebesättigung wären beispielsweise 200 mg täglich notwendig (*13*).

Blutspiegel bei Allergikern

In einer retrospektiven Untersuchung (*18*) wurden bei 218 Patienten mit Erkrankungen des allergischen Formenkreises (Nahrungsmittel-, Inhalations-, Kontaktallergie u. a.) die Vollblutkonzentrationen von Vitamin C und B_6 analysiert. Der Vitamin-B_6-Vollblut-Spiegel lag bei 44,0 % der untersuchten Allergiker unterhalb des Normwertes (18,9 µg/l Vollblut), bei 43,1 % innerhalb des Normbereiches (18,9 µg bis 40,7 µg/l Vollblut) und bei 13 % oberhalb des Normbereiches (*Abb. 11*). Ein Wert unter 18,9 µg/l Vollblut deutet auf eine unzureichende Zufuhr von Vitamin B_6 hin.
Im Vergleich zur Normalbevölkerung sind die Vitamin-B_6-Spiegel bei Allergikern also noch sehr viel häufiger erniedrigt.
Die Analyse des Vitamin-C-Spiegels in der Allergikerpopulation ergab bei 51,9 % einen Plasma-Vitamin-C-Wert unterhalb des Normwertes und bei 48 % im Normbereich (4,0 bis 15,0 mg/l Plasma) (*Abb. 12*).
Auch bei Vitamin C geben die niedrigen Meßwerte bei mehr als der Hälfte der Untersuchten den Hinweis, daß eine Unterversorgung mit Vitamin C bei Allergikern häufiger beobachtet wird als in der Allgemeinbevölkerung.

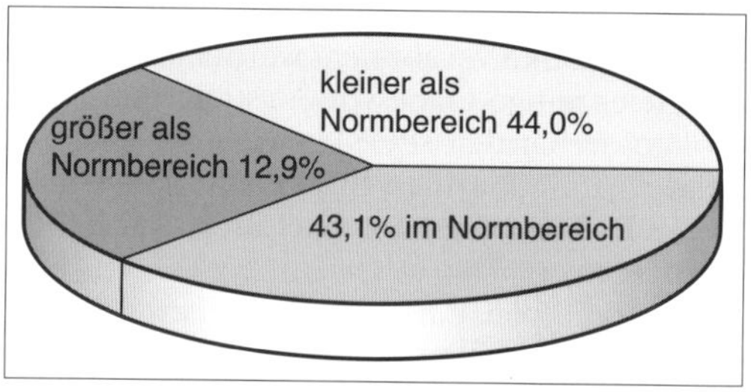

Abb. 11 Vitamin-B6-Spiegel bei Allergikern. Normwert: 18,9-40,7 µl/l Vollblut. n = 218 (Berechnung: IFV-Bad Emstal)

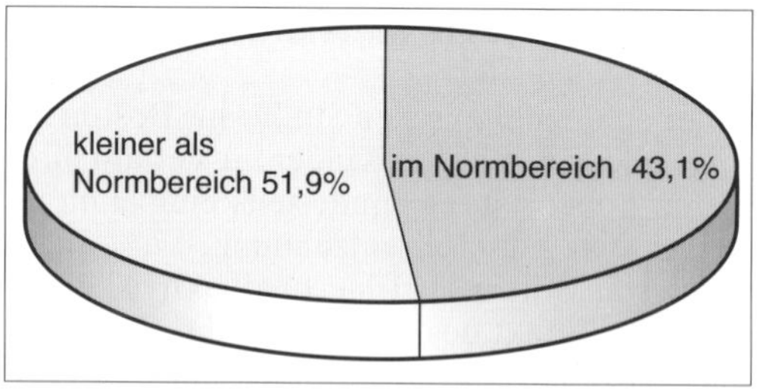

Abb. 12 Vitamin-C-Spiegel bei Allergikern. Normwert: 4,0-15,0 mg/l Plasma. n = 218 (Berechnung: IFV-Bad Emstal)

Ursachen einer Unterversorgung

Erhöhter Bedarf

Ein relativer Mangel beider Vitamine entsteht durch erhöhten Bedarf, der nicht durch entsprechend erhöhte Zufuhr gedeckt wird.
Vitamin B_6. Erhöhter Bedarf besteht bei
- Schwangeren (Bedarf um 60 % erhöht) und Stillenden (+35 %) (*77*),
- chronischem Alkoholkonsum,
- hoher Proteinzufuhr (Kraftsportler),
- Rauchern,
- Medikamenteneinnahme (orale Kontrazeptiva, Tuberkulostatika).

Ein erhöhter *Vitamin-C*-Bedarf besteht bei
- Schwangeren (+35 %) und Stillenden (+67 %),
- Rauchern (+40 %),
- chronischem Alkoholkonsum,
- Medikamenteneinnahme (orale Kontrazeptiva, Acetylsalicylsäure, Tetrazykline, Cortison),
- starker körperlicher Belastung,
- großer Flüssigkeitszufuhr,
- Infekten und Streß.

Malabsorption (verminderte Resorption im Dünndarm)

Die Resorption wasserlöslicher Vitamine wird gemindert durch chronische Diarrhö (z. B. bei Nahrungsmittelallergie), Zöliakie, einheimische Sprue, entzündliche Erkrankungen der Dünndarmwand (akute und chronische Enteritis, M. Crohn, aufsteigende Colitis ulcerosa) sowie bei Ulcus duodeni.

Ernährungsweise

a) Ungenügende Zufuhr über die Nahrung bei
   Vitamin B_6:
   - Verzicht auf B_6-reiche Lebensmittel wie Hühner-, Schweine- und Rindfleisch, Fisch (Makrele), Kartoffeln, Bananen und einige Gemüsearten (Kohl, grüne Bohnen, Linsen, Feldsalat), Käse (Camembert, Brie), Vollkornerzeugnisse (Weizen, Roggen)

   Vitamin C:
   - Einseitige Verzehrsgewohnheiten (z. B. bei Nahrungsmittelallergien oder bei alleinstehenden männlichen Senioren) mit zu wenig Frischgemüse (z. B. Paprika, Broccoli, Kohlrabi), zu wenig Obst (Zitrusfrüchte, Kiwi, Berlepschäpfel) oder falsches Obst (wenig Vitamin C in Pflaumen, Birnen, Weintrauben, Granny-Smith-Apfel) sowie zu wenig Obst-/Fruchtsäfte
   - Reduktionsdiät, Anorexie, Bulimie

b) Hohe Zubereitungsverluste in der Nahrung bei
   Vitamin B_6:
   - Kochverluste von 30 bis 60 % durch die hohe Wasserlöslichkeit, empfindlich gegen Hitze und UV-Licht (bei Milch in durchsichtigen Glasflaschen Verluste bis 100 %)
     Durchschnittliche Zubereitungsverluste 20 % (*79*)

   Vitamin C:
   - Vitamin C ist sehr gut wasserlöslich (1 g in 3 ml) und stark oxidationsempfindlich. Die Verluste beim Kochen betragen bis 50 %, sie nehmen noch zu durch Extraktion mit Wasch- und Kochwasser, Warmhalten von Speisen, Lagerung bei hohen Temperaturen (geringe Verluste in Kühlschrank, Tiefkühltruhe), Auftauen, Zerkleinern (Oxidation)
   - Beim Kochen und Auftauen treten die geringsten Verluste auf, wenn kurze Zeit mit hoher Temperatur erhitzt wird.

Funktionen und Mangelerscheinungen der Vitamine B_6 und C

Vitamin B_6

Ein reiner Vitamin-B_6-Mangel tritt beim Menschen selten auf. Meistens liegt ein kombinierter, auch andere B-Vitamine und Protein betreffender Mangel vor, da der B_6-Gehalt in Lebensmitteln häufig mit dem Eiweißgehalt korreliert.
Symptome des marginalen Mangels sind Appetitlosigkeit, Durchfall und Erbrechen.
Im klinischen Mangel zeigen sich neurologische Störungen wie Depressionen und Lethargie, vermutlich durch gestörte Neurotransmittersynthese (Serotonin, Dopamin), Krämpfe (gestörter Abbau von L-Glutamat zum Neurotransmitter γ-Aminobuttersäure GABA), Ataxien, periphere Neuritis. Typisch sind Mundwinkelrhagaden, die auch beim Vit-

amin-B_2-Mangel auftreten, Dermatitis seborrhoica im Nasen-Augen-Mund-Bereich, Konjunktivitis; in schweren Fällen eine eisenunabhängige Anämie (Störung der Delta-Aminolävulinsäuresynthetase und eine Hyperoxalurie mit erhöhter Neigung zur Harnsteinbildung durch Blockade der Glyoxylat-Transaminase).
Die Mangelsymptome hängen eng mit der zentralen Rolle des Vitamins B_6 im Stoffwechsel der Aminosäuren und Proteine zusammen. Es ist dabei als Coenzym (Pyridoxal-5'-Phosphat) bei Transaminierungen und Decarboxylierungen der Aminosäuren beteiligt. Durch Decarboxylierung entstehen biogene Amine wie Histamin, Tryptamin, Tyramin oder Neurotransmitter wie Serotonin, Dopamin und γ-Aminobuttersäure. Durch Vitamin-B_6-Mangel kommt es daher zu Störungen im Stoffwechsel dieser Verbindungen.

Vitamin C

Unspezifische Symptome einer unzureichenden Vitamin-C-Versorgung sind Müdigkeit, Leistungsschwäche, Appetitlosigkeit, verminderte Infektabwehr, verzögerte Wundheilung und reduzierte Eisen-Resorption, außerdem psychische Veränderungen wie Hypochondrie, Hysterie und Depression.
Weitere Symptome des subklinischen (teilweise auch klinischen) Mangels leiten sich von den Funktionen ab. Vitamin C ist ein hochwirksames wasserlösliches Reduktionsmittel (also ein Antioxidans) und als Cofaktor bei vielen Hydroxylierungsreaktionen mit den Enzymen der Oxygenasereihe beteiligt. Diese Reaktionen laufen bei der Kollagensynthese ab. Vitamin-C-Mangel führt daher zu schweren Störungen des Bindegewebsstoffwechsels und zu Hautschäden, gestörter Narbenbildung, Knochen- und Gelenkveränderungen sowie zu flächigen Blutungen durch kapillare Gefäßschwäche.
Beteiligt ist Vitamin C darüber hinaus bei der Corticosteroidfreisetzung (im Vitamin-C-Mangel findet man erhöhte Cortisolspiegel) (*13*), bei der Noradrenalinsynthese, im Histaminstoffwechsel (erhöhte Histaminliberation aus Mastzellen im Vitamin-C-Mangel) (*16, 334*), bei der Serotoninsynthese (Vitamin C bei Hydroxylierung von Tryptamin zu Serotonin = 5-Hydroxytryptamin beteiligt) (*203*), der Peptidhormonaktivierung (Vasopressin, Calcitonin), Carnitinsynthese (im Vitamin-C-Mangel verminderter Fettsäuretransport in den Herzmuskel; dies erklärt eventuell die Störung des Allgemeinbefindens mit Müdigkeit und Muskelschwäche), Gallensäuresynthese (aus hydroxyliertem Cholesterin – bei Vitamin-C-Mangel kann ein erhöhter Serumcholesterinspiegel auftreten) sowie bei der Hydroxylierung von Xenobiotika (Biotransformation und Entgiftung von Arzneimitteln und Giften in Lebermikrosomen beim Vitamin-C-Mangel gestört).
Eine weitere wichtige Funktion des Vitamins C ist die des antioxidativen Schutzfaktors. Als starkes Reduktionsmittel schützt es Substanzen im hydrophilen Milieu vor der Wirkung freier Radikale. Diese können endogen entstehen, beispielsweise in der Atmungskette, durch oxidative Enzyme oder phagozytierende Zellen, oder sie werden exogen zugeführt, z. B. über Nahrungsmittel (Alkohol, Pestizide), Zigarettenrauch, Luftverunreinigungen (Stickoxide, Pestizide) oder Medikamente (z. B. Paracetamol).
Vitamin C wirkt als Antioxidans synergistisch zu den körpereigenen Entgiftungsreaktionen für freie Radikale; diese werden vermittelt durch die Enzyme Superoxiddismutase, Peroxidase, Katalase, Glutathionperoxidase sowie die Verbindungen Bilirubin, Urat und reduziertes Glutathion.
Bei Vitamin-C-Mangel ist diese antioxidative Schutzfunktion eingeschränkt. Zu diskutieren ist, ob bei erhöhter Belastung mit freien Radikalen, sei sie endogen (durch phagozytierende Zellen bei Infekten) oder exogen (Pestizide), die Vitamin-C-Zufuhr erhöht werden sollte und ob diese Mengen noch über die Nahrung zu erreichen sind.

Schadstoffbelastungen bei chronisch-allergischen Reaktionen

Das zelluläre Immunsystem: Indikator für toxische Belastungen

Das Immunsystem hat die Aufgabe, uns vor Krankheiten jeglicher Form zu bewahren. Dies gelingt jedoch nur bei intakter Abwehr. Im Kampf gegen äußere und innere schädigende Entwicklungen arbeitet unser Immunsystem mit verschiedenen Abwehrmechanismen, die

nur dann optimal funktionieren können, wenn sie im richtigen Verhältnis vorhanden und exakt reguliert sind (*326*). Die für unser Immunsystem wichtigen Faktoren sind:
- die zelluläre Abwehr,
- die humorale Abwehr sowie
- die Leistung phagozytierender Zellen.

Die zelluläre Abwehr kann nur richtig agieren, wenn folgende Zellen prozentual und absolut im Normbereich liegen (in Anzahl und Verhältnis):

Zellpopulation	**Zellzahl/µl Blut**	**%-Anteil**
Leukozyten	4 000–10 000	
Lymphozyten	1 000– 3 600	20–35 % der Leukozyten
Monozyten	80– 690	4– 9 % der Leukozyten
Granulozyten	2 300– 6 900	58–72 % der Leukozyten
Gesamt-T-Lymphozyten	700– 2 200	61–75 % der Lymphozyten
B-Lymphozyten	80– 450	7–15 % der Lymphozyten
aktivierte T-Zellen	50– 270	4–10 % der Lymphozyten
T-Helfer-Zellen	400– 1 500	40–50 % der Lymphozyten
T-Suppressor-Zellen	290– 1 100	27–37 % der Lymphozyten
nat. Killer-Zellen (NK)	100– 640	9–21 % der Lymphozyten
Zytotoxische T-Zellen	20– 180	2– 8 % der Lymphozyten
T-H/T-S-Verhältnis	1,1–1,7	

sen geben, lange bevor manifeste Schäden am Gesamtorganismus sichtbar werden. Am reagibelsten hat sich das zelluläre Immunsystem, die Bestimmung der Lymphozytensubpopulationen sowie der blastoiden Transformierbarkeit isolierter T-Lymphozyten durch bestimmte Provokationsantigene, die Phagozytosen sowie die Messung freigesetzter Interleukine erwiesen. Der humorale Anteil des Immunsystems weist gegenüber Umweltgiften eine größere Stabilität auf« (*71b*).

Bei der Suche nach Faktoren, durch die toxische Belastungen erkannt werden können, erweist sich das Immunsystem als empfindlicher Indikator (*71a, 346*). So ist bekannt, daß Schwermetallbelastungen, z. B. durch Blei und Quecksilber, die Funktion der T-Suppressor-Lymphozyten und bei längerer Einwirkung und höherer Konzentration auch alle Funktionen des gesamten Immunsystems beeinflussen (*Stickl* 1984, *Vos* und Mitarbeiter 1988; *Huber* 1991). Belastungen des Immunsystems können zu Dysregulationen, T-Zell-Defekten, zu einer Erniedrigung der T-Helfer-Zellen sowie zu einer Verminderung der mitogenen Stimulierbarkeit der Lymphozyten führen. Insbesondere T-Zell-Defekte können zur vermehrten Infektanfälligkeit wie auch zu schweren Atopien führen (*147*). *Stickl* schreibt, es sei das Gebot der Stunde, das Immunorgan als Bioindikator für Umwelteinflüsse einzusetzen: »Damit können mit modernen Meßmethoden orts- und situationsbedingte Veränderungen der zellulären und humoralen Immunfunktionen Auskunft über Auswirkungen von Umwelteinflüs-

In diesem Sinne könnte eine differenzierte zelluläre Immundiagnostik und eine ergänzende Schadstoffanalyse einen bedeutenden Stellenwert in der präventivmedizinischen Diagnostik haben.

Eine Studie des Instituts für Umweltkrankheiten ging der Frage nach, ob chlorierte Kohlenwasserstoffe einen Einfluß auf das zelluläre Immunsystem haben. Bei den Cyclodienen (Endrin, Aldrin, Dieldrin, DDT und Lindan) lagen die Meßwerte häufig unter der Nachweisgrenze. Möglicherweise sind diese Verbindungen zu lipophil und lösen sich nur in geringen Mengen im Blut, so daß sie unter den gegebenen Bedingungen kaum mehr nachweisbar sind. Andererseits wäre es auch denkbar, daß sie im Körper zu Produkten metabolisiert werden, die noch weitgehend unbekannt oder wie beispielsweise Heptachlorepoxid aufgrund ihrer Polarität eher im Urin zu vermuten sind (*130e*). Bei der Lösungsmittelanalyse zeigten sich insgesamt nur dezent über den amerikanischen Durchschnittswerten liegende Ergebnisse, wobei hauptsächlich Toluol, Ben-

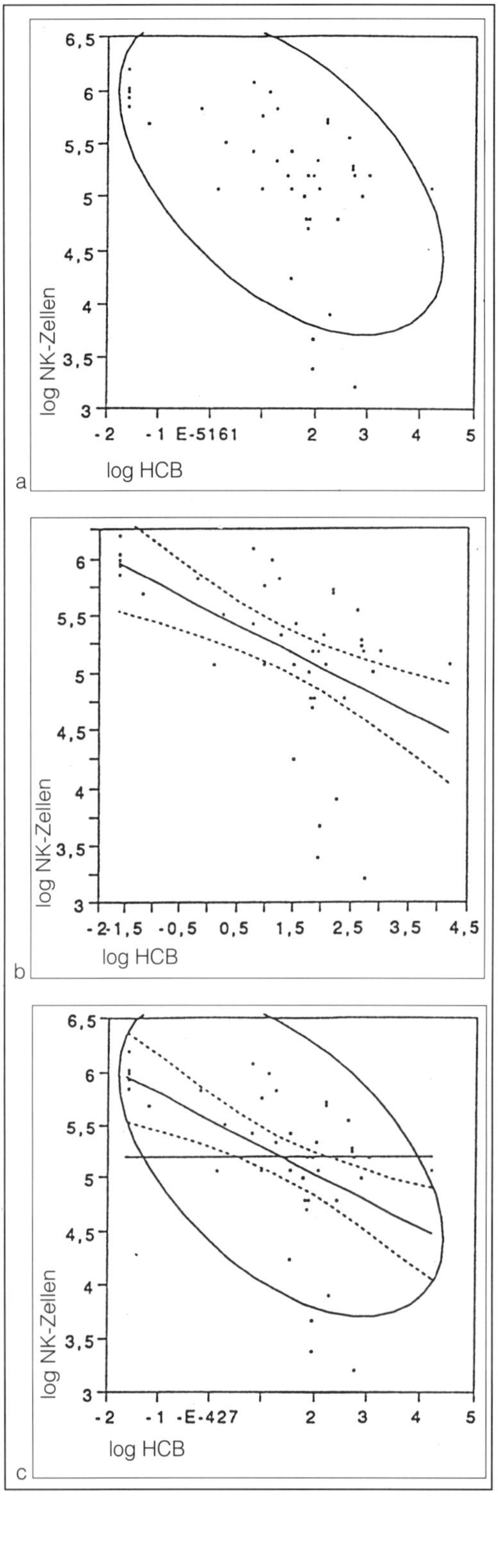

zol, Trimethylbenzol und 1,1,1-Trichlorethan am häufigsten gemessen wurden.

Auffällig waren die oft erhöhten Werte bei Hexachlorbenzol, polychlorierten Biphenylen und Pentachlorphenol.

Die statistischen Untersuchungen befaßten sich mit den Korrelationen von HCB, PCB und PCP zu zellulären Immunparametern. Hochsignifikant war die negative Korrelation zwischen HCB und den natürlichen Killer-Zellen (*Abb. 13a–c*). Auch *Daunderer* schreibt: »HCB weist die stärkste bekannte Immuntoxizität auf (*71f*).«

Bei PCB ergab sich eine hochsignifikante negative Korrelation bei Leukozyten, Lymphozyten und Suppressor-Zellen (*Abb. 14a, b*). Untereinander korrelieren die Leukozyten, Lymphozyten und Suppressor-Zellen positiv, jedoch nicht mit den NK-Zellen.

Bei Pentachlorphenol konnten in den durchgeführten Untersuchungen keine signifikanten Korrelationen errechnet werden. Dennoch wäre es sinnvoll, dieser Substanz bei zukünftigen Analysen weitere Beachtung zu schenken, zumal im Organismus Pentachlorphenol aus Hexachlorbenzol entsteht. Die Hexachlorbenzolbelastung der Umwelt resultiert u. a. aus der Verbrennung von PCP-haltigem Material.

Vernetzte Beziehungen im Bereich der chlorierten Kohlenwasserstoffe wurden bereits geschildert. Die zukünftige Forschung sollte sich jedoch nicht nur mit den Absolutzahlen von Schadstoffen befassen. Vielmehr interessant sind die individuellen Metabolisierungsraten, wie sie von *Parlar* und *Henneböle* bei Pentachlorphenol bestimmt wurden (*249, 250*).

Kohlenwasserstoffe und Genußmittel

Das Zusammenwirken von chlorierten Kohlenwasserstoffen und Nahrungs- bzw. Genußmitteln zeigt folgende Untersuchung: Nach der Provokation mit Kaffee oder Alkohol steigt

Abb. 13a-c Negative Korrelation des Logarithmus der NK-Zellen mit dem Logarithmus der HCB-Konzentration. *(a)* Ellipse, die einer zweidimensionalen Normalverteilung entspricht und im Mittel 90% der Beobachtungen enthält (log HCB zu log NK; Korrelation 0, 53, p=0,0003).
(b) Regressionsgerade mit Vertrauenshyperbel.
(c) Kombination aus *(a)* und *(b)*. Korrelationskoeffizient mit sehr geringer Irrtumswahrscheinlichkeit (0,0003).

der Gehalt an PCP-Glucuronid im Blut an. Dies läßt vermuten, daß durch die Einnahme dieser Genußmittel eine Enzyminduktion einsetzt und die Aktivität der Leberenzyme wie auch der Glucuronidtransferase zunimmt. Die Zunahme der Leberenzymaktivitäten könnte aber auch eine Zunahme der Metabolisierung von im Körper gespeichertem Hexachlorbenzol zu PCP einleiten, so daß dadurch wiederum größere Mengen an PCP zu finden sind.

Aus diesem Grund müssen Menschen, die eine erhöhte Empfindlichkeit gegen bestimmte Chemikalien entwickelt haben, auf die Einnahme großer Mengen an Genußmitteln oder auch auf Medikamente verzichten, um nicht die im Körper gespeicherten Chemikalien freizusetzen. Dies könnte im Extremfall zu einem Schockeffekt mit erheblichen Vergiftungserscheinungen führen (*249, 250*).

Insgesamt läßt sich durch die geschilderten Untersuchungen ableiten, daß die natürlichen Killer-Zellen und die Suppressor-T-Zellen empfindlich auf chlorierte Kohlenwasserstoffe reagieren. Mit der Verringerung der Zahl der NK-Zellen reduziert sich die zelluläre Abwehrleistung gegen Bakterien, Viren und Tumorzellen. Neben einer Infektanfälligkeit steigt möglicherweise auch das Krebsrisiko. Durch eine Verminderung der Suppressor-Zellen steigt der T_H/T_S-Quotient, ein Hinweis auf überschießende Immunreaktionen (Allergien, Pseudoallergien).

Weitere Untersuchungen müßten klären, welcher Mechanismus der Schädigung zugrunde liegt (z.B. Membranschädigung durch Lipidperoxidation, Störungen der Zellatmung, Inaktivierung von Lymphokinen). Darüber hinaus halte ich es für sinnvoll, nach den Ursachen der vergleichsweise hohen Belastung der bundesdeutschen Bevölkerung besonders mit Hexachlorbenzol und polychlorierten Biphenylen zu fahnden.

a

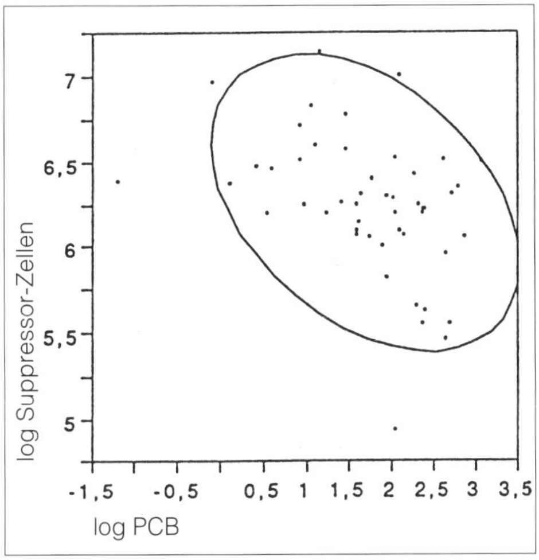

(a) Ellipse, die einer zweidimensionalen Normalverteilung entspricht und im Mittel 90% der Beobachtungen enthält (log PCB zu log T-Suppressor-Zellen, Korrelation 0,41, p=0,0032).

b

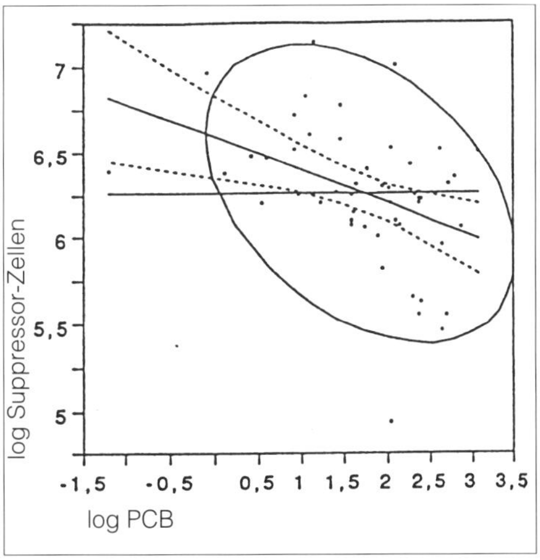

(b) Regressionsgerade mit Vertrauenshyperbel in Kombination mit *(a)*.

Abb. 14 a,b Korrelation des Logarithmus der Zahl der T-Suppressor-Zellen mit dem Logarithmus der PCB-Konzentration.

Physiologie und Pathophysiologie des Immunsystems

Die zelluläre Immunabwehr

Die folgenden Ausführungen und Abbildungen zu den Aufgaben der einzelnen Immunzellen sind dem Buch von *P. Schleicher* und *K. H. Schmidt* (Grundzüge der Immundiagnostik und -therapie [*326*]) und dem Kurzen Lehrbuch der Immunologie von *J. M. Roitt, J. Brostoff* und *D. K. Male* (*309*) entnommen.

Thymozyten (T-Zellen)

Ein Teil der Lymphozyten differenziert sich aus Stammzellen, die in der Fetalzeit im Dottersack und in der Leber und nach der Geburt im Knochenmark vorkommen. Stammzellen selbst besitzen keine immunologische Wirksamkeit. Ein Teil dieser Stammzellen besiedelt den Thymus und wird dort in mehreren Schritten differenziert.

Die ersten Proliferations- und Reifungsvorgänge laufen in der Rinde des Thymus ab. Bereits reife Zellen wandern in den Markbereich des Thymus und verlassen ihn über die Blutbahn. Diese T-Zellen haben die Eigenschaft, mit Antigenen zu reagieren, und werden als T-Lymphozyten oder thymusabhängige Lymphozyten bezeichnet. Auf ihrer Wanderung erreichen reife T-Lymphozyten die entfernt gelegenen lymphatischen Organe, wie z.B. Lymphknoten, Milz und Peyer-Plaques. Dort wieder siedeln sie sich in thymusabhängigen Arealen wie den parakortikalen Regionen der Lymphknoten oder an periarteriolären Lymphscheiden der Milz an. Eine besonders wichtige Fähigkeit der T-Lymphozyten besteht darin, aus diesen lymphatischen Organen über Lymphsysteme zum Ductus thoracicus und wieder in das Blutsystem zu zirkulieren. Auch aus diesem Grund besteht ein großer Anteil von etwa 60 bis 80% der Lymphozyten des Blutes aus T-Lymphozyten.

T-Lymphozyten repräsentieren einen wichtigen Teil der zellgesteuerten Eigenabwehr und wirken über zellabhängige Immunreaktionen bei Pilzinfektionen und einigen Viren. Weiterhin kontrollieren sie die zelluläre Abwehr über Botenstoffe (Lymphokine). Nach Antigenkontakt können T-Lymphozyten zu sensibilisierten Lymphozyten differenzieren, die andere Zellen abtöten können (Zytotoxizität). Sie können außerdem Mediatorsubstanzen produzieren (z.B. Lymphokine), die die Interaktion des gesamten zellulären Systems gewährleisten. T-Lymphozyten besitzen weiter eine wichtige Funktion in der Regulation einer Immunantwort. Dafür verantwortlich sind jedoch Untergruppen der T-Lymphozyten. Ruhende T-Lymphozyten tragen an ihrer Oberfläche Rezeptoren für Antigene und Mitogene.

Mitogene sind sehr unterschiedliche Substanzklassen, z.B. Lektine (nichtenzymatische Proteine, die an Kohlenhydrate binden), Antikörper gegen Zelloberflächenkomponenten- oder Phythämagglutinin (PHA), Concanavalin A (ConA). Nach antigenem oder mitogenem Reiz werden T-Lymphozyten aktiviert. Sie werden zytotoxisch und/oder schütten Mediatoren für die zelluläre Abwehrreaktion aus.

Die produzierten Mediatorstoffe enthalten Botenstoffe, die Makrophagen anlocken und sie aktivieren. So beginnen Makrophagen eine eigene Immunreaktion gegen Antigene oder andere Schadstoffe.

Makrophagen nehmen Antigene auf und präsentieren sie wieder der T-Zell-Linie, so daß ein sich selbst unterhaltender Regelkreis in der Abwehr von schädlichen Stoffen entsteht. Besondere Bedeutung haben T-Zellen und Botenstoffe in der Abwehr von Antigenen, die innerhalb von körpereigenen Zellen leben. Dies sind meist Bakterien, die zwar von Makrophagen effektiv aufgenommen, aber nicht wirksam abgetötet werden und sogar im Inneren langfristig überleben können und sich vermehren, z.B. Tuberkulose- und Lepraerreger, aber auch Viren. Nachdem Makrophagen diese Erreger aufgenommen haben, bleiben an ihrer Oberfläche bakterielle oder virale Fragmente haften und signalisieren den infizierten Zustand. Dieses Signal wird von T-Zellen erkannt und führt zur Lymphokinausschüttung. Lymphokine aktivieren dann den Makrophagen, der dadurch erst im aktivierten Zustand in die Lage versetzt wird, in seinem Inneren lebende Bakterien oder Viren abzutöten.

Weitere wichtige intrazellulär lebende Erreger sind Viren. Hier bestehen ähnliche Mechanismen, um virusinfizierte Zellen über Makrophagen-T-Zell-Interaktionen abzutöten. Speziell wirksam gegen eingeschlossene Viren sind jedoch Killer-T-Zellen.

Aktivierte T-Zellen

Ruhende T-Lymphozyten sind kleine Zellen mit kaum entwickeltem Zytoplasma. Sie üben keine erkennbare Funktion aus. Werden diese T-Lymphozyten durch Antigene oder Mitogene stimuliert, beginnen sie zu wachsen, teilen sich und proliferieren. Sie nehmen neue Funktionen auf und differenzieren sich. Aktivierung bedeutet Differenzierung und Proliferation der T-Lymphozyten. Sechs bis acht Stunden nach antigenem oder mitogenem Reiz werden die T-Lymphozyten größer, entwickeln sich zu

Blastzellen, die bereits nach 24 bis 28 Stunden fünfmal so groß sind wie vorher. Nach zwölf Stunden werden Polysomen sichtbar, nach 24 Stunden neue Zellorganellen wie Lysosomen und Mitochondrien. Das endoplasmatische Retikulum wird stark vermehrt. Dies ist der Endzustand von aktivierten T-Lymphozyten. Die sichtbare Aktivierung ist begleitet von einer Vielfalt biochemischer Vorgänge. Unmittelbar nach Bindung eines Mitogens verändert sich die Plasmamembran. Nach ein bis zwei Stunden steigt der Gesamtprotein- und später auch der Gesamtribonukleinsäuregehalt an. Auch die Stoffwechselleistung der aktivierten Zellen steigt kontinuierlich. Die T-Lymphozyten benötigen akzessorische Zellen, um die Aktivierung einzuleiten.

Akzessorische Zellen sind Makrophagen/Monozyten und dendritische Zellen, ähnlich den Langerhans-Zellen. Makrophagen und dendritische Zellen präsentieren das Antigen an ihrer Oberfläche den T-Lymphozyten und beginnen nun bereits, Monokine auszuscheiden.

Dies sind Stoffe wie Interleukin 1, die die Proliferation von T-Lymphozyten unterstützen. Interleukin 1 bindet sich nicht an einen ruhenden Lymphozyten, sondern nur, wenn dieser über akzessorische Zellen antigen- oder mitogenaktiviert wurde. Der aktivierte Lymphozyt scheidet seinerseits als spezielles Lymphokin Interleukin 2 aus, das die T-Lymphozyten permanent anregt zu wachsen. Auch Interleukin 2 bindet sich nicht an ruhende Lymphozyten, sondern nur an solche, die durch Mitogen oder Antigen aktiviert wurden. Dies unterstreicht die Wichtigkeit der Aktivierung von T-Lymphozyten, die es erst dann wieder ermöglichen, Interleukin 1, Interleukin 2 und auch Interferon zu prodzieren. Werden bei den Untersuchungen kaum aktivierbare T-Lymphozyten gefunden, so liegt eine Blockade im Immunsystem vor, oder die Makrophagenfunktion ist empfindlich gestört. In diesem Fall ist ein numerisch intaktes Immunsystem nahezu ebenso wirkungslos wie bei schweren zellulären Immundefekten.

Suppressor-Zellen

Innerhalb der T-Zell-Population werden zwei funktionale Subklassen unterschieden: die Helfer-Zellen und die Suppressor-Zellen. T-Suppressor-Zellen haben eine supprimierende Wirkung auf Immunzellen. Auch bei der normalen Immunantwort spielen die Suppressor-Zellen eine bedeutende Rolle bei der Immunregulation. Suppressor-Zellen können auch spezifische Faktoren freisetzen, die jedoch nur kurze Lebenszeit haben. Oft findet man solche Faktoren auf Makrophagen. Suppressor-Zellen deponieren ihre Botenstoffe bei der Wanderung durch das lymphatische Gewebe auf Antigen-präsentierenden Zellen, wie z. B. Makrophagen. So können sie die immer wieder vorbeikommenden Lymphozyten entsprechend der Spezifität aktivieren oder supprimieren. Das Gleichgewicht zwischen Helfer- und Suppressor-Zellen entscheidet, ob andere Lymphozyten aktiviert werden oder nicht. Suppressor-Zellen wirken außerdem auf T-Helfer- und auf B-Zellen. Bei der Antigenerkennung z. B. dient das Antigen als Brücke zwischen der Suppressor-Zelle und ihrer Zielzelle. Ist diese Brücke hergestellt, wird der Regulationsmechanismus eingeleitet. Treten z. B. körpereigene Substanzen auf, kann eine Bindung an die Suppressor-Zelle sofort einen immunologischen Reaktionsstop einleiten. Nachgewiesen ist auch ein Interaktionskreis zwischen Suppressor-, Helfer- und B-Zelle.

Die Hauptaufgabe der Suppressor-T-Lymphozyten ist dabei die Kontrolle der Immunantwort. Die T-Suppressor-Zellen beeinflussen die Reaktionsfähigkeit anderer T-Effektor-Zellen, wie z. B. zytotoxische Zellen oder auch Helfer-Zellen. Um eine einmal ausgelöste Immunantwort optimal zu steuern, gelingt es auch Helfer-Zellen, Suppressor-Zellen zu stimulieren.

So kann eine negative Rückkopplung der Immunantwort eingeleitet werden, die vor überschießender Immunreaktion schützt. Suppressor-T-Zellen haben außerdem einen regulativen Effekt auf die Plasmazelle und deren Produktion von Antikörpern. Sie können die Antikörperproduktion drosseln oder lahmlegen. Suppressor-Zellen sind empfindlich gegen radioaktive Strahlen und Cyclophosphamid. Sie finden sich nach Sensibilisierung zuerst im Thymus, dann in der Milz. Außerdem sind sie für viele Phänomene der Vermeidung einer Immunantwort gegen körpereigene Komponenten entscheidend. Eine wichtige Funktion haben Suppressor-Zellen in der homöostatischen Regulation, die verhindert, daß eine spezifische Immunantwort ausufert und Schädigungen hervorrufen kann.

Der Gesunde hat 25–30 % Suppressor-Zellen im peripheren Blut. Entscheidend für die Gesundheit ist das Verhältnis zwischen Helfer-Suppressor-Zellen mit 1,5 : 1. Eine Änderung dieser Relation führt zur Änderung der körpereigenen Abwehrfunktion.
Die Interaktionen zwischen Zellen und Antikörpern bei der Steuerung der Immunantwort sind außerordentlich komplex, und man weiß nur über die gröbsten Grundzüge genauer Bescheid. Ein minimales Modell, das die bisher diskutierten Elemente darstellt, zeigen die *Abbildungen 15a* und *b*.

Helfer-Zellen

Eine weitere Untergruppe der T-Zellpopulation sind die Helfer-Zellen. Sie sind an der Regulation der Antikörperproduktion der B-Zellen entscheidend beteiligt. Helfer-Zellen stimulieren die Antikörperbildung nach antigenem Reiz. Sie beeinflussen jedoch auch die Suppressor-Zellen und deren zytotoxische Funktion durch einen in sich geschlossenen Regelkreis. Die wichtigsten Aufgaben der Helfer-Zellen sind das Erkennen von Antigenen, die Stimulation von B-Zellen, die Produktion von

Abb. 15 a, b Immunzellen und Immunantwort.

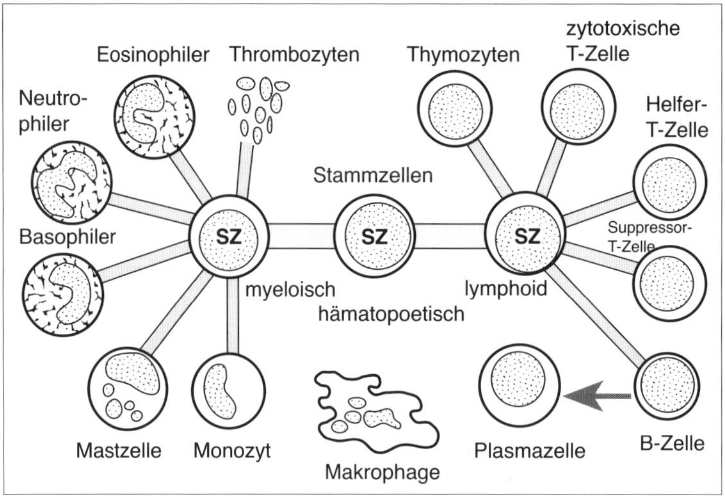

Abb. 15(a) Immunzellen. Sie stammen von pluripotenten Stammzellen ab und differenzieren sich weiter. (aus: *Schleicher, P., Schmidt, K.H.: Grundzüge der Immundiagnostik und -therapie. Hippokrates, Stuttgart 1989)*

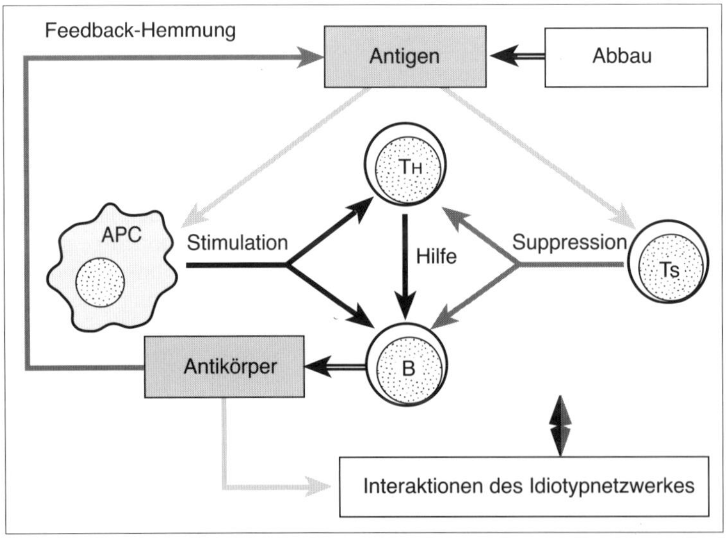

Abb. 15(b) Steuerung der Immunantwort – Zusammenfassung.
Helfer-T- und B-Zellen bekommen Antigene präsentiert und werden durch sie stimuliert. Außerdem unterstützt die aktivierte Helfer-T-Zelle die entsprechende spezifische B-Zelle bei der Bildung von Antikörpern. Auch Suppressor-T-Zellen werden durch Antigen stimuliert und beeinflussen Helfer-T-Zellen und B-Zellen. (nach *Roitt, I. M., Brostoff, J., Male, D. K.: Kurzes Lehrbuch der Immunologie. Thieme, Stuttgart 1987)*

Lymphokinen und die Umwandlung von T-Suppressor- in T-Killer-Zellen.
Nach einem antigenen Kontakt heften sich die Helfer-Zellen an ein Antigen, das von einer B-Zelle gebunden wurde. Jede Helfer-Zelle schüttet dann hormonähnliche Stoffe (Lymphokine) aus, die es der B-Zelle ermöglichen, sich zu vervielfältigen und zu differenzieren. Damit die B-Zelle ihr umfangreiches Zerstörungspotential freisetzen kann, muß ein Antigen für den Zellrezeptor sowie ein Antigen auf der Oberfläche der B-Zellen für den T-Helfer-Zellrezeptor vorhanden sein. Auch die Helfer-Zellen sind so zusammen mit den Suppressor-T-Lymphozyten für die spezifische Regulation einer Immunantwort verantwortlich. Helfer-Zellen produzieren Interleukin 2, das die Ausbildung zytotoxischer T-Lymphozyten erhöht.
Helfer-Zellen proliferieren sehr stark auf einen antigenen Reiz. Die stärkste Aktivierung der Helfer-Zellen tritt dann ein, wenn Antigene durch akzessorische Zellen, z.B. Makrophagen oder dendritische Zellen, präsentiert werden. Außerdem sezernieren akzessorische Zellen den Faktor Interleukin 1, der wiederum zur Aktivierung von T-Helfer-Zellen notwendig ist.
Der Name »Helfer-Zellen« läßt an eine unterstützende oder nur untergeordnete Rolle denken und erweckt den Anschein, als würden Helfer-Zellen Reaktionen fördern, die auch ohne sie ablaufen könnten. Tatsächlich aber spielen die Helfer-Zellen eine Schlüsselrolle im Immunsystem. B-Zellen erkennen Antigene unabhängig von der T-Zell-Stimulation, aber sie müssen gewöhnlich von Helfer-Zellen aktiviert werden, damit sie proliferieren und sich ausdifferenzieren können.

Killer-Zellen

Eine besondere Gruppe von T-Lymphozyten kann weder den Suppressor-Zellen noch den Helfer-Zellen zugeordnet werden. Sie werden als Null-Zellen oder Killer-Zellen (K-Zellen) bezeichnet.
Bekannt ist die zytotoxische Eigenschaft von K-Zellen. Die Zellen selbst haben keine Spezifität und sind in ihrer Wirkung von spezifischen Antikörpern abhängig. Wird ein Antikörper an der Oberfläche der Zielzelle gebunden und ein entsprechender Rezeptorkontakt auf die K-Zelle vermittelt, beginnen sie, zytotoxisch zu wirken. Auf virusinfizierte Zellen, Tumorzellen und Fremdgewebe wirken sie zytostatisch. Möglicherweise wirken sie besonders gut bei chemisch induzierten Tumoren. Auch vermutet man einen speziellen Wirkmechanismus gegen Leukämiezellen durch zellvermittelte Zytotoxizität. Killer-Zellen sind von sich aus nicht in der Lage, Antikörper zu sezernieren. Sie können nur in Kooperation mit solchen B-Zellen wirken, die nach Immunisierung Antikörper, z.B. gegen spezifische Tumorantigene, sezernieren. Wahrscheinlich ist ihre Hauptaufgabe die Elimination von virusinfizierten Zellen.

Natürliche Killer-Zellen (NK-Zellen)

Natürliche Killer-Zellen (NK-Zellen) werden so bezeichnet, weil sie bei Menschen gefunden werden, die offenbar keinen Kontakt mit einem entsprechenden Antigen gehabt haben. Sie sind entwicklungsgeschichtlich sehr alte Zellen und gegenwärtig noch nicht klar zuzuordnen. Es sind Lymphozyten mit der Fähigkeit, auf virusinfizierten Zellen Änderungen an deren Oberfläche zu erkennen. Die NK-Zellen lagern sich an den Zielzellen an und zerstören sie. Sie reagieren völlig anders als die bisher beschriebenen immunkompetenten Zellen, sind abhängig von Interferon und werden dadurch stimuliert.
Interferone werden auch von virusinfizierten Zellen und manchmal von Lymphozyten gebildet. Sie erhöhen auch bei der gebundenen Zelle die Virusresistenz und produzieren bei Infektion eine Spezialsubstanz gegen Viren. Interferone werden sehr früh gebildet. Auffallend ist, daß NK-Zellen ein ganzes Spektrum von veränderten virusinfizierten oder embryonalen Zellen abtöten können, ohne daß überhaupt ein Antikörper beteiligt sein muß. Sind große granuläre Lymphozyten in der Nähe der natürlichen Killer-Zellen, so wird ihre Aktivität stark erhöht. NK-Zellen produzieren auch einen löslichen zytotoxischen Faktor, der im Überstand der NK-Zellsuspension nachgewiesen werden kann.
Der Mechanismus, durch den NK-Zellen die Lyse der Zelle vermitteln, läuft in drei Phasen ab:

1. Bindung an die Zielzelle,

2. Programmierung der Zielzelle zur Lyse (kalziumabhängige, vesikuläre Sekretion),
3. Spätphase der Lyse der programmierten Zelle.

NK-Zellen haben weder ein immunologisches »Gedächtnis«, noch sind sie von genetischen Programmen abhängig. Sie lysieren alle möglichen synogenen, allogenen und xenogenen Zielzellen. Gegen virusinfizierte Zellen gehen sie ebenso vor wie gegen normale Zellen aus Thymus oder Knochenmark, und sie können Tumorzellen zerstören.
Die Spezialaufgabe der natürlichen Killer-Zelle ist die Bekämpfung von virusinfizierten Zellen und die Regulation der zellulären Differenzierung in Thymus und Knochenmark. Eine erweiterte Aufgabe ist die Kontrolle von Tumoren. Außer im peripheren Blut läßt sich eine NK-Aktivität in der Milz, im geringen Umfang im Lymphknoten, Knochenmark, Ductus thoracicus und im Thymus nachweisen. Ähnliche Zellen wie NK-Zellen findet man in den Tonsillen.
Über den technischen Vorgang der Interaktion zwischen natürlicher Killer-Zelle und der Zielzelle, die zerstört wird, herrscht noch Unklarheit. Wahrscheinlich haben die Zielzellen zwei Rezeptoren, einen für die natürliche Killer-Zelle und einen für den zytotoxischen Faktor, und binden so ihren Zerstörer an sich. Somit haben auch die natürlichen Killer-Zellen eine große Aufgabe in der Abwehr von Tumorzellen und in der Verhinderung von Metastasen. Sie spielen eine Rolle bei der Abstoßung von transplantiertem Knochenmark, haben aber keinen Einfluß auf einen bereits etablierten Krebs. Ihre antitumoröse Wirkung ist die Primärattacke, also der Kampf gegen einen entstehenden Tumor. Auffällig ist, daß mit fortschreitender Erkrankung die natürliche Killer-Zellen-Aktivität im Blut abnimmt und ab einem gewissen Stadium auf Null fällt.
Im peripheren menschlichen Blut finden wir 3 bis 7% natürlicher Killer-Zellen. *Abb. 16a* zeigt virusinfizierte Zellen, Interferone und NK-Zellen.

Tumorimmunität. Die natürliche Immunität gegen Tumoren wird durch aktivierte Makrophagen, Neutrophile und NK-Zellen vermittelt (*Abb. 16b*). Diese Zellen können zytolytisch oder zytostatisch wirksam werden. Diese Form der Immunität benötigt keine Antikörper und besitzt keine Antigenspezifität: Es werden alle Tumorzellen eines bestimmten Typs angegriffen, wobei es gleichgültig ist, von welchem Spender sie stammen (*309*).
Bei der zellvermittelten Zytotoxizität (*Abb. 16c*) lassen sich vier verschiedene Arten der Zellbindung unterscheiden. Zytotoxische T-Zellen (Tc) binden ihre Zielzellen, indem sie Determinanten des Antigens und des MHC erkennen. NK-Zellen erkennen Determinanten auf neoplastischen Zellen. K-Zellen erkennen den Fc-Anteil eines an die Oberfläche der Zielzelle gebundenen IgG-Antikörpers. Glykoproteine auf der Oberfläche von Effek-

Abb. 16 a-e Humorale und zellvermittelte Faktoren der Immunität (16 b-e: nach *Roitt, I. M., Brostoff, J., Male, D. K.: Kurzes Lehrbuch der Immunologie. 2. Aufl. Thieme, Stuttgart 1991*)

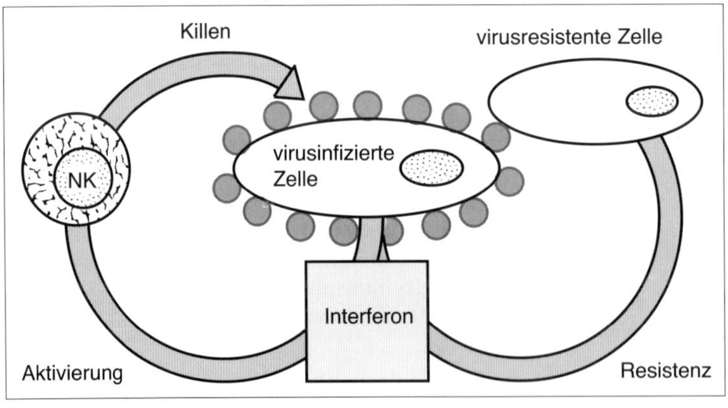

Abb. 16(a) Virusinfizierte Zellen, Interferone und NK-Zellen. Virusinfizierte Zellen verändern ihre Oberfläche. NK-Zellen erkennen Veränderung und greifen die Zelle an. Interferone werden von virusinfizierten Zellen gebildet und verhindern eine Virusvermehrung in den gesunden Nachbarzellen. Interferone aktivieren die NK-Zellen und verstärken ihre zytotoxische Wirkung. So wird der Mechanismus der Zellzerstörung und des Zellschutzes zugleich aktiviert (aus: *Schleicher, P., Schmidt, K.H.: Grundzüge der Immundiagnostik und -therapie. Hippokrates, Stuttgart 1989).*

tor- und Zielzellen können experimentell durch Lektine kreuzvernetzt werden.
NK-Zellen sind heterogen, und die verschiedenen Klone unterscheiden sich voneinander sowohl in ihrer Sensitivität gegenüber den Steuerfunktionen von Interferon und Interleukinen als wahrscheinlich auch im Spektrum der Zielzellen, die sie lysieren. So herrscht noch keine Klarheit darüber, ob NK-Zellen

- eine eigene Zellinie darstellen, möglicherweise mit einer klonal festgelegten Vielfalt von Rezeptoren,
- von mehreren verschiedenen Zellinien abstammen

oder

- eine funktionelle Gruppe sind, die sich aus mehreren Zelltypen zusammensetzt (*309*).

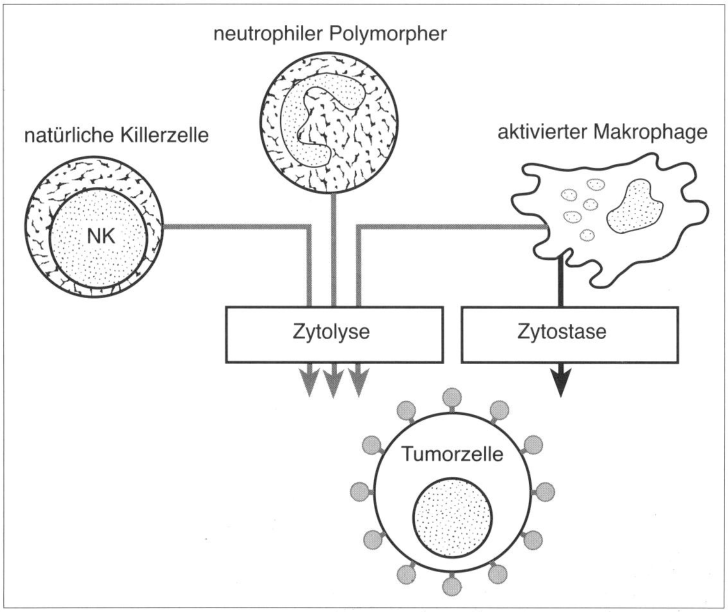

Abb. 16(b) Natürliche Immunität gegen Tumoren (72).

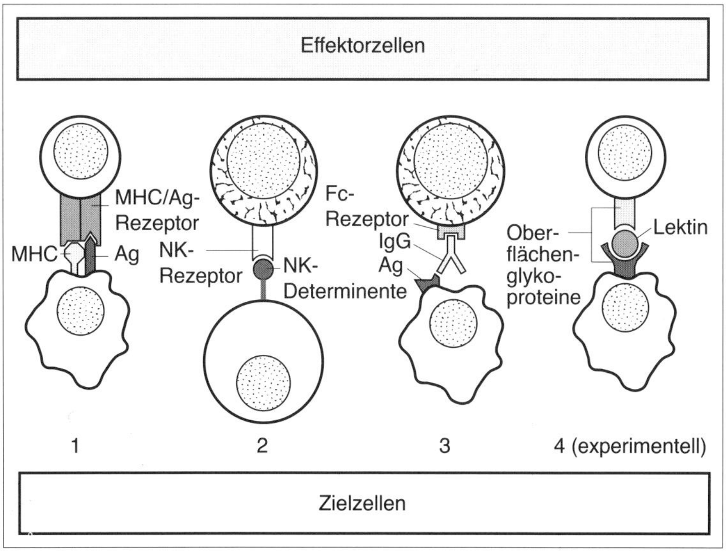

Abb. 16(c) Zellvermittelte Zytotoxizität

Ein Großteil der NK-Zellen besteht aus großen granulären Lymphozyten.
Durch die verschiedene Organverteilung (*Abb. 16d*) von NK-Zellen und Makrophagen wird deutlich, daß es sich um zwei verschiedene Zelltypen handelt, obwohl beide Fc-Rezeptoren besitzen.

Steuerung der NK-Zell-Aktivität. Sowohl in vivo als auch in vitro kann die Aktivität von NK-Zellen positiv oder negativ verändert werden (*Abb. 16e*). Die Lyse von empfindlichen (und sogar resistenten) Zielzellen wird durch eine Vorbehandlung mit verschiedenen Interferon-Typen beträchtlich gesteigert. In diesem Zusammenhang wirkt Interferon doppelt: Es verwandelt nichtzytolytische NK-Vorläufer-Zellen zu lytischen Zellen, und es erhöht die zytolytische Kapazität von bereits aktiven Zellen. NK-Zellen wiederum produzieren Interferon, wenn sie an ihre Zielzellen binden: Höchstwahrscheinlich wird ihr lytisches Potential durch diesen Rückkoppelungsmechanismus geregelt.
Die Proliferation von NK-Zellen unterliegt der Kontrolle von T-Zellen. Auch IL-2 kann die Proliferation induzieren und die Aktivität proliferierender NK-Zellen stimulieren. Interferon induziert die Expression von IL-2-Rezeptoren auf der unreifen NK-Zelle und fördert die Proliferation, kann aber über einen Rückkoppelungsmechanismus die Aktivität der T-Zellen bremsen (*309*).

Zusammenfassung. Das Zusammenspiel der Subpopulationen der Lymphozyten und der NK-Zellen nach Infektion mit Viren oder intrazellulären Parasiten geht wie folgt vor sich:

1. Die T-Zellen werden stimuliert, die Helfer-Zellen leiten eine Interaktion mit den zytotoxischen Zellen ein und setzen über diesen Weg Lymphokine und Interferone frei.
2. Zytotoxische Zellen und natürliche Killer-

	NK-Zellen	Makrophagen
Thymus	–	–
Milz	+++	+++
Knochenmark	±	+++
Peritonealexsudat	+++	+++
Lymphknoten	±	++
Ductus thoracicus	–	–
Blut	+++	+++

Abb. 16d *(d)* Verteilung von NK-Zellen und zytolytischen Makrophagen im lymphatischen Gewebe.

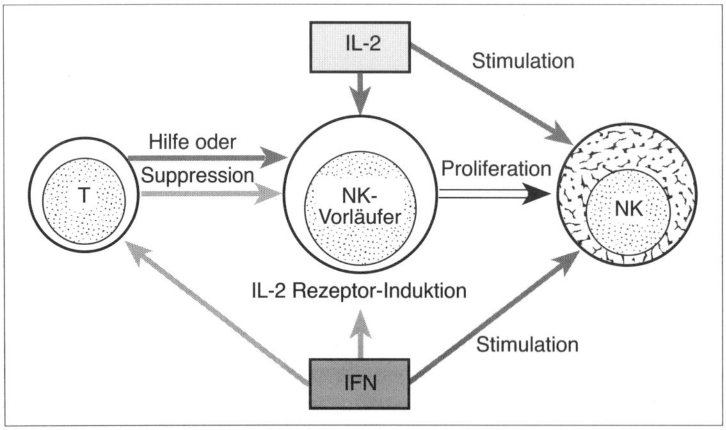

Abb. 16(e) Steuerung der NK-Aktivität.

Zellen haben die Fähigkeit, virusinfizierte Zellen zu zerstören.
3. Interferone, die auch von den infizierten Zellen gebildet werden, stimulieren wiederum natürliche Killer-Zellen und hemmen die Virusvermehrung.
4. Die von Helfer-Zellen produzierten Lymphokine locken Makrophagen an, die wieder die Zellen oder ihr intrazelluläres Antigen abbauen, es aufspalten und die Antigenmerkmale der T-Zell-Linie anbieten. Die Anwesenheit von Makrophagen aktiviert die NK-Zellen.

Das Komplementsystem

Das Komplementsystem besteht aus einer Anzahl von Proteinen, die in gemeinsamer Reaktion Elemente entzündlicher Prozesse entstehen lassen und die Zerstörung fremder Zellen, Bakterien und Viren im Körper bewirken können.
»Immunkomplexe und nichtimmunologische Faktoren können das Komplementsystem aktivieren. *Rea* fand eine abnorme Aktivierung des Komplementsystems einschließlich Veränderungen auf der Ebene des gesamten hämolytischen Komplements (*289, 290*) sowie von C_3 (*286, 287*) und C_4 bei überempfindlichen Patienten (*286*). Andere Arbeiten zeigen ähnliche Ergebnisse, die man in die Gruppe der zytotoxischen Reaktionen, also allergische Reaktionen des Typs II, einordnen kann (*357*). Das Komplementsystem spielt bei antigenen, chemischen, physikalischen und psychosozialen Stressoren eine Schlüsselrolle und ist nicht selten verantwortlich für Umweltkrankheiten (*20, 232, 233*). Beispielsweise kann eine C_1-Inhibitor-Blockade bei psychosozialem Streß ein Quincke-Ödem hervorrufen« (nach *23*).

Komplementsystem und Immunkomplexe

Aus der Verbindung von Antigen und löslichem Antikörper können Immunkomplexe hervorgehen, die sich in den Gefäßen bzw. um die kleinen Gefäße herum ablagern und dort eine Entzündung und Gewebsschädigung verursachen.
Im Immunkomplex gebundene Antikörper erlangen die Fähigkeit zur Aktivierung der Komplementkette. Die dabei entstehenden Spaltprodukte mit Anaphylatoxinwirkung setzen aus natürlichen Depots, den Mastzellen und Basophilen, Histamin und andere Mediatorstoffe frei und bewirken so eine Erhöhung der Gefäßpermeabilität. Das erleichtert einerseits das Eindringen von zirkulierenden Immunkomplexen in die Gefäßwand und ermöglicht andererseits im Zusammenspiel mit der Wirkung chemotaktischer Faktoren (C_5, C_{5i}, C_6, C_7) die Einwanderung von polymorphkernigen Leukozyten in das Einzugsgebiet. Die phagozytierten Immunkomplexe schädigen die neutrophilen Granulozyten. Diese Zellen zerfallen; die aus ihnen frei werdenden proteolytischen Fermente (u. a. Kathepsine, Kollagenase, Elastase) greifen körpereigene Strukturen an und schädigen diese. Die durch toxische Immunkomplexe ausgelösten Krankheitserscheinungen beruhen somit vorwiegend auf körpereigenen Stoffen, die beim Entzündungsprozeß aktiv werden. Hierbei spielen im Gewebe die Aktivierung des Komplementsystems und der Zerfall der neutrophilen Granulozyten eine Schlüsselrolle. Die zentrale Bedeutung dieser Komponenten wird durch die Beobachtung untermauert, daß bei Kaninchen mit deutlich vermindertem Komplementspiegel oder herabgesetzter Granulozytenzahl die durch Immunkomplexe induzierbaren Krankheitssymptome fast vollständig ausbleiben. Möglicherweise können jene Immunglobuline, die Komplement von C_1 aus zu aktivieren vermögen (IgM, IgG_1, IgG_2, IgG_3), zur Bildung toxischer Immunkomplexe beitragen; Immunglobuline, die nicht von C_1 aus aktivieren können (IgG_4, IgA, IgE), dagegen nicht. Die Symptomatologie der Krankheitserscheinungen wird wesentlich durch das aktuelle Mengenverhältnis zwischen Antigen und Antikörper sowie den Ort der Bildung bzw. Ablagerung der Komplexe geprägt (*163*).

Freisetzung von T-Zell-Lymphokinen bei Kuhmilchallergie

»Es wurde nachgewiesen, daß bei Patienten mit nicht IgE-vermittelter pathologischer Reaktion auf Milch und Mais T-Zell-Lymphokine freigesetzt werden, beispielsweise der Leukozyten-Inhibitions-Faktor (LIF) (*8, 226*). Lymphokine sind lösliche Substanzen. Sie werden von Lymphozyten freigesetzt, die durch Antigene sensibilisiert wurden. Lymphokine regulieren auch die Aktivität anderer weißer Blutzellen und spielen darüber hinaus eine Rolle bei entzündlichen Reaktionen. Weiterhin wurde gezeigt, daß die T-Zellen von Patienten mit einem chronischen Ausschlag, der durch spezifische Nahrungsmittel und Nahrungsmittelzusätze ausgelöst wurde, in vitro durch die krankheitserregenden Antigene mobilisiert werden. Kontrollsubstanzen riefen keine Reaktion hervor (*365*). Ein anderer Bericht bezieht sich auf Kinder, die unter dem allergischen Anpassungs-Erschöpfungssyndrom (s. S. 32) leiden. In-vitro-Versuche mit spezifischen Nahrungsmitteln und Nahrungsmittelzusätzen zeigten eine positive Lymphozytentransformation. Es wurde ferner auch beobachtet, daß es beim Weglassen dieser krankheitserregenden Nahrungsmittel oder -zusätze bei der Mehrheit der Patienten zu positiven Veränderungen kam (*366*)« (nach *23*).

Pankreasgift Milcheiweiß – Diabetes und Pankreatitis durch Kuhmilch?

Bei 142 Kindern, die seit kurzer Zeit an Diabetes erkrankt waren, stellte *Jukka Karjalainen* von der Universität Toronto mindestens achtfach höhere Konzentrationen von Antikörpern gegen das Kuhmilch-Eiweiß Albumin als bei gesunden Kindern fest. Es wird vermutet, daß sich ein kurzes Teilstück des Albumins nicht von einem Eiweiß unterscheidet, das sich beim Menschen auf der Oberfläche von Beta-Zellen in der Bauchspeicheldrüse befindet. Die zufällige Ähnlichkeit zwischen Milcheiweiß und Zellbestandteilen verleitet das Immunsystem zu einem verhängnisvollen Fehler. Die Körperabwehr bekämpft nicht nur das Albumin sondern auch die Beta-Zellen. Der Diabetes-Grundlagenforscher *Mark Atkinson* von der Universität Florida hält die These, die Häufigkeit des Typ I-Diabetes steige parallel mit der Häufigkeit, mit der in einer Gesellschaft Kuhmilch konsumiert wird, für durchaus möglich (*256*).

> Die Häufigkeit des Typ I-Diabetes steigt parallel mit der Häufigkeit, mit der in einer Gesellschaft Kuhmilch konsumiert wird.

Die Immunreaktion kann offenbar nur in den ersten Lebensmonaten ausgelöst werden. Nur zu dieser Zeit ist der Darm durchlässig für größere Proteinpartikel. Denkbar ist meiner Ansicht nach, daß derartige Immunreaktionen auch beim Erwachsenen im Falle von Darmerkrankungen (s. Kapitel Chronisch entzündliche Darmerkrankungen, Candidosen, Nahrungsmittelallergien) stattfinden können. Ein dramatischer Fall aus unserer Praxis verstärkt diesen Verdacht. Die Patientin entwickelte eine heftige Pankreatopathie mit Meteorismus, Übelkeit, Erbrechen, Splenomegalie, stark erhöhten Tumormarkern: CA 19-9 : 139 ku/l (Norm <40), CA 50 : 84 ku/l (Norm <30), erhöhten Transaminasen: GOT 283 U/l, GPT 336 U/l, Gamma-GT 233 U/l, Alkalische Phosphatase 1417 U/l und blutigem Aszites. Es wurden Lebermetastasen vermutet. Wie wir erst viel später erfuhren, hatte sie etwa drei Monate vor Krankheitsbeginn damit begonnen, zur Osteoporose-Prophylaxe täglich mindestens einen Liter Milch zu trinken, obwohl sie Milch eigentlich nicht mochte. Sie tat dies als Alternative zur Osteoporose-Prophylaxe durch Calciumtabletten. Im Verlaufe der stationären Therapie bei stark reduziertem Verzehr von Kuhmilchprotein (keine frische Milch) besserte sich das Krankheitsbild in wenigen Wochen. Da die Klinik-Ärzte den starken Verdacht auf ein metastasierendes Pankreaskarzinom hatten, war die Überraschung besonders groß, als das klinische Bild wie auch die Laborparameter in kurzer Zeit im Normbereich lagen. Bei Entlassung aus der Klinik war die Milz wieder normal groß, die Leberwerte und die Tumormarker, auch CA 19-9, lagen im Normalbereich. Die spezifischen IgG-Antikörper gegen Milchprotein waren jedoch noch positiv. Man spricht von einem mysteriösen Heilungserfolg.
Ein bemerkenswerter Einzelfall, der unser wissenschaftliches Interesse zukünftig verstärkt auf die Kuhmilchproteine lenken sollte.

Aktivierung endogener Mediatoren durch Pestizide

Pestizide können Entzündungsmediatoren freisetzen. Die Organopestizide DDT, Dieldrin, Heptachlor und Heptachlorepoxid induzieren eine dosisabhängige Histaminfreisetzung aus Rattenmastzellen und humanen basophilen Granulozyten. Die schadstoffinduzierte Histaminausschüttung erfolgt durch Sekretion und ist calciumabhängig (*Abb. 17–19*). Schadstoffwirkungen sind in relativ niedrigen Konzentrationsbereichen (ab 10 ng/l) nachweisbar. Auch Phenol und Formaldehyd rufen in niedrigen Dosen eine konzentrationsabhängige Histaminausschüttung aus Rattenmastzellen hervor; γ-HCH induziert eine LTC_4-Freisetzung aus Peritonealzellen der Maus.

Über den Auslösemechanismus der Mediatorfreisetzung können nur Vermutungen geäußert werden. Möglicherweise werden die lipophilen Organochlorverbindungen in die Zytoplasmamembran eingelagert, so daß sich Calcium-Kanäle bilden, der ein Calcium-Einstrom in die Zelle erfolgt. Für DDT konnte dies nachgewiesen werden.

Abb. 17-19 Aus *Rohr, U., König, W., Salenka, F.*: Freisetzung von Entzündungsmediatoren durch Pestizide. Umweltmedizin 2 (1985) 23-27.

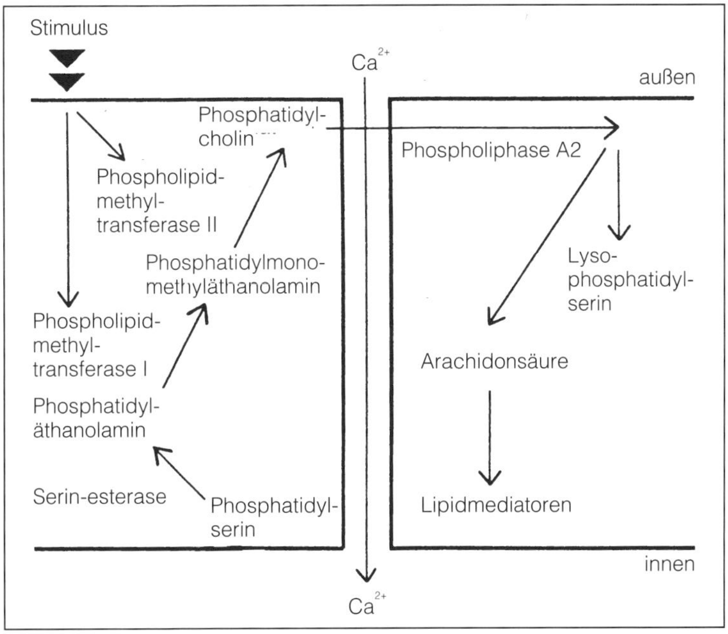

Abb. 17 Membranbiochemie der IgE-induzierten Mediatorenfreisetzung.

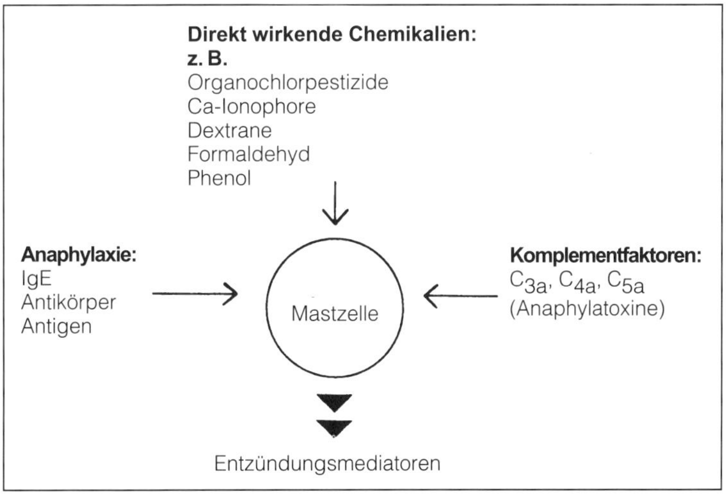

Abb. 18 Freisetzung von Entzündungsmediatoren aus Mastzellen durch verschiedene Induktoren

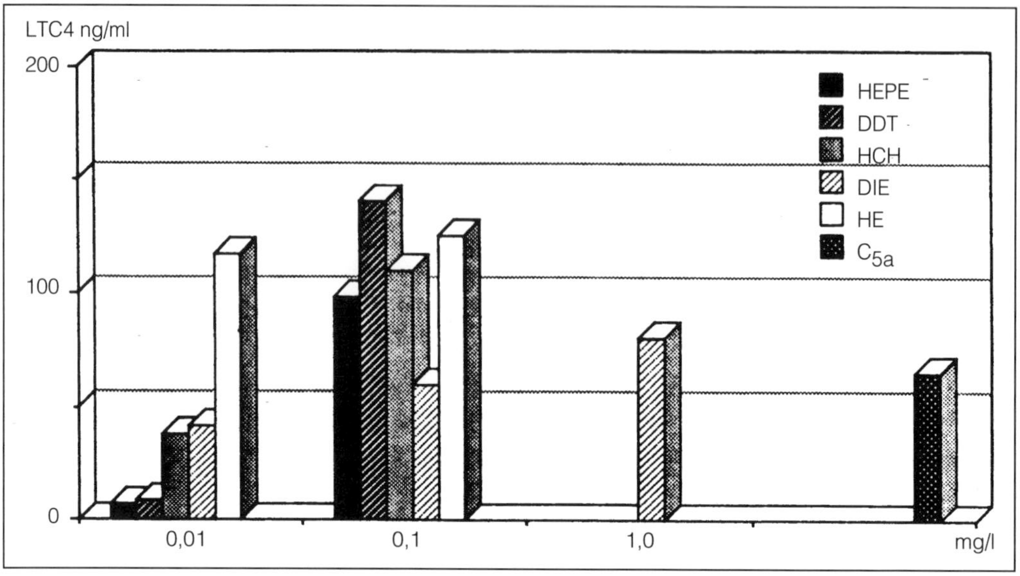

Abb. 19 Freisetzung von Leukotrien C_4 (LTC4) aus 2,6 x 10^6 Rattenperitonealzellen nach 60 min. Inkubation mit: Heptachlorepoxid (HEPE), DDT, γ-HCH, Dieldrin (DIE), Heptachlor (HE) und C_{5a} (in ng/ml abzüglich der Pufferkontrolle).

Beeinträchtigung der immunologischen Funktionen durch Streß

»Die Funktion der T-Zellen wird durch verschiedene Stressoren beeinflußt. Auf dem Weg über die T-Lymphozyten scheinen chemische, antigene und psychosoziale Streßfaktoren gleichermaßen die Aktivität des Immunsystems zu beeinträchtigen.

Eine befriedigende Erklärung in bezug auf menschliche Überempfindlichkeitsreaktionen ist zum jetzigen Zeitpunkt nicht möglich. Fest steht jedoch, daß bei Patienten mit umweltbedingten Krankheiten in zahlreichen Geweben des Körpers Reaktionen auftreten. Vorübergehende Schmerzen, Entzündungen, Ödeme, Dysfunktionen der glatten Muskulatur (z.B. Blutgefäßspasmen), Herzrhythmusstörungen und eine Beeinflussung des zentralen Nervensystems können gleichzeitig vorkommen (*290*).

Nun stellt sich die Frage: Wie können derart zahlreiche Veränderungen durch eine einzige Substanz ausgelöst werden? Eine Hypothese besagt, daß endogene **Mediatorsubstanzen,** die durch das Immunsystem aktiviert oder auch durch nicht-immunologische Mechanismen freigesetzt wurden (*88*), Störungen in verschiedenen Zielorganen bewirken. Möglicherweise wird auch die Empfindlichkeit der Rezeptoren an den entsprechenden Zielorganen durch die Mediatoren selbst erhöht. Zahlreiche Forschungen ergaben direkte und indirekte Beweise dafür, daß es bei Überempfindlichkeitsreaktionen auf Nahrungsmittel und Chemikalien zu einer abnormen Freisetzung oder Aktivität von Mediatorsubstanzen kommt, beispielsweise Prostaglandinen (*44, 221*), Kininen (*20, 232, 251*), Serotonin (*26, 196, 253, 336*), Histamin (*24, 155*) und Acetylcholin (*195*). Mediatorsubstanzen können sich darüber hinaus gegenseitig stimulieren und somit die Freisetzung jedes einzelnen Mediators potenzieren oder zu einem Synergismus führen (*20, 155*).

In-vitro-Tests ergaben, daß die mitogene Aktivität erheblich gemindert wird, wenn die Zellen **Ozon** in einer Konzentration von 0,4 ppm ausgesetzt werden. Diese Menge entspricht dem Ozongehalt der Luft in Los Angeles während eines Smogalarms (*255*). Nach dieser Reaktion auf Ozon braucht der Organismus etwa zwei Wochen, um sich wieder zu erholen.

Andere Faktoren wie **Chemikalien** in den Nahrungsmitteln, Nahrungsmittelzusätze und Verunreinigungen können ebenfalls die zelluläre und humorale Abwehr des Immunsystems durch direkte immuntoxische Effekte stören

(*9, 73*). Zu diesen Chemikalien gehören Gallussäuren aus Nahrungsmittelzusätzen, Propylgallat und Tanninsäure (z. B. in Tee, Kaffee oder Kakao) (*6, 31*), ferner Butylhydroxanisol (ein antioxidativer Nahrungsmittelzusatz), Carrageen (*55*) und bestimmte Pestizide (*103, 349*). Natürlich bleibt die Frage offen, ob diese Reaktionen auf unspezifische Reize zurückzuführen sind, ob es sich um toxische Effekte oder um immunologische Dysfunktionen handelt« (nach *23*).

Immuntoxische Reaktionen durch Phenol

McGovern (*222*) konnte zeigen, daß bei Allergiekranken noch vor Ausbruch der Krankheit immuntoxische Reaktionen abgelaufen waren, die durch Phenol- oder petrochemische Verbindungen ausgelöst wurden. Der Beweis hierfür ist in den Krankengeschichten zu sehen, aber auch in der Beobachtung, daß die Zahl der T-Zellen abnahm und die klinischen Reaktionen sich veränderten, wenn eine Kohlenwasserstoff-Kontamination der äußeren Umgebung auftrat.
Die Ergebnisse werden unterstützt durch Tierversuche, bei denen eine experimentelle Exposition mit Phenol und Phenolverbindungen in Lebensmitteln zu einer Depression der T-Lympozyten und zu Veränderungen in der Immunreaktion führte. Auch bei den von *McGovern* untersuchten Patienten hatte sich die Immunreaktion verändert, so daß es zu einer umfassenden Lebensmittelallergie kam (Allergie gegen pflanzliche und tierische Phenolderivate). Ebenso gab es Reaktionen auf in der Luft befindliche phenolhaltige Substanzen und petrochemische Komponenten. Die Phenylverbindungen in Lebensmitteln (*phenyl food compounds*, PFC) scheinen bei den beobachteten nahrungsallergischen Reaktionen der ausschlaggebende Faktor zu sein.

Psychosoziale Streßfaktoren

T-Zellen besitzen Rezeptoren für endogene Opiate wie z. B. Encephalin (*388*). Encephaline wiederum können die Funktion der T-Zellen modifizieren (*260*). Aus diesem Zusammenhang wird klar, über welche biochemischen Zyklen psychosozialer Streß die zelluläre Immunreaktion beeinflussen kann. Unter Streß scheidet die Nebenniere Encephalin aus (*260*). Daraus läßt sich ableiten, daß Umweltkrankheiten als Überempfindlichkeitsreaktionen auf Umweltfaktoren aufzufassen sind, die über ein Netzwerk von verschiedenen biochemischen Wegen im Körper wirken, wobei die endogenen Mediatoren eine große Rolle spielen. Die Mediatoren können in verschiedenen empfindlichen Geweben des Patienten Symptome auslösen; die Verletzlichkeit oder Empfindlichkeit dieser Zielorgane ist natürlich abhängig von genetisch vorgegebenen Faktoren (*47, 48, 207*), Ernährung- und Vitaminversorgung (*126*) und einer möglichen Schwächung durch virale oder bakterielle Infektionen.
»Zahlreiche Forscher berichten, daß der IgE-Spiegel bei den meisten Patienten mit Umweltkrankheiten normal oder auch erniedrigt ist (*115, 221, 226, 357*), obwohl einige Patienten (10–30 %) erhöhte IgE-Spiegel aufweisen. IgE spielt eine entscheidende Rolle bei allergischen Reaktionen des Typs I nach *Gell-Coombs*. Es sind anaphylaktoide oder sogenannte Sofortreaktionen (klassische Allergie)« (nach *23*) (*Abb. 20*).
Die Immunglobuline des E-Typs haften an Rezeptoren der Membranen von Mastzellen. Diese platzen und setzen Histamin und Gewebskinine frei, wodurch die typischen allergischen Symptome auftreten wie Erhöhung der Gefäßdurchlässigkeit, Rötung der Haut oder Schleimhaut, Asthmaanfälle u. a.
»Andere Arbeiten befassen sich mit den Immunkomplexen. Zahlreiche Patienten haben einen erhöhten Titer an Immunkomplexen; beispielsweise wurden Immunkomplexe des IgG-Typs bei schwerkranken Patienten während akuter Symptome gemessen (*196, 220, 247*). Immunkomplexe treten auch bei Autoimmunerkrankungen wie Lupus erythematodes und rheumatoider Arthritis auf.
Tierexperimentell wurden Immunkomplexe nachgewiesen an frühen rheumatoiden Gelenkveränderungen bei Kaninchen, die mit Kuhmilch gefüttert worden waren oder denen man Rinderserum injizierte (*67, 243, 261, 262*). Affen wurden mit L-Canavanin-Sulfat, einer nicht Protein-Konstituierenden Aminosäure, behandelt. Gewonnen wird Canavanin aus Leguminosen (z. B. Samen von Canavalia ensiformis); es ruft bei verschiedenen Pflanzen welke krankheitsähnliche Erscheinungen hervor (*54*). Bei den Affen entwickelten sich Symptome, die denen des Lupus erythemato-

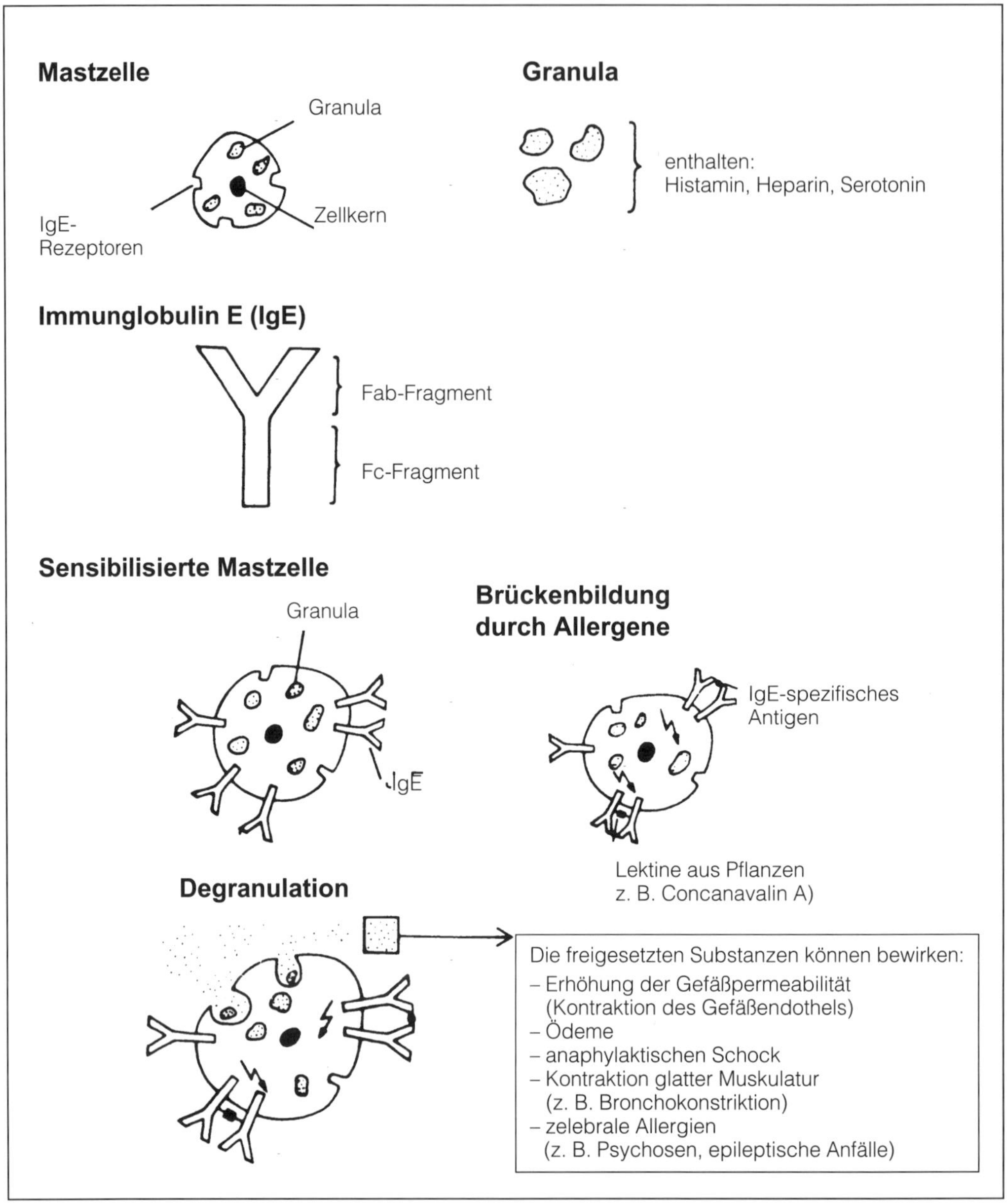

Abb. 20 Degranulation sensibilisierter Mastzellen bei der allergischen Sofortreaktion (übliches IgE-Schema, vom Autor leicht modifiziert).

des mit den entsprechenden immunologischen Veränderungen ähnlich waren (*211*).
Auch bei Arbeitern in einer Kunststoffabrik, die Vinylchlorid ausgesetzt waren, entstanden Immunkomplexkrankheiten (*373*). Weiterhin wurden Zusammenhänge aufgezeigt zwischen akuter Poststreptokokken-Glomerulonephritis (Immunkomplexkrankheit) und organischen Lösungsmitteln (*107, 186, 285*). Diese Überreaktionen des Immunsystems sind zur Gruppe der allergischen Reaktionen vom Typ III zu rechnen (*247*).

Signifikant häufig weisen Ratten mit experimentell erzeugter Immunkomplexkrankheit Immunkomplex-Depots im Plexus chorioideus in Verbindung mit begleitenden Verhaltensänderungen auf (*134, 143*). Dieses Ergebnis deutet auf eine mögliche Ursache für psychische Veränderungen hin, die bei einigen Patienten mit Lupus erythematodes oder anderen Autoimmunkrankheiten sowie auch bei Umweltkrankheiten beobachtet werden.
Einige Kliniker berichten von ungewöhnlich niedrigem IgA-Spiegel bei Patienten mit Nahrungsmittel- und/oder Chemikalienüberempfindlichkeiten (*22, 69, 226*). IgA ist das Immunglobulin, das Leber, Darm und Schleimhäute vor dem Eindringen von fremden Stoffen schützt. Niedrige IgA-Spiegel ermöglichen dem Antigen bzw. Allergen, leichter in den Blutkreislauf einzudringen, wodurch eine verstärkte Reaktion des Immunsystems im Sinne einer Sensibilisierung auftreten kann« (nach *23*).

Das intestinale Immunsystem

Der Mensch steht 24 Stunden am Tag unter der Wirkung dessen, was er verspeist (*383*). Die beim Verdauungsprozeß entstehenden Produkte können toxisch-allergische Reaktionen bewirken. Die Antigenbelastung an den Oberflächen des menschlichen Organismus ist unterschiedlich. Die Oberfläche der Haut beträgt durchschnittlich 2 qm, die innere Oberfläche der Lunge 80 qm und die des Darms 200 bis 300 qm.
Diese Zahlen zeigen, auf welch großer Fläche der Darm mit Antigenen aus der Umwelt interagiert. Die oral aufgenommenen Antigene sind hauptsächlich Nahrungsbestandteile und deren Abbauprodukte, Toxine, Parasiten und andere. Sekundär kann aber auch Material in den Verdauungstrakt gelangen, das inhaliert oder aspiriert wurde. Was die bakterielle Besiedelung anbelangt, so ist das Kolon der größten Antigenexposition ausgesetzt.

> Das Immunsystem des Darms ist das größte des menschlichen Organismus. Der Darm bildet die Hauptbarriere des Körpers gegen exogene Substanzen. Die Summe der mechanischen, humoralen, zellulären, immunologischen und nichtimmunologischen Schutzfaktoren der Darmschleimhaut wird als **Mukosablock** bezeichnet. Dieses Abwehrsystem kann weitgehend unabhängig vom systemischen Immunsystem reagieren (*Abb. 21*).

Antigenaufnahme durch die Darmschleimhaut

Beim Mukosablock handelt es sich nicht um eine unüberbrückbare Barriere. Es findet eine ständige Aufnahme von Antigenen durch das Epithel statt, vielleicht im Sinne von »Probeaufnahmen«. Die aufgenommenen Antigene können lokale und systemische Immunreaktionen auslösen. So ist im normalen Organismus der überwiegende Anteil der in Blut und Lymphe zirkulierenden Antikörper gegen Antigene der intestinalen Mikroflora gerichtet.
Die Darmschleimhaut ist für die Antigen-Makromoleküle aus Nahrungsmitteln mehr oder weniger durchlässig. Dadurch kann es unter verschiedenen Bedingungen (Entzündungen, Infektionen, Allergien) zu einer beträchtlichen Antigenaufnahme kommen. So können die normalerweise vorhandenen IgA-Antikörper überwältigt und eine normale Immunreaktion mit Auftreten von IgG-Antikörpern im Serum ausgelöst werden. Ist die vermehrte Antigenresorption von kurzer Dauer, werden die IgG-Immunkomplexe rasch aus der Blutbahn eliminiert und die Gesundheit wiederhergestellt. Bleiben die erhöhte Schleimhautpermeabilität und die Antigenexposition jedoch bestehen, wird die Fähigkeit des Körpers, die Immunkomplexe abzubauen, schließlich unterdrückt, und die Komplexe beginnen, über längere Zeit im Kreislauf zu persistieren. Dadurch erhöht sich das Risiko einer immunologischen Schädigung des Gefäßendothels und spezifischer Organe wie Nieren und Leber. Gefäßschädigungen können die Ursache einer nachfolgenden Vaskulitis sein, die jedes Organ befallen und eine erhebliche Morbidität nach sich ziehen kann.

Antigen- und Antikörperresorption bei Neugeborenen

Bevor sich der Darm des Neugeborenen mit Bakterien besiedelt, werden Antikörper vorgeburtlich diaplazentar sowie nach der Geburt enteral (Muttermilch enthält Antikörper) aufgenommen. In dieser Zeit (etwa 12 Monate)

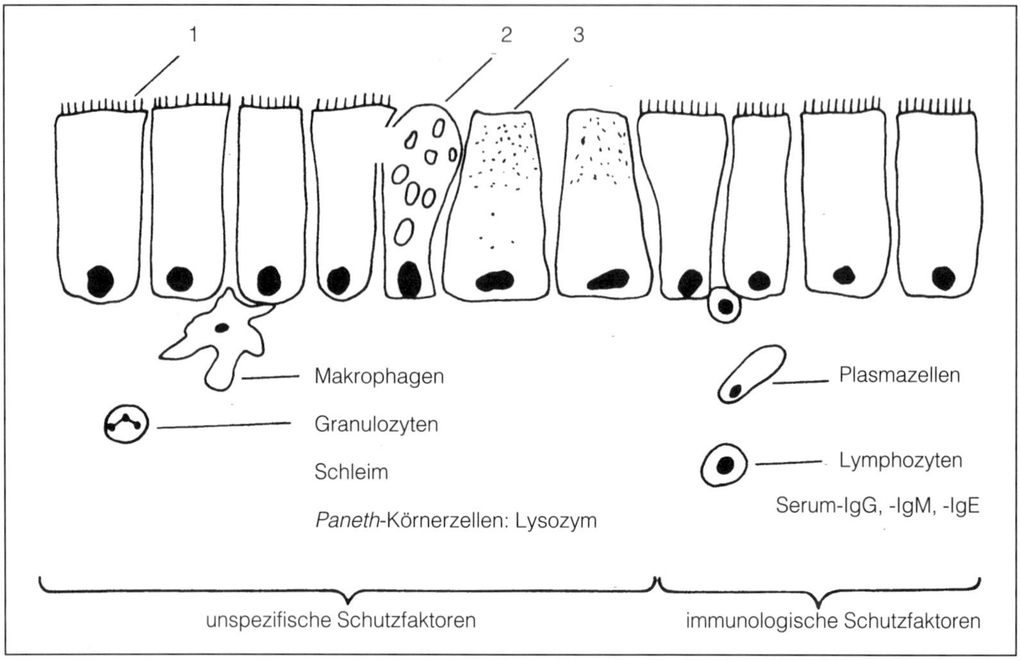

Abb. 21 Als intestinaler Mukosablock gilt die Summe unspezifischer und immunologischer Schutzfaktoren. Die Lamina epithelialis mucosae hat neben einer mechanischen Barrierewirkung weitere Abwehrfunktionen: Schleim, Lysozym, säure- und pepsinhaltiges Magensekret, Granulozyten, Makrophagen u. a. Manche Schutzfaktoren werden an der Oberfläche gebildet.
1 = einschichtiges, hochprismatisches Schleimhautepithel
2 = schleimbildende Becherzellen
3 = *Paneth*-Körnerzelle

hat die Darmmukosa eine erhöhte Durchlässigkeit. So lassen sich bei Neugeborenen gegen antigen definierte Nahrungsbestandteile höhere Serumantikörpertiter nachweisen als bei Säuglingen, die erst nach der Neonatalperiode oder gar im Alter von mehreren Monaten mit denselben Antigenen in Kontakt gekommen sind. Oral zugeführte Antigene können aber auch eine Immuntoleranz oder zumindest eine Hypoaktivität gegen diese Antigene hervorrufen. Eine derartige Reaktion wurde bisher für Oxazolon, Rinderserumalbumin, Ovalbumin und Schaferythrozyten nachgewiesen. Diese Toleranz wird vermutlich durch spezifische T-Suppressor-Zellen des intestinalen Immunsystems und auch durch spezifische humorale Faktoren hervorgerufen.

Lymphozyten der Darmwand

Die intraepithelialen Lymphozyten kehren vermutlich überwiegend wieder in die Lamina propria zurück, wenn sie nicht zusammen mit den Epithelzellen abgeschilfert werden. Ein direkter Nachweis der Auswanderung einer größeren Zahl von Lymphozyten ins Darmlumen ist bislang nicht gelungen. Die intraepithelialen Lymphozyten können in ihrer exponierten Position durch luminale Antigene aktiviert und möglicherweise spezifisch determiniert werden. Auf diese Weise könnten sie besonders zytotoxische Immunreaktionen auslösen und modulieren. Die Mehrzahl der intraepithelialen Lymphozyten entspricht dem Phänotyp von Suppressor-Zellen oder zytotoxischen Zellen. Die Aktivierung der T-Lymphozyten erfolgt wahrscheinlich an denselben Orten wie die der B-Zellen, und sie zirkulieren im Organismus in ähnlicher Weise.

Bei den entzündlichen Darmerkrankungen Zöliakie, Morbus Crohn und Colitis ulcerosa werden vermehrt intraepitheliale Lymphozyten gefunden, vielleicht als Zeichen einer verstärkten Immunreaktion. Das Schicksal der T-Lymphozyten in der Darmwand ist bislang unbekannt. Tierexperimentelle Untersuchungen der letzten Jahre zeigen, daß die T-Lymphozyten der Darmschleimhaut die lokalen B-Zellen zur Antikörperproduktion anregen. Hierbei wird die IgA-Synthese gefördert, die IgG- und IgM-Synthese aber unterdrückt.

Pathophysiologische Überlegungen zu chronischen Darmentzündungen

Es gibt zahlreiche Hinweise darauf, daß das mit dem Darm assoziierte Immunsystem weitgehend unabhängig vom übrigen Immunsystem wirkt. Die unspezifischen Enterokolitiden spielen sich vor allem in der Schleimhaut des Darmes ab, der größten Grenzfläche zwischen Innen- und Außenmilieu. Es ist anzunehmen, daß der Krankheitsprozeß wenigstens teilweise das Resultat der Wechselwirkung zwischen dem Organismus (endogene Faktoren) und seiner Umwelt (exogene Faktoren) ist, das zu strukturellen und biochemischen Veränderungen des Gewebes führt. Hierbei geht es um die Frage nach der Pathologie des intestinalen Mukosablocks bei den unspezifischen Enterokolitiden: Ist das lokale Immunsystem beteiligt, und spielt ein Defekt des Mukosablocks eine Rolle?

Grundsätzlich könnten mindestens drei unterschiedliche Immunreaktionen am Krankheitsprozeß in der Darmschleimhaut beteiligt sein:

- Reaktionen gegen Schleimhautbestandteile,
- Ablagerungen von Immunkomplexen in der Mukosa,
- zelluläre Reaktionen gegen exogene Antigene des Darmes.

Unkontrollierte Antigenaufnahme in die Peyer-Plaques

Die Mikro-Ulzerationen im Dom-Epithel der Peyerschen Plaques als Frühveränderung könnten zu einer unkontrollierten Antigenaufnahme in diese wichtigen immunologischen Kontaktorgane führen. Hieraus entstünde eine Überstimulation des lokalen Immunsystems mit einer Störung des lokalen Immungleichgewichtes bei unausgeglichener Immunglobulinproduktion und unproportionaler IgG- und IgE-Vermehrung (Plasma-»Dyskrasie«) (*243*).

Das Immunsystem der Schleimhäute (MALT)

Nach primärer oder sekundärer Aktivierung in den Peyer-Plaques sowie vermutlich auch in der Appendix vermiformis und in solitären Lymphknoten gelangen die antigenreaktiven B-Zellen (Lymphoblasten) in die mesenterialen Lymphknoten, in die Lymphe des Ductus thoracicus und den systemischen Blutkreislauf als Plasmablasten. Von dort besiedeln sie die Lamina propria der Dünn- und Dickdarmschleimhaut, aber auch der Bronchialschleimhaut und gelangen in die laktierende Brustdrüse (*selective localization* oder *homing*). Sie können auch rezirkulieren.

Wegen der weiten Verbreitung lymphoider Zellen mit spezifischen IgA-Antikörpern und der Möglichkeit der wechselseitigen Besiedelung von Schleimhäuten verschiedener Organe mit diesen Zellen gilt das sekretorische Immunsystem des Darmes (*gut associated lymphoid tissue* = GALT) als Teil eines gemeinsamen humoralen Immunsystems (*mucosa associated lymphoid tissue* = MALT). Zu diesem System gehören die lymphoepithelialen Strukturen der respiratorischen Schleimhaut (*bronchus associated lymphoid tissue* = BALT) und die der Milchdrüsen. Vermutlich umfaßt dieses System auch weitere Organe mit IgA-bildenden Plasmazellen, wie Speicheldrüsen oder Schleimhäute des Genitaltraktes. Teleologisch dient es der generalisierten Verbreitung lokal sensibilisierter immunkompetenter Zellen. Diese neigen offenbar dazu, an den Ort ihrer antigenen Aktivierung zurückzukehren, beispielsweise vom BALT zum BALT.

Besiedelung der Milchdrüsen mit immunkompetenten Zellen

Nach oraler Gabe nichtpathogener Stämme von Escherichia coli an stillende Frauen werden in der Milch Zellen mit spezifischen, gegen diese Bakterien gerichteten Antikörpern nachweisbar. Dieses Phänomen wird vor allem auf die Besiedelung der Mammae durch immunkompetente Zellen aus dem Darm oder aus mesenterialen Lymphknoten zurückgeführt; geprägt wurde deshalb der Begriff der »enteromammären Achse«. Eine Reaktion auf eine periphere Immunisation hin ist aber auch möglich. Nach subkutaner Injektion einer Choleravakzine kann in Milch und Speichel der Titer sekretorischer Antikörper zunehmen.

▶ Literatur siehe Seite 250

III. Diagnostik

5 Diagnostik

Anamnese und Laboruntersuchungen

Immer häufiger kommen Patienten mit Beschwerden zum Arzt, die zumindest teilweise ihre Ursache in der Belastung mit Umweltfaktoren haben. Dabei sind die Erscheinungsformen dieser Krankheiten und die Beschwerden äußerst unterschiedlich und sehr individuell ausgeprägt. Erfreulicherweise kann der Patient relativ häufig selbst einen bestimmten Umwelt- und Ernährungsfaktor als Grund für seine Beschwerden ausmachen. Die Diagnose wird jedoch in dem Maße schwieriger, in dem die spezielle Umweltbelastung mehr und mehr Organsysteme betrifft. Die Symptome können dann akut, chronisch oder zumindest rezidivierend sein, sie können Schwankungen unterliegen, manchmal sogar von der Jahreszeit abhängig sein.

Um umweltunabhängige Erkrankungen nicht zu übersehen, muß einer umweltmedizinischen Diagnostik auf jeden Fall eine gründliche medizinische Untersuchung im herkömmlichen Sinne vorausgehen. Wenn diese keine Diagnose ergibt, beginnt das Puzzlespiel. Denn das Spektrum der umweltbedingten Krankheiten ist breit.

Die Behandlung beginnt mit einer klassischen medizinischen und psychologischen Anamnese. Es folgen die körperlichen Untersuchungen und Routinelabortests. Weitere Laboruntersuchungen umfassen:

- Schadstoffanalysen (Lösungsmittel, PCBs, PCP, Pestizide)
- Immunologische Untersuchungen (zelluläres Immunprofil, IgE, IgG-Antikörpertests mittels EIA gegen Chemikalien, Schimmelpilze und Nahrungsmittel)
- Intrakutantestung mit unkonservierten Testlösungen
- Bestimmung von Mineralstoffen, Spurenelementen und Vitaminen
- Mikroskopische Untersuchung des Hausstaubes auf Milben und Schimmelpilze.

Bei vorwiegend neurologisch-psychiatrischen Symptomen werden auch die Polyamine wie Histamin, Spermin und Spermidin bestimmt (*50*).

Spermidin-Messung

Die Spermidin-Messung im Vollblut ist ein zuverlässiger Test, um degenerierende und regenerierende Gewebe (insbesondere des Gastrointestinaltraktes) zu erkennen. Spermidin ist ein basisches Amin, welches im Körper für die Synthese von Nukleoproteiden benötigt wird. Moleküle dieses Amins liegen längs der Kanten der Doppelhelix im Nukleoproteid und neutralisieren die Phosphatgruppen, um ein korrektes Wachstum zu ermöglichen. Wenn Zellen oder Proteine im Körper zunehmen, steigt der Spermidinwert im Blut über den normalen Ruhewert von 0,9 µg/ml an. Es gibt physiologische Ursachen, die den Spermidinwert steigen lassen, beispielsweise Schwangerschaft, Regenerierung der roten Blutkörperchen und Reparatur von Muskelzellen nach starker sportlicher Anstrengung. Die wesentlichen pathologischen Zustände, die einen hohen Spermidinwert verursachen, sind

- sich regenerierende Leberzellen nach einer akuten Vergiftung,
- Colitis ulcerosa,
- ein wachsender Tumor.

Das bedeutet, daß ein erhöhter Spermidinspiegel das erste Anzeichen eines Krebsgeschehens im Körper sein kann.

Bei vielen Krebspatienten wurde beobachtet, daß die hohen Spermidinkonzentrationen auf einen normalen Wert zurückgingen, wenn die Patienten die Einnahme von Vitamin C auf 10 und mehr Gramm pro Tag erhöhten. Auch andere biochemische Werte wurden dadurch positiv beeinflußt, beispielsweise der während der Erkrankung hohe CEA-Wert (carcinoembryonales Antigen) und ein während einer Krebserkrankung ebenfalls hoher Magnesiumwert im Haar.

Krankheitsbilder, die mit niedrigen Spermidinwerten im Blut einhergehen, sind einige Arten von Gedächtnisverlust, z. B. bei Vergiftungen mit Chlorkohlenwasserstoffen (Hexachlorophen) und Vitaminmangel, beispielsweise der Vitamin-B_6-Mangel bei Pyrrolurie. Pyrrolurie ist ein idiopathischer Mangel an Zink und Vitamin B_6, der nach aller Erfahrung – bis jetzt wurden etwa 5000 Pyrrolurie-Patienten behandelt – häufig zu Krebs führt, wenn er nicht rechtzeitig erkannt und bekämpft wird (*151*).

Spezifische Immunglobuline (IgE, IgG)

Allgemeines

Allergie trotz niedrigen Gesamt-IgE-Spiegels

Immer noch wird zum Ausschluß einer Allergie lediglich der Gesamt-IgE-Spiegel bestimmt. Allergien sollten jedoch durch genaue Anamnese und die Bestimmung von spezifischen Antikörpern ausgeschlossen werden. Trotz niedriger Gesamt-IgE-Werte (unter 100 I.E.) sind heftige allergische Reaktionen unter Bildung von spezifischen Antikörpern des Typs IgE bis zu einer Reaktionsstärke der Klasse 3 und 4 möglich. Eigene Untersuchungen ergaben folgendes:
Von den Patienten mit einer Gesamt-IgE-Konzentration zwischen 50 und 100 I.E. hatten 13,3 % spezifische IgE-Antikörperwerte der Klasse 2, 4,2 % der Klasse 3 und 0,64 % der Klasse 4. In der Gruppe unter 50 I.E. hatten 8,6 % der Patienten eine Reaktion der Klasse 2 und 0,5 % der Klasse 3 (*128, 313*).
Beim RAST-Test werden Immunglobuline mit einem radioaktiven Marker versehen.
Die RAST-Klassen umfassen vier Gruppen. Die Klasse 1 beschreibt leicht positive Reaktionen, während die Klasse 4 eine stark immunologische Abwehr darstellt.
Im Gegensatz zum RAST-Test verzichtet man bei modernen immunologischen Untersuchungen auf radioaktive Marker und arbeitet mit enzymimmunologischen Farbreaktionen.

Dominierende IgG-Antikörper

> Wenn der Organismus IgG-Antikörper gebildet hat, sind diese die dominierenden spezifischen Antikörper. Die dominierenden IgG-Antikörper behindern die Bestimmung gleichzeitig vorhandener IgE-Antikörper mit gleicher Spezifität durch kompetitive Hemmung.

IgG-Antikörper haben eine Halbwertszeit von drei Wochen. Patienten, die verschiedene Nahrungsmittel über mehrere Monate meiden, reagieren deshalb zunächst oft nicht, wenn sie die Nahrungsmittel wieder zu sich nehmen. Die Symptome treten erst nach wiederholter Nahrungsaufnahme erneut auf; entscheidend ist auch die Menge der aufgenommenen Nahrungsmittel.
Nicht IgE-vermittelte Nahrungsmittelallergien kommen bei Kindern unter fünf Jahren gewöhnlich nur selten vor. Hier ist allein die Bestimmung spezifischer IgE-Werte sinnvoll (*212*). Im Institut für Umweltkrankheiten werden Antikörperbestimmungen (IgG) erst ab dem 4./5. Lebensjahr durchgeführt.

> Wichtig ist die Erfassung spezifischer Antikörper der IgG-Klasse vor allem in der Diagnostik und Voraussage der Erkrankungen vom Typ III der immunologischen Reaktionen nach *Coombs* und *Gell*, beispielsweise bei der exogen-allergischen Alveolitis und bei allergischen bronchopulmonalen Mykosen.

Bei IgE-vermittelten allergischen Erkrankungen vom Soforttyp spielen gelegentlich auch die IgG-Antikörper eine gewisse Rolle. Einerseits können sie die IgE-Bindung an die Effektorzellen (aber auch in den Testsystemen, z. B. RAST) hemmen, andererseits wird ihre Produktion durch die Immuntherapie (Hyposensibilisierung) absichtlich stimuliert (*Abb. 22*).
Abbildung 23 zeigt die Häufigkeit positiver Befunde bei der IgG-Diagnostik auf Schimmelpilze, Nahrungsmittel und Gewürze. Die Untersuchungen wurden in Kooperation mit Herrn *Dr. H.-J. Jacobsen* (Immuno Lab, Kassel) durchgeführt. Am häufigsten ergaben sich positive Resultate gegen Candida albicans (95 %). Es folgen die Schimmelpilze Penicillium notatum (79 %) und Aspergillus oryzae (83 %). Abwehrreaktionen gegen Aspergillus oryzae sind deshalb interessant, weil das in vielen Backmischungen enthaltene Enzym α-Amylase über Aspergillus-oryzae-Kulturen hergestellt wird. Allergische Kreuzreaktionen gegen die üblichen Backwaren sind daher häufig anzutreffen. Im Bereich der Nahrungsmittel dominierten die Reaktionen gegen Hühnerei, Kuhmilchprotein und Weizenmehl.

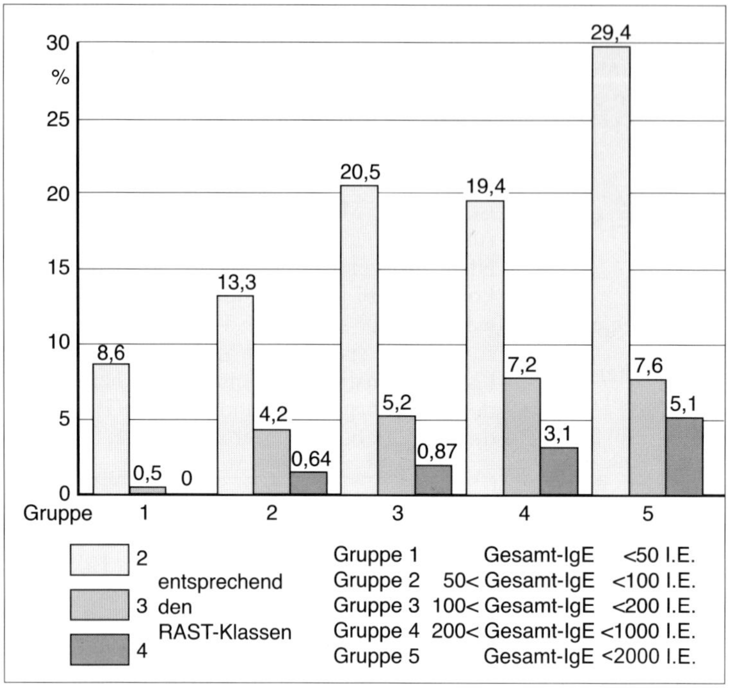

Abb. 22 Darstellung der Gesamt-IgE-Konzentrationen im Serum im Vergleich zu den RAST-Klassen. (nach *Runow, K.-D., Kalden, S.*: Trotz niedriger IgE-Werte ist eine Allergie möglich. Ärzte Z. 30.9.1992).

Schimmelpilze	
Penicillium notatum	79%
Cladosporium herbarum	60%
Candida albicans	95%
Alternaria tenuis	38%
Botrytis cinerea	13%
Penicillium brevicompactum	18%
Bierhefe	15%
Backhefe	31%
Aspergillus oryzae	83%
Nahrungsmittel	
Eiklar	29%
Kuhmilchprotein	24%
Weizenmehl	16%
Maismehl	7%
Tomate	10%
Schweinefleisch	2%
Rindfleisch	3%
Karotte	6%
Kartoffel	2%
Guarkernmehl	6%
Eigelb	16%
Gewürze	
Anis, Curry, Kümmel, Knoblauch	14%
Muskat, Paprika, Pfeffer, Senf	13%

Abb. 23 Häufigkeit des Nachweises von spezifischem IgG (n~500)

Antikörper bei allergischen Sofortreaktionen

Außerdem erscheinen die IgG als kurz wirksame Antikörper der allergischen Sofortreaktion (IgG-STS = IgG *short-term sensitizing antibody*) oder als Antikörper einer allergischen Reaktion vom verzögerten Typ bei Nahrungsmittel- und Insektengiftallergien (*74*).
Auch bei chronischen Hauterkrankungen (z. B. Neurodermitis) ist die Immunglobulindiagnostik ein wichtiges Untersuchungskriterium (*387*). Histamin als wichtiger Mediator einer IgE-bedingten Reaktion bildet wohl die Hauptursache für den intensiven Juckreiz. Berücksichtigt man die »spätauftretenden« IgE-abhängigen Reaktionen, dann könnten andere von Mastzellen und Basophilen freigesetzte Mediatoren, besonders Produkte des lipoxygenaseabhängigen Stoffwechsels im Arachidonsäure-Metabolismus, eine wichtige Rolle bei der Entstehung des entzündlichen Exsudates spielen.
Auch können pathogene IgE- und IgG-Immunkomplexe durch Komplementaktivierung Entzündungsmediatoren freisetzen.

Inhalationsallergene bei Neurodermitis

Dem Mechanismus der »kutanen basophilen Hypersensitivität« gegenüber Inhalationsallergenen (Pollen, Milben, Schimmelpilze) muß aufgrund neuerer Befunde in Zukunft eine größere pathogenetische Bedeutung beigemessen werden. *Mitchell* und Mitarbeiter und andere haben gezeigt, daß die epikutane Applikation von Inhalationsallergenen (z. B. Milben und Pollen) auf zum Teil erst abradierter Haut von Neurodermitis-Patienten zu einer ekzematösen Spättyp-Reaktion führen kann.
Gerade die Entdeckung von IgE-Molekülen auf epidermalen Langerhans-Zellen bei Patienten mit Neurodermitis atopica (*Bruynzell-Koomen* 1986) bietet eine gute Erklärungsmöglichkeit für diese positive Epikutantest-Reaktion der Neurodermitiker auf Inhalationsallergene. Die Langerhans-Zellen können somit die Brücke zwischen Typ I und Typ IV der Allergiemechanismen schlagen (*74, 387*).

Anti-IgE-Autoantikörper

Anti-IgE-Autoantikörper bilden in vivo Immunkomplexe und verhindern somit die präzise Bestimmung von IgE (*Stadler* u. Mitarb., Universität Graz).
Eine zusätzliche IgG-Bestimmung kann deshalb weitere Informationen über eine Sensibilisierung liefern.
Bei atopischer Dermatitis spekuliert man über eine verminderte zellvermittelte Immunität durch Anti-IgE-IgE-Immunkomplexe. Die Höhe der IgE-Spiegel korreliert nicht mit der Schwere der Hautläsionen oder respiratorischer Symptome.

Das Untersuchungsprogramm

Nicht nur in der wissenschaftlichen Forschung kommt der Immunglobulin-Diagnostik große Bedeutung zu, auch in der umweltmedizinischen und allergologischen Praxis kommt sie bei der Diagnostik von Inhalations- und Nahrungsmittelallergien immer häufiger zum Einsatz.
Für ein IgG-Antikörper-Screening schlagen wir folgende Nahrungsmittel, Schimmelpilze und Gewürze vor (*336*):

IgG-Screening

- **Nahrungsmittel**
  Eiklar, Eigelb, Kuhmilchprotein, Weizenmehl, Maismehl, Tomate, Schweinefleisch, Rindfleisch, Karotte, Kartoffel, Guarkernmehl
- **Gewürze**
  Anis, Curry, Kümmel, Knoblauch, Muskat, Paprika, Pfeffer, Senf
- **Schimmelpilze**
  Penicillium notatum, Cladosporium herbarum, Alternaria tenuis, Botrytis cinerea, Penicillium brevicompactum, Bierhefe, Backhefe, Aspergillus oryzae, Candida albicans

Ferner schlagen wir als IgE-Antikörper-Screening folgende Allergenkombinationen vor (*336*):

IgE-Screening

- **Schema 1 (mini-screen)**
  Gräser Frühblüher
  Gräser Spätblüher
  Bäume Frühblüher
  Birke
  (Milben, Katze, Hund)
  Buche
  Nußmischung (Erd-, Hasel-, Para-, Kokosnuß, Mandel)
  Kindernahrung (Milch, Weizenmehl, Ei, Soja, Erdnuß)
  Formaldehyd
  Isocyanat
  (TDI, MDI, HDI)
  Ficus sp.
  Inhalationsallergene
  Schimmelpilze

- **Schema 2 (multi-screen)**

GS11	Gräser Frühblüher
GS14	Gräser Spätblüher
T2	Grau-Erle
T3	Warzenbirke
T4	Haselnuß
T5	Buche
G12	Roggen
G14	Hafer
W9	Spitzwegerich
W6	Beifuß
W31	Raps
W32	Kamille
E1	Katzen-Epithelien
E2	Hunde-Epithelien
D1	Dermatophagoides pteronys.
D2	Dermatophagoides farinae
MS1	Schimmel M1, M2, M3, M6
M5	Candida albicans
FS16	Leguminosen (Erbse, Erdnuß, Soja, Bohne, Linse)
FS17	Getreidemischung 1 (Weizen, Roggen, Gerste, Dinkel)
FS18	Getreidemischung 2 (Buchweizen, Mais, Hirse, Amaranth, Quinoa)
FS19	Mischobst (Apfel, Birne, Pfirsich, Kirsche)
FS20	Korbblütler (Distel, Sonnenblume, Kopfsalat, Estragon)
FS73	Gewürzmischung 1 (Liebstöckel, Kümmel, Fenchel, Anis)
FS74	Gewürzmischung 2 (Majoran, Thymian, Basilikum, Pfefferminze)
F1	Hühnereiweiß
F2	Milch
F3	Dorsch
F9	Reis
F17	Haselnuß
F26	Schweinefleisch
F27	Rindfleisch
F35	Kartoffel
F45	Bäckerhefe
F74	Kaffee
F75	Eigelb
F79	Gluten
F86	Petersilie
F90	Schwarzer Pfeffer
F105	Schokolade

- **Schema 3 (Umweltallergene)**
  Isocyanat (TDI, MDI, HDI)
  Äthylenoxid
  Phthalsäureanhydrid
  Formaldehyd
  Ficus sp.
  Trimellithsäure (TMA)
  Chloramin T
  Latex
  PcP
  Lindan
  Pyrethroide

Mini-Screen ist ein kleines Untersuchungsprogramm mit Mischscheiben. Das sind Testplättchen zur immunologischen Untersuchung, die mehrere Allergene gebunden haben. Da diese Mischuntersuchungen gelegentlich fehlerbehaftet sind, raten wir zu Untersuchungen mit den Einzelallergenen.
Ein ausführliches Verzeichnis der Testlösungen ist im Anhang aufgeführt (s. S. 228).

Schadstoffanalyse

Chlorierte Kohlenwasserstoffe

Im umweltmedizinischen Untersuchungsprogramm dürfen die chlorierten Kohlenwasserstoffe nicht fehlen. Besonders die polychlorierten Biphenyle, das Pentachlorphenol und das Hexachlorbenzol sind Substanzen, die mittlerweile als *German marker* bezeichnet werden. Die Substanzen sind im internationalen Vergleich in deutschen Blutproben besonders hoch.

Bei der Diagnostik kommen die Kapillar-Gaschromatographie und die Elektroneinfangmethode, bei der Lösungsmittelanalytik ferner die Massenspektrometrie zum Einsatz.

In den Untersuchungsgängen ist die Probenaufbereitung eine extrem wichtige Angelegenheit. In den letzten Jahren ließen wir zahlreiche Untersuchungen in verschiedenen Labors durchführen, wobei es zum Teil zu erheblichen Differenzen bei den Untersuchungsergebnissen kam. Von namhaften Labors in der Bundesrepublik werden bei den PCBs Durchschnittswerte von 1–2 ng/ml Blut angegeben. Der Mittelwert der Proben aus dem Institut für Umweltkrankheiten, die in einem amerikanischen Labor untersucht wurden, lag bei 4,3 ng/ml Blut. Eine Analyse der Universität Kassel kommt bei einer Untersuchung von 73 Proben auf eine Durchschnittsbelastung von 3,54 ng/ml. Das Patientengut entstammte dem Institut für Umweltkrankheiten in Bad Emstal und war damit nicht repräsentativ. Die Patienten hatten das Institut jedoch nicht primär wegen einer PCB-Intoxikation aufgesucht.

Seit zwei Jahren fördert das Institut für Umweltkrankheiten eine Forschungsarbeit an der Universität Kassel. Im Fachbereich Analytische Chemie werden Blutproben auf polychlorierte Biphenyle unter besonderer Berücksichtigung der coplanaren PCBs untersucht. Die Untersuchungen werden unter Leitung von Herrn Prof. *Harun Parlar* und von Dipl.-Biologin *Susanne Schnitzerling* durchgeführt.

Polychlorierte Biphenyle (PCB)

Als derzeit wichtigste Umweltschadstoffe bezeichnete *Muskat* (*120, 230*) die polychlorierten Biphenyle. Er berichtet von Untersuchungen der Muttermilch von Türkinnen. Unmittelbar nach ihrer Ankunft in Deutschland enthielt die Muttermilch DDT, aber keine PCBs. Nach einigen Monaten ging der DDT-Gehalt zurück, statt dessen ließen sich PCBs nachweisen. *Gaby* und *Bernd Guzek* schildern den aktuellen Stand der PCB-Problematik in der Zeitung für Umweltmedizin (*129*).

Die PCBs (*Abb. 24*) gehören zu den chlorierten Kohlenwasserstoffen und sind gesundheitsschädigende Substanzen mit geringer biologischer Abbaubarkeit. Sie zeichnen sich aus durch ihre Lipophilie, thermische Stabilität und Resistenz gegenüber Säuren, Alkalien, Oxidation und Hydrolyse.

Da PCB nicht mehr produziert wird, geht das Ausmaß der Belastung am Arbeitsplatz erwartungsgemäß zurück und beschränkt sich auf den Entsorgungsbereich. In *Tabelle 16* sind die geltenden arbeitsrechtlichen Bestimmungen zusammengefaßt (*297b*).

Vorkommen. Ursprünglich wurden PCBs eingesetzt als Weichmacher in Kunststoffen, in Isoliermaterial, Imprägniermitteln für Holz und Papier, als Stabilisator in Farben und Lacken sowie als Flammschutzmittel. PCB-Raumluftbelastungen können auch aus undichten Kondensatoren in Neonlampen resultieren. Die Exposition des Menschen erfolgt vorwiegend durch die Nahrung (*Abb. 25*), in geringerem Maße durch Atemluft, Körperpflegemittel, Bekleidung und berufliche Exposition. Wenn PCBs in höheren Konzentrationen in salbenförmigen Kosmetika vorhanden sind, kann durch die Resorption über die Haut bei längerem Kontakt eine erhöhte Belastung eintreten. Die Luft stellt selbst in belasteten Gebieten wie dem Ruhrgebiet keine bedeutende Quelle der PCB-Aufnahme dar (*297f*).

PCB-Konzentrationen im Fettgewebe von Kindern sind in den letzten Jahren weiterhin angestiegen. Die Kinder in der Bundesrepublik haben bereits höhere PCB-Konzentrationen im Fettgewebe als Erwachsene in zahlreichen anderen hochentwickelten Industriestaa-

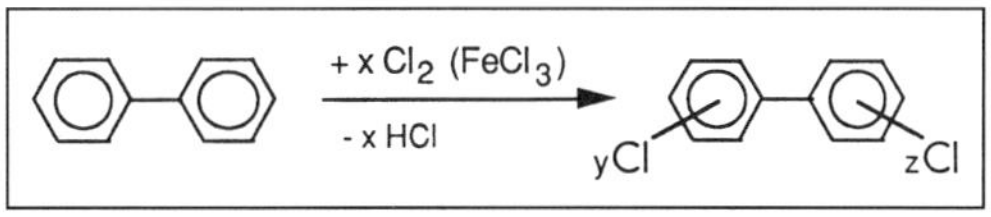

Abb. 24 Strukturformel der polychlorierten Biphenyle; Synthese aus Biphenyl nach Einleiten von Chlorgas unter Zuhilfenahme des Katalysators Eisenchlorid.

Tab. 16 MAK-Werte und andere Sicherheitsdaten von PCB

MAK-Wert:	1,0 mg/m^3 = 0,10 ml/m^3 (ppm)	Chlorgehalt 42 %
	0,5 mg/m^3 = 0,05 ml/m^3 (ppm)	Chlorgehalt 54 %
Spitzenbegrenzung:	Kat. III	(10fache MAK für 30 min)
Krebserzeugend:	Gruppe III B	(begründeter Verdacht auf krebserzeugendes Potential)
Hautresorption:	H	(leichte Aufnahme über die Haut)
Schwangerschaft:	B	(Risiko der Fruchtschädigung auch bei Einhaltung der MAK-Werte)
Kennzeichnung:	Gefahrensymbol Xn	(mindergiftig)
R-Sätze: 33		(Gefahr kumulativer Wirkung)
S-Sätze: 33		(Abfälle und Behälter müssen in gesicherter Weise beseitigt werden)

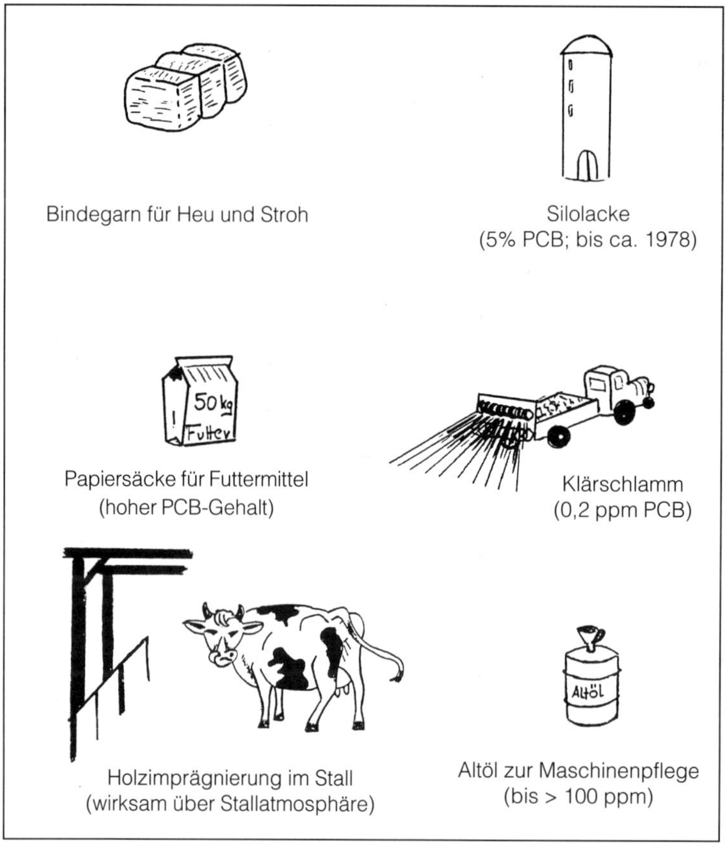

Abb. 25 Mutmaßliche PCB – Quellen für die Spitzenbelastung der Kuhmilch (*A. Lenhoff,* Bad Emstal).

ten wie Japan, Großbritannien, Neuseeland oder Kanada. Die höchsten Konzentrationen wurden für die Gesamt-PCBs bestimmt, gefolgt von der DDT-Gruppe, HCB, den HCH-Isomeren und Cyclodienen. Das Muster der chlorierten Kohlenwasserstoffe (außer PCB) hat sich seit 1982 nicht verändert (*354*).

Die Fettaffinität nimmt mit dem Chlorierungsgrad zu. Der Bioakkumulationsfaktor für Fisch wurde auf 12 bis 46 für Monochlorbenzol und auf über 44 000 für Hexachlorbenzol geschätzt (*71f*).

Vergleicht man den Gehalt verschiedener Organochlorverbindungen im Humanfett, ist die

Tab. 17 Rückstände verschiedener Organochlorverbindungen in Humanfett (aus: *Haase, A.:* Zur Problematik der Quantifizierung ausgewählter Chlorkohlenwasserstoffe in menschlichen Blut- und Urinproben, Dissertation, GH Kassel)

			Durchschnittswerte (mg/kg)					
		Anzahl der Proben	pp' DDE	pp'DDT	Dieldrin	HCB	HCH gesamt	PCB
Belgien	1975	60	6,5	1,52	0,26	1,36	0,76*	0,91
Canada	1972	168	2,095	0,439	0,069	0,06	0,065	0,91
Deutschland (West)		282	4,4	1,1	0,14	5,6	0,99	8,3
Griechenland		50	7,86	1,99	0,23	3,84	0,98**	
Japan	1974	30	2,91	0,68			2,36	1,04
Nordirland	1975	11	1,60	0,34	0,10	0,15	0,45	
Spanien	1977	40	2,268	1,781	0,150		0,062	
Schweiz	1971–72	12	3,8	1,6	0,29	1,9	0,90	1,0
England	1976–77	236	5,1	0,21	0,11	0,19	0,33	0,7
USA	1973–74	898	2,1		0,15		0,21*	
Neuseeland	1973	51	4,4	0,46	0,21	0,31	0,49	0,82
Dänemark	1972–73	78	3,7	0,6	0,12			3,8

* gemessen als β-HCH; ** gemessen als Lindan

durchgehend hohe Kontamination mit DDE, PCB und HCB in Deutschland auffällig (*Tab. 17, 130c*).

Es wird vermutet, daß die hohe PCB-Belastung der Robben eine wesentliche Ursache für das Robbensterben 1988 war. Die Kadaver der verendeten Tiere waren so hoch mit PCB und Quecksilber belastet, daß sie als Sondermüll behandelt werden mußten. Die Konzentrationen von Dioxinen lagen bei bis zu 240 µg/kg Fettgewebe. Der Grenzwert beträgt 1 pg/kg (*71e, 297d*).

> Solange die Chlorkohlenwasserstoffe im Fett gespeichert und damit für den Körper nicht direkt verfügbar sind, gelten sie als ungefährlich. Erst bei Abbau des Fettdepots gelangen sie als Giftstoffe zu den einzelnen Organen, wo sie vor allem Nervensystem, Leber und Nieren schädigen. Im weiblichen Organismus gehen Rückstände auf die Feten und in die Muttermilch über.

Verschiedene Untersuchungen der Muttermilch bestätigen die teilweise hohe Kontamination mit Organochlorhalogenen. Als Rückstände wurden DDT und seine Metaboliten, in geringerer Konzentration HCH-Isomere, Dieldrin und Heptachlorepoxid gefunden.

Der Einsatz von PCB ist in der Bundesrepublik seit 1978 nur noch auf »geschlossene« Systeme beschränkt (Verwendung in Transformatoren, Kondensatoren und Hydraulikanlagen). Dennoch gelangen erhebliche Mengen mit dem Abwasser in die Umwelt (*98*).

Aufgrund der lipophilen Eigenschaften reichern sich PCBs über die Nahrungskette (z. B. Milch und Fischprodukte) im menschlichen Fettgewebe und in der Muttermilch an (*Tab. 18:* Werden zwölf Peaks zur Quantifizierung herangezogen, zeigt sich eine besonders starke Belastung der Muttermilch in Italien,

Tab. 18 Polychlorierte Biphenyle in der Muttermilch – internationaler Vergleich.
Die Schraffierung der Säulen gibt an, wieviel Peaks zur Quantifizierung benutzt wurden.
(A = Österreich, B = Belgien, DK = Dänemark, D = Bundesrepublik Deutschland, SF = Finnland, I = Italien, NL = Niederlande, N = Norwegen, PL = Polen, S = Schweden, CH = Schweiz, UK = England, YU = Jugoslawien, CA = Kanada, ISR = Israel, JP = Japan).
(*Haase, A.:* Zur Problematik der Quantifizierung ausgewählter Chlorkohlenwasserstoffe in menschlichen Blut- und Urinproben. Dissertation, Kassel)

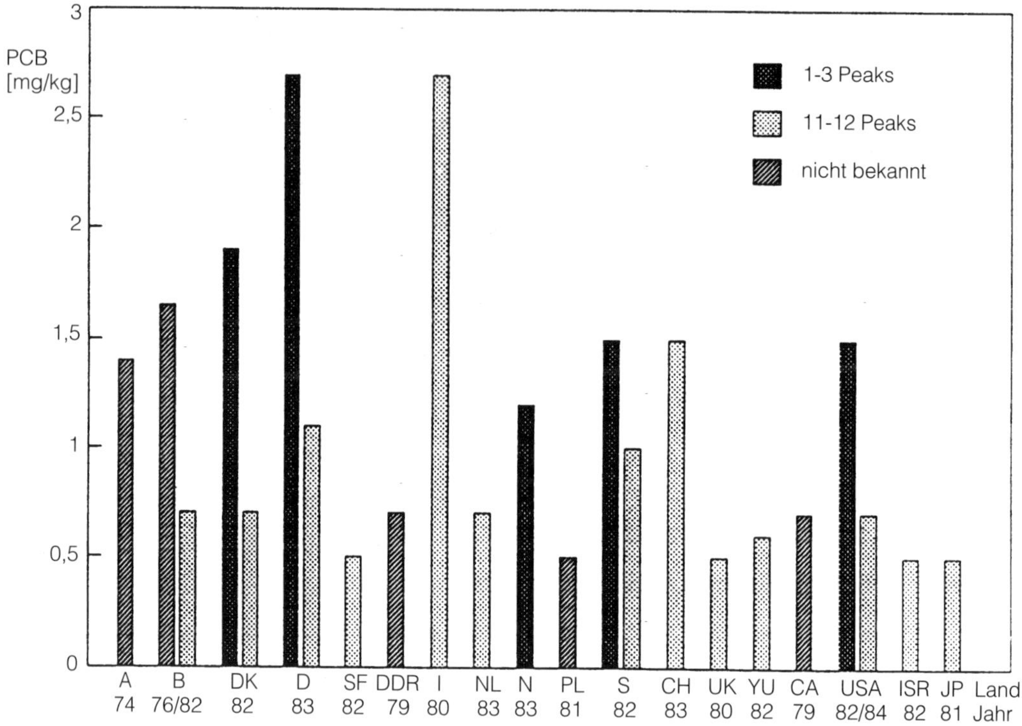

der Schweiz und, analog zur Kontamination des Fettgewebes in Deutschland). Dort liegen die Werte 100- bis 200mal höher als im Serum. In Japan (1974) und den USA (1978) wurden Produktion und Verwendung beendet.
1983 hat der einzige deutsche PCB-Hersteller, die Bayer AG, die Produktion des Giftes eingestellt. 1989 wurde ein PCB-Verbot beschlossen, mit Übergangsfristen bis zum Jahr 2000 (*297c*).
In *Tabellen 19* bis *21* sind die PCB-Gehalte verschiedener Lebensmittel und die mittlere tägliche PCB-Aufnahme mit der Nahrung dargestellt.

Biochemische Wirkungen. Untersuchungen belegen eine Beeinflussung der Fruchtbarkeit und der Immunantwort sowie die Induktion von Lebertumoren durch PCB im Kaninchenmodell (*167*). *Raulf* und *König* (*284*) berichten über verschiedene immunmodulierende Wirkungen von PCB: 3,3′,4,4′-TCB führt beispielsweise zu einer meßbaren Thrombozytenaggregation (*Abb. 26*).
Wird die Aggregationsstärke, die durch Thrombin (2,5 U/ml) erreicht wurde, mit 100 % gleichgesetzt, so erreicht 3,3′,4,4′-TCB (0,6 µM) etwa 80 % der Aggregation des Thrombins. Alle anderen getesteten PCBs führen ebenso wie Methanol, das zur Kontrolle verwendet wurde, zu keiner meßbaren Thrombozytenaggregation.
Die Freisetzung von Serotonin (5-Hydroxytryptamin) wurde durch 3,3′,4,4′-TCB ebenfalls er-

Tab. 19 Gesamt-PCB-Gehalt (PCB 153mal Faktor 10) pflanzlicher Lebensmittel in mg/kg Frischsubstanz (nach DFG. Aus *Riesenberg, H.* et al.: PCB – begrenzter Nutzen, grenzenloser Schaden. Verein für Umwelt- und Arbeitsschutz e.V., Bremer Umweltberatung)

Lebensmittel	Probenanzahl	Median	X_A
Hülsenfrüchte	115/115	0,01	0,01
Gemüse	3970/3603	0,005	0,005
Kartoffeln	121/81	0,005	0,003
Pilze	31/25	0,005	0,004
Obst	5392/5147	0,005	0,005
Honig	143/117	0,005	0,004
Tee	219/212	0,005	0,005
Säuglingsnahrung	119/109	0,005	0,004
Gewürze	297/290	0,005	0,005
pflanzliche Fette/Öle	52/33	0,01	0,013
Margarine	17/8	0,01	0,013

Tab. 20 Gesamt-PCB-Gehalt (PCB 153mal Faktor 10) tierischer Lebensmittel in mg/kg (nach DFG. Aus *Riesenberg, H.* et al.: PCB – begrenzter Nutzen, grenzenloser Schaden. Verein für Umwelt- und Arbeitsschutz e. V., Bremer Umweltberatung)

Lebensmittel	Probenanzahl	Median	X_A
Rindfleisch	68/46	0,01	0,067
Rind-Innereien	51/19	0,149	0,267
Rinderfett	167/122	0,01	0,064
Kalbfleisch	27/18	0,01	0,092
Kalb-Innereien	33/19	0,01	0,265
Schweinefleisch	61/45	0,01	0,069
Schweine-Innereien	32/21	0,01	0,062
Schweinefett	30/29	0,01	0,065
Hühnerfleisch	25/23	0,01	0,012
Fleischerzeugnisse	170/136	0,01	0,036
Wurstwaren	112/87	0,01	0,062
tierische Fette/Öle	77/53	0,01	0,235
Haarwild	104/78	0,01	1,202
Hühnereier	59/46	0,01	0,009

höht. Verschiedene Stimuli wie Ca-Ionophor A 23187, Thrombin und Natriumfluorid bewirken bei Thrombozyten eine Aktivierung der 12-Lipoxygenase und eine daraus resultierende Freisetzung des Lipidmediators 12-Hydroxy-eicosa-tetraensäure (12-HETE). Die Inkubation von Thrombozyten (20 Minuten bei 37 °C) mit PCB führte auch zur Generierung von 12-HETE, wobei insbesondere das symmetrisch gebaute 3,3′,4,4′-TCB eine signifikante Erhöhung der 12-HETE-Freisetzung hervorruft. Eine Kombination der einzelnen PCB miteinander führt dann zu einer synergistischen Steigerung der 12-HETE-Freisetzung, wenn eine Kombination mit dem 3,3′,4,4′-TCB erfolgt.

Schließlich wird beschrieben, daß die Zahl aktivierter T-Zellen ansteigt (Steigerung der

Tab. 21 Abschätzung der mittleren täglichen PCB-Aufnahme mit der Nahrung in der BRD (Berechnung nicht bekannt) (nach *Kortenkamp, A.* et al.: Die Grenzenlosigkeit der Grenzwerte. Müller, Karlsruhe 1989)

Nahrungsmittel	mittlerer PCB-Gehalt	mittlerer Verzehr der Nahrungsmittel (g/Tag)		mittlere PCB-Aufnahme (µg/Tag)		mittlere PCB-Aufnahme
	(in µg/g)	männlich	weiblich	männlich	weiblich	(µg/Tag)
Fett von Fischen	10	1,39	0,96	13,9	9,6	11,8
Fett von Milch und Milchprodukten	0,3	33,57	31,78	10,1	9,5	9,8
Fett von Landtieren	0,15	54,24	42,26	8,1	6,3	7,2
Eier	0,03	39,90	36,48	1,2	1,1	1,2
pflanzliche Fette	0,05	49,16	42,64	2,5	2,1	2,3
fettarme pflanzliche Nahrungsmittel	0,005	487,2	392,2	2,4	2,0	2,2
Summe				38,2	30,7	34,4

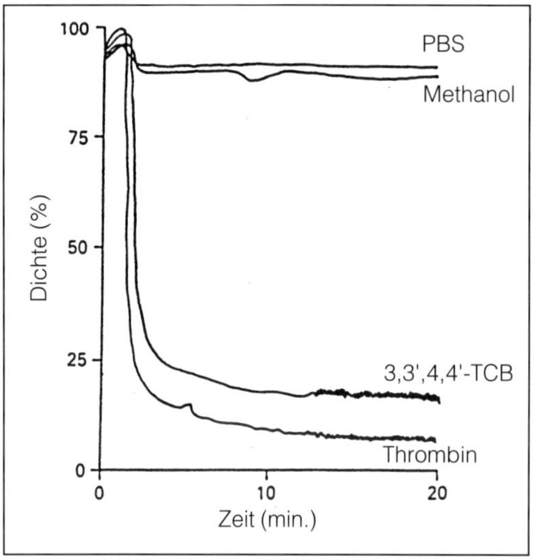

Abb. 26 Thrombozytenaggregation in Gegenwart von TCB (nach *Raulf, M., König, W.*: Einfluß von polychlorierten Biphenylen [PCB] auf zelluläre Effektorfunktionen in vitro. Allergologie 14 [1991] 352-359).

CD-25-Expression). Die Expression von CD 23, dem niedrig affinen Rezeptor für IgE, wird in Gegenwart von 3,3′,4,4′-TCB vermindert.

Der mögliche Anteil der PCB an der Gefährdung des Menschen durch polychlorierte Acrylkohlenwasserstoffe wurde in mehreren Beiträgen auf dem 11. Internationalen Symposion über chlorierte Dioxine untersucht. Im Blut und im Fettgewebe des Menschen sind die Konzentrationen der nono-ortho-substituierten PCBs höher als die der coplanaren PCBs. Die coplanaren PCBs ähneln in ihrem toxischen Wirkungsspektrum 2,3,7,8-Tetrachlordibenzodioxin (TCDD). Ihre Konzentration in industriellen PCB-Flüssigkeiten ist allerdings gering (*62*). Die Grundstruktur der Dibenzodioxine und -furane ist in *Abbildung 27* wiedergegeben, s. auch S. 91.

In *Tabelle 22* sind technische Produkte zusammengestellt, die als Nebenbestandteile oder Verunreinigungen unterschiedlich komplexe Muster an Dioxinen und Furanen (ClxDD/ClxDF) enthalten. Bei thermischer Belastung dieser Stoffgruppen ist mit einer starken Erhöhung der ClxDD/ClxDF-Gehalte zu rechnen, was beispielsweise bei Pyrolyseexperimenten an Flammschutzmitteln bestätigt wurde. Besonders in den Destillationssümpfen oder Produktionsrückständen fast aller Produkte der Halogen-Chemie muß mit dem Vorkommen von HalxDD/HalxDF gerechnet werden. Bromierte Phenole und Benzole werden ebenfalls als Bestandteile von Flammschutzmitteln verwendet, und man kann davon ausgehen, daß analog zu den chlorierten Verbindungen auch in den bromierten technischen Produkten entsprechende Verunreinigungen an BrxDD/BrxDF vorhanden sind (*15*).

Tabelle 23 zeigt die tägliche Dioxinaufnahme mit der Nahrung.

Tab. 22 Auswahl chemischer Produkte, in denen Dioxine und Furane (Cl_x,DD/Cl_xDF) nachgewiesen wurden

Produkte	Verwendung	Bemerkung
Chlorphenole und Pentachlorphenol Na-Salz Chlorphenolester	Fungizide, Konservierung (Holz, Leder etc.), Mineralölzusatz, Unkrautvernichtung	Anwendung und Produktion von PCP in der BRD verboten
Chlorphenoxyessigsäuren (2,4-D und 2,4,6-T)	Herbizid Entlaubungsmittel	
Hexachlorophen	Konservierungsmittel in Körperpflegeprodukten	
Irgasan DP 300	Konservierungsmittel in Körperpflegeprodukten	
Hexachlorcyclohexan (BHC)	Insektizid	Lindan-γ-Isomer
Hexachlorbenzol, Chlorbenzole	Zwischenprodukte Lösungsmittel	
Polychlorbiphenyle	Transformator- und Kondensatorfüllungen	Produktion verboten Anwendung nur noch in geschlossenen Systemen
Polybrombiphenyle Polybromdiphenylether	Flammschutzmittel	
Chloranil	Zwischenprodukt, Farbstoffe	

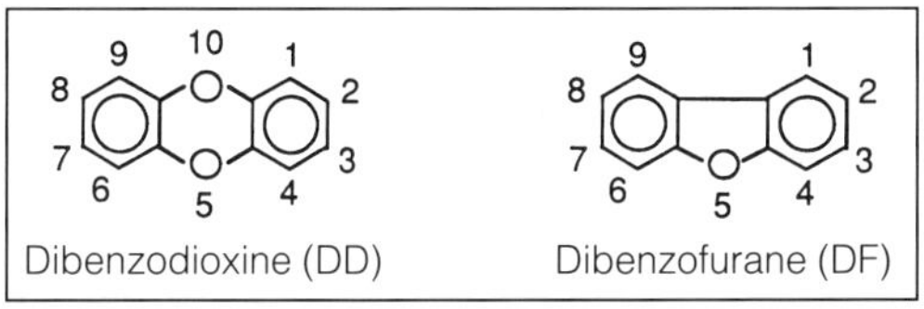

Abb. 27 Grundstruktur der Dibenzodioxine und Dibenzofurane. Bei den halogenierten Verbindungen Hal_xDD+Hal_xDF mit Hal=Br, Cl sind zusammen 5020 Einzelverbindungen möglich, die sich in je 44 unterschiedliche Homologengruppen gliedern lassen. Besonders wichtig ist die Klasse der Moleküle mit 2,3,7,8-Substitution; rechnet man die tetra- bis hexahalogenierten Verbindungen mit diesem Substitutionsmuster zusammen, kommt man allein auf 421 Verbindungen.

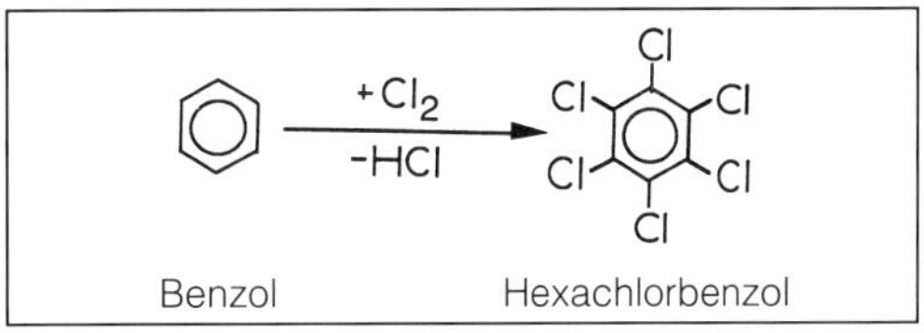

Abb. 28 Synthese von Hexachlorbenzol durch Perchlorierung von Benzol

Hexachlorbenzol (HCB)

Hexachlorbenzol gehört zur Stoffklasse der chlorierten Aromate (*Abb. 28*). Aufgrund seiner chemischen Eigenschaften zählt es zu den am schwersten abbaubaren Chlorkohlenwasserstoffen. Seit 1980 besteht in Deutschland ein Anwendungsverbot im Pflanzenschutz. Die Zulassung war bereits 1975 ausgelaufen. Am Beispiel des HCB und dessen Metaboliten PCP soll deutlich gemacht werden, daß diese Stoffe als Umweltchemikalien größere Beachtung verdienen (*46*).

Tab. 23 Mittlere Aufnahme von 2,3,7,8-CL_4DD (Dioxin) und von TE in pg/Tag mit der Nahrung nach Untersuchungen des BGA (nach *Beck, H., Mathar, W.:* Zur Bestimmung von PCB in Lebensmitteln. Tätigkeitsbericht des Bundesgesundheitsamtes, München 1983, 33–34)

	2,3,7,8-CL_4DD	Σ TE (BGA)
Fleischprodukte (inklusive Geflügel)	7	23,5
Milch	6,2	28,5
Eier	0,8	4,2
Fisch	8,6	33,3
Pflanzenöl	< 0,2*	< 0,6
Gemüse	< 2,4*	< 2,4*
Obst	< 1,4*	< 2,6*
Summe:	24,6 pg/Tag	93,5pg/Tag**

* Diese Zahlen gehen mit 50 % in die Summe ein.

** Als akzeptierbarer ADI-Wert gilt zur Zeit: 1 pg/kg/Tag. In nicht unmittelbar belasteter Außenluft kann eine Aufnahme von 0,03 pg/kg/Tag durch die Atemluft angenommen werden. Die Aufnahme durch die Nahrung beträgt durchschnittlich 1,3 pg/kg/Tag (ADI = *acceptable daily intake*).

HCB wird in 10000fach höherer Konzentration als das Seveso-Dioxin bei der Müllverbrennung frei. In der Schweiz wurde Hexachlorbenzol als hauptsächlich aus der Müllverbrennung stammend angesehen, und ähnliches scheint für Schweden zuzutreffen.
HCB weist die stärkste bekannte Immuntoxizität auf (*71f*).

Vorkommen. Das ubiquitäre Vorkommen von HCB hat mehrere Gründe. Im Gegensatz zu anderen Chlorkohlenwasserstoffen, wie beispielsweise DDT, ist HCB als Fungizid in der Landwirtschaft in vergleichsweise geringen Mengen eingesetzt worden; vielmehr gelangt HCB hauptsächlich als Neben- und Abfallprodukt von chemischen Erzeugnissen sowie infolge offener Verwendung in die Umwelt.
Etwa 90 % des heute in der Umwelt vorhandenen HCB stammen aus industriellen Abfällen (*187, 206*). Als Verunreinigung können HCB-Produkte Pentachlorphenol (18 %), 1,2,4,5-Tetrachlorbenzol (0,2 %) sowie Pentachlornitrobenzol enthalten. In Spuren wurden auch Hepta-, Octachloridbenzofurane sowie Octachlorbenzodioxin nachgewiesen. HCB selbst ist Ausgangsprodukt für Synthesen von Pentachlorphenol und Pentachlorthiophenol. Als Weichmacher und Flammschutzmittel findet HCB in Kunststoffen Verwendung. In der Produktion von Styrol- und Nitro-Gummi für Reifen dient HCB als Kautschuk-Hilfsmittel. Im militärischen Bereich wird HCB als Zusatzstoff für pyrotechnische Produkte verwendet, in der Aluminium-Herstellung als Fließmittel. Weiterhin wurde der Einsatz von HCB in der Herstellung von Graphitelektroden beschrieben.
Der überwiegende Anteil des HCB entsteht jedoch als Abfall- und Nebenprodukt chemischer Reaktionen, wobei hauptsächlich die Synthese chlororganischer Lösungsmittel (Di-, Tri-, Tetrachlorethen, Tetrachlorkohlenstoff, Chloroform u. a.) zu erwähnen ist; hier fällt HCB als Reaktionsnebenprodukt an. Auch die aus Polychlorbenzolen synthetisierten Pestizide können zur HCB-Kontamination beitragen. Das Fungizid Quintozen (Pentachlornitrobenzol) enthält bis zu 6 % HCB, das Herbizid Dacthal (2,3,5,6-Tetrachlorterephtalsäure-dimethylester) zwischen 10 und 14 %. HCB wird bei der Verbrennung von polychlorierten Biphenylen und PCP-imprägnierten Hölzern (z. B. Müllverbrennung) gebildet; es fällt auch als Nebenprodukt der Vinylchloridmonomersynthese an (*206*). Deutlich erhöhte HCB-Werte wiesen *Laska* und Mitarbeiter (*188*) in Fettgewebe und Milch von Kühen in der Nachbarschaft der industrialisierten Region am Mississippi zwischen Baton Rouge und New Orleans nach. Zusätzlich zum HCB wurde ein weiterer langlebiger chlorierter Kohlenwasserstoff gefunden: Hexachlorbutadien (HCBD). *Laska* ermittelte ferner in einer Probe kommerziellen Fischfutters 88 ppb HCB und 60 ppb HCBD. Er weist darauf hin, daß man bei toxikologischen Studien mit Wassertieren, die kommerzielles Futter erhalten, zuvor die chemische Belastung des Futters untersuchen sollte.

Tierexperimentelle Untersuchungen. Untersuchungen an Ratten zeigen im Vergleich der verschiedenen Gewebe die höchste Konzentration im Fettgewebe. Auch das Knochenmark enthielt bei Affen beträchtliche Mengen an HCB. HCB passiert die Plazenta und reichert sich in Fetten an. Die Ausscheidung erfolgt in erster Linie über die Fäzes. Die Exkretion fin-

Abb. 29 HCB-Metaboliten bei verschiedenen Versuchstieren und Mikroorganismen (nach *Renner* 1981, erwähnt bei *206*)

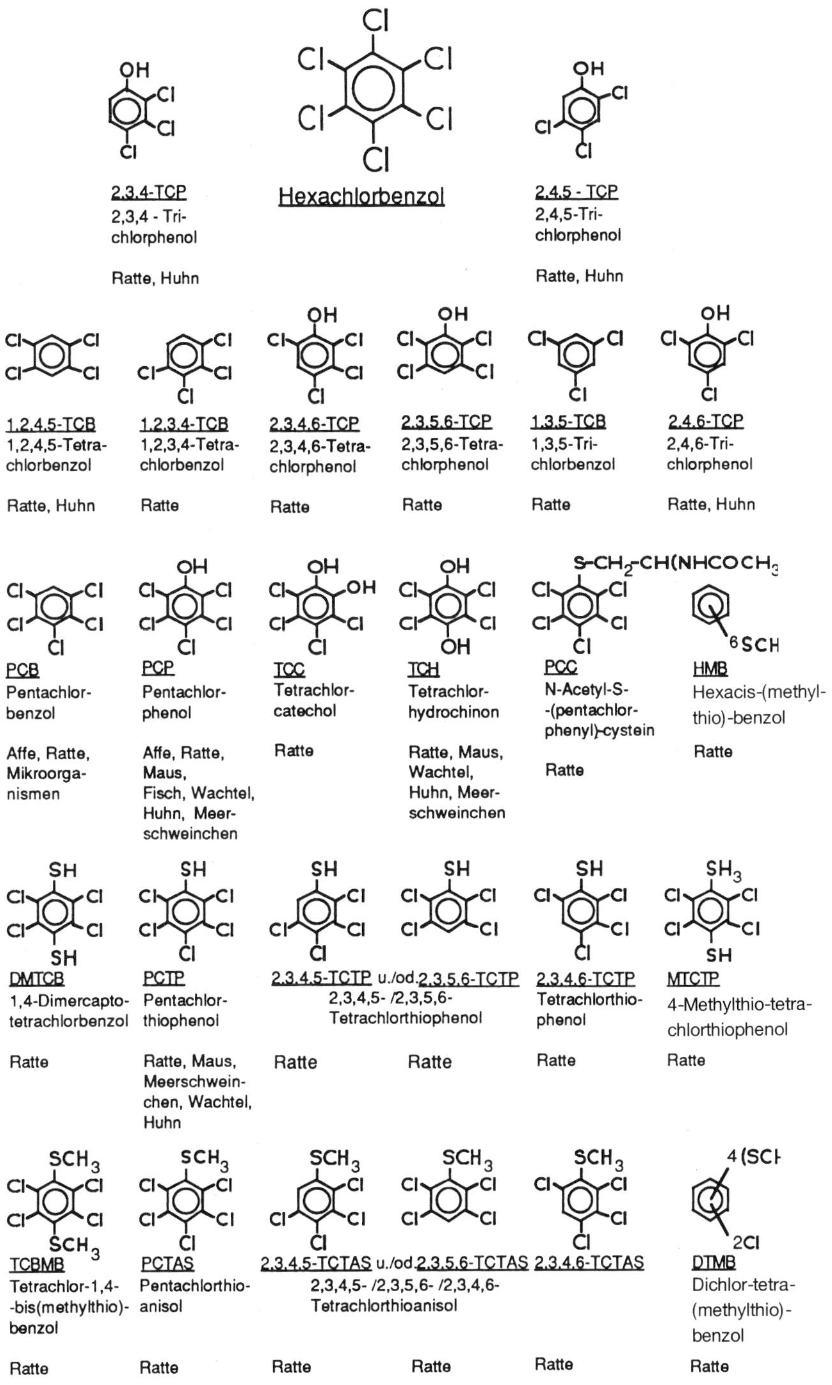

Tab. 24 Ausgewählte biologische und toxikologische Daten von HCB sowie Anwendungsbeschränkungen (Literaturübersicht) (nach *Lammel, A.:* Ausgewählte persistente Organochlorverbindungen und Quecksilber im Blut von Elbanwohnern. Dissertation, Kiel 1985)

Forschungsgegenstand	Ergebnis	Autor	Jahr
Resorptionsrate Ratte, oral, gelöst	80 %	Koss und Koransky	1975
LD_{50} Ratte, oral	3 500–10 000 mg/kg	Kombrough	
Maus, oral	4 000 mg/kg	und Lindner	1974
Kaninchen, oral	2 600 mg/kg	Savitakii	1964
Katze, oral	1 700 mg/kg	Savitakii	1964
Hauptmetabolit Ratte, Urin	Pentachlorphenol	Engst et al.	1976
Biologische Halbwertszeit			
Ganzkörper, Ratte	14 Tage nach Wirkstoffzufuhr:	Morita und Oshi	1977
	8–15 Tage	Koss und Koransky	1975
Ganzkörper, Ratte	14–56 nach Wirkstoffzufuhr: 60 Tage	Morati und Oshi	1977
Ganzkörper, Ratte	terminal: 3–4,6 Monate	Rozmann et al.	1983
		Richter et al.	1977
Biologische Halbwertszeit			
Leber, Affe	3 Mon. nach Wirkstoffzufuhr: 10 Wo.	Koss et al.	1983
Leber, Ratte	1,5 Jahre " 12 Monate	Koss et al.	1983
Ganzkörper, Affe	2,5–3 Jahre	Rozmann	1975
Fettgewebe, Schaf	16 Wochen	Avrahami und Steele	1972
Ganzkörper, Kuh	50 Tage	Fries und Marrow	1976
No-effect-level Ratte	0,5 mg/kg	Kuiper und Goodmann	1977
Schwein	0,05 mg/kg	Den Tonkellar	1980
Nerz	0,1 mg/kg	Rush et al.	1981
Halbwertszeit im Boden	4,3 (2,6–5,7) Jahre	Beck und Hansen	1974
Anreicherung im Sediment (> 50 % Feinkornanteil), Elbe	ca. 15 000 (TS)	Arge Elbe	1982
Sedimentkonzentration, Elbe	bis 600 mg HCB/kg (TS)	Arge Elbe	1982
Biokonzentrationsfaktor Fisch			
Elritze (Pimephales promelas)	18 500	Veith et al.	1979
Regenbogenforelle (Salmo gairdneri)	5 500	Veith et al.	1979
Sonnenfisch (Lepomis cyanellus)	21 900	Veith et al.	1979
Halbwertszeit Fisch			
Sonnenfisch (Lepomis cyanellus)	8–20 Tage	Sandborn et al.	1977
WHO-Richtwert für Trinkwasser	0,01 µg/l	Arge Elbe	1982
Anwendungsbeschränkungen im Pflanzenschutz (Bundesrepublik Deutschland)	Anwendungsverbot 1975	Pflanzenschutz-anwendungs-verordnung	1980

Tab. 25 HCB im Fettgewebe der Allgemeinbevölkerung (mg/kg Fett, wenn nicht anders nachweisbar angegeben; arithmetische Mittelwerte [Bereich]; n.n. = nicht nachweisbar) (Quelle s. Tab. 24)

Jahr	Staat	Probenanzahl n	mg/kg	(Bereich)	Autoren	Jahr
1971/72	Schweiz	12	1,9	(0,6 - 4,8)	Zimmerli und Marek	1973
	Österreich	32	1,9	(0,4 - 3,6)⁺	Pesendorfer et al.	1973
1973/74	Italien	28	1,02	(0,31 - 2,58)	Leoni und D'Acra	1976
1969/71	Großbritannien	201	0,05	(n.n. -29)	Abbott et al.	1972
1976/77	Großbritannien	236	0,19	(0,02 - 3,2)	Abbott et al.	1981
1976/77	Großbritannien	4[1]	0,03	(0,04 - 0,13)	Abbott et al.	1981
1975	Belgien	60	1,36	(0,23 -10,70)	Dejonckheere et al.	1978
	Spanien	32	0,59	(0,22 - 1,63)	Saez et al.	1977
1975/76	Norwegen	10	0,11	(0,03 -10,09)	Bjorseth et al.	1977
1975/76	Norwegen	90	0,08-0,29		Brevik und Bjerk	1978
1977/78	DDR	?	0,13		Knoll (unveröff.)	
1977/78	VR Polen	100	0,06-0,48		Syrowatka et al.	1979
	BRD	20	6,3	(0,83 -21,8)	Acker und Schulte	1970
1970	BRD (Raum Münster)	93	4,8	(0,11 -22)	Schulte	1971
	BRD (Köln)	56	2,9	(0,98 - 5,5)	Acker und Schulte	1974
	BRD (Göttingen)	54	8,2	(2,0 -19,0)	Acker und Schulte	1974
	BRD (Hamburg)	54	5,9	(0,31 - 9,8)	Acker und Schulte	1974
	BRD (Bremen)	59	4,8	(1.7 -18,0)	Acker und Schulte	1974
	BRD (München)	59	6,4	(1,2 -21,0)	Acker und Schulte	1974
1978	BRD	42	2,98		Müller und Schröder	1982
1981	BRD	64	1,86	(0,22 - 6,89)	Müller und Schröder	1978
	BRD	172[2]	4,34	(0,52 -18,43)	Fortmann	1977
	BRD	72	6,11 [4]	(0,14 -45,5)	Bertram et al.	1980
1982/83	BRD (Tübingen)	48[3]	0,47	(0,02 - 2,50)	Niessen et al.	1984
	Australien	75	1,25	(Spuren-8,2)	Brady und Siyali	1972
	Papua-Neu Guinea	38	0,26	(n.n. - 2,8)	Brady und Siyali	"
	Japan	15	0,21	(0,1 - 0,42)	Morita et al.	1975
	Japan	241	0,08	(< 0,003- 0,77)	Curley et al.	1973
1972	Kanada	168	0,062	(0,001- 0,520)⁺	Mes et al.	1977

[1] < 4 Monate alt
[2] Kranke
[3] < 1-3 Jahre alt
[3] Median
[4] Feuchtgewicht

det im gesamten Intestinum statt und kann durch die Verabreichung aliphatischer Kohlenwasserstoffe, beispielsweise durch Paraffin, beschleunigt werden.

Als Metabolit im Gewebe wurde Pentachlorphenol identifiziert, dessen Anteil im Blut 10 %, in der Leber 3,5 %, in der Niere 2,5 %, im Gehirn 1 % und im Fettgewebe weniger als 0,1 % ausmachte; in den Fäzes 30 % in Form von PCP und Pentachlorthiophenol. Im Urin lagen als Hauptmetabolit PCP, daneben Tri- und Tetrachlorphenol sowie Pentachlorbenzol vor. Teilweise wurden die Stoffwechselprodukte als Konjugate (Glucuronide) ausgeschieden. Bemerkenswert ist die weitaus geringere Anzahl an HCB-Metaboliten und die niedrigere Abbaugeschwindigkeit bei Affen im Vergleich zu Ratten. Hauptmetaboliten sind bei Rhesusaffen PCP und Pentachlorbenzol sowie in Spuren ein Tetrachlorbenzol-Isomer. *Abbildung 29* zeigt die Metaboliten bei verschiedenen Versuchstieren und Mikroorganismen.

Tab. 26 HCB-Gehalt in Muttermilchproben aus der Bundesrepublik Deutschland (mg/kg Milchfett; arithmetischer Mittelwert [Bereich]; n.n. = nicht nachweisbar) (Quelle s. Tab. 24)

Jahr	Gebiet	Proben-anzahl n	HCB		% Proben über HM*	Autoren	Jahr
1970	Münster	43	5,43	(0,43 – 12,0)		Acker und Schulte	1970
1979/80	Münster	91	1,5			Acker	1981
1973 74	Norddeutschland	320	0,50	(<0,01 – 5,35)		Heeschen et al.	1978
1976/77	Norddeutschland	564	0,59	(0,04 – 5,27)		Heeschen et al.	1978
1977	Norddeutschland	495	0,52	(0,04 – 1,48)	49	Heeschen	1983
1978	Norddeutschland	435	0,41	(0,02 – 1,28)	30	Heeschen	1983
1979	Norddeutschland	374	0,73	(0,06 – 8,19)	71	Tolle	1980
1979–81		2770	1,03	(0,003 – 6,500)		Heeschen	1982
1981	Münster	17	0,486	(0,02 – 0,98)		Meemken	1982
1973/74	Bayern	112	1,78	(0,08 – 4,06)		Rappl und Waiblinger	1975
	Hagen		1,85	(0,40 – 5,29)	60	Müller und Schröder	1978
	Hagen	59	0,59	(0,08 – 2,8)		Müller und Schröder	1982
1981	Hanau	102	1,01	(0,02 – 2,21)	82	Rohwer	1983
1979/81	Soltau	906	0,821			Rohwer	1983
1979/81	Hamburg	647	0,651			Rohwer	1983
1980	Berlin (West)	320	0,593			Rohwer	1983
Zusammenfassende Betrachtung bundesweiter Studien		3279	0,298	(n.n. – 8,195)		Weigert et al.	1983
Türkische Frauen in der BRD		23	0,15	(n.n. – 0,32)		Certinkaya et al.	1983

* Prozentualer Anteil der Proben über den gesetzlichen Höchstmengen (HM) für Trinkmilch (0,5 mg HCB/kg Milchfett)**

** Hypothetische Bewertung nach der Pflanzenschutzmittel-Höchstmengenverordnung (1982)

Kontamination. Die Hauptkontaminationsquelle für den Menschen ist die Nahrung. Beim Säugling wird HCB transplazentar und mit der Muttermilch zugeführt. Über die chronische Wirkung kleiner Mengen liegen noch keine Studien vor. Dagegen konnte in neueren Untersuchungen an Betroffenen der türkischen »Leberporphyrie« (PCT) sicher nachgewiesen werden, daß HCB, in größeren Mengen aufgenommen, noch nach mehr als 25 Jahren im Organismus in erhöhter Konzentration vorliegt (z. B. Muttermilch) und zu toxischen Effekten führt (*187, 206*).

Bertram und Mitarbeiter bestimmten im Vollblut von 118 Probanden der bundesdeutschen Bevölkerung einen Median von 3,29 (0,05–12,52) ng/ml. Ein Altersanstieg für HCB im Fettgewebe wurde diskutiert. Systematische Untersuchungen beim Menschen (Resorptionsraten, Organverteilung, Metabolismus, Ausscheidung) liegen nicht vor.

Die o. g. Angaben stellen eine Zusammenstellung der Ergebnisse verschiedener Übersichtsarbeiten dar (*46, 187, 206, 215*); im Rahmen dieses Überblicks sollten lediglich einige Aspekte herausgestellt werden. Die *Tabellen 24* bis *27* zeigen biologische und toxikologische Daten von HCB (*206*).

Tab. 27 Ausgewählte humantoxikologische Daten des HCB sowie gesetzliche Höchstmengen und durchschnittliche Gehalte in Lebensmitteln (TS = Trockensubstanz, ADI = *acceptable daily intake*) (Quelle s. Tab. 24)

Letale Dosis	50 g	Römpp	1983
Plazentagängigkeit	ja		
Fettgewebskonzentration, Allgemeinbevölkerung, BRD	0,2 –45 mg/kg Fettbasis	Bertram et al.	1980
Blutkonzentration, Allgemeinbevölkerung, BRD	0,05 –78 ng/ml	Bertram et al.	1980
		Richter	1976
Gehalt in Muttermilch, Allgemeinbevölkerung, BRD	> 0,5; n.n.–8,19 mg/kg Milchfett	Weigert et al. (s. Tab. 24)	1984
Urinkonzentration, Allgemeinbevölkerung, BRD	0,012– 2,57 µg/24 Stunden	Bertram et al.	1980
Gehalt in Sperma, Allgemeinbevölkerung, BRD	1 ng/ml	Szymczynski und Waliszewski	1981
Biologische Halbwertszeit	ca. 2 Jahre	Currier et al.	1980
MAK-Wert	nicht festgelegt		
ADI-Wert	zurückgezogen, da im Tierversuch kanzerogen	IARC	1979
Gesetzliche Höchstmengen in Lebensmitteln, BRD		Pflanzenschutzmittel-Höchstmengen-verordnung	1982
Fisch, Krusten, Schalen- und Weichtiere und daraus erstellte Erzeugnisse, tierische Speisefette	0,5 mg/kg Fettgehalt		1984
Milch, Milcherzeugnisse	0,5 mg/kg Fettgehalt		
Eier (ohne Schale)	0,3 mg/kg Frischgewicht		
Gewürze, Tee	0,1 mg/kg		
Gemüse, Ölsaat, Rohkaffee	0,05 mg/kg Frischgewicht		
andere pflanzliche Lebensmittel	0,01 mg/kg Frischgewicht		
Durchschnittliche Gehalte in Lebensmitteln, BRD		Weigert et al.	1984
Milch	0,02 mg/kg Fettgehalt		
Hühnereier	0,14 mg/kg Fettgehalt		
Rindfleisch	0,01 mg/kg Fettgehalt		
Schweinefleisch	0,015 mg/kg Fettgehalt		
Fische	0,14 mg/kg Fettgehalt		
Gemüse, Obst, Getreide	< 0,001 mg/kg Frischgewicht		
Tee	0,005 mg/kg TS		
Tee	n.n.–0,021 mg/kg TS		1984

Akute und chronische Wirkungen. Die akute orale Toxizität von HCB liegt niedriger als die von Lindan oder DDT. Todesursache nach Verabreichung einer letalen HCB-Dosis sind neurotoxische Effekte. Aufgrund der Persistenz und Anreicherung im Verlauf der Nahrungskette haben chronische Effekte jedoch eine viel größere Bedeutung, zumal tierexperimentelle Hinweise darauf vorliegen, daß schon geringe Dosen Wirkungen zeigen.

Im Vordergrund der Erscheinungen stehen der Eingriff in die Hämbiosynthese der Leber bis zur Ausbildung einer chronischen hepatischen Porphyrie, die Induktion vornehmlich mikrosomaler hepatischer mischfunktioneller Oxidasen sowie neurotoxische Effekte. An Ratten konnte gezeigt werden, daß der Hauptmetabolit PCP synergistisch auf die Porphyrie wirkt. HCB wirkt antagonistisch auf die Dieldrinspeicherung bei weiblichen Ratten. Beim Rhesusaffen wird HCB über den Darm über das Lymphsystem absorbiert und akkumuliert nicht in hohen Konzentrationen in der Leber. Es wurden degenerative Veränderungen im Bereich der Nieren, Ovarien und eine Thymusatrophie bei weiblichen Rhesusaffen beobachtet (*215*).

Analytik. Zum Nachweis von HCB im Spurenbereich hat die Gaschromatographie mit ECD (Elektroneneinfangdetektor) die größte Bedeutung.

Pentachlorphenol (PCP)

Holzschutzmittel enthielten über viele Jahre Lindan und Pentachlorphenol (PCP). Diese Gifte bleiben jedoch nach dem Anstrich nicht im Holz, sondern gasen aus, bis zu 50 % im ersten Jahr, der Rest in den folgenden 10 bis 20 Jahren. *Parlar* und *Henneböle* (*248*) berichten, man könne die Luftfeuchtigkeit als ein »Lösungsmittel« für PCP auffassen und die Schwankungen der PCP-Werte als ein Ergebnis unterschiedlicher Extraktionsauswertungen erklären.

Das Gift wird vom Menschen aufgenommen und kann im Fettgewebe, Blut, Urin und Sperma nachgewiesen werden. Die Synthese von PCP kann durch die klassische Hydrolyse von Hexachlorbenzol erfolgen (in Natriumhydroxid-Lösungen von 10 bis 15 % und bei Temperaturen bis 360 °C) oder durch den neueren *Raschid-Hooker*-Prozeß (katalytische Hydrolyse mit Calciumphosphat- bzw. Silikat-Katalysatoren bei Temperaturen bis zu 450 °C). In den USA wird PCP hauptsächlich durch eine Direktchlorierung von Phenol (Aluminiumchlorid-Katalysatoren, Temperaturbereich 70 bis 130 °C) hergestellt (*252*).

Die physikalischen und chemischen Eigenschaften der Chlorphenole werden von der Hydroxylgruppe und dem Chlorierungsgrad geprägt. In *Abbildung 30* sind die Strukturformeln einiger Chlorphenole dargestellt.

In *Tabelle 28* wird gezeigt, wie PCP hinsichtlich seiner Gefährlichkeit eingestuft wurde.

Vorkommen. Die durch Holzschutzmittel eingebrachten Mengen an PCP sind zum Teil sehr groß. Nach einer Untersuchung von *Krause* (1980) wurden in einigen Wohnungen bis zu 200 l Holzschutzmittel verwendet. Bei einem üblichen Gehalt von 5 % PCP in den Mitteln würde dies einer Menge von etwa 10 kg PCP entsprechen.

PCP ist ein starkes Gift für Algen, Schwämme, Pilze, Hefen und Bakterien und wird als Konservierungsmittel in der Casein-, Dextrin- und Lederfabrikation eingesetzt. Technisches PCP ist ein Konglomerat aus verschiedenen Stoffen und setzt sich zusammen aus der Reinsubstanz Pentachlorphenol und aus einer Mischung verschiedengradig chlorierter Phenole sowie aus einer Vielzahl durch den Herstellungsprozeß bedingter Verunreinigungen, welche die Gefährlichkeit teilweise erheblich steigern können. *Tabelle 29* zeigt mögliche Begleitsubstanzen im technischen PCP, wobei auch Dioxine, Dibenzofurane und Hexachlorbenzol vorkommen können (*190*).

Von besonderer Bedeutung als Emissionsquelle sind auch die Lösungsmittel: Aus dem Bereich Farben, Lacke, Klebstoffe und Holzschutzmittel resultiert besonders eine Belastung durch organische Kohlenwasserstoffe und Chlorkohlenwasserstoffe. Durch das starke Anwachsen von Renovierungsarbeiten kommt es jährlich zu einer Freisetzung von etwa 120 000 Tonnen organischer Lösungsmittel aus Farben und Lacken und rund 50 000 Tonnen aus Klebstoffen. Da auch noch in Holzschutzmitteln und diversen anderen Mitteln Lösungsmittel enthalten sind, dürfte die Belastung nach Schätzung des Umweltbundesamtes 200 000 Tonnen pro Jahr betragen (*208*).

Ein besonderes hygienisches Problem stellt der Einsatz von Pestiziden in Innenräumen dar. So konnte beim Einsatz von Insektenstrips eine Dichlorphos-Konzentration von etwa 0,1 mg/m^3 Raumluft vorausgesagt werden. Diese liegt zwar noch unterhalb des vom Bundesgesundheitsamt vorgeschlagenen Grenzwertes, jedoch könnte diese Konzentration für Säuglinge oder Kranke zu hoch sein.

Neben PCP sind es aber auch noch andere

Abb. 30 Strukturfomeln der Chlorphenole

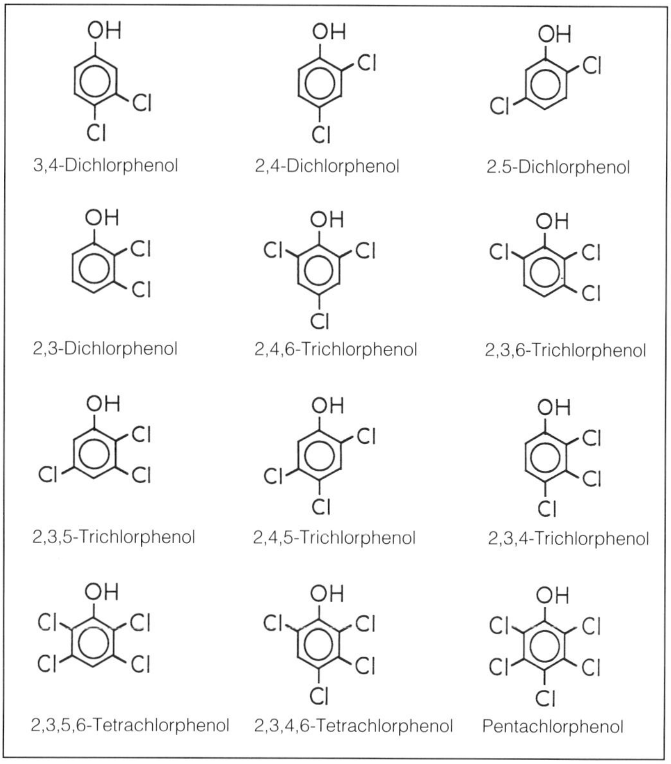

Tab. 28 Chronologie der Einstufung von Pentachlorphenol hinsichtlich seiner Gefährlichkeit

Bis 1978	Erlaubter großflächiger Einsatz in Innenräumen
1983	Nach einer Informationsschrift des BGA gelten: MAK-Wert 500 $\mu g/m^3$ MIK-Wert 60 $\mu g/m^3$
1986	PCP darf nach Anhang III Nr. 6 der Verordnung über gefährliche Stoffe nicht in Aufenthaltsräumen verwendet werden
1989	Absenkung des MAK-Wertes auf 50 $\mu g/m^3$
1989	Mit Übergangsfrist bis zum 21. 3. 1990: Verbot von PCP und dessen Salzen sowie Zubereitungen, die diese Inhaltsstoffe enthalten, Herstellung, In-den-Verkehr-Bringen und Verwendung. Betrifft auch Erzeugnisse mit mehr als 5 mg/kg PCP
1990	Neueinstufung von PCP in die Kategorie III A2 (im Tierversuch eindeutig krebserregend)
1990	Das BGA nennt einen neuen MIK-Wert von 1 $\mu g/m^3$ (nicht möglich bei als krebserzeugend eingestuften Substanzen)

MAK = maximal zulässige Arbeitsplatz-Konzentration
MIK = maximal zulässige Innenraumluft-Konzentration

Tab. 29 Verunreinigungen in technischem PCP

Stoff	ermittelter Konzentrationsbereich
Tetrachlorphenol (TCP)	(1) – 4 – 8 %
Trichlorphenole	0,1 ppm[1] – 0,1 %
weitere höhere Chlorphenole	n.u.[2]
Nonachlorphenoxyphenol	n.u.
2,4,5,6,-Tetrachlor-2-phenoxydiphenol	n.u.
weitere Chlorphenoxyphenole	n.u.
verschiedene Chlordiphenyläther und Chlorbiphenyle (PCB)	n.u.
Hexachlorbenzol	400 ppm
Dioxine	
– Tetrachlordibenzodioxine (TCDD)	0,03 – 0,25 ppm
– Pentachlordibenzodioxine	0,03 – 0,08 ppm
– Hexachlordibenzodioxine	0,03 – 100 ppm
– Heptachlordibenzodioxine	0,3 – 240 ppm
– Octachlordibenzodioxine	1,2 – 2510 ppm
Dibenzofurane	
– Tetrachlordibenzofurane	0,02 – 0,45 ppm
– Pentachlordibenzofurane	0,03 – 0,65 ppm
– Hexachlordibenzofurane	0,1 – 39 ppm
– Heptachlordibenzofurane	0,1 – 320 ppm
– Octachlordibenzofurane	0,1 – 300 ppm

ppm = part per million (zehntausendster Teil eines Prozents); 1 ppm = 0,001 mg/g;
n.u. = nicht untersucht, wahrscheinlich in Spuren vorhanden

Chlorphenole, die als Umweltchemikalien eine große Rolle spielen. Sie werden meist als Vorstufen für die Synthese von Pestiziden eingesetzt.

Ferner stellt die Wasserdesinfektion eine wichtige Kontaminationsquelle durch Einleiten von Chlor dar. Bei Untersuchungen in Schweden wurde nachgewiesen, daß dadurch etwa 7 Tonnen Chlorphenole im Wasser entstehen. Über die Metabolisierung der Chlorphenole gibt es nicht sehr viele Veröffentlichungen, jedoch lassen sich entsprechend der Metabolisierung von Pentachlorphenol einige Hauptwege beschreiben.

Biochemische Wirkungen. Von den Chlorphenolen besitzt Pentachlorphenol die höchste Toxizität. Der LD 50-Wert wurde mit 30 bis 210 mg/kg (Ratte) und 500 mg/kg (Kaninchen) ermittelt.

PCP wird durch Inhalation, Hautkontakt und über den Magen-Darm-Trakt aufgenommen. Es wird vor allem durch die Nieren unverändert ausgeschieden. Im Gegensatz zu niedriger chlorierten Phenolen bildet es in Kaninchen keine konjugierten Sulfate oder Glucuronide (*248*).

PCP hat wiederholt zu schweren Vergiftungen geführt. Es sind Fälle bekannt, in denen es bei der Herstellung und Anwendung, aber auch durch Kontakt mit PCP-haltigen Gegenständen zu tödlich verlaufenden Erkrankungen kam (*109, 234, 248*). Die Symptome der Giftwirkung treten primär als Reizung der Augen und Atemwege auf, im weiteren führt sie zu einer Hautentzündung mit Akne und Furunkeln (»Chlorakne«). Die Erkrankten weisen neben den Hauterscheinungen Schädigungen der inneren Organe und psychovegetative Störungen auf (*204, 248, 342*). Bei den geschädigten inneren Organen ist vor allem die Leber betroffen. Es wurde über schwere, mit Ikterus und Funktionsstörungen verbundene Leberparenchymschäden berichtet, auch über eine Reihe von Todesfällen an akuter gelber Leberatrophie. Bei der Untersuchung von *Goldstein* und Mitarbeitern an Ratten, bei der reines PCP sowie technisches PCP verfüttert wurde, konnten die unterschiedlichen Wirkungen verfolgt werden. Das technische PCP war verunreinigt mit Dioxinen (s. o.) im oberen ppm-Bereich; es führte zu Leberveränderungen hinsichtlich des Gewichts, Anstieg von Leberenzymaktivitäten und hepatischer Porphyrie. Durch reines PCP wurde keine Porphyrie und auch keine Erhöhung der Leberenzymaktivitäten verursacht.

Elimination von PCP. Die Ausscheidung von PCP verläuft über drei unterschiedliche Prozesse:
- Verteilung im Gewebe,
- unveränderte Ausscheidung über Urin und Fäzes und
- Metabolisierung, die zu einer schnelleren Ausscheidung, meist über den Urin, führt.

Die Verteilung im Gewebe beschränkt sich hauptsächlich auf die Organe Niere und Leber. Die Konzentration in anderen Organen ist geringer als 0,005 % der aufgenommenen Menge. Von den zwei am stärksten belasteten Organen hat die Leber die höchsten Konzentrationen an PCP.

Die Metabolisierungswege verlaufen einerseits über Oxidation zum Tetrachlorhydrochinon und andererseits über Glucuronidierung zum Pentachlorphenolglucuronid. Als Hauptweg der Metabolisierung beim Menschen wurde die Glucuronidbildung festgestellt. Die Hauptmenge des Glucuronids wurde über den Urin und nur unbedeutende Mengen wurden über die Fäzes ausgeschieden. Die prozentualen Anteile betrugen jeweils

74 % für unverändert im Urin ausgeschiedenes PCP,
12 % für Glucuronide und
4 % als PCP und PCP-Glucuronid in den Fäzes.

Abbildung 31 zeigt die Metabolisierungswege von PCP bei Warmblütern.

Liegt die PCP-Kontamination länger zurück, so findet man im Blut und Urin keine erhöhten PCP-Konzentrationen mehr. Es kann aber durchaus noch PCP im Körper gespeichert sein, und auch bei Personen, die nur geringe PCP-Werte im Blut und Urin aufweisen, treten Symptome von chronischen PCP-Vergiftungen auf. Zwecks eindeutiger Diagnostik sollten neben den PCP-Konzentrationen auch die PCP-Glucuronid-Konzentrationen bestimmt werden.

Neuere Untersuchungen zeigten, daß Pentachlorphenol nicht quantitativ aus dem Körper ausgeschieden wird, sondern sich ein Teil in Palmitoylpentachlorphenol umwandelt. Nach der Bildung des PCP-Fettsäureesters wird das PCP noch lipophiler und kann nun auch im Fettgewebe gespeichert werden.

Zusätzliche Hinweise auf eine mögliche Speicherung von PCP im Körper kommen auch von den Patienten selbst. So berichteten einige, daß die Symptome einer chronischen PCP-Vergiftung nach dem Genuß von Kaffee oder Alkohol verstärkt auftraten. Dies zeigte sich in Erscheinungen wie Schwindel, Müdigkeit, Kopfschmerzen bis hin zu Kreislaufzusammenbrüchen. Ähnliche Symptome traten auch bei Einnahme von Medikamenten auf.

Die Vermutung, daß Pentachlorphenol auch

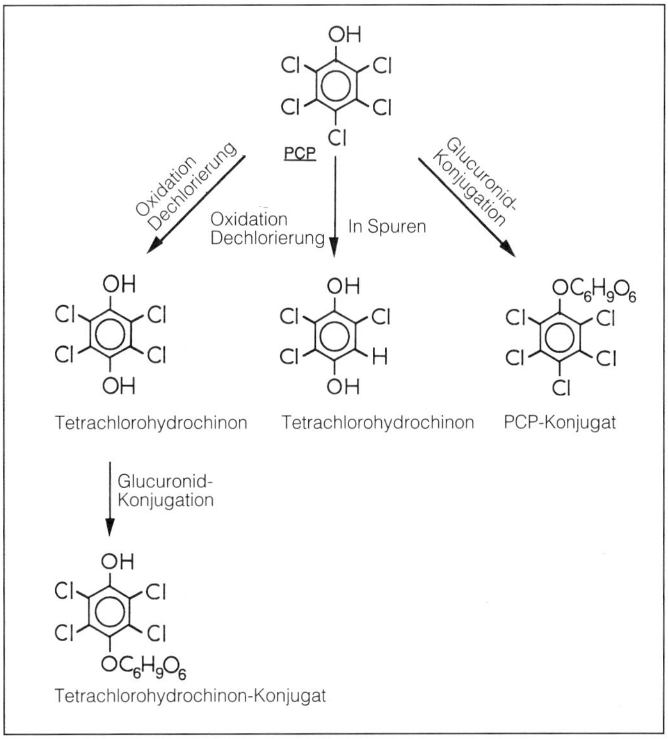

Abb. 31 Metabolisierungswege von Pentachlorphenol bei Warmblütern

über längere Zeit im Körper gespeichert wird und dort wieder freigesetzt werden kann, sollte durch eine Provokation mit Alkohol und Kaffee bewiesen werden (*Abb. 32a* und *b*). Ein mögliches Depot für PCP könnte die Leber sein. Bei einer Gabe von großen Mengen Coffein oder Alkohol könnte es zu einer Verdrängung des PCP von den Speicherplätzen kommen, was zu einer Freisetzung führen würde. Die Ergebnisse einer experimentellen Provokation mit **Kaffee** (2 Tassen) zeigen ganz deutlich, daß die Gesamt-PCP-Konzentration im Blut 1,5 Stunden nach der Kaffee-Einnahme steigen. Nach 24 Stunden sinkt die Gesamt-PCP-Konzentration im Blut auf einen Wert ab,

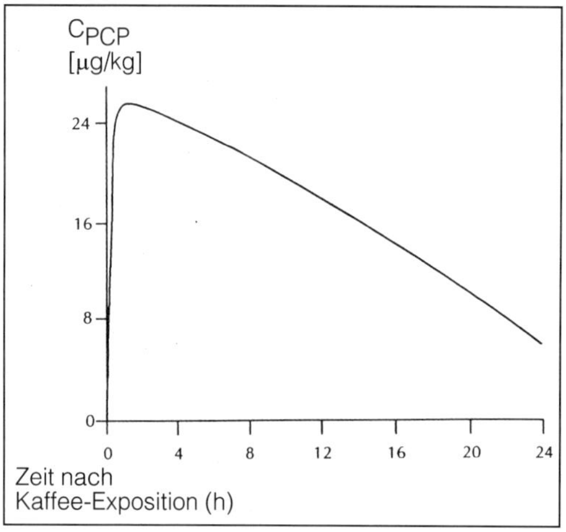

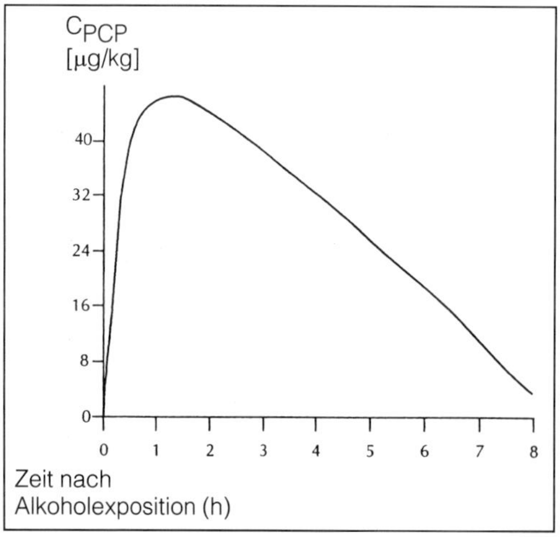

Abb. 32a,b PCP-Spiegel im Serum nach Exposition mit *(a)* zwei Tassen Kaffee und *(b)* 200 ml Weißwein.

der etwas niedriger ist als der Ausgangswert (*Abb. 32a*). Bei der Provokation mit **Alkohol** (200 ml Weißwein) kam man zu ähnlichen Ergebnissen (*Abb. 32b*). Auch hier steigt die Gesamt-PCP-Konzentration im Blut eine Stunde nach der Alkoholeinnahme stark an und sinkt nach 8 Stunden wieder ab. Der Wert nach 8 Stunden hatte in zwei Fällen sogar nur noch 50 % der Konzentration des Ausgangswertes. Die Konzentration des freien PCP nahm kaum zu, jedoch der Prozentsatz an ausgeschiedenem Glucuronid.

Die Tatsache, daß der Gehalt an PCP-Glucuronid nach der Provokation mit Kaffee oder Alkohol ansteigt, läßt vermuten, daß durch die Einnahme dieser Genußmittel neben einer Verdrängung auch eine Enzyminduktion einsetzt und die Aktivität der Leberenzyme wie auch der Glucuronidtransferase zunimmt. Die Zunahme der Leberenzymaktivitäten könnte aber auch eine Zunahme der Metabolisierung von im Körper gespeichertem Hexachlorbenzol zu PCP einleiten, so daß durch diesen Mechanismus größere Mengen an PCP zu finden sind.
Ob diese Mobilisierung durch Enzyminduktion oder kompetitive Verdrängung hervorgerufen wird, ist noch nicht geklärt. Bei einer intakten Glucuronidierungsleistung erfolgt demnach auch eine gute PCP-Ausscheidung mit dem Urin. Bei diesem Vorgang kann man gewissermaßen von einer Entgiftungsleistung sprechen. Ist die Glucuronidierungsleistung jedoch gestört, so kann durch die Mobilisierung des Pentachlorphenol eine direkte Schadstoffwirkung entstehen. Auch eine starke Gewichtsreduktion führt zu einer Freisetzung von chlorierten Kohlenwasserstoffen.

Aus diesem Grund müssen Menschen, die eine erhöhte Empfindlichkeit gegen bestimmte Chemikalien besitzen, auf die Einnahme von großen Mengen an Genußmitteln oder Medikamenten verzichten, um nicht die im Körper gespeicherten Chemikalien freizusetzen. Dies könnte im Extremfall zu einem Schockeffekt mit erheblichen Vergiftungserscheinungen führen (*100*). Auch eine starke Gewichtsabnahme (z. B. Nulldiät) ist dann kontraindiziert.

Abb. 33a,b Wiederfindungsraten in Abhängigkeit der zugesetzten Menge an Chlorphenolen *(a)* in Blut, *(b)* in Urin (jeweils Flüssig-Flüssig-Extraktion).
(aus: *Henneböle, J.*: Eine analytisch-chemische Methode zur Bestimmung der Metabolisierungsrate Pentachlorphenol- exponierter Personen, Dissertation, GH Kassel, 1990)

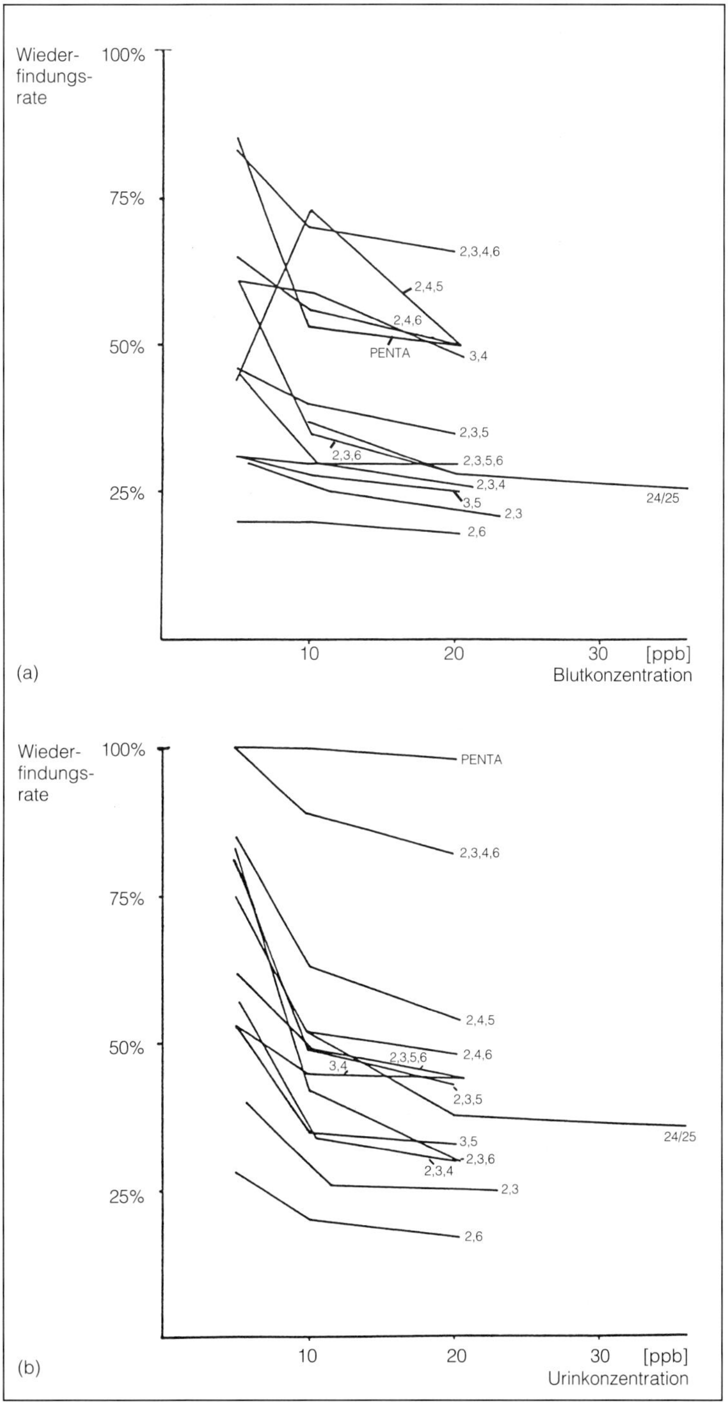

Analytik. Pentachlorphenol wird hauptsächlich durch Gaschromatographie und Massenspektrometrie nachgewiesen. Wie bei allen Analysen sind auch bei den Chlorphenolen die Wiederfindungsraten zu beachten. In der chemischen Analytik ist bekannt, daß die gemessenen Werte nie dem tatsächlichen Belastungsgrad entsprechen. Ein gewisser Anteil bleibt nicht nachweisbar. Somit ist es außerordentlich wichtig, bei den verschiedenen Chemikalien (abhängig von der unterschiedlichen Kinetik) die Wiederfindungsraten zu bestimmen. Man kann sagen: Je höher die Wiederfindungsrate, desto besser die Analytik.
Differenzierte Aussagen zu dieser Frage macht *Henneböle*. Seine Untersuchungen zeigen, daß die höchsten Wiederfindungsraten höher chlorierter Phenole aus dem Urin zu erwarten sind (*Abb. 33a* und *b*). Es ergibt sich eine Abnahme der Wiederfindung mit steigender Chlorphenolkonzentration, aber erst bei applizierten Mengen von größer als 10 ppb. Dann kann die Abnahme allerdings sehr drastisch sein.
Die jüngsten Untersuchungen von *Henneböle* und *Parlar* machen deutlich, daß die alleinige PCP-Bestimmung im Blut keine hinreichenden Informationen über eine biochemische Belastung des Probanden ergeben. Vielmehr erscheint es sinnvoll, zukünftig PCP grundsätzlich im Urin zu bestimmen, wobei auch die Metabolisierungstendenz aufgezeigt werden kann, wenn man freies PCP und PCP-Glucuronid bestimmt. In *Abb. 34* sind die Untersuchungsergebnisse von Probanden, die sich PCP-belastet fühlten, und von Probanden, die sich unbelastet fühlten, dargestellt. Die Mehrzahl der belasteten Personen haben höhere Gesamt-PCP-Konzentrationen im Urin als die Kontrollgruppe. Man findet bei der Mehrzahl der unbelasteten Personengruppe eine fast vollständige Ausscheidung von PCP als Glucuronid (95–99 %). Bei der belasteten Personengruppe werden nur 72–92 % als PCP-Glucuronid ausgeschieden. Aus den Konzentrationen des freien PCP (C_{fr}) und des PCP-Glucuronids (C_{Glu}) läßt sich die Metabolisierungsaktivität nach folgender Formel berechnen:

$$X = C_{Glu} / C_{fr}$$

Es zeigt sich, daß die unbelastete Gruppe um den Faktor 10 höhere Aktivitäten besitzt als die belastete Gruppe.
Die belasteten Personen haben offenbar eine Metabolisierungsstörung und scheiden daher mehr freies PCP aus (*Abb. 34*).

Bestimmung von Mineralstoffen, Spurenelementen und Vitaminen

Bei der Mineralstoff- und Spurenelementanalytik werden die Erythrozyten- und Serumwerte getrennt bestimmt und über den Hämatokritwert die Erythrozytenkonzentration ermittelt.

Unbelastet				Belastet			
Person	$C_{fr.}$ [mg/kg]	$C_{Glu.}$ [mg/kg]	$V_{proz.}$ [%]	Person	$C_{fr.}$ [mg/kg]	C_{Glu} [mg/kg]	$V_{proz.}$ [%]
IV	0,12	2,33	5:95	XIV	0,64	2,99	18:82
V	0,20	4,01	5:95	XV	0,44	5,02	9:91
VI	0,07	3.46	2:98	XVI	4,48	13,12	25:75
VII	0,25	4,57	5:95	XVII	1,29	3,45	28:72
VIII	0,03	4,30	1:99	XVIII	1,60	50,63	3:97
IX	0,06	3,15	2:98	XIX	1,42	54,74	3:97
X	0,12	2,94	4:96	XX	1,36	48,67	3:97
XI	0,05	3,12	2:98	XXI	5,11	64,26	8:92
XII	0,09	10,63	1:99	XXII	1,20	9,08	12:88
XIII	0,13	37,05	1:99				

Abb. 34 Freies PCP und PCP-Glucuronid im Urin bei vermeintlich belasteten und vermeintlich unbelasteten Personen (proz. = prozentuales Verhältnis)

Tabelle 30 gibt die Normbereiche der einzelnen Mineralstoffe und Spurenelemente an.

Die in Deutschland geltenden Normwerte für Selen sind im internationalen Vergleich als niedrig anzusehen. Eine optimale Antioxidation liegt bei 150 µg/l. Personen über 60 Jahre sollten Werte um 200 µg/l haben. Schwangere mit Amalgamfüllungen sollten während der Schwangerschaft und der Stillzeit unbedingt Selenpräparate einnehmen. Eine ausreichende Versorgung mit Spurenelementen, insbesondere Selen, und eine ausgewogene Vollwertkost verhindern eine intrauterine Amalgamintoxikation beim heranwachsenden Kind.

Bonnet beschreibt, daß Säuglinge, denen vor dem DMPS-Test mehrere Wochen lang morgens Selen und abends Zink verabreicht worden war, nicht nur rasch symptomfrei wurden, sondern auch mit dem Urin kaum Quecksilber ausschieden.
Bei der Vitamin-, Mineral- und Spurenelementanalyse ist es notwendig, verschiedene Testmedien einzusenden. In *Tabelle 31* sind die jeweils erforderlichen Medien zusammengestellt.

Umweltmedizinischer Lebertest

Im Institut für Umweltkrankheiten (Bad Emstal) wird bei der umweltmedizinischen Diagnostik ein neuer, nicht-invasiver Leberfunktionstest durchgeführt.

Bestimmung der funktionellen Detoxifikationskapazität der Leber

In der Regel sind Xenobiotika lipophile Substanzen, die nur schwer durch die Zellmembranen hindurchwandern können und somit schlecht ausgeschieden werden. Die Leber metabolisiert toxische Substanzen – endogene und exogene – hauptsächlich über zwei Wege. In der Phase I werden Substanzen verändert, indem sie oxidiert werden. Über eine Anknüpfung kleiner Moleküle führt die Phase II zu einer besseren Polarisierung bzw. Wasserlöslichkeit der Substanzen, wodurch die Ausscheidung über die Gallenflüssigkeit oder den Urin erleichtert wird.

Phase-I-Reaktion

Hierbei werden die verschiedenen mikrosomalen Enzyme aktiviert, die zur Gruppe der Cytochrome P450 (*Cytochrome* P450 *Mixed Function Oxidase*, MFO-Enzyme) gehören.

Tab. 30 Normbereiche der Mineralstoffe und Spurenelemente

Substrat		Vollblut	Serum	Erythrozyten
Natrium	mg/l	1 900–2 000	3 100–3 450	265–360
Kalium	mg/l	1 750–1 850	140–200	3 500–3 900
Calcium	mg/l	59–61	88–112	10,6–14,4
Magnesium	mg/l	34–36	18,2–24,3	47,4–58,3
Kupfer	mg/l	1,10–1,20	0,8–1,3	0,90–1,20
Eisen	mg/l	440–480	♂0,8–1,5 ♀0,4–1,4	–
Zink	mg/l	7,3–7,7	0,8–1,5	12,4–16,3
Phosphor	mg/l	350–390	25–50	680–920
Lithium	mg/l	0,010–0,050	0,01–0,05	0,01–0,05
Blei	µg/l	bis 0,30	–	–
Quecksilber	µg/l	bis 3	bis 3	bis 3
Cadmium	µg/l	bis 5	–	–
Chrom	µg/l	bis 3	bis 3	bis 3
Mangan	µg/l	5–15	–	–
Selen	µg/l	80–130	60–100	100–150

Tab. 31 Untersuchungsmaterial für die Bestimmung der Mineralstoffe und Spurenelemente, des Nährstoffstatus und der oxidativen Belastung (Aufstellung des Laboratoriums für spektralanalytische und biologische Untersuchungen, Dr. Bayer GmbH & Co., Stuttgart)

Vollblut

□ Spektometrische Vollblutanalyse
Na, K, Ca, Mg, Cu, Fe, Zn, P, Pb, Li

□ Selen – Se
□ Mangan – Mn
□ Quecksilber – Hg
□ Cadmium – Cd
□ Blei – Pb
□ Chrom – Cr

Serum

○ Natrium – Na
○ Kalium – K
○ Calcium – Ca
○ Magnesium – Mg
○ Anorg. Phosphor – P
○ Lithium – Li
○ Eisen – Fe
○ Kupfer – Cu
○ Zink – Zn
○ Selen – Se
○ Quecksilber – Hg

Erythrozyten

□ Kalium – K
□ Magnesium – Mg
□ Kupfer – Cu
□ Zink – Zn
□ Selen – Se

Zusätzliche Parameter

○ Coeruloplasmin
○ Ferritin
○ Transferrin
□ Kleines Blutbild

Urin

△ Kupfer – Cu
△ Zink – Zn
△ Blei – Pb
△ Cadmium – Cd
△ Quecksilber – Hg
△ Zinn – Sn
△ Palladium – Pd
△ Arsen – As
△ Kreatinin

Vitamine

Plasma

⬭ Vitamin A
⬭ β-Carotin
<> Vitamin C
⬭ Vitamin E
⬭ Folsäure
⬭ Vitamin B_{12}
⬭ RBP (Retinolbindendes Protein)

Vollblut

□ Vitamin B_1
□ Vitamin B_2
□ Vitamin B_6
□ Folsäure

Aminosäuren

⬭ Aminosäureprofil (22 Aminosäuren im Plasma) **gefroren versenden!**
△ Aminosäureprofil (22 Aminosäuren im Urin) **gefroren versenden!**

Fettstoffwechsel

○ Cholesterin
○ Triglyceride
○ HDL-Cholesterin
○ LDL-Cholesterin

Oxidative Belastung

○ Malondialdehyd

□ Vollblut – Heparin-Gefäß
◇ Vollblut – EDTA-Gefäß
○ Vollblut – Glasgefäß mit EDTA
○ Serum
⬭ Plasma
<> Spezialgefäß für Vitamin C
□ Serum-Glasgefäß
△ Urin

Diese gut erforschten Enzyme befinden sich im Bereich der Membranen im endoplasmatischen Retikulum, in denen hauptsächlich eine Oxidation der Schadstoffe stattfindet. Die Leberzellen besitzen den genetischen Code, zahlreiche Isoenzyme von Cytochrome P450 zu bilden; angeregt wird dies durch eine Chemikalienexposition. Der Organismus kann sich somit vor einer Vielzahl von Schadstoffen schützen. Durch die oxidativen Prozesse kann es zu einer massiven Bildung freier Radikale und unter Umständen zu einer »Giftung« kommen; dies bedeutet, daß zunächst harmlose Stoffe durch Oxidation zu toxischen Substanzen werden. Es sind zahlreiche Stoffe bekannt, die erst nach der Reaktion mit den P450-Enzymen zu Karzinogenen werden. Ein überaktives oder »induziertes« P450-System kann eine potente Quelle freier Radikale sein und eine Therapie mit Antioxidanzien wie Vitamin E, B, β-Carotin u. a. erfordern.

Phase-II-Reaktion

Hierbei werden kleine polare Moleküle an die Chemikalien geknüpft. Dieser Konjugationsschritt kann teilweise durch die Phase I vorbereitet werden. Die Konjugationsmoleküle werden über spezielle Enzyme katalysiert. Die Leber verwendet zu diesem Zweck Glutathion, Glycin, Cystein, Sulfat, Acetat und Glucuronsäure, die in ausreichender Menge für eine optimale Detoxifikation vorhanden sein müssen.

Testprinzipien

Über den Lebertest wird der Stoffwechsel von zwei Substanzen ermittelt, um die Detoxifikationsleistung der Phase I und der Phase II zu untersuchen.

Coffein wird über das P450-Enzymsystem aktiv demethyliert. Speichelproben werden zwei und vierzehn Stunden nach der Coffeinein-

Abb. 35 Schema der Entgiftung von Xenobiotika im Körper (nach: *Meta Metrix*, Medical Research Laboratory, Norcross, Georgia)

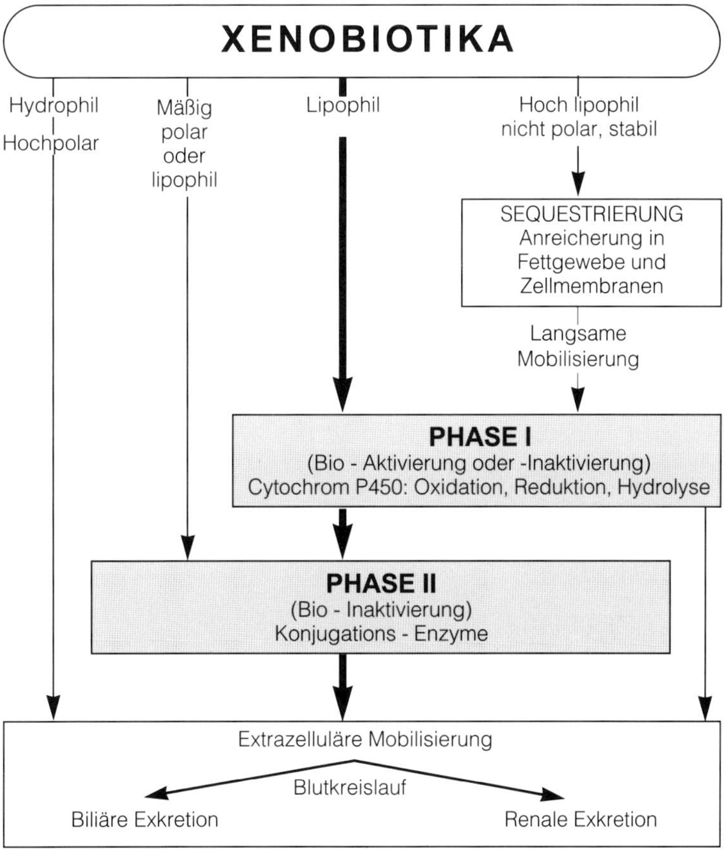

nahme untersucht. Das Absinken des Coffeinspiegels im Speichel ist ein direkter Indikator für die P450-Aktivität. Raucher haben eine erhöhte Coffein-Clearance, weil Zigarettenrauch das P450-System aktiviert. Eine erniedrigte Coffein-Clearance zeigt eine reduzierte Detoxifikation in der Phase I.

Natriumbenzoat (3 Gramm) wird nach dem Coffein getestet (Cave: Benzoat/Parabene-Allergie). Benzoesäure wird schnell mit Glycin zur Hippursäure abgebaut und mit dem Urin ausgeschieden. Nach sechs Stunden wird der gesammelte Urin untersucht. Eine verzögerte bzw. reduzierte Ausscheidung von Hippursäure zeigt Störungen der Phase II des Leberstoffwechsels, eine exzessiv verstärkte Benzoat-Clearance eine Induktion des Konjugationssytems durch andere toxische Substanzen an.

Die erhöhte Ausscheidung von **D-Glucarsäure** gibt Auskunft über eine Induktion des P450-Systems. D-Glucarsäure ist ein Beiprodukt der Glukuronsäure-Konjugation der Phase II. Erhöhte Werte zeigen an, daß eine Exposition stattgefunden hat; über die Detoxifikationsleistung der Leber geben sie jedoch keine Auskunft. Das gleiche gilt für die Ausscheidung von Mercaptursäure, Beiprodukt der Glutathion-Konjugation.

In *Abb. 35* werden die Mechanismen, die über die Xenobiotika entgiftet werden, schematisch zusammengefaßt.

▶ Literatur siehe Seite 250

6 Die klinischen Testmethoden

»Die Diagnosetechniken der Klinischen Ökologie umfassen:
- Meiden von Nahrungsmitteln und Chemikalien (Eliminationsdiät oder Fasten) mit anschließendem Eßtest (Antigenexposition, *challenge test*),
- Screening mit fortlaufend konzentrierter werdenden Lösungen (*Serial Dilution Titration*, SDT), (Injektion i.d.),
- intradermale Injektionen oder sublinguale Tropfen verdünnter Allergenextrakte (Provokations-Neutralisations-Test = PN-Test),
- zytotoxische Blutuntersuchungen (in vitro),
- den sublingualen Test« (nach *23*).

Elimination und anschließende Exposition

»Einige Ärzte bevorzugen bei der Diagnose von Überempfindlichkeitsreaktionen folgende Methode: Sie eliminieren für einige Wochen ein bestimmtes Nahrungsmittel oder eine bestimmte Nahrungsfamilie aus dem Ernährungsplan des Patienten und beobachten, ob sich die Symptome bessern (**Eliminationsdiät**) (*85, 277, 278, 320*). Bei Patienten, die sich die finanziell aufwendigen Injektionstests nicht leisten können oder deren Symptome nicht besonders akut sind, können mit der Eliminationsdiät gute Erfolge erzielt werden.
Klinische Ökologen hingegen ziehen spezifische Antigenexpositionen (*challenge tests*, z. B. Eßtests) vor (*303*)« (nach *23*).

Bei diesem Eßtest meidet der Patient das vermutlich allergene Nahrungsmittel vier bis fünf Tage lang. Danach nimmt er das betreffende Nahrungsmittel (und nur dieses!) in reiner Form zu sich.

»Da sich durch längeres Meiden von allergenen Nahrungsmitteln über einen Zeitraum von mehr als sechs Tagen die Toleranz des Organismus gegenüber diesem Nahrungsmittel verbessern kann, sollte ein Eßtest nach zwölf bis vierzehn Tagen nicht mehr durchgeführt werden, weil dies zu falschen Ergebnissen führen kann.

- Treten ein bis zwei Stunden, nachdem das verdächtige Nahrungsmittel verzehrt wurde, heftige Symptome auf, so ist der Patient dagegen überempfindlich. Die Reaktion kann auch bis zu 24 Stunden später einsetzen.

Die Menge der aufgenommenen Nahrung, die Resorptionsrate wie auch die chemischen Eigenschaften der getesteten Substanzen beeinflussen das Auftreten und die Art der Symptome. Mahlzeiten mit hohem Fettgehalt werden langsamer im Darm resorbiert und führen zu einem verzögerten Symptombeginn.
Randolph (*270–272*) vertritt die Auffassung, daß Chemikalien grundsätzlich eine höhere allergene Potenz aufweisen als Nahrungsmittel und diese wiederum potenter sind als natürliche Inhalationsstoffe wie Pollen, Tierhaare, pflanzliche Duftstoffe (z. B. Terpene). Chemikalien lösen schwere Symptome aus, speziell die allergischen Reaktionen im Zentralnervensystem.

Vorteile. Der Vorteil des Eßtests liegt darin, daß er für den Patienten sehr einfach zu handhaben ist. Wiederholte Eßtests können als Maß für ein Wiedererlangen von Toleranz dienen. Diese Tests sind finanziell günstig und erfordern keine speziellen Testlösungen außer Proben der Nahrungsmittel, bei denen eine allergene Potenz vermutet wird.
Chemikalien kann der Patient durch kurzes Riechen an einer Probe, die in einem geschlossenen Gefäß aufbewahrt wird, testen. Die Tests sollten in speziellen Testkammern durchgeführt werden.
Challenge tests (z. B. Eßtests) erfordern aktives Mitarbeiten des Patienten hinsichtlich der Erforschung und Interpretation seiner eigenen Diagnose (*277*). Der Arzt und der Ernährungswissenschaftler spielen hier nur die Rolle des Betreuers oder Lehrers.

Nachteile. *Challenge tests* haben dennoch gewisse Nachteile. Pro Tag können maximal drei oder vier Tests im Abstand von einigen Stunden durchgeführt werden und nur ein oder zwei Tests, wenn ein Nahrungsmittel Symptome auslöst. Die Tests bedeuten Streß für den Patienten, da durch diese Methode schwere Symptome hervorgerufen werden können. Ferner ist es äußerst schwierig, Blindstudien bei *challenge tests* durchzuführen, bei denen weder Patient noch Arzt die getestete Substanz kennen. In der Forschung wird das Problem gelöst, indem man dem Patienten einen Schlauch durch die Nase in den Magen legt und Testnahrung einführt (*194, 279*) oder mit Testnahrung gefüllte Gelatinekapseln gibt« (nach *23*).

Ring, Reimann u. Mitarb. (zitiert in *3*) von der Medizinischen Klinik der TU in München und der Dermatologischen Klinik der LMU München überprüften die Möglichkeit einer intragastralen Provokationstestung. 14 Patienten mit nachgewiesener Nahrungsmittelallergie (positive Anamnese, positiver Hauttest und/oder RAST) wurden untersucht. Sie litten meist an chronischer Urtikaria. Bei fünf Patienten war anamnestisch ein anaphylaktischer Schock bekannt, viele waren Atopiker.
Durch das Gastroskop wurde 1 ml des Allergenextrakts auf die Magenschleimhaut aufgebracht. Innerhalb weniger Minuten konnte bei allen Patienten eine allergische Reaktion vom Soforttyp auf der Mukosa beobachtet werden. Sie manifestierte sich in Form von Ödemen, Erythem und petechialen Blutungen. Bei vier Patienten traten gleichzeitig Urtikaria und Bronchospasmus auf. Die mikroskopische Untersuchung der provozierten Magenschleimhaut ergab eine Mastzelldegranulation. Die Gewebshistaminkonzentration sank ab, während das Histamin im Serum anstieg. Diese Methode ist sicherlich nicht zur Routinediagnostik gedacht. Sie kann jedoch in zweifelhaften Fällen einer Nahrungsmittelallergie Wesentliches zur Diagnosestellung beitragen.
Aufgrund der Untersuchung von *Werner* (zitiert in *207*) sind folgende Röntgenzeichen für die Aktualität eines Nahrungsmittelallergens beweisend: Als Einzelsymptome sind Reliefveränderungen in Form von plumpen, quergestellten und wulstigen Falten fast immer dominierend. Motilität, Tonus und damit Breipassage sind sehr unterschiedlich. Der normale und koordinierte Bewegungsablauf ist gestört, es kommt im oft exzessiv erweiterten Duodenum zu einem Breistopp (Duodenalstase) des als zweite Portion verabreichten Kontrastmittels. Im oberen Jejunum ist die Passage meist beschleunigt, das Kontrastmittelband unterbrochen, enge und weite Lumina wechseln. Im Ileum finden sich dagegen kontrahierte Abschnitte und Segmentierungen, die Abschnürungen sind »rosenkranzartig«, das Schleimhautrelief ist nicht mehr erkennbar. Seltener ist eine mehr klecksige, zerhackt aussehende oder wolkig verwaschene Zeichnung als Ausdruck einer Hypersekretion. Nach den Untersuchungen von *Werner* stimmen die Ergebnisse dieses Tests in fast allen Fällen mit den Ergebnissen anderer diagnostischer Kriterien wie Intrakutantests, leukopenischer Index mit Eosinophilie, Suchkost (*challenge tests*) und Anamnese überein.

Intrakutane Testverfahren in der Klinischen Ökologie

Zu den Methoden der Klinischen Ökologie gehören die Test- und Therapieverfahren mit Lösungen verschiedener Antigenextrakte:

- *Serial Dilution Titration*
- Provokations- und Neutralisationsmethode

Beide Methoden haben sich im Institut für Umweltkrankheiten sehr bewährt.

Einführung

Für ein besseres Verständnis werden im folgenden einige Definitionen bezüglich der Testverfahren gegeben.

1. Screening-Lösung
Die Screening-Lösung ist die Menge bzw. Konzentration einer Testlösung, mit der eine Testreihe beginnt.

2. Serial Dilution Titration (SDT)
Intradermale Injektion von Testlösungen in den Oberarm mit fortlaufend konzentrierter werdenden Lösungen. Dieser Test umfaßt natürliche Inhalationsstoffe wie Pollen, Staub, Schimmelpilze. Bei der Bewertung ist nur das Wachstum der Quaddeln ausschlaggebend, nicht die Symptome des Patienten.

3. Provokations- und Neutralisationstest
Auch hierbei werden intradermale Quaddeln gesetzt. Wenn ein Patient auf ein Nahrungsmittel oder eine chemische Substanz sensibel reagiert, wächst die gesetzte Quaddel innerhalb eines Zeitraumes von zehn Minuten um mindestens 2 mm. Zusätzlich werden auch die Symptome des Patienten berücksichtigt.

Hinweis
Alle Testlösungen sind in einem Zehn-Minuten-Intervall zu verabreichen!

Welche *Spritzen* werden verwendet?
Im Institut für Umweltkrankheiten werden vorrangig die 0,5 ml-Tuberkulinspritzen der Firma Becton und Dickinson, Rutherford, N.J., USA verwendet.

Screening mit ansteigend konzentrierten Antigenlösungen (*Serial Dilution Titration*, SDT)

- Das Verfahren eignet sich für Provokationstests mit natürlichen Inhalationsstoffen wie Pollen, Staub, Schimmelpilze.

Die SDT-Methode arbeitet sowohl für Diagnosezwecke als auch zur Therapie mit Substanzen, gegen die der Patient überempfindlich ist, um diejenige Antigenverdünnung zu bestimmen, mit der die Behandlung allergischer Reaktionen eingeleitet wird.
Diese Methode wurde von *Herbert Rinkel* in den vierziger Jahren entwickelt (*302*). Er verwendet während eines Testabschnittes eine Reihe von fortschreitend konzentrierter werdenden Lösungen (1 : 5 Verdünnungen) der entsprechenden Testlösungen (z B. 1 : 78 125; 1 : 15 625; 1 : 3 125; 1 : 625 etc.).

Jede Dosis enthält 0,01 ml Antigenlösung. Nach intradermaler Injektion dieser Menge entsteht eine 4-mm-Quaddel. Wenn der Patient gegen eine Substanz sensibel reagiert, wächst die Quaddel. Die Testlösung, die zuerst eine Quaddelvergrößerung von 2 mm im Durchmesser innerhalb von zehn Minuten erzeugt, wird Endpunkt genannt (*Abb. 36*).

Die Therapie beginnt mit einer geringen Menge dieser Lösung.
Bei der SDT-Methode wird die Hautreaktion (also z. B. das Wachstum der Quaddeln, Rötung) beurteilt, nicht die Symptome des Patienten. Vor dem Test ist es hilfreich und oft auch notwendig zu wissen, ob spezifische Antikörper (IgE) gegen Inhalationsstoffe im Blut des Patienten auftreten. Bei erhöhten IgE-Spiegeln kann es auch bei Hauttests zu anaphylaktischen Reaktionen kommen. Die Screening-Dosis bei Inhalationsstoffen muß niedriger sein, wenn der Patient zur Zeit des Tests an Symptomen leidet (z. B. Heuschnupfen zur Zeit des Pollenflugs).
Vorschläge für Screening-Dosierungen sind in den *Tabellen 32* und *33* angegeben.
Wenn die Screening-Lösungen innerhalb von zehn Minuten keine Quaddelvergrößerung bewirken, kann man die übernächste stärkere Lösung testen.

Merke:
Es werden niemals mehr als vier unterschiedliche Inhalationsallergene (Einzelsubstanzen) zur gleichen Zeit getestet.

Tab. 32 Vorschläge für Screening-Dosierungen bei enteral aufgenommenen Allergenen

(Man schreibt: 01/3, man spricht: gespritzt wurde 1 von 3; d. h. Injektionsmenge gleich 0,01 ml der Verdünnung Nr. 3)

Nahrungsmittel	05/1
Chemikalien	01/3
Histamin, Serotonin	01/3
Phenylverbindungen in Nahrungsmitteln u. Candida albicans	05/6

Tab. 33 Vorschläge für Screening-Dosierungen bei Inhalationsstoffen

Staub und Schimmelpilze	01/3
Pollen	01/5
Pollen in der Saison	01/6
Tierhaare	01/5
Gräserpollen in der Saison	01/7

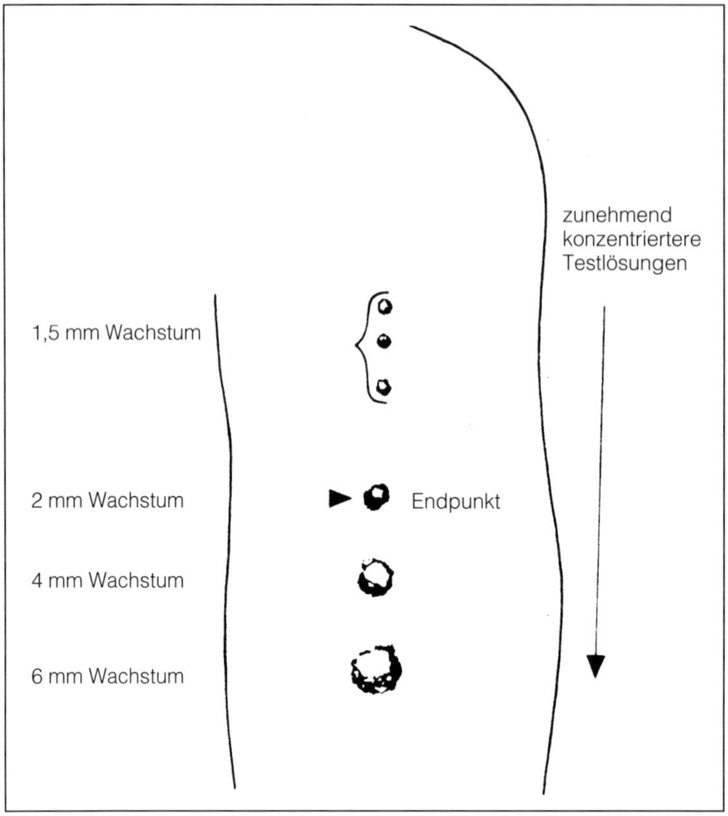

Abb. 36 Quaddelentwicklung bei der SDT-Methode (nach *Bell, J. R.*: Clinical Ecology, Common Knowledge, Bolinas, CA 1982)

Wenn sich bei einem Patienten mit der SDT-Methode keine positiven Testergebnisse zeigen, obwohl er aufgrund der Anamnese auf Inhalationsstoffe Reaktionen hat, sollte mit der Provokations-Neutralisations-Methode (s. S. 116ff) weiter getestet werden. Wenn diese Methode positive Ergebnisse liefert, werden die übrigen Inhalationsstoffe ebenso getestet.

Die fünf Zeichen einer positiven Testreaktion:

1. Wachstum der Quaddel um mehr als 2 mm im Durchmesser innerhalb von 10 min,
2. Blässe (papierweiß); oft mit rotem Randsaum,
3. Härte,
4. Wachstum über die Hautebene hinaus,
5. Umriß (dick, rund, scharf begrenzte Randzonen, pseudopodienähnliche Ausläufer).

Ausnahme:
Nickelsulfat (toxisch!) mit der SDT-Methode. Screeningdosis 01/3. Setze Quaddel auf der Innenseite des Armes; Auswertung nach 24 Stunden. Bei negativer Reaktion injiziere 01/2 und danach weiter bis zur ersten positiven Quaddel.

Es wird jeweils der kleinste und der größte Durchmesser mit der Schablone gemessen und so der Durchschnitt ermittelt (*Abb. 37a, b*). Betrachten wir als Beispiel die neun Quaddeln in *Abbildung 38*, die jeweils von 0,05 ml Testlösung nach zehn Minuten erzeugt wurden. Alle Quaddeln, die von den Lösungen 4 bis 9 gebildet wurden, sind negativ, d. h. sie sind weniger als 2 mm gewachsen. In der Regel sind sie nicht papierweiß, hart oder erhaben. Im Idealfall ist also die durch Lösung 3 hervorgerufene Quaddel (die erste positive Quaddel) um 2 mm gewachsen. Die drei positiven Quaddeln zeigen mehr oder weniger die fünf charakteristischen Zeichen der positiven Testreaktion.

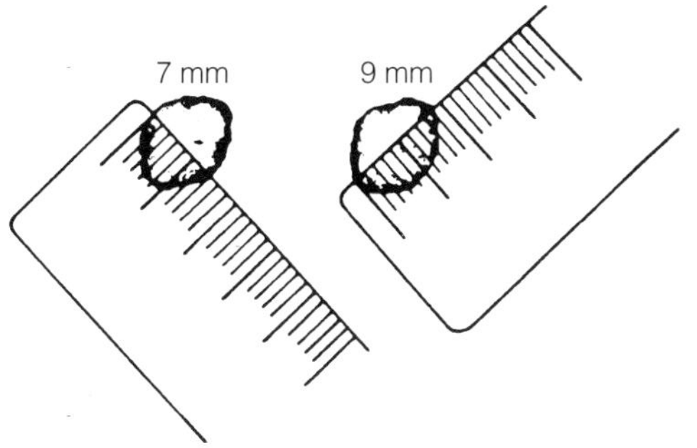

Abb. 37 a, b Meßmethoden zur Bestimmung des Quaddeldurchmessers

(a) 7 mm x 9 mm = 8 mm im Durchmesser

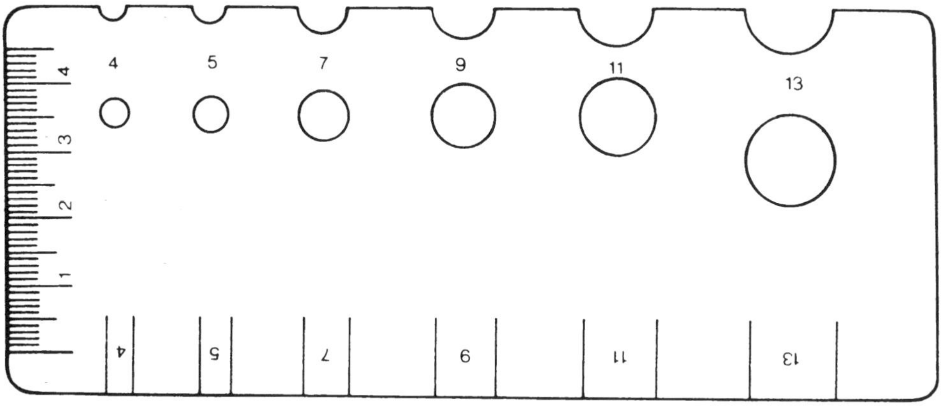

(b) Das Wachstum der Quaddel ist abhängig von der Menge an Flüssigkeit, die als Antwort auf den Reiz durch die Kapillaren in das Nachbargewebe abgegeben wird. Eine Vergrößerung um 2 mm bedeutet, daß ca. 0,05 ml Gewebsflüssigkeit vom Körper in das Reaktionsgebiet sezerniert wurde. Dieser Vorgang hängt vom Grad und der Dauer der Kapillarpermeabilität ab.

Die neutralisierende Dosis

Die Klinischen Ökologen begnügen sich nicht damit, herauszufinden, welche Substanzen eine positive Testreaktion erzeugen und somit als allergen einzustufen sind.

> Im Laufe der Testreihe soll eine Verdünnung des allergieauslösenden Stoffes gefunden werden, die die Symptome zum Abklingen bringen.

Eine solche Lösung, die neutralisierende Dosis (ND), muß in jedem Falle individuell ermittelt werden (*Abb. 39*).

Im Unterschied zur Hyposensibilisierung, die über einen längeren Zeitraum verläuft, bedeutet Neutralisation eine rasche Symptomverbesserung, gelegentlich in wenigen Minuten.

Im Institut für Umweltkrankheiten erhält der Patient die beim Test herausgefundenen neutralisierenden Dosen in Form einer Mischlösung mit nach Hause. Diese injiziert er sich nach Anweisung. Zusätzlich kann die Lösung gespritzt werden, wenn der Patient allergieauslösenden Stoffen ausgesetzt ist. Manche Patienten nehmen die ND vor jeder Mahlzeit, anderen genügen ein oder zwei Injektionen in der Woche.

Die ND ist in den meisten Fällen die stärkste der negativen Lösungen oder umgekehrt die

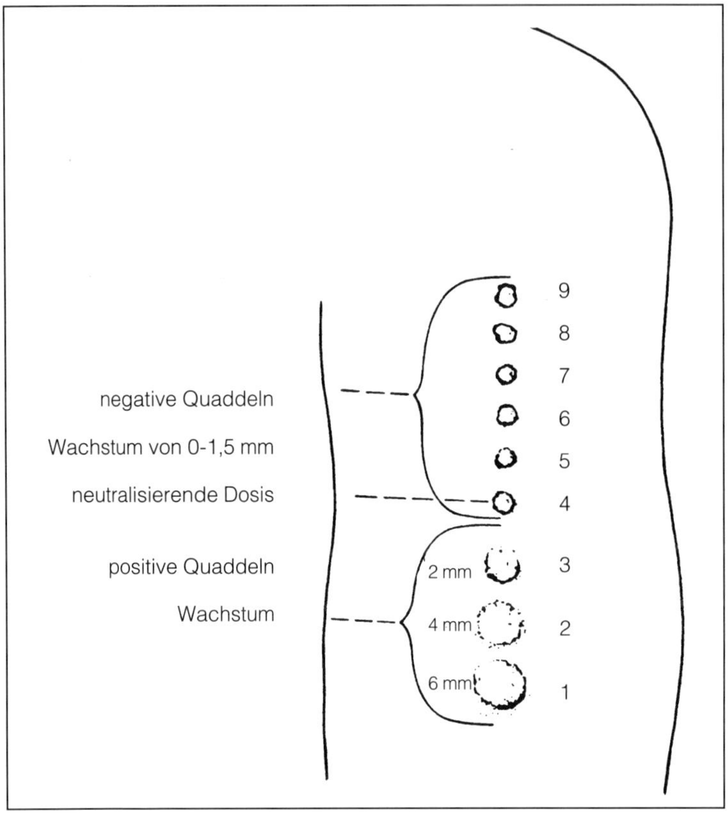

Abb. 38 Quaddelwachstum bei intrakutanen Provokationstests.

tatsächlich negative Lösung, die schwächer als die erste absolut positive Lösung ist (*first negative weal dilution*). In 75 % der Fälle bessern sich die Symptome der Patienten bei der neutralisierenden Dosis, in 15 % erst bei der zweiten negativen Lösung, in 5 % bei der dritten negativen Lösung, in 2 % bei der vierten negativen Lösung. Die restlichen 3 % verteilen sich auf schwächere Konzentrationen (*Abb. 39*). Wenn nun die Quaddel nicht wächst, die Symptome aber dennoch andauern, injiziert man alle zehn Minuten 0,05 ml der zuletzt verabreichten Lösung subkutan, bis die Symptome verschwinden. Insgesamt soll aber eine Injektionsmenge von 0,25 ml nicht überschritten werden. Sollten trotz fünfmaliger Injektion von 0,05 ml Testlösung (also 0,25 ml) die Symptome nicht abklingen, werden 0,05 ml der nächsten Verdünnung (auch subkutan) gespritzt. Hier soll eine Gesamtmenge von 0,20 ml nicht überschritten werden.

Die Neutralisierende Dosis von Histamin und Serotonin

Histamin reguliert die eigene Ausschüttung

Bei der neutralisierenden Dosis von Histamin (Histamin ND) handelt es sich um eine individuell ermittelte Therapielösung, die einen Anti-Histamin-Effekt besitzt. Der Patient hat ein Mittel zur Hand, das in relativ kurzer Zeit histaminvermittelte Reaktionen wie Juckreiz, Rötung, Quaddelbildung, Dyspnoe u. a. zum Abklingen bringt (s. Therapieplan).

> Es ist bekannt, daß kleinste Histaminmengen negativ auf die eigene Synthese wirken.

Aus der spezifischen Blockade des neu entdeckten H3-Rezeptors resultiert ein vermehrter Durchfluß von Histamin durch den synaptischen Spalt.

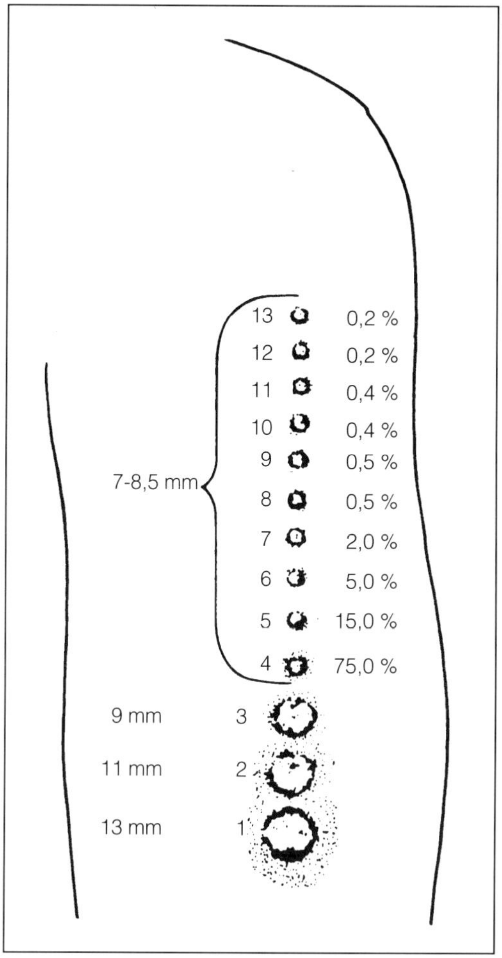

Abb. 39 Die erste negative Quaddel wird von Lösung 4 erzeugt. Dies ist die neutralisierende Dosis (ND).

H1- und H2-Rezeptoren sind postsynaptisch lokalisiert, während der H3-Rezeptor auf der präsynaptischen Seite der Nerven sitzt.
Er greift in die Regulation der Histamin-Bildung und -Freisetzung im Sinne eines negativen Autofeedback ein. *Kleine-Tebbe* (*170*) beschreibt den Vorgang wie folgt: »Wenn der H3-Rezeptor aktiviert wird, entsteht weniger Histamin aus Histidin, und die Liberation in den synaptischen Spalt wird gehemmt. Der Rezeptor scheint eine übergeordnete Funktion für den Schlaf/Wach-Rhythmus einzunehmen: seine Aktivierung erzeugte in Versuchen Tiefschlaf, der durch H3-Blockade aufgehoben

Anwendung der neutralisierenden Dosis (ND) von Histamin und Serotonin
Histamin: max. 5 × täglich
Serotonin: max. 5 × täglich

Histamin:
bei körperlicher Symptomatik z. B. Hautjucken, Magen-Darmbeschwerden, Atembeschwerden, Kopfschmerzen / Migräne.
0,3 ml Histamin s. c. (subkutan)
10 min. Pause – keine Besserung

0,3 ml Histamin s. c.
10 min. Pause – keine Besserung
0,3 ml Serotonin s. c.

bei Bedarf: erneuter Einsatz

Serotonin:
bei psychischen Beschwerden, z. B. Unruhe, Angstzustände, depressive Verstimmungen, Einschlaf- und Durchschlafschwierigkeiten, Kopfschmerzen / Migräne

0,3 ml Serotonin s. c. (subkutan)
10 min. Pause – keine Besserung

0,3 ml Serotonin s. c.
10 min. Pause – keine Besserung
0,3 ml Histamin s. c.

bei Bedarf: erneuter Einsatz

Aufbewahrung:
Lösungen bitte im Kühlschrank aufbewahren.

Desinfektion:
Vor dem Aufziehen der Lösung Gummistopfen des Glasfläschchens mit einer 70 % Isopropanol-Lösung desinfizieren. Pro Injektion eine sterile Einwegspritze verwenden.

Achtung!
Während Ihrer Hauttests und zwei Stunden vor Testbeginn weder Histamin noch Serotonin in der verträglichen Verdünnungsstufe einsetzen. Um Ihren individuellen Einsatz von Histamin/Serotonin abzuklären, sprechen Sie bitte mit Ihrem Therapeuten.

werden kann. Es gibt Hinweise dafür, daß der Rezeptor auch in der Peripherie zu finden ist. In Tierexperimenten ließ sich die nicht-cholinerge Bronchokonstriktion durch Aktivierung der H 3-Rezeptoren lösen. Die Histamin ND eignet sich daher auch zur Regulation des bronchialen Widerstands.
Gelegentlich berichten Patienten über eine bessere »antiallergische« Wirkung durch die Serotonin ND. Es ist anzunehmen, daß die neutralisierende Dosis von Serotonin einen ähnlichen Autofeedback bewirkt wie die Histamin ND.

Provokations- und Neutralisationstest

»Der Provokations-Neutralisations-Test (PN-Test) geht zurück auf den Allergologen *Carlton Lee* (*189*) und auf *Herbert Rinkel* (*304*); er wurde später von verschiedenen Klinischen Ökologen weiterentwickelt (*80, 225*). Der PN-Test wird zur Diagnose von Überempfindlichkeiten eingesetzt. Die Testlösung provoziert außer einem Wachstum der Quaddeln auch Symptome. Wie bei der *Serial Dilution Titration* benutzt man fortlaufende Verdünnungen im Verhältnis 1:5 von jeder Substanz. Jedoch ist die Screening-Dosis beim PN-Test in der Regel höher (0,05 ml) und wird intradermal oder sublingual angewendet. Im Gegensatz zum SDT-Test wird beim PN-Test jeweils nur eine Substanz getestet. Ferner ist die Palette der Testlösungen größer. Hier werden außer Pollen, Staub und Schimmelpilzen auch Nahrungsmittel, Chemikalien, Medikamente und Hormone getestet (*80, 225*).

> Das Ziel der Methode ist zunächst, Substanzen zu identifizieren, die beim Patienten Symptome auslösen. Zweitens soll die Verdünnung herausgefunden werden, die die Symptome zum Abklingen bringt (Neutralisationsdosis oder Therapiedosis).

Nach den Erfahrungen der Klinischen Ökologen können verschiedene Verdünnungen der Substanz Symptome auslösen. Andere Verdünnungen der gleichen Substanz können leichte Versionen der charakteristischen Symptome des Patienten innerhalb von zehn Minuten zum Abklingen bringen (*225*).

Bei dieser Methode ist diejenige Lösung, die die Symptome zum Abklingen bringt, die neutralisierende Dosis (ND). Zu beobachten ist, daß eine stärkere wie auch eine schwächere Testlösung die Symptome wieder hervorrufen kann.

- Die Dosis-Antwort-Kurve im PN-Test ist meist nicht monoton, sondern eher biphasisch oder auch sinusförmig (*225*).

Signifikante Präzedenzfälle der biologischen Phänomene einer nichtmonotonen Dosis-Antwort-Kurve wurden dokumentiert, sind aber umstritten (*36, 108, 146, 176, 178, 237*).

Beispiel und Ausnahmen

Ein Patient leidet an chronischen migräneartigen Kopfschmerzen, Erschöpfung, Depressionen und immer wiederkehrenden Bauchkrämpfen. Er gibt an, über einen Zeitraum von mehreren Jahren täglich Eier gegessen zu haben. Als Testlösung wird eine 1:5-Verdünnung (Lösung Nr. 1) eines Gesamtei-Extraktes gewählt, die intradermal injiziert wird. Nach sieben Minuten klagt der Patient über das Einsetzen milder linksseitiger Kopfschmerzen, Traurigkeit mit Erschöpfungsgefühl und abdominelle Beschwerden.
Die Symptome dauern zehn Minuten an. Der Patient bekommt nun die 1:25-Verdünnung (Lösung Nr. 2) verabreicht. Innerhalb der nächsten zehn Minuten kommt es zu einer geringfügigen Verbesserung der Symptome. Die Lösung 1 wird als Überdosis betrachtet und die Lösung 2 als neutralisierende Dosis.
Etwa 10 Minuten nach der Injektion einer 1:125-Verdünnung (Lösung Nr. 3) berichtet der Patient über das abrupte Einsetzen eines Schwächegefühls, über starken linksseitigen Kopfschmerz und schwere Bauchkrämpfe. Dies wird als Unterdosis-Antwort betrachtet. Danach wird dem Patienten erneut die Lösung Nr. 2 verabreicht (ND). Schwächegefühl, Kopfschmerzen, Krämpfe und Traurigkeit werden im Idealfall innerhalb von zehn Minuten verschwinden. Bemerkenswerterweise kommt es eher bei schwächeren Verdünnungen zu schweren und schneller einsetzenden akuten Reaktionen als nach stärkeren Provokationsdosen« (nach *23*) (*Abb. 40, 41*).

Abb. 40 Ablauf eines PN-Tests am Beispiel eines Patienten mit chronischen Kopfschmerzen

Minuten nach Injektion
1
2
3 Test: Ei 05/1
4
5 milder linksseitiger Kopfschmerz, Traurigkeit, abdominale Beschwerden
6
7
8
9
10

1
2
3 Test: Ei 05/2
4
5
6
7
8 leichte Besserung
9
10

1
2
3 Test: Ei 05/3
4
5
6 abruptes Schwächegefühl, starker linksseitiger Kopfschmerz, schwere Bauchkrämpfe (2 Minuten nach der Injektion)
7
8
9
10

1
2
3 Test: Ei 05/2
4
5 **neutralisierende Dosis**
6
7 Besserung
8
9
10

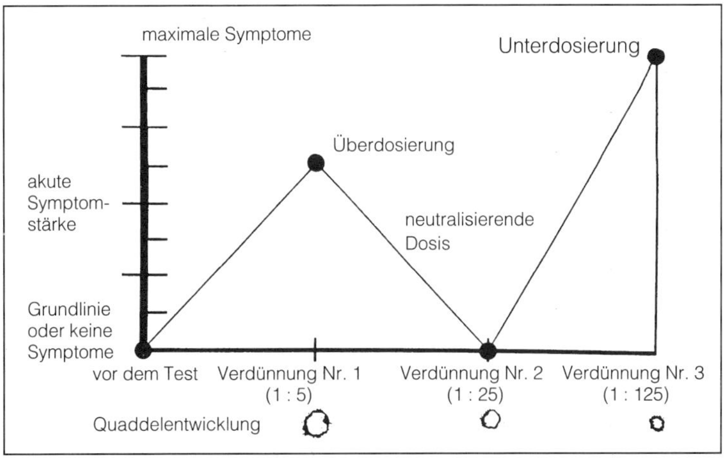

Abb. 41 Musterkurve nichtmonotoner Testlösungs-Reaktionen bei PN-Test.
In diesem Falle riefen die Verdünnungen Nr. 1 und Nr. 3 Symptome hervor, während Verdünnung Nr. 2 die Symptome erleichterte oder ‚neutralisierte'. Die Stärke der ausgelösten Symptome war bei der niedrigeren Konzentration (1:125) wesentlich größer als bei der höheren Konzentration (1:5). Größe und Härte der Quaddeln nahmen ab mit sinkender Konzentration der Testlösung (nach: *Bell, J. R.:* Clinical Ecology, Common Knowledge, Bolinas, CA. 1982).

Ausnahme
Wenn die Dosis 05/2 kein Quaddelwachstum erzeugt, aber Symptome auslöst (Überdosisreaktion!), so wird nach zehn Minuten 05/1 gesetzt. Diese Konzentration erzeugt nun ein Wachstum der Quaddel um 2 mm. Die zweite Dosis 05/2 erzeugt nun auch eine positive Quaddel, bringt aber die Symptome zum Abklingen. Trotz positiver Reaktion ist 05/2 die neutralisierende Dosis (*Abb. 42*).

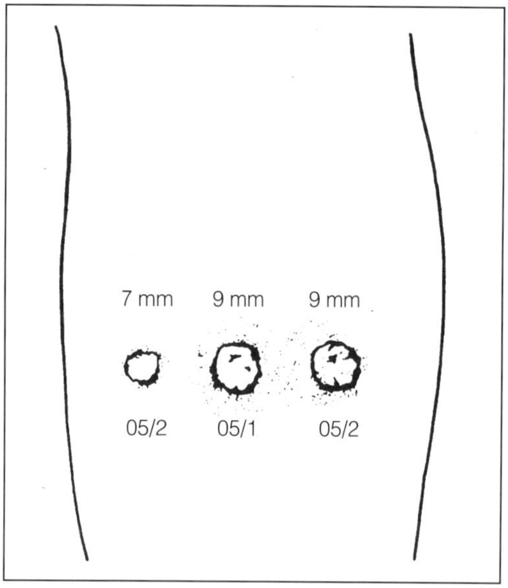

Abb. 42 Ausnahme: Hier löst die ND (05/2) zunächst Symptome aus (s. Text).

Testbeispiele und Testprotokoll

»Intradermale Tests mit 0,05 ml Injektionslösung erzeugen eine 7 mm große Quaddel. Nach zehn Minuten hat die Quaddel eine charakteristische Kontur, Farbe, Konsistenz und Größe. Die Quaddeln einer Überdosis, neutralisierenden Dosis und der Unterdosis zeigen jeweils ganz bestimmte Charakteristika, die mit der Symptomantwort korrelieren (*Tab. 34*).
In der Praxis läßt sich von der Größe der Quaddeln, die von der Screening-Dosis erzeugt wurde, die neutralisierende Dosis (ND) ableiten. Die jeweils schwächere Testlösung erzeugt in der Regel eine 2 mm kleinere Quaddel. Die ND ist diejenige Lösung, die die erste negative Quaddel erzeugt.«

Beispiel
0,05 ml von Lösung 2 erzeugen eine 13-mm-Quaddel; in diesem Fall muß die ND die dritte darauffolgende Lösung sein (7-mm-Quaddel), also 0,05 ml der Lösung 5 (*Abb. 43*).

»Einige Klinische Ökologen verwenden zur Bestimmung der neutralisierenden Dosis die Quaddelgröße in Kombination mit den beobachteten Symptomen. Andere verwenden sublinguale Tropfen der betreffenden Testlösungen anstelle von Injektionen. Da die sublingualen Ergebnisse um 20 % abweichen können (*Rea*, persönliche Mitteilung), werden in vielen Praxen heute intradermale Tests bevorzugt. Nahrungsmittelfarbstoffe, bestimmte Chemikalien und Hormone werden routinemäßig dennoch nach der sublingualen Methode getestet.

Tab. 34 Charakteristika unterschiedlicher Quaddeln (nach *23*)

Überdosis	Unterdosis	neutralisierende Dosis
Wachstum über 2 mm	kein oder nur geringes Wachstum	Wachstum bis zu 1,5 mm
	flach	flach oder weniger erhaben
deutlich hart	weich	weich bis mittelhart
papierweiß	neutral oder rosa	neutral oder rosa
dicke, diskusähnliche Form mit scharfen Abgrenzungen	zarte, unscharfe Umrandung	unregelmäßige, zottige Begrenzung

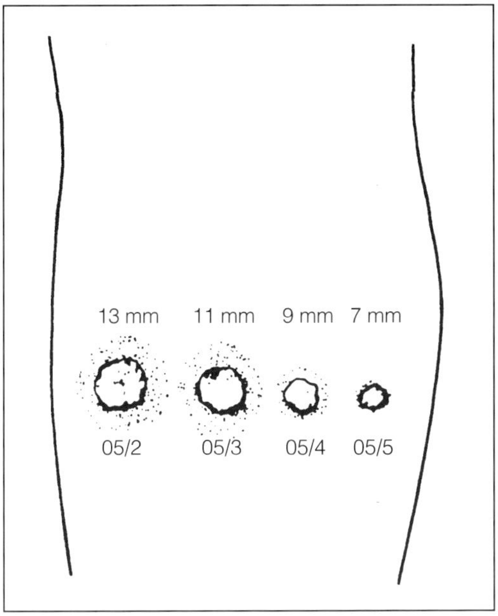

Abb. 43 Wenn die erste Lösung (05/2) eine 13-mm-Quaddel erzeugt, wird die neutralisierende Dosis (ND) bei 05/5 liegen. In der Regel werden die Testlösungen horizontal gespritzt; von links nach rechts.

In diesem Zusammenhang ist ein Versuchsergebnis bemerkenswert, nach dem Substanzen wie radioaktiv markierte Glukose, Pestizide und Natriumchlorid bei Ratten innerhalb von fünf Minuten vom Oropharynx in die Hirnventrikel transportiert werden. Der Weg vom Mund zum Gehirn umgeht den Magen-Darm-Trakt (*brain gut bypass*) und führt zu höheren Konzentrationen im Gehirn als nach gastrointestinaler Applikation dieser Substanz (*158*). Ob diese Ergebnisse für die klinisch-ökologischen sublingualen PN-Tests von Bedeutung sind, ist noch nicht abzusehen. Weitere Untersuchungen in dieser Richtung wären wünschenswert« (nach *23*).

Reihenfolge der Austestung auf Nahrungsmitteln

- **Grundtest**

Alle Patienten werden zunächst durch den Provokations- und Neutralisationstest auf die Hauptnahrungsmittel getestet: Weizen, Kuhmilch, Ei, Rüben- und Rohrzucker, Backhefe, Bierhefe, Hafer, Buchweizen, Backferment.

Im Anschluß an diese Testreihen folgt zur weiteren Fokussierung ein Gespräch mit dem Ernährungswissenschaftler oder dem Diätassistenten.

- **Sekundärtest**

Wenn seitens der Ernährungsfachleute keine anderen oder zusätzlichen Anweisungen gegeben werden, sind folgende Nahrungsbzw. Genußmittel zu testen: Schweinefleisch, Rindfleisch, Kartoffeln, Huhn, Soja, Zwiebeln, Erdnüsse, Tomaten, Kaffee, Tee, Schokolade, Mais.

- **Anschlußtest**

Alle anderen Nahrungsmittel, die der Patient häufiger als zweimal in der Woche verzehrt, werden in der dritten Kategorie getestet. Jetzt werden auch Nahrungsmittel getestet, die der Patient oder die Ernährungsfachleute vorschlagen.

Ein Kurztestprogramm, ein erweitertes Testprogramm sowie ein Verzeichnis aller gebräuchlichen Testlösungen sind im Anhang (s. S. 215) zusammengestellt.

Anforderungen an die Allergenextrakte

Die auf dem Markt erhältlichen Allergenextrakte enthalten als Konservierungsmittel häufig Phenol oder Glyzerin (immuntoxische Wirkung!). Da aber zahlreiche Patienten (80 bis 90 %) gegen diese Inhaltsstoffe allergisch sind, müssen die Patienten vor dem Test mit konservierten Testlösungen neutralisierende Lösungen von Phenol und Glyzerin erhalten. Wenn möglich, sollten diese Inhaltsstoffe nicht verwendet werden. Im Environmental Health Center (Dallas) wie auch im Institut für Umweltkrankheiten (Emstal) werden in einem Speziallabor frisch hergestellte Nahrungsmittelextrakte sofort tiefgefroren. Die fertigen Testlösungen, also Verdünnungen der Extrakte, werden nur sechs Wochen lang benutzt und danach verworfen.

Vorteile des PN-Tests gegenüber dem Expositionstest

Während der PN-Tests kann der Patient seinen Nahrungsplan beibehalten und erleidet weniger schwere Reaktionen als nach den vorher beschriebenen Eßtests. Ferner besteht hier weniger die Möglichkeit suggestiver Reaktionen. Der PN-Test ist eher für Einfach- und Doppelblindstudien zu experimentellen Zwekken anwendbar als *challenge tests* (*168*). Beispiele für PN-Tests sind in *Tabelle 35* angegeben.

Zytotoxische Blutuntersuchungen (in vitro)

»Der zytotoxische Bluttest basiert auf der Tatsache, daß Extrakte von Nahrungsmitteln und Chemikalien, gegen die der Patient allergisch ist, eine sichtbare Schädigung bei weißen Blutzellen (z.B. Neutrophilen) erzeugen. Die Schädigung wird auf einer Skala von 0 bis 4 nach mikroskopischer Untersuchung beurteilt (graduiert). Dieses Konzept, das von *Black* (*29*) entworfen wurde, wurde später weiterentwickelt und damit für zahlreiche klinische Untersuchungen verfügbar (*43*).
Die Reproduzierbarkeit dieser Tests ist problematisch, da die Technik durch zahlreiche Umstände gestört werden kann. Neuere Studien zeigen jedoch, daß diese Methode in der Tat zuverlässige Ergebnisse liefert (*135, 144*). Andererseits existiert jedoch kein Beweis für die Gültigkeit der zytotoxischen Tests. Eine strenge Korrelation zwischen positiven Testergebnissen und korrespondierenden *challenge tests* mit spezifischen Nahrungsmitteln konnte bis jetzt nicht bewiesen werden (*64*). Ein 4+-Ergebnis im zytotoxischen Test kann z.B. assoziiert sein mit einer nur milden klinischen Reaktion (geringer Ausschlag), wohingegen ein 1+-Ergebnis im zytotoxischen Test mit einer schweren Reaktion (Asthma) dennoch verbunden ist, wenn der Patient das betreffende Nahrungsmittel verzehrt hat. Der zytotoxische Test hat sich bis heute nicht durchsetzen können. Der Zeitpunkt, an dem sich eine Wiederholung empfiehlt, ist unklar. Die Behandlung, die aus den zytotoxischen Tests resultiert, beschränkt sich auf Meiden der betreffenden Nahrungsmittel; es gibt keine Anzeichen, wann oder ob überhaupt das betreffende Nahrungs-

Tab. 35 Beispiele für PN-Tests

Allergen	1. Testlsg.	2. Testlsg.	3. Testlsg.	4. Testlsg.	5. Testlsg.
Nahrungsmittel, Alkohol, Phenol ND = 05/1	05/1 i.c. keine S neg. Quaddel	05/5 s.c. S	05/1 s.c. TB	05/1 s.c. = 01/1 TB	05/1 s.c. = 015/1 SA
Histamin, Serotonin, andere Neutrotransmitter ND = 01/4	01/3 i.c. S + Quaddel	01/4 i.c. S – Quaddel	05/4 i.c. S – Quaddel	05/4 s.c. = 01/4 SA	
Formaldehyd ND = 05/3	01/1 i.c. keine S + Quaddel (2 mm)	01/2 i.c. keine S + Quaddel	01/3 i.c. keine S – Quaddel	05/3 i.c. keine S	

S = Symptome, TB = teilweise Besserung
SA = Symptome aufgehoben
i.c. = intrakutan, s.c. = subkutan

mittel nach einer entsprechenden Rotationsdiät (s. S. 130 u. 230) wieder gegessen werden kann.
Zuverlässige und gültige In-vitro-Tests bei nicht IgE-vermittelten Nahrungsmittel- und Chemikalienüberempfindlichkeiten wären für die Diagnostik sehr nützlich, sind jedoch zum heutigen Zeitpunkt nicht verfügbar. Die Standard-RAST (Radioallergosorbent)-Tests, die in der klassischen Allergologie verwendet werden, sind sehr hilfreich bei IgE-vermittelten Allergien. Andere In-vitro-Tests, die eine Lysis von Erythrozyten bewirken, die möglicherweise durch IgG oder IgM vermittelt wird, befinden sich in der Entwicklung (*218, 219*). Weitere In-vitro-Tests auf T-Zell-Funktionen nach der Injektion von Nahrungsmittelextrakten werden erprobt, sind jedoch noch nicht für die klinische Routineanwendung verfügbar (*226, 255, 365, 366*)« (nach *23*).

Sublingualer Test. Beim sublingualen Provokations- und Neutralisationstest wird eine bestimmte Menge einer Testlösung (z. B. Hormone, Chemikalien und Nahrungsfarbstoffe) direkt unter die Zunge getropft. Hierbei können nur die Veränderungen der Symptome beurteilt werden.

Untersuchung der Zahnmetalle

Zur umweltmedizinischen Basisdiagnostik gehört die Überprüfung der Zahnmetalle. Zunächst ist es wichtig, herauszufinden und zu unterscheiden, ob eine Allergie oder eine toxische Belastung besteht. Von besonderem Interesse sind neben den Quecksilberlegierungen auch palladiumhaltige Verbindungen. Zu Beginn testen wir die gängigsten Zahnmaterialien mittels Epicutantest (Zahnreihe). Die folgenden Verbindungen werden in Salzform als Vaselineverreibung verwendet:

Epicutantest Zahnreihe
Gallium, Palladium, Indium, Zink, Platin, Titan, Zinn, Kupfer, Kaliumdichromat, Silber, Methyl-Methacrylat, Ethylenglycol-Dimethacrylat, Bisphenol-A-Dimethacrylat, Gold-Natriumthiosulfatoaurat, Amalgam, Kobalt-II-Sulfat, Hg-Präzipitat, Rutheniumchlorid, Chrom-III-Chlorid 1 %, Quecksilber metallisch, Iridium.

Häufig erhalten die Patienten in der Zahnarztpraxis kleine Metallproben, die vom Arzt auf Allergenität überprüft werden sollen. Die Metallplättchen sind jedoch für einen Epicutantest ungeeignet, da nur hochsensibilisierte Patienten auf diese Applikationsform reagieren.
Alle Materialien müssen in dissoziierbaren Verbindungen getestet werden. Die Substanzen werden mit einem hypoallergenen Pflaster paravertebral aufgebracht. Vorher sollte die Fettschicht reduziert werden, indem man mit einem Tesafilm-Streifen die Rückenhaut mehrmals abstreift. Der Test wird nach 48 und nach 72 h abgelesen. Rötung, Schwellung, Quaddelbildung deuten auf eine Kontaktallergie hin. Darüber hinaus kommt es gelegentlich zu systemischen Reaktionen, Schwindel, Übelkeit oder systemischem Juckreiz. Die positiven Hautreaktionen klingen in der Regel nach etwa drei Tagen ab. Lediglich bei Palladiumallergien beobachten wir mitunter nach drei Wochen immer noch deutlich positive Hautreaktionen.
Ist eine Allergie ausgeschlossen, sollten die verdächtigen Metalle mittels Urintest untersucht werden. In der Zahnheilkunde verwendet man Edelmetalle wie Gold, Platin und Palladium, weil diese nicht dissoziieren und den Körper dadurch nicht belasten. Wenn im Körper dennoch erhöhte Gold- bzw. Palladiumwerte meßbar sind, spricht dies für einen belastenden Zahnstatus. Der Referenzwert für Palladium liegt im Serum unter 0,2 µg/l. Alle darüber liegenden Werte bedeuten eine Belastung mit Palladium. Der zelluläre Palladiumwert liegt drei- bis fünffach höher.
Auch bei Quecksilber sollte man sich nicht auf den Serumwert allein verlassen. Am Institut für Umweltkrankheiten werden schon seit Jahren die Quecksilberwerte im Vollblut und Serum ermittelt, wonach die Erythrozytenwerte berechnet werden können. Erfahrungsgemäß sind die Serum-Quecksilber-Werte meist viel zu niedrig, da sich die meisten Schwermetalle an die Erythrozytenmembran binden.
Um eine Quecksilberbelastung ganz auszuschließen, sollte der Schwermetallmobilisationstest in Form des DMPS-Tests (*71*), durchgeführt werden. Untersucht wird der Morgenurin und eine zweite Urinprobe nach Gabe von DMPS (Dimaval®; Wirkstoff: 2,3-Dimercapto-1-propansulfonsäure, Natriumsalz). Als orale Dosierung werden 10 mg/kg Körpergewicht

vorgeschlagen. Die Testsubstanz kann injiziert oder oral verabreicht werden.
Da beim DMPS-Test auch wichtige Mineralstoffe ausgeleitet werden, kann es beispielsweise zu einem vorübergehenden Zinkmangel kommen; ein entsprechendes Fallbeispiel ist in *Tabelle 36* dargestellt.
Wir empfehlen daher, unmittelbar nach dem Test Zinkpräparate zu verabreichen (z. B. Zinkorotat 40 3× tgl. 2 Tabl. über 3 Tage, danach 3× tgl. 1 Tabl. über 4 Tage).
Der Hersteller des Dimaval® DMPS weist jedoch darauf hin, daß die Anwendung als Diagnostikum nicht zu den zugelassenen Anwendungsgebieten von DMPS gehört.
Die i.v.-Gabe führt zu einem schnelleren Wirkungseintritt, verglichen mit der oralen Gabe. Bereits nach 45 min befinden sich 50 % der gesamten mobilisierbaren Quecksilbermengen im Urin. Resorptionsstörungen sind ausgeschlossen. Ansonsten ist die orale Gabe ebenso effektiv wie die Injektion. Die Dosierung bei der i.v.-Gabe von DMPS beträgt 3 bis 4 mg/kg Körpergewicht. Durch den Schwermetallmobilisationstest lassen sich selbstverständlich neben Quecksilber auch andere Metalle nachweisen, beispielsweise Zinn, Kupfer, Palladium.
Den Zahnmetallen sowie den Füllsubstanzen werden wir in der Zukunft größere Aufmerk-

Tab. 36 Ausschwemmung von Metallen im Urin nach DMPS-Gabe (Beispiel: 44jähriger Patient)

		Normbereich	Ausgangswert	nach DMPS
Kupfer	µg/l	30 – 40	30	7 200
Zink	µg/l	200 –800	1 320	21 360
Quecksilber	µg/l	0,2– 15,0	1,1	45,5

Tab. 37 Multielementanalyse des Zahnmaterials einer Patientin mit Überempfindlichkeitsreaktionen und neurologischen Störungen (* pathologisch erhöht)

Substanz	Normwert (µg/kg)	Meßwert (µg/kg)
Blei	< 22 300	150 696*
Cadmium	< 250	194 936*
Cobalt	< 620	< 250
Gallium	< 250	10 266*
Gold	< 250	< 250
Indium	< 250	< 250
Kupfer	< 10 000	< 10 000
Molybdän	< 250	< 250
Palladium	< 250	< 250
Platin	< 250	< 250
Silber	< 250	1 050
Thallium	< 250	< 250
Wismut	< 250	< 250
Zink	< 488 000	2 979 750*
Zinn	< 2 360	2 519*
Quecksilber (AAS)	< 200	< 200

samkeit schenken müssen. Kürzlich ergaben Untersuchungen des Zahnmaterials hohe Werte an Cadmium und Blei. Aus unserer Sicht ist es völlig unverständlich, daß derart toxische Metalle in der Zahnheilkunde verwendet werden.
In *Tabelle 37* werden die Werte einer Patientin dargestellt, die an starken Überempfindlichkeitsreaktionen mit neurologischen Störungen litt.
Weitere Testmethoden zur Zahnmetall-Allergie bzw. -Belastung wurden beschrieben (z.B. Kaugummitest). Einzelheiten sind erwähnt bei *Daunderer* (*71*), *Bonnet* (*35*), *Koch* (*175*) und *Ruprecht* (*317*).

Der Iriscorder Test – neu in der umweltmedizinischen Praxis

K.-D. Runow, R. Schaub-Tari, H. Oetzel

Einführung

In den letzten Jahren hat die Technisierung unseres Lebens zu einem gewaltigen Anstieg künstlicher elektromagnetischer Strahlung geführt und eine elektromagnetische Umweltverschmutzung verursacht, die alle anderen Varianten der Umweltbelastung übertrifft. Erst jetzt beginnen westliche Wissenschaftler zu erkennen, daß die ultrafeinen körpereigenen elektrischen und magnetischen Ströme und Signale, mit denen unser Gehirn und Nervensystem arbeitet, durch die elektromagnetische Umweltbelastung überlagert, gestört und fehlgesteuert werden.
Unsere Nervenenden sind äußerst empfindliche Rezeptoren, ebenso wie unsere Steuerzentren selber. Sie reagieren bei Mensch und Tier empfindlich auch auf äußerst kleine Magnetfeldänderungen und Schwankungen elektrischer Felder. Einen Zusammenhang gibt es in der überwiegenden Zahl von Fällen zwischen sogenannten psychischen Beschwerden und Störungen des Nervensystems – sehr häufig sind sie deren Folge. Bedeutsam ist in diesem Zusammenhang vor allem das unbewußte oder autonome (vegetative) Nervensystem (*310*).

Das autonome Nervensystem

Das autonome Nervensystem dient besonders zur Regulation der inneren Organe wie des Herzens, der Lungen u. a. Es besteht aus zwei im wesentlichen antagonistisch (gegensätzlich) wirkenden Teilsystemen, die die Organe doppelt innervieren.

1. Das sympathische System entspringt in der grauen Substanz des Rückenmarks. Von dort führen Fasern zum Grenzstrang. Die sympathischen Fasern ziehen sich vom Grenzstrang über untereinander vernetzte Schaltganglien (Nervenknoten) zu den Versorgungsgebieten.
2. Das parasympathische System umfaßt alle dem Sympathikus antagonistische Nerven. Sie entspringen im Mittel-, Nachhirn (Vagus) und in der Beckenregion des Rückenmarks (Sakralmark). Auch hier sind Schaltganglien vorhanden (*87*).

Die peripheren Teile des sympathischen und des parasympathischen Nervensystems bestehen aus jeweils zwei Neuronen, die in einem peripheren Ganglion miteinander in (synaptischen) Kontakt treten. Das erste Neuron, das zum Ganglion hinläuft, wird präganglionäre Faser genannt. Das Axon des zweiten Neurons, dessen Zellkörper im peripheren Ganglion liegt, ist die postganglionäre Faser.
Der Unterschied der Funktion von sympathischem und parasympathischem System wird bestimmt durch die Tatsache, daß an den Enden der postganglionären Fasern unterschiedliche Transmittersubstanzen abgeschieden werden. Am Endstück der postganglionären parasympathischen Faser wird Acetylcholin abgeschieden, am Endstück der Sympathikusfaser Noradrenalin. In den Ganglien zwischen der prä- und postganglionären Faser wird die Reizübertragung sowohl beim Sympathikus- als auch beim Parasympathikussystem mit Hilfe von Acetylcholin gewährleistet (*321*).
Der Unterschied in der Funktion der beiden Systeme kann folgendermaßen verdeutlicht werden: Der Sympathikus erweitert die Bronchien, der Parasympathikus verengt diese. Ebenso bewirkt der Sympathikus eine Pupillenerweiterung, der Parasympathikus eine Pupillenverengung u.s.w.

Tab. 38 Vegetatives Nervensystem (nach Pschyrembel, Klin. Wörterbuch, 256 A. de Gruyter, Berlin 1990)

Organ	Sympathikusreiz	Parasympathikusreiz
Herz	Beschleunigung	Verlangsamung
Gefäße	Konstriktion	Dilatation
Koronargefäße	Dilatation	Konstriktion
Pupillen	Erweiterung	Verengerung
Bronchien	Dilatation	Konstriktion
Ösophagus	Erschlaffung	Kontraktion
Magen (Peristaltik und Drüsentätigkeit)	Hemmung	Anregung
Dünn- und Dickdarm (Peristaltik)	Hemmung	Anregung
Leber	Förderung des Glykogenabbaus	–
Blase	Urinretention, Hemmung des Detrusors, Erregung des Spinkters	Urinentleerung, Anregung d. Detrusors, Erschlaffung d. Sphinkters
Genitalien	Vasokonstriktion	Vasodilatation und Erektion
Nebennieren	Anregung d. Adrenalinsekretion	Hemmung der Adrenalinsekretion
Stoffwechsel	Steigerung der Dissimilation	Steigerung der Assimilation
Pankreas (Insulinsekretion)	Hemmung	Anregung
Schilddrüse (Sekretion)	Anregung	Hemmung

Das Auge

Das Sehorgan besteht aus den beiden Augen mit ihren Schutz- und Hilfsorganen, aus den Sehbahnen und Sehzentren (Abb. 44). Der Augapfel enthält die lichtempfindliche Netzhaut. Sie ist ein nach vorn geschobener Hirnteil (mit mehreren hintereinandergeschalteten Neuronen) (Abb. 45). Die adäquaten Reize sind elektromagnetische Wellen von etwa 400–800 nm. Der Augapfel enthält bildentwerfende Organe (brechende Medien), die Hornhaut und die Linse. Das bildaufnehmende Organ ist die Netzhaut (Retina). In ihr wird der physikalische Reiz mittels photochemischer Prozesse in einen nervösen Reiz umgewandelt. Innerhalb des Augapfels liegt die Iris (Regenbogenhaut) am weitesten vorn. Sie scheidet die vordere Augenkammer von der hinteren und bildet als Umgrenzung der Pupille die Blende des optischen Systems (*197*).

Die Adaption (Anpassung des Auges an verschiedene Lichtintensitäten) beruht auf verschiedenen Faktoren:

1. Die physikalische Adaption umfaßt zwei Mechanismen:
   - Die Pupillenreaktion wird reflektorisch bei starkem Lichteinfall durch Kontraktion der glatten Muskulatur des Ringmuskels (Sphincter), bei schwachem Lichteinfall durch Kontraktion radiärer Muskelfasern (Dilatatoren) ausgelöst.
   - Die retinomotorischen Erscheinungen sind auf die Bewegung der Stäbchen (Kontraktion bei Dunkelheit und damit Auftauchen aus der Pigmentschicht) und Zapfen (Streckung bei Dunkelheit) zurückzuführen.
2. Die physiologische Adaption beruht auf Änderung der Empfindlichkeit der Sehzellen. Durch alle Adaptionsvorgänge steigert sich die Lichtempfindlichkeit des menschlichen Auges um das 1500–8000fache (*87*).

Abb. 44 Rechtes Auge des Menschen (horizontaler Querschnitt) (aus: G. Vogel, H. Angermann: dtv-Atlas zur Biologie. dtv, München 1984)

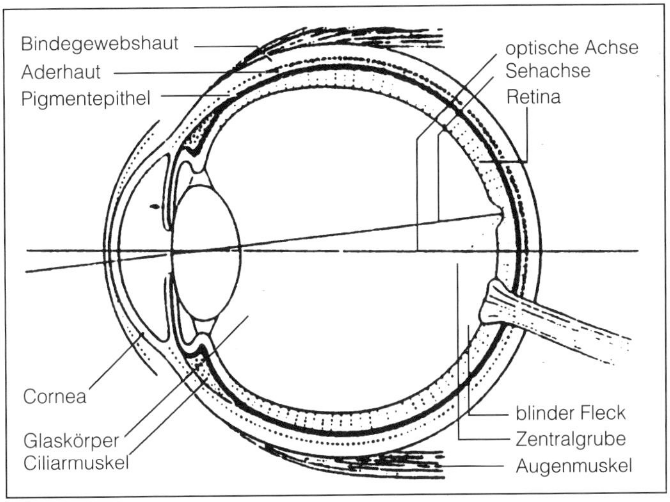

Abb. 45 Netzhaut (schematischer Bau) (aus: W. Leydhecker: Augenheilkunde, 22. Aufl., Springer Heidelberg 1985)

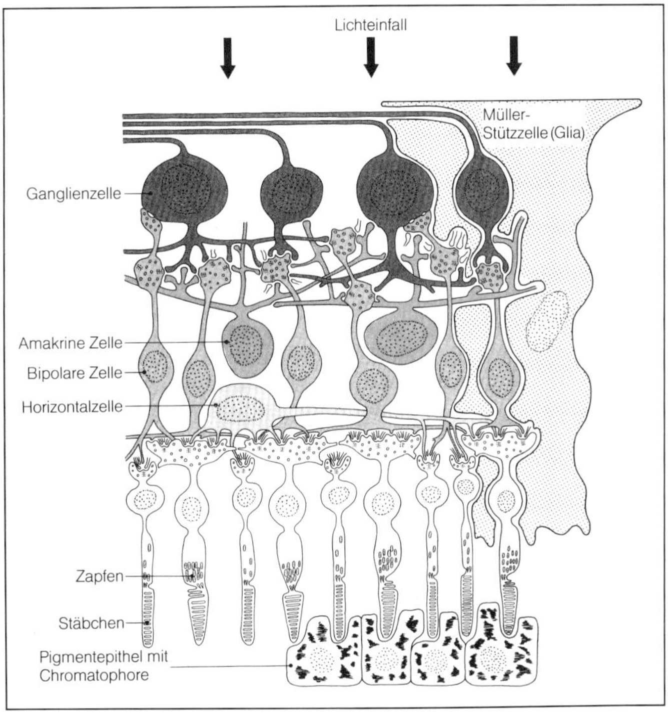

Der Iriscorder Test

Die Pupillenreaktion kann nach den Forschungen des japanischen Ophthalmologen Professor Satoshi Ishikawa wertvolle Hinweise auf bislang unerkannte Belastungen des Körpers geben. Der Mensch ist heute einer Vielzahl von Dauerbelastungsquellen ausgesetzt. Über die Nahrung gelangen Schadstoffe und künstliche Zusatzstoffe in unseren Körper, die Luft ist mit einer Vielzahl von Schadstoffen belastet. Die Summe dieser Belastungsfaktoren

kann irgendwann die Widerstandskraft überlasten, es kommt zur Krankheit bis hin zum Zusammenbruch verschiedener biochemischer Systeme (*159*).
Zur Entwicklung einer Diagnostikmethode werden Versuche mit einem sogenannten Iriscorder (des japanischen Unternehmens Hamamatsu) durchgeführt, der die Reaktion der Iris bei dunkeladaptierter Retina auf Lichtblitze mißt. Bei der Untersuchung werden die Patienten nach einer fünfzehnminütigen Dunkeladaption einem Lichtreiz ausgesetzt. Die Optik erfaßt die Reaktionsparameter, welche mittels eines Computers mit den vorhandenen Referenzwerten für die entsprechende Altersgruppe und das Geschlecht dem Patienten verglichen werden. Die Adaption wird vom autonomen Nervensystem gesteuert und kennzeichnet somit dessen Zustand, z. B. sympathikotone oder parasympathikotone Reaktionslage. Umweltreize (z. B. Pestizide, elektromagnetische Felder) können das autonome Nervensystem beeinflussen (*152*).

Abb. 46 Meßwerte des Lichtreflexes bei 25 gesunden Probanden, gemessen mit dem Iriscorder an rechtem und linkem Auge (Environmental Health Center, Dallas). Der C 2515-Iriscorder verwendet einige oder alle der folgenden zwölf Faktoren, um den Lichtreflex, die konsensuelle Lichtreaktion und die Naheinstellungsreaktion zu messen.

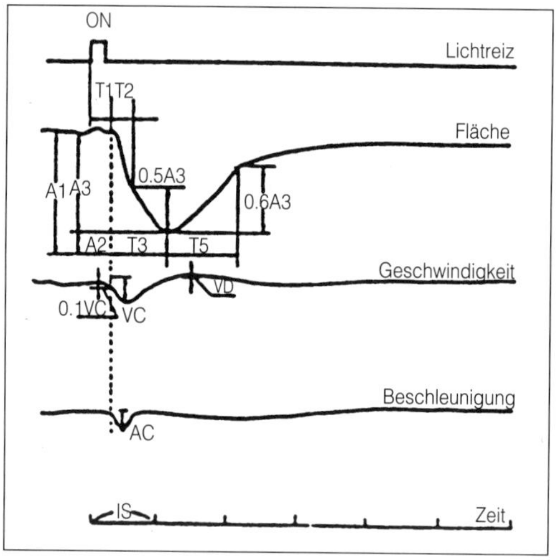

A1 Initiale Pupillenfläche (mm^2)
A2 Minimale Pupillenfläche nach Lichtreiz (mm^2)
A3 Änderung der Pupillenfläche nach Lichtreiz (mm^2)
CR Kontraktionsverhältnis (A3/A1)
DI Initialer Durchmesser*1 (mm)
T1 Zeit vom Lichtreiz bis zum Kontraktionsbeginn*2 (msec)
T2 Zeit bis zur halben Kontraktion (msec)
T3 Zeit bis zur vollständigen Kontraktion
T5 Zeit bis zur 63%igen A3 nach Dilatation vom engsten Zustand (msec)
VC Maximale Kontraktionsgeschwindigkeit (mm^2/sec)
VD Maximale Dilatationsgeschwindigkeit (mm^2/sec)
AC Maximale Beschleunigung der Kontraktion (mm^2/sec^2)
*1 DI wird aus der Pupillenfläche berechnet, ausgehend von der Annahme einer kreisrunden Pupille
*2 T1 ist die Zeit vom Lichtreiz bis zum Erreichen einer Pupillenkontraktionsgeschwindigkeit von 10% der maximalen Kontraktionsgeschwindigkeit.

Parameter	x ± SD	Abweichung in %
A1	5,70 ± 3,58	10
CR	0,46 ± 0,048	10,4
T2	190,74 ± 18,36	9,6
VC	49,67 ± 5,86	11,8
AC	503,20 ± 75,80	15,1
T5	1520,04 ± 286,86	18,7
VD	13,65 ± 2,44	17,9

▶ Literatur siehe Seite 250

IV. Therapie von Umwelt-krankheiten

7 Neutralisation und Hyposensibilisierung durch subkutane Injektion

Die durch die intradermalen Testverfahren der Klinischen Ökologie ermittelten individuellen Konzentrationen der einzelnen Antigenlösungen werden zum Teil als Mischlösungen den Patienten mitgegeben. Die Nahrungsmittelmischlösung kann sich der Patient jeden vierten Tag selbst verabreichen. Die Mischlösungen für die Inhalationsallergene (Staub, Tierhaare, Schimmelpilze, Pollen u. a.) werden nach einem Therapieplan (Beispiel s. u.) vom Hausarzt des Patienten injiziert.

Information für den Hausarzt

Die Mischlösung wird nach der sogenannten build-up-Methode subkutan injiziert. Hierbei werden zunehmend konzentrierter werdende Lösungen 1–2× wöchentlich je nach Verträglichkeit verabreicht – bis zur optimalen Dosis von 0,25 ml.

Therapieplan
1. Injektion 0,05 ml
2. Injektion 0,10 ml
3. Injektion 0,15 ml
4. Injektion 0,20 ml
5. Injektion 0,25 ml

Die 0,25-ml-Dosis so lange fortsetzen, bis die Mischlösung Nr. 1 aufgebraucht ist.

Bei Verträglichkeit der optimalen Dosis (0,25 ml) ist eine neue, stärkere Hyposensibilisierungslösung bei uns anzufordern, die wieder nach dem bekannten Therapieplan verabreicht wird. Die Zusammensetzung der Mischlösung entnehmen Sie bitte unserem Befundbericht.

Besonderheiten
Sollte zum Beispiel die Dosis 0,20 ml der eingesetzen Mischlösung Überempfindlichkeitsreaktionen bewirken, so sollte kurzfristig auf die zuletzt verträgliche Injektionsmenge zurückgegangen werden.

Nach der Injektion muß der Patient eine halbe Stunde in der Praxis unter Aufsicht des Arztes verweilen.

Erst, wenn die für die Inhalationsallergene optimale Dosis auf der Basis der Titrationsmethode (SDT) erreicht ist, wird das Injektionsintervall von 2 auf 4 Tage erweitert. Bei den Inhalationsallergenen wird die Titrationshyposensibilisierung angewendet. Dies bedeutet, daß zunehmend konzentrierter werdende Lösungen verabreicht werden.

Wenn der Patient die stärkste Lösung symptomfrei vertragen hat, kann diese Lösung jeden vierten Tag verabreicht werden. Diverse Chemikalien, Parfüm, Glyzerin, Phenol usw. werden jeden vierten Tag und zusätzlich bei Antigenexposition gespritzt.

Wenn es bei entsprechender Exposition zu starken Symptomen kommt, werden folgende Maßnahmen ergriffen:

- Injektion der neutralisierenden Dosis von Histamin bzw. Serotonin, jedoch nicht häufiger als viermal täglich
- Vitamin C 1 g; wenn nötig i.v.
- 1–2 Teelöffel Allergiebrausepulver (nach *Runow* und *Kreutzig*) in 2–3 Gläsern Mineralwasser einnehmen

Das Brausepulver enthält

Vitamin C	31,5 g
Natriumhydrogencarbonat	12,5 g
Kaliumhydrogencarbonat	6,0 g

m. f. plv.
und wirkt über die Regulation des Säure-Basen-Haushaltes.

Hinweise zur Hyposensibilisierung

- Kontraindikationen ausschließen (Gravidität, chronische und akute Entzündungsprozesse, Sinusitis, Bronchitis, Rhinitis, Autoimmunerkrankungen)
- Cave: Hypo- und Hyperthyreose und Änderung der Toleranz nach Absetzen von Kortison oder Antihistaminika
- Verbot von körperlicher Belastung am Injektionstag (Sport, Sauna)
- 30minütige Überwachung nach der Injektion
- Individuell angepaßte Dosierung
- Individuell angepaßte Dosissteigerungen
- Einhalten der Injektionsintervalle

▶ Literatur siehe Seite 250.

8 Ernährungsmedizin

Die Rotationsdiät

Die Rotation ist eine gezielte, diätetische Ernährungsweise, die ausgewählte Lebensmittel in bestimmten Tagesrhythmen zuläßt, um die Empfindlichkeit gegen bekannte Nahrungsmittelallergene abzubauen oder eventuelle (maskierte) Allergien aufzudecken.

Bei maskierten Nahrungsmittelallergien können täglich bestimmte Nahrungsmittel verzehrt werden, ohne daß sie je als Ursache der verschiedenen Krankheitssymptome verdächtigt werden. Oft fühlt man sich nach dem Verzehr sogar besser!

Lebensmittel, die aufgrund der deutlich positiven serologischen und intrakutanen Testbefunde sowie der subjektiven Unverträglichkeit als unverträglich beurteilt werden, müssen über einen längeren Zeitraum (mindestens 6 Wochen) gemieden werden. Anschließend ist ein erneuter Verzehr nach unauffälligen Eßtests in Form einer Rotationsdiät möglich. Bei Nahrungsmitteln mit schwächer ausgeprägten Labor- und Testbefunden reicht die Durchführung einer Rotationsdiät aus.

Je nach Verträglichkeit können die ausgewählten Nahrungsmittel alle 2 bis 4 Tage verzehrt werden. Bei der Zusammenstellung des Rotationsplans ist die Familienzugehörigkeit der Nahrungsmittel zu beachten (s. S. 130 u. 230). Diese ist an der voranstehenden Nummer zu erkennen. Wegen des ähnlichen chemischen Aufbaus innerhalb einer Nahrungsmittelfamilie sollten auch nahe verwandte Nahrungsmittel nicht an aufeinanderfolgenden Tagen auf dem Speisezettel stehen.

Hinweise zum Gebrauch des Rotationsplans

1. Je nach Verträglichkeit wird ein bestimmtes Nahrungsmittel nur alle 2 bis 4 (7) Tage eingesetzt.
2. Nahrungsmittel der gleichen Familie (mit der gleichen Nummer) werden nicht an aufeinanderfolgenden Tagen eingesetzt, sondern nur am gleichen Tag.
3. Wenn möglich, die Anzahl der Nahrungsmittel pro Mahlzeit auf 4–6 Komponenten beschränken.
4. Wenn möglich, ebenso die Anzahl der eingesetzten Familien pro Tag auf etwa 6 begrenzen.
5. Aus vielen Komponenten zusammengesetzte Nahrungsmittel, z. B. Fertigprodukte, sollten vermieden werden.
6. Der Mahlzeitenabstand sollte 4 Stunden betragen.
7. Die Rotationsdiät sollte so abwechslungsreich und vollwertig wie möglich sein.
8. Bei hoher Empfindlichkeit sollte das Nahrungsmittel nur einmal in der Woche gegessen werden.
9. Als Süßungsmittel können je nach Verträglichkeit und an den entsprechenden Tagen auch Obstdicksäfte, Getreidemalze oder Ahornsirup verwendet werden.
10. Nicht aufgeführte Nahrungsmittel können unter Beachtung der Familienzugehörigkeit neu hinzugefügt werden.
11. Auch im Eßtest oder Alltag verträgliche Nahrungsmittel sollten, sofern eine hohe Neigung zu Allergien besteht, vorbeugend in Rotation gegessen werden, damit sich keine neuen Unverträglichkeiten durch täglichen Genuß entwickeln können.
12. Wenn möglich, sollten Lebensmittel aus kontrolliert biologischem Anbau verwendet werden, um eine zusätzliche Belastung durch Schadstoffe zu vermeiden.
13. Die mit * gekennzeichneten Nahrungsmittel haben keine »Verwandten« und können beliebig innerhalb des Rotationsplans verschoben werden, wenn 1. und 8. beachtet werden.

Quelle und zu empfehlende Literatur: *Dr. Anne Calatin:* Die Rotationsdiät. Wilhelm Heyne Verlag, München 1987 (enthält u. a. viele praktische Ratschläge und Rezepte).

Detaillierte Listen der Nahrungsmittel mit Angabe der Familienzugehörigkeit und der Diätplan sind im Anhang (s. S. 230ff) aufgeführt, eine Übersicht gibt die folgende Aufstellung:

Gruppen- oder Familienzugehörigkeit der Nahrungsmittel im Rotationsplan

5	Nadelhölzer	69	Ölbaumgewächse
6	Gräser	70	Windengewächse
8	Palmen	73	Lippenblütler
11	Liliengewächse	74	Nachtschattengewächse
24	Buchengewächse	75	Pedaliumgewächse
25	Maulbeergewächse	79	Kürbisgewächse
27	Knöterichgewächse	80	Korbblütler
28	Gänsefußgewächse	107	Dorsche
34	Lorbeergewächse	108	Knurrhähne
36	Kreuzblütler	117	Makrelen
40	Rosengewächse	124	Lachsartige
41	Schmetterlingsblütler	134	Entenvögel
45	Rautengewächse	137	Hühnervögel
47	Wolfsmilchgewächse	142	Schweine
48	Sumachgewächse	143	Wild
52	Rebengewächse	145	Rinder
55	Sterculiagewächse	146	Schafe
65	Doldengewächse	147	Ziegen
66	Heidekrautgewächse		

Ernährung und Psychologie: Richtig essen – richtiges Essen?

Wir sind ein sattes, übersattes Volk. Und doch leiden wir Mangel. Mangel an psychischer und physischer Gesundheit, Mangel an Wissen über das richtige Essen und vor allem Mangel an Befriedigung.

Ursula Nuber (*238*) bemerkt dazu: »Die Verwirrung des Verbrauchers wird komplett, wenn er neben den irreführenden Informationen der Nahrungsmittelindustrie auch noch die Erkenntnisse der Ernährungswissenschaften berücksichtigen will. Diese fordern in ihrer Widersprüchlichkeit geradezu dazu auf, sie mit einem Achselzucken vom Tisch zu wischen, will er seinen Spaß am Essen nicht vollständig verlieren. – Wer sich heute noch zu seiner Vorliebe für Schweinebraten, Sahnetorte oder Schokolade freimütig bekennt, handelt sich schnell die besserwisserischen Ratschläge und verachtenden Zurechtweisungen seiner Mitmenschen ein«.

»Dicke werden behandelt, als wären sie emotional, physisch und moralisch oder sogar geistig behindert«, meint die Diplom-Psychologin *Ute Novieku*. So wie in noch nicht lange zurückliegender Zeit Sexualität als potentiell gefährlicher und unmoralischer Ausdruck von Kontrollverlust galt, wird heute die Nahrungsaufnahme ähnlichen Tabus unterworfen. Der Mediziner und Philosoph *Jean-Marie Bourre* sieht einen Zusammenhang zwischen der Enttabuisierung des Sexuellen und der Tabuisierung des Eßgenusses: »Die Geißelung des Essens ist unmittelbar der Geißelung unserer Sexualität gefolgt. Die Syphilis war die Strafe der Venus, die Fettleibigkeit ist die des guten Essens. Die Auflösung der sexuellen und religiösen Verbote hat ein Vakuum erzeugt, das blitzschnell durch Eßverbote gestopft wurde, die ebenso perfide wie angstmachend sind.« An die Stelle von Moralaposteln sind Ernährungsapostel getreten. Während es auf sexuellem Gebiet heute kein Tabu mehr gibt, werden für die Ernährung immer neue Einschränkungen und Grenzen aufgestellt. Das Ergebnis ist langfristig das gleiche: Lustlosigkeit und Lustfeindlichkeit.

Weil wir uns ständig mit dem richtigen Essen

beschäftigen und uns Sorgen um unsere Gesundheit machen müssen, verlernen wir es allmählich, mit allen Sinnen zu leben. Calvinistische Werte, allen voran die Selbstdisziplin, feiern ein Comeback (*238*). Für den Kultursoziologen *Thomas Kleinspehn* (erwähnt in *102*) ist die geradezu zwanghafte Beschäftigung mit Eß-Fragen und Eß-Problemen ein Anzeichen dafür, daß »Oralität der materielle Rest [ist], der nicht vollständig im Prozeß der Vergesellschaftung aufgeht und in dem Momente von Lebendigkeit, von lebendigem Bezug zur Welt zum Ausdruck kommen und erfahrbar werden können«. Essen und Fressen sind so gesehen unbewußte Versuche, sich in einer entfremdeten Welt, in der die Identität des einzelnen immer »rationaler« definiert und zugerichtet wird, ein Stück dieser Welt zu sichern. Der normierte, disziplinierte und kontrollierte Mensch kann sich in dem »primitiven«, gierigen und manchmal vulgären Akt des Essens, Fressens und Schlingens zumindest für kurze Zeit der Ordnung und »Vernunft« des Alltags entziehen – auch, wenn er danach in vielfältiger Weise für seine Disziplinlosigkeit büßen muß.

Die ernährungsmedizinischen Ratschläge im Rahmen der Klinischen Ökologie möchten gerade eines nicht: Lustlosigkeit und Frust durch »Ernährungsreligion«.

Ziel der differenzierten klinisch-ökologischen Testverfahren ist es, dem Patienten die allergieauslösenden, mitunter lebensbedrohlichen Nahrungsmittel aufzulisten. Der Patient erhält Empfehlungen, manche Lebensmittel ganz aus dem Ernährungsplan zu streichen, wenn anaphylaktische Reaktionen in der Anamnese oder während der Tests aufgetreten sind. Ansonsten bedienen sich die Ernährungsmediziner der Rotationsdiät (s.S. 130, 230ff), in der jene Nahrungsmittel, die massive allergische Symptome erzeugen, höchstens alle vier Tage gegessen werden sollten. Hierdurch bleibt eine Fülle erlaubter Nahrungsmittel auch für den Nahrungsmittelallergiker übrig. Der detaillierte Rotationsdiätplan findet sich im Anhang; dort sind auch die einzelnen Nahrungsmittel den Nahrungsmittelfamilien zugeordnet. Die Kenntnis dieser Nahrungsmittelfamilien ist gerade für den Allergiker sehr wichtig.

Bei der Rotationsdiät sind keine Lebensmittel primär verboten. Wer beispielsweise auf Schweinefleisch während der Tests nicht reagiert, darf Schweinefleisch essen, sofern es nicht die eigene Philosophie verbietet.
Auf jeden Fall beachtenswert ist bei dieser Form der allergiezentrierten Ernährungsmedizin die hohe Compliance des Patienten, während die Mitarbeit auf anderen Gebieten der Medizin durch Vertrauensverluste schwindet.
Mit Ausnahme von allergenen und stark gesüßten Speisen sollte man essen, was einem Spaß macht. Dennoch muß man der Tatsache Rechnung tragen, daß unsere Nahrungsmittel zwar schmecken mögen, uns aber nicht mehr ausreichend mit lebenswichtigen Vitaminen und Mineralstoffen versorgen. Eine Nahrungsergänzung mit entsprechenden Nährstoffen, Vitaminen, Aminosäuren, Spurenelementen und Mineralstoffen ist unerläßlich. Vor einer Nährstoffergänzung sollten entsprechende Blut- bzw. Urinanalysen vorgenommen werden.

Orthomolekulare Therapie bei psychiatrischen Krankheitsbildern

Orthomolekulare Diagnostik bei Schizophrenien

Die Geschichte der Orthomolekularen Psychiatrie beginnt mit der Entschlüsselung der Pellagra als Vitaminmangelkrankheit. Diese Krankheit entsteht durch einseitige, fast ausschließliche Ernährung mit Mais und war früher in Norditalien, Ägypten und in den Südstaaten der USA weit verbreitet, vor allem unter der ärmeren Bevölkerung. Der Name kommt von »pelle agra« (kranke Haut). Typisch sind entzündliche, stark pigmentierte Hautveränderungen, besonders an sonnenexponierten Körperstellen, eine tiefrote, rissige Zunge, Verdauungsstörungen, Lähmungen und psychische Symptome wie Depressionen und Delirien bis zur Demenz. *Elvehjem* isolierte 1937 den »Pellagra-Schutzfaktor«, nämlich Nicotinsäure (Niacin, Vitamin B_3) aus Leberextrakt. Damit konnte man nicht nur die körperlichen, sondern zugleich die psychischen Symptome der Pellagra heilen. Seit in den USA Niacin dem weißen Auszugsmehl zugesetzt wird, ist diese Mangelkrankheit fast nirgends mehr zu finden.

Die beiden kanadischen Psychiater *Osmond* und *Hoffer* fanden große Ähnlichkeit zwischen den psychischen Symptomen der Pellagra und den Delirien, die bei bestimmten Psychosen auftreten. Sie vermuten, daß Schizophrene möglicherweise einen übernormalen Niacin-Bedarf hätten, und behandelten ihre Patienten mit hohen Dosen (bis zu je 3 g tgl.) von Niacin und Vitamin C. Sie berichteten von dramatischen Erfolgen, die allerdings nicht unwidersprochen blieben. Es entstand die »Meganährstoff-Therapie«.

Der Psychiater *Carl Pfeiffer* leistete auf diesem Gebiet Pionierarbeit. Er und seine Mitarbeiter entdeckten, daß bei etwa einem Drittel der schizophrenen Patienten im Urin der sogenannte »mauve factor«, das Kryptopyrrol, ausgeschieden wird. Dies ist eine Verbindung aus Pyrrol, einem Baustein des Blutfarbstoffs Hämoglobin, und Vitamin B_6 (Pyridoxalphosphat) mit Zink. Die Ursache scheint eine (vielleicht erbliche) Störung der Hämoglobinsynthese zu sein. Deshalb sind diese Patienten meist wachsbleich. Der Körper verarmt an Vitamin B_6 und Zink, die beide für den Ablauf wichtiger biochemischer Reaktionen im Organismus nötig sind, und es entstehen schwere Psychosen, Verwirrtheitszustände und Gedächtnisverlust, besonders unter Streß. Durch individuell ermittelte hohe tägliche Gaben der beiden Stoffe kann der Patient wieder »normal« werden. In der deutschen Medizin ist dieses Faktum offenbar noch unbekannt.

Insgesamt fanden *Pfeiffer* und seine Mitarbeiter bei ihren Patienten fünf verschiedene Typen von Stoffwechselanomalien:

- Histapenie (niedriger Histaminspiegel im Blut), verbunden mit Paranoia, Halluzinationen, Wahrnehmungsstörungen;
- Histadelie (hoher Histaminspiegel), verbunden mit Selbstmordgedanken, Depression, Gedankenleere, abnormen Befürchtungen, Schlaflosigkeit (endogene Depression?);
- Pyrrolurie (s. o.), verbunden mit Wahrnehmungsstörungen, suizidaler Depression, neurologischen Symptomen, Impotenz, wächserner Blässe;
- Hypoglykämie, verbunden mit Wahrnehmungsstörungen, leichter Ermüdbarkeit, Schwindelgefühl, schlechtem Gedächtnis, suchtartigem Verzehr von Süßigkeiten;
- zerebrale Allergie (durch Nahrungsmittel und/oder Chemikalien ausgelöst), verbunden mit starken täglichen Stimmungsschwankungen (manisch-depressiv), Wahrnehmungsstörungen, Suchtverhalten (Nahrungsmittelsucht).

Mehrere dieser fünf Typen können gleichzeitig auftreten, mit Ausnahme von Histapenie und Histadelie, die einander ausschließen, und durch Labortests und eine gezielte Anamnese diagnostiziert werden (erwähnt in *52*).

Therapie der Schizophrenie mit Glyzin

Erst seit ein paar Jahren ist in der Gehirnforschung die Gewißheit eingekehrt, daß erregende Aminosäuren eine bedeutende Rolle als Neurotransmitter haben und an grundlegenden kognitiven Funktionen beteiligt sind (*148*). Nun mehren sich auch die Hinweise darauf, daß ihr Ungleichgewicht für neuropsychiatrische Krankheitsbilder bis hin zur schizophrenen Psychose verantwortlich ist, wie Neurobiologen aus dem Albert Einstein College für Medizin, New York, beobachten.

Erregende Aminosäuren, allen voran Glutamat und Aspartat, sind die wichtigsten exzitatorischen Neurotransmitter des Vorderhirns und nehmen 50 % aller Synapsen in Beschlag. Gemäß ihrer Affinität zum synthetischen Agonisten N-Methyl-D-Aspartat (NMDA) oder zu anderen Liganden ordnet man sie dem NMDA-Typ oder Non-NMDA-Typ zu. Namentlich die Pyramidenzellen, die in der Großhirnrinde und im Hippocampus das Bild beherrschen, sind mit glutamatergen Rezeptoren bestückt.

Weil sie sich bei Ischämie und anderen gewebeschädigenden Ereignissen ansammeln und den Tod der Neuronen verursachen, werden erregende Aminosäuren »Exzitotoxine« genannt.

Die Stimulation glutamaterger Rezeptoren ist auch für die erfahrungsabhängige Prägung von Synapsen erforderlich, die beim Lernen und der Gedächtnisbildung wichtig ist. NMDA-Bindestellen, die nur in Anwesenheit der Aminosäuren Glyzin und Serin erregbar sind, werden durch Zink- und Magnesium-Ionen blockiert.

Bei der hepatischen Enzephalopathie, einem mit psychischem Abbau verbundenen organischen Gehirnsyndrom, kommt laut *Javitt* und

Zukin (*154*) ein hypoglutamaterger Defekt in Betracht. Man vermutet, daß diese Störung auf einer exzessiven Wirkung von Ammoniak basiert. Zur Detoxifikation von Ammoniak benötigt das Gehirn Glutamat, welches just beim Tiermodell der hepatischen Enzephalopathie erniedrigt ist.
Nach post mortem gewonnenen Erkenntnissen weisen Gehirne von Schizophrenen jedoch regional vermehrte glutamaterge Bindestellen auf. Dies kann als kompensatorische Reaktion gewertet werden.
Der glutamaterge Effekt ist an die Anwesenheit von Glyzin gebunden, das im Gehirn in einer enzymatischen Reaktion aus Serin entsteht. Schizophrene und Patienten mit nichtschizophrenen Psychosen warten jedoch mit überhöhten Serinkonzentrationen und einem Defizit des Transformations-Enzyms im Plasma auf. In einer Pilotstudie wurde die Schizophrenie auch bereits mit Megadosen Glyzin (5–25 g täglich) therapiert. Das führte nicht nur verschiedentlich zur Besserung des Zustandes, sondern verringerte auch die benötigte Neuroleptika-Dosis (*148, 154, 244*).

Coffein bei Schizophrenie

Die Wirkung einer Gabe von Coffein (10 mg/kg KG) auf schizophrene Patienten wurde von einer amerikanischen Forschergruppe untersucht (*57*); das Ergebnis waren in gesteigertem Maße Denkstörungen und Äußerungen ungewöhnlicher Gedankeninhalte sowie eine verstärkte Euphorisierung. Die Anhaltspunkte für eine Psychose und Manie stiegen, verglichen mit dem Tag vor und nach der pharmakologischen Provokation, gleichfalls deutlich an. Außerdem konnten unter Coffeineinfluß bei den gleichen Patienten deutliche diastolische Blutdruckanstiege und ein erhöhter Cortisolspiegel gemessen werden.

Folsäure bei Schizophrenie und Depression

Bei psychiatrischen Patienten läßt sich häufig ein Folsäuremangel nachweisen. Englische Nervenärzte belegten durch eine plazebokontrollierte Studie, daß sich mit Methyl-Folsäure die psychische Symptomatik depressiver und schizophrener Patienten deutlich bessern läßt. *Godfrey* (*121*) behandelte 41 depressive oder schizophrene Patienten, die gleichzeitig einen Folsäuremangel hatten, mit einem Methylderivat des Vitamins. Schon nach einmonatiger Therapie besserten sich die Symptome, nach sechs Monaten war die Besserung am deutlichsten. Die Untersuchung bestätigt frühere Studien, in denen sich ebenfalls durch Ausgleich niedriger Folsäurespiegel die Stimmung von Patienten heben und sich ihre soziale Wiedereingliederung beschleunigen ließ.

Prophylaktische Nährstoffsubstitution aus umweltmedizinischer Sicht

Vitamine, Mineralstoffe und Spurenelemente

Als präventivmedizinische Prophylaxe von Umwelterkrankungen können aufgrund zehnjähriger Erfahrungen folgende Tagesdosen für Erwachsene (*Tab. 39*) empfohlen werden:
Für Personen, die durch den Lebens- und Arbeitsprozess einer erhöhten Belastung durch Umweltfaktoren ausgesetzt sind, empfiehlt sich eine Nährstoffprävention. Sollten durch den laborchemischen Nachweis Defizite festgestellt worden sein, so müssen die Dosierungen individuell erhöht werden.

Therapeutische Antioxidation für schadstoffbelastete Patienten

Im IFU Bad Emstal wird die vom Autor und dem Apotheker und Lebensmittelchemiker *Dr. Lothar Kreutzig*, Kassel, entwickelte Rezeptur Envirox zur Behandlung chemikalienbelasteter Patienten mit gutem Erfolg eingesetzt:

Tocopherolacetat	65 mg
L-Cystein-HCl	40 mg
Pyridoxin-HCl	40 mg
Zinkorotat	20 mg
Niacinamid	18 mg
Glutathion red.	18 mg
Dimethylglycin	15 mg
Thiamin-HCl	9 mg
Riboflavin	9 mg
Calciumpantothenat	8 mg
Selen als Selenomethionin	35 mcg
Magnesiumorotat	q. s.

M.f. caps. tal. dos. Nr. LX (Größe 1)
s. RK-Envirox-Kapseln

Tab. 39 Empfohlene Tagesdosen zur Prävention umweltbedingter Erkrankungen nach *K.-D. Runow*

Nährstoff	*Tagesdosis*	*Präparat (®)*	*Hinweise*
Selen	35 µg Selen-methionin oder 100 µg Natriumselenit	Selenase GN-pharm	Nicht zusammen mit Vitamin C einnehmen; Vitamin C 3–4 h nach Selen
Vitamin A	5000 I.E.		
β-Carotin	25 mg		
Vitamin E (als D-alpha-Tocopherol)	150–300 mg	z. B. Malton E Kps.	
Vitamin B_1	10 mg	Allithiamine (50 mg fettlösl. B_1, von Ecological Formulas*) Lipothiamine (10 mg fettlösl. B_1 + 7 mg α-Liponsäure), Benfogamma (Wörwag)	
Vitamin B_2	10 mg		
Vitamin B_6	50 mg Pyridoxin-hydrochlorid oder 10 mg Pyridoxal-5-phosphat		
Niacinamid	100 mg–500 mg	Niasitol (400 mg Inositol-Hexa-nicotinat, Ecological Formulas*)	1 h vor Saunagang zur Unterstützung der Entgiftung
Vitamin C	2 g	1/2 TL Ascorbinsäure,	bei Unverträglichkeit Vitamin C auf Sagopalmbasis (Pure Sago C Crystals, Ecological Formulas*) oder Calciumascorbat
α-Liponsäure	100–200 mg	Thioctic (Ecological Formulas*) ohne Farbstoffe Thiogamma (Wörwag) Thioctacid (Asta) Liponsäure – Ratiopharm (ohne Farbstoffe)	
Folsäure	5 mg	Folsäure-biosyn	
Zink	10 mg	Zinkorotat (Ursapharm) Zinkaspartat (Wörwag) Zinkpicolinat (Ecological Formulas*)	
Magnesium	150–300 mg	Magnerot (Wörwag) Biolectra, Mg-Diasporal, Mg-5-Longoral u. a.	
Jod	200–400 mcg	z. B. Jodid 200 von Merck, Kal Kelp 1–2 Tabl. tägl., Kalium jodatum 0,1 Compretten, Jodminerase (enth. Laktose!)	
Ubichinon (Coenzym Q 10)	10 mg	Ubiquiten Liposome-Enhanced (Ecological Formulas*)	
Glutathion	20–50 mg		
Glycin	20–50 mg		

* Auf Verordnung über jede Apotheke zu beziehen.
Auskünfte über Bezugsquellen und Preise erteilt das IFU Bad Emstal, Tel.: 05624-8061, Fax: 05624-8695.

Eine Mischung der genannten Nährstoffe kann in Form einer entsprechenden individuellen Rezeptur in nicht formaldehydgehärteten Gelatinekapseln (ohne Farbstoffe!) in jeder Apotheke hergestellt werden. Die Kapseln dürfen nur die angegebenen Wirkstoffe enthalten. Außer Aerosil sollen keine anderen Hilfs- und Konservierungsstoffe verwendet werden.
Häufig wird darüber diskutiert, ob es sinnvoll ist, Selen mit Zink gleichzeitig zu verabreichen. Nicht nur durch unsere guten Therapieerfolge mit der zink- und selenhaltigen Rezeptur, sondern auch durch verschiedene Veröffentlichungen (s. *Abb. 47, 48*) sind wir von einer synergistischen Wirkung der Komponenten überzeugt. Die Abbildungen zeigen, daß nach einer 3-monatigen Selentherapie der langanhaltende hohe Selenspiegel bzw. die Glutathionperoxidase-Aktivität nur durch eine Kombination von Selenomethionin mit Zink erreicht wird, z. B. Envirox Kps. (hauseigene Rezeptur, IFU Bad Emstal) (*63*).

Antioxidation und Vitaminsubstitution für Kleinkinder mit allergischen Erkrankungen

Ab dem 6. Monat (bei nichtgestillten Säuglingen auch früher) wird im täglichen Wechsel der Inhalt der Kapseln mit Flüssigkeit oder Brei verabreicht.

I.	Vitamin B_1	5 mg
	Vitamin B_2	5 mg
	Pyridoxal-5-phosphat	5 mg
	Calciumpantothenat	5 mg
	Calciumascorbat	q.s.
	M.f. cps. (ungefärbte Kapseln) Gr. 3	
	tal. dos. Nr. LX	
II.	Selen (z. B. als S. methion.)	10 mcg
	β-Carotin	5 mg
	L-Cystein-HCl	10 mg
	Glutathion, red.	10 mg
	Dimethylglycin	10 mg
	Zinkorotat	20 mg
	Vitamin E	50 I.E.
	Niacinamid	q.s.
	M.f. cps. (ungefärbte Kapseln) Gr. 3	
	tal. dos. Nr. LX	

Kapseln der Rezeptur II kühl aufbewahren; nicht zusammen mit Vitamin C einnehmen.

Rufen antioxidative Mischpräparate Unverträglichkeitsreaktionen hervor, kann dies mit den B-Vitaminen oder den schwefelhaltigen Aminosäuren (z. B. Cystein) in Zusammenhang stehen. In solchen Fällen ist es ratsam, die Substanzen einzeln zu verordnen, beispielsweise 100 mg Pyridoxin-HCl oder Pyridoxal-5-Phosphat 30 mg. Bei Selen empfiehlt sich die Gabe von 1 bis 2 Trinkampullen Selenase® (100–200 μg Selen). Bei der antioxidativen Therapie mit Selen sollte darauf geachtet werden, daß Vitamin C zeitlich verschoben verabreicht wird (z. B. 3–4 Stunden), da es zur Inaktivierung des Selen kommen kann.

Die goldene Anti-ox-Regel

Empfehlungen zur tageszeitlichen Einnahme wichtiger Antioxidantien

morgens	Selen, Vitamin E
mittags	Vitamin C, Beta-Carotin
abends	Alpha-Liponsäure

Bei Patienten mit Formaldehydüberempfindlichkeit empfiehlt sich ein Therapieversuch mit Pantethine: D(+)-bis-(N-pantothenyl-beta-aminoethyl)-disulfid.

Pantethine ist eine Vorstufe von Coenzym A (CoA), das bei zahlreichen metabolischen Prozessen beteiligt ist. Durch die Akkumulation von Acetaldehyd (z. B. durch Alkoholkonsum, chronische Candidosen) wird CoA blockiert. Pantethine stimuliert die Aldehyd-Dehydrogenase, ein Enzym, das z. B. Formaldehyd abbaut.
Truss hat beobachtet, daß zahlreiche Patienten mit chronischer Candidiasis auch an einer Formaldehydempfindlichkeit leiden. Offenbar wird das Enzym Aldehyd-Dehydrogenase verstärkt für den Abbau von Acetaldehyd, das im Darm produziert wird, benötigt und steht nicht mehr in genügender Menge für den Formaldehydabbau zur Verfügung.
Durch die Gabe von Pantethine wird die Acetaldehydtoxizität über zwei Wege reduziert:

1. Als Coenzym A Vorstufe steigert Pantethine die CoA-Synthese.

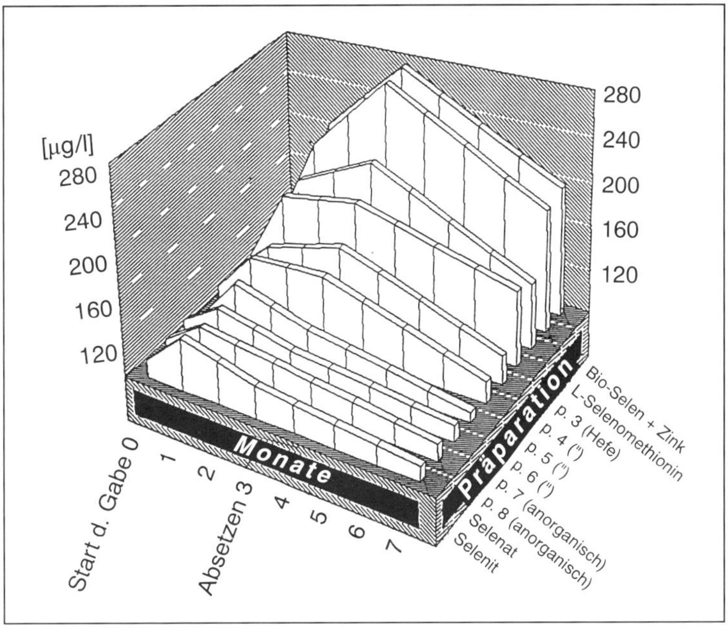

Abb. 47 Selen-Spiegel im Vollblut in Abhängigkeit von der Präparation (Beobachtungszeitraum: 3 Monate während der Gabe und 4 Monate nach Absetzen)

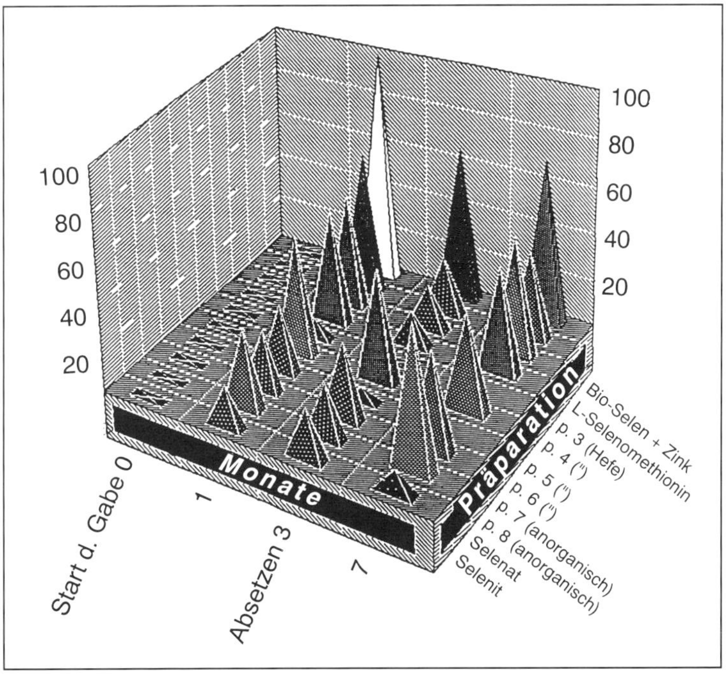

Abb. 48 Veränderungen der Glutathion-Peroxidase-Aktivität (2 nicht signifikante Negativveränderungen nicht dargestellt).

2. Pantethine reduziert den Acetaldehydspiegel (*358*).

Erste Beobachtungen zeigen, daß die Formaldehydempfindlichkeit durch Pantethine gebessert wird (*227, 358, 372*). (Pantethine, Ecological Formulas, USA, Empfohlene Tagesdosis: 600–1200 mg. Bezugsquellen s. Tab. 39).

Tab. 40 Präparate zur Unterstützung der Darmflora

Präparat®	*Tagesdosis*	*Vertrieb*
Fructooligo-saccharide (FOS)	1–2 TL	IFU Bad Emstal
Lactobact omni mit FOS (hauseigene Rezeptur IFU Bad Emstal)		
Canditox (Grapefruit-samenextrakt)	3 × 2 Kps.	IFU Bad Emstal
Laktobazillen (Vital-Dophilus)	1/4–1/2 TL	Klaire Laboratories*
Pro-Flora	1–3 Kps.	Ecological Formulas*
G.I. Flora	1–3 Kps.	Allergy Research Group*
SymBiotics (mit FOS)	1–2 TL	Allergy Research Group*
Omniflora	1–3 Kps.	Zyma
Kanne BrotTrunk		Kanne

* Bezugsnachweis s. Tab. 39

Adjuvante orthomolekulare Therapie bei Hyperaktivität:

für Kinder vom 2.–5. Lebensjahr

Chromorotat	10 mcg
Pyridoxal-5-phosphat	20 mg
Zinkorotat/-aspartat	40 mg
Niacinamid	50 mg
Calciumascorbat q. s.	
m. f. cps. Gr. 3	
Dosierung: 1–3 Kps. täglich	

ab. 5. Lebensjahr

Chromorotat	30 mcg
Pyridoxal-5-phosphat	30 mg
Zinkorotat/-aspartat	60 mg
Niacinamid	100 mg
Calciumascorbat q. s.	
m. f. cps. Gr. 1	
Dosierung: 1–3 Kps. täglich	

Bei der Mineralstoff- und Vitamintherapie verordnen wir gerne hypoallergene Präparate, die teilweise in den USA hergestellt werden. Die hypoallergenen Präparate enthalten keine künstlichen Zusatz-, Hilfs- oder Farbstoffe und sind frei von Milch- und Hefebestandteilen. Sicherlich gibt es zahlreiche Hersteller hervorragender hypoallergener Produkte; wir haben in den letzten Jahren sehr gute Erfahrungen mit den Produkten der Ecological Formulas (USA) gemacht. Präparate der Firma Ecological Formulas sind hochwertige Nahrungsergänzungsmittel, die sich durch eine optimale Zusammensetzung für eine umweltmedizinische Therapie eignen. Obwohl diese Präparate in anderen Ländern als Nahrungsergänzungsmittel frei erhältlich sind, dürfen sie in der Bundesrepublik Deutschland nur vom Arzt verordnet werden. Sie gelten in der Bundesrepublik als Arzneimittel und müssen nach § 73, Abs. 2 des Arzneimittelgesetzes als Importpräparat rezeptiert werden. Für Apotheken gilt die Dokumentationspflicht, eine Kopie des Rezeptes muß vorliegen.

Fructooligosaccharide (FOS)

Die Fructooligosaccharide (FOS) 1-Kestose, Nystose, 1-Fructofuranosyl-Nystose werden nur von bestimmten säureproduzierenden Bakterien benötigt, beispielsweise von den natürlich im Darm vorkommenden Bifidobakterien und Laktobazillen. Jüngere Forschungsergebnisse zeigen, daß FOS das Wachstum von Bifidobakterien und Laktobazillen verstärken (*140*), von anderen Darmkeimen (z. B. E. coli, Clostridien und Salmonellen) jedoch nicht verstoffwechselt werden können.
Auch im menschlichen Darm werden die Fructooligosaccharide nicht verdaut, sie haben somit keinen kalorischen Wert.
Die Wachstumsförderung der natürlichen Bifidobakterien und Laktobazillen im Darm trägt zu einer Verdrängung krankmachender Keime bei, beispielsweise bei einer intestinalen Dysbiose oder Candidose.
Die Gabe von FOS reduziert die Menge schädlicher Stoffwechselprodukte (wie Phenol, Kresol, Indol), die bei einer Dysbiose im Darm vorkommen können. Ferner zeigten japanische Studien, daß die FOS signifikant den Gesamt-Cholesterin- und den Triglyzeridspiegel senken (*136*).

Patienten mit chron. Dysbiosen und Candidosen sollten als Süßungsmittel grundsätzlich nur FOS verwenden.

Unterstützung der Darmflora

Bei der Behandlung chronischer Darmmykosen und Dysbiosen empfiehlt sich die Gabe von Lactobazillen und Bifidobakterien. Die im IFU Bad Emstal entwickelte Rezeptur eines verdauungsfördernden Probiotikums (Emstaler Lactobact omni) enthält zusätzlich Fructooligosaccaride (FOS) sowie Alpha-Galaktosidase.

> Eine Substitution mit folgenden Nährstoffen kann den Therapieerfolg bei Patienten mit chronischen Verdauungsstörungen günstig beeinflussen:
>
> - Zink (Zinkorotat, Zinkaspartat)
> - Vitamin B_6 (Pyridoxal-5-phosphat)
> - Bioflavonoide (z.B. Quercetin, Veno SL 300, C + P-Vicotrat)
> - Pantethine (z.B. Ecological Formulas, USA)

Weitere Informationen und Hinweise zur praktischen Anwendung der orthomolekularen Nährstoffgabe zur Prävention und Therapie sowie zu neuen orthomolekularen Rezepturen von deutschen und amerikanischen Herstellern sind über das Institut für Umweltkrankheiten in Bad Emstal erhältlich.

▶ Literatur siehe Seite 250.

9 Behandlung gastroenterologischer Erkrankungen

E. coli-Antikörper bei chronisch-entzündlichen Darmerkrankungen

Bei zahlreichen umweltkranken Patienten wird eine Störung der Darmflora (Dysbiose mit pathogenen E. coli-Stämmen, Candida-Infektionen) festgestellt. Obwohl genaue Statistiken noch nicht vorliegen, scheinen Zahnmetalle wie Quecksilber und Palladium zu einer Störung der Darmimmunität zu führen. Als Sekundäreffekt kommt es zu einer Fehlbesiedlung des Darmes mit pathogenen E. coli-Stämmen, Hefen und Schimmelpilzen. Die Folge davon ist eine verstärkte Durchlässigkeit der Darmwand für Proteinbausteine aus der Nahrung und Toxine, die im Darm gebildet werden. Abwehrreaktionen gegen die durchtretenden Nahrungsbausteine (Nahrungsmittelallergie) können folgen.

Eine intestinale Candidose gilt landläufig noch immer als Normalbefund, was Klinischen Ökologen unbegreiflich erscheint. Candida albicans produziert Candidatoxine, die den Organismus auf vielfältige Weise stören und schädigen können (s. S. 33ff).

Zur Ätiologie der chronischen Darmentzündung wurden im Laufe der letzten Jahre viele Theorien entwickelt. Bisher konnte jedoch noch nicht geklärt werden, ob es sich um eine selbständige Krankheit handelt oder ob sie das Ergebnis verschiedener Ursachen ist. Die folgenden Ausführungen entstammen der Veröffentlichung von *Zalay, Runow* und *Szatlóczky* (*392*).

Offensichtlich steht zu Beginn der chronischen Darmentzündung eine bakterielle Infektion, da sie in vielen Fällen im Anschluß an einen von Shigellen und Salmonellen oder fakultativ pathogenen Bakterien verursachten Darmkatarrh entsteht und teilweise diese Bakterienstämme im Stuhl von Colitis-Kranken nachzuweisen sind.

Besondere Beachtung verdienen die Untersuchungen von *Lagercrantz* und Mitarbeitern zur Genese der Autoantikörper bei Colitis ulcerosa. Sie prüften bei diesen Patienten die Antikörperbildung gegen verschiedene Darmbakterien. In einem hohen Prozentsatz fanden sie humorale Antikörper gegen Antigenstrukturen von E. coli O.14. Diese Antikörper zeigten Kreuzreaktionen mit Extrakten aus fetalem Kolongewebe. Umgekehrt konnten die Reaktionen von Antikörpern gegen Proteine aus Kolongewebe durch vorherige Absorption mit Präparationen aus E. coli O.14 verhindert werden. Daraus folgt der Schluß, daß Antikörper gegen Kolonproteine und heterogene Antikörper gegen E. coli O.14 die gleiche Spezifität besitzen.

Die Antigenverwandtschaft zwischen Kolon-Proteinen und Bestandteilen der symbiotischen Darmbakterien verhindert im allgemeinen eine Immunreaktion gegen die Darmbakterien. Wenn diese Toleranz durchbrochen wird, richtet sich die immunologische Abwehr aber nicht nur gegen die Darmbakterien, sondern gleichzeitig auch gegen das eigene Kolongewebe.

Die isolierten Stämme unterscheiden sich in der Kolonie-Morphologie und in der biochemischen Reaktion voneinander, aber auch im Blutserum der untersuchten Patienten ist ein sehr variabler K-Agglutinin-Titer nachweisbar. In *Abbildung 49* sind die maximalen Agglutinin-Titer der Blutseren von 24 Patienten mit chronisch entzündlichen Darmerkrankungen dargestellt. Mit doppelter Kolumne sind die Fälle angegeben, in denen auch hohe Titer hämolysierender Stämme gefunden wurden.

Wir versuchten, die den hohen Titer verursachenden E. coli-Stämme serologisch zu typisieren, sie konnten jedoch – mit Ausnahme eines Stammes – nicht den pathogenen Stämmen Erwachsener zugeordnet werden. Wir entdeckten jedoch im Verlauf von 23 Jahren 5 bemerkenswerte E. coli-Stämme, gegen die bei vielen Patienten ein hoher K-Agglutinin-Titer zu messen war, obwohl sich die Stämme selbst im Darm der Patienten nicht nachweisen ließen. Diese Stämme haben wir als »kreuzagglutinierende Stämme« bezeichnet. Nach den internationalen Bestimmungen werden sie nicht zu den pathogenen E. coli-Stämmen gerechnet.

Kontrolluntersuchungen bei gesunden Perso-

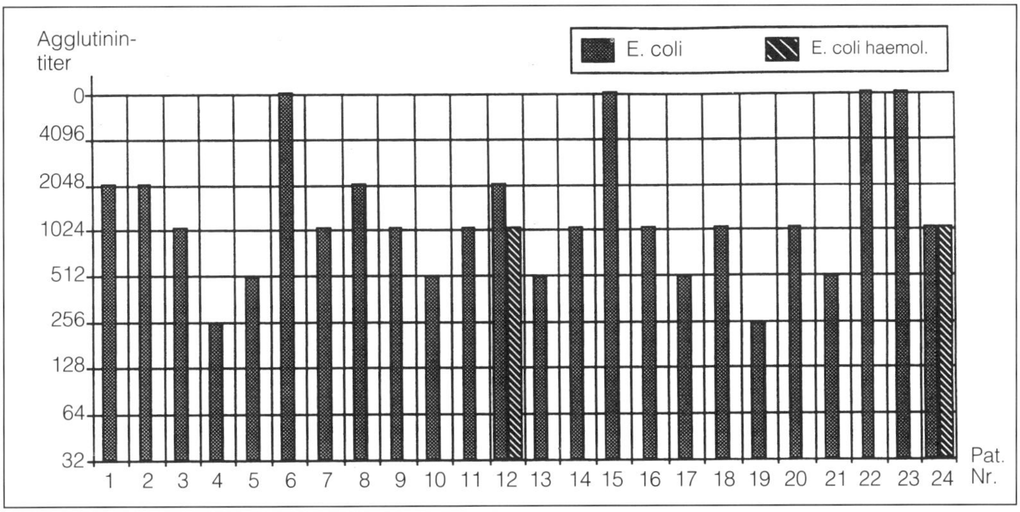

Abb. 49 Agglutinintiter gegen E. coli bei 24 Patienten mit chronisch entzündlicher Darmerkrankung.

nen ergaben keine mit ihrem eigenen Serum agglutinierende E. coli-Stämme im Stuhl. Das Serum dieser Personen enthielt keine oder sehr wenige Agglutinine gegen die von uns isolierten »kreuzagglutinierenden Stämme« und E. coli O.14.

Die hochagglutinierenden Stämme der Patienten sind klinisch als fakultative Krankheitserreger einzustufen. Ihre Eliminierung in der Darmflora mit gezielter Antibiotikatherapie konnte die Symptomatik jedoch nicht verbessern.

Im nächsten Schritt stellten wir eine Autovakzine aus den individuell ermittelten agglutinierenden E. coli-Stämmen her und setzten sie zur Behandlung ein.

Die **Ergebnisse** sind vielversprechend:

Zwischen 1975 und 1989 meldeten sich 433 Kranke mit chronisch entzündlichen Darmerkrankungen, unter denen in 248 Fällen neben klinischen Veränderungen der Coli-Agglutinin-Titer erhöht war.

Von diesen Patienten wurden 191 mit einer Autovakzine und/oder einer Vakzine aus kreuzagglutinierenden Stämmen behandelt. Die Vakzine enthält in 0,5 ml Impfstoff 250 Mio. Keime.

Die Vakzinationstherapie wird mit 0,05 ml i.c. begonnen. Die weiteren Injektionen erfolgen nach Abklingen der individuellen Reaktionen im 5tägigen Abstand.

Bei den ersten fünf Injektionen können neben lokalen Reaktionen wie Erythemen und Schwellungen folgende systemische Reaktionen auftreten:

- subfebrile Temperaturen,
- Magen- und Darmbeschwerden,
- häufige und schleimige Stühle (oft mit Blutbeimengungen).

Die Symptome klingen nach wenigen Tagen ab. Wenn die allgemeinen Reaktionen nachlassen, kann die Injektionsdosis langsam bis 0,3 ml gesteigert werden.

Die Dauer der Vakzinationstherapie richtet sich nach dem individuellen Befinden des Patienten. In der Regel kommt es in den ersten drei Monaten bereits zur deutlichen Besserung der Symptomatik. In manchen Fällen ist eine gelegentliche Auffrischung mit dem Serum notwendig. Wir empfehlen, nach einer sechsmonatigen Therpaie eine dreimonatige Therapiepause durchzuführen.

Die Behandlungsergebnisse sind in *Tabelle 41* dargestellt.

Tab. 41 Therapieerfolg einer Vakzination mit kreuzagglutinierenden Stämmen und/oder Autovakzine

Anzahl der Patienten (1975–1989)		433
Anzahl der Patienten mit E. coli-Agglutinin-Titer		248
Anzahl der mit Autovakzine behandelten Patienten		191
Behandlungsergebnis		
Symptomlos oder geheilt		98
Wesentlich gebessert	(Zunahme des Körpergewichtes über 5 kg; 2–3 Stühle/Tag)	71
Mäßig gebessert	(Zunahme des Körpergewichtes 0–5 kg; 3–5 Stühle/Tag)	11
Keine Besserung		11

Viele der symptomlos gewordenen und geheilten Patienten wurden zuvor im Verlaufe ihrer Krankheit (zwischen 2 und 10 Jahren) mit Steroiden oder Zytostatika – abgesehen von kurzfristigen Symptomverbesserungen – erfolglos behandelt. Während der Vakzinationstherapie setzten wir bei unseren Patienten keine zusätzliche Medikation ein.
Tabelle 42 stellt die Verteilung der Patienten gemäß ihrem Zustand vor Beginn der Behandlung dar. Die Kranken der Gruppe mit wesentlicher und mäßiger Verbesserung waren in die mittelschwere Gruppe einzureihen, während die 11 ergebnislos behandelten Kranken zur schweren Gruppe zählten.

Bei einigen seit mehreren Jahren symptomfreien Personen war eine Abnahme des Titers zu beobachten, die aber nicht mit einer Symptomverschlechterung verbunden war. Die Überempfindlichkeit der Schleimhaut hat sich also durch die Vakzinationstherapie offenbar normalisiert.

Zusammenfassung. Die Erkrankung bei den von uns untersuchten Patienten war in etwa 60 % der Fälle auf Sensibilisierung gegen bestimmte E. coli-Stämme zurückzuführen. Bei ungefähr 26 % wurden als Grund der Krankheit Lebensmittelallergie, Polypose und Nebenwirkungen von Medikamenten nachgewiesen, und bei etwa 14 % hatte die Ursache autoimmunen Charakter oder war unbekannt.
Bei Patienten mit Morbus Crohn wurden in mehreren Fällen niedrige Titer gegen E. coli-K-Antigene gemessen, jedoch wurden bei diesen Patienten gelegentlich erhöhte Titer gegen O-Antigene festgestellt.
Nach unseren Erfahrungen ist eine Vakzinationstherapie bei einer nachgewiesenen E. coli-Sensibilisierung häufig erfolgreich.
In unserem therapeutischen Verfahren wurde die Behandlung oft mit einer Vakzine der kreuzagglutinierenden Stämme begonnen, wobei schon nach wenigen Injektionen eine Symptomverbesserung eingetreten ist.
Die Behandlung wird dann mit einer Autovakzine beendet, falls ein erhöhter Agglutinin-Titer gegen einen eigenen E. coli-Stamm festgestellt worden ist.

▶ Literatur siehe Seite 250.

Tab. 42 Zustand der 98 geheilten oder symptomfreien Patienten vor der Behandlung

Sehr schlechter Allgemeinzustand	10 oder mehr Stühle/Tag; sehr schlechter Allgemeinzustand, arbeitsunfähig
Deutlich beeinträchtigter Allgemeinzustand	5–10 Stühle/Tag; schlechter Ernährungszustand; im akuten Stadium arbeitsunfähig
Weniger beeinträchtigter Allgemeinzustand	3–8 Stühle/Tag; im allgemeinen arbeitsfähig

10 Therapie mit Prenylaminlaktat bei Darmerkrankungen und Allergien

Nichtkardiologische Wirkungen des Calciumantagonisten Prenylamin

Das Prenylaminlaktat (*Abb. 50*) wurde vor mehr als drei Jahrzehnten als Koronartherapeutikum eingeführt, ist als solches aber heute obsolet, da kardioselektive Calciumantagonisten zur Verfügung stehen.
Der Budapester Arzt und Wissenschaftler *Ernö Szatlóczky* beobachtete im Jahre 1967 am Calciumantagonisten Prenylaminlaktat eine Reihe von therapeutisch durchaus nutzbaren »Nebenwirkungen«.
Da es in der Literatur keine einschlägigen Angaben über das gesamte Wirkungsspektrum gab, führte er Untersuchungen hinsichtlich der Wirkung von Prenylamin auf dem Gebiet der Gastroenterologie, der Dermatologie und der Allergologie durch. Dabei zeigte sich, daß Prenylamin die Resorption von Zucker, Aminosäuren, Natrium, Kalium und Wasser im Darm hemmt, daß es eine weitreichende antimikrobielle Wirkung hat (bakterizid, virostatisch, fungizid) und daß es lokal anästhesierend wirkt.
Im Jahre 1967 diagnostizierte *Szatlóczky* bei einem am Dumping-Syndrom leidenden Patienten zusätzlich eine koronare Herzkrankheit.
Es wurde eine Prenylamin-Therapie eingeleitet, um die pektanginösen Beschwerden zu lindern. Dabei fiel auf, daß nach einigen Behandlungstagen die Dumping-Symptomatik abgeklungen war. Seitdem beobachtete *Szatlóczky* bewußt die Wirkung von Prenylamin bei Patienten mit Dumping-Syndrom und anderen gastroenterologischen Erkrankungen.
Untersucht wurde nicht nur die Wirkung auf das funktionelle Dumping-Syndrom, sondern auch auf das Dumping-Syndrom nach Magenresektion, auf chronische Kolitiden wie Morbus Crohn, Colitis ulcerosa und Colon irritabile, ferner auf die nach pathologischen Veränderungen des Gastrointestinaltraktes auftretenden chronischen Urtikarien.

Aufgrund der 1967 gemachten Beobachtung wurde eine Reihe von Fragen aufgeworfen bezüglich der Indikationen des Prenylamins bei gastrointestinalen Krankheiten, der optimalen Dosierung, der Galenik, des Wirkungsmechanismus und der Wirksamkeit auf anderen Schleimhäuten.
Nach anfänglichen Beobachtungen bei Patienten, die wegen koronarer Herzkrankheit Prenylamin einnahmen und zusätzlich an einer Laktose-Intoleranz, einer Lebensmittelallergie, einer chronischen Kolitis, Proktitis oder einer Kolpitis litten, wurde *Szatlóczky*s Annahme bestärkt, daß die Prenylamin-Gabe auch einen positiven Einfluß auf die genannten Krankheitssymtpome hat. Aufgrund dieser Erkenntnisse folgte eine Reihe von Untersuchungen (in vitro, tierexperimentell, am Patienten).

Wirkungsweise und Indikationen

Eine Wirkung des Prenylamins ergab sich auf folgende Krankheiten, die auch im Zusammenhang mit Umweltkrankheiten stehen:

- Dumping-Syndrom und funktionelles Dumping-Syndrom
- Laktose-Intoleranz
- Allergien bzw. Intoleranzen, beispielsweise gegen Lebensmittel/Nahrungszusätze, Zusatzstoffe in Dermatika
- Erhöhte Empfindlichkeit gegenüber Histamin und Acetylcholin
- Entzündliche Darmerkrankungen
- Chronische Urtikaria
- Kolpitis mit Fluor genitalis
- Hautekzeme
- Diabetes mellitus Typ II
- Erworbene Laktose-Intoleranz

Darüber hinaus entfaltet Prenylamin eine

- bakteriostatische,
- bakterizide und
- antimykotische Wirkung.

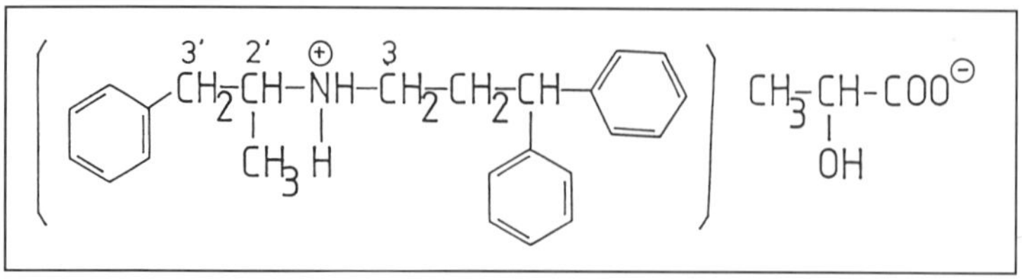

Abb. 50 Prenylaminlaktat

Die ausführlichen Studienergebnisse sind im Anhang dargestellt.
Prenylamin hat therapeutische Eigenschaften, die sonst nur Medikamente mit erheblichen Nebenwirkungen haben, wie zum Beispiel Steroide und Immunsuppressiva.
Da im Vergleich zu diesen nebenwirkungsreichen Medikamenten Prenylamin kaum nennenswerte unerwünschte Wirkungen hat, ist es bei der Therapie der hier genannten Erkrankungen wie zum Beispiel entzündlichen Darmerkrankungen oder Hautekzemen den Steroiden vorzuziehen.
Wir haben selbst schon damit begonnen, bei Diabetikern Prenylamin zur Hemmung der Glukoseresorption einzusetzen.
Laforet setzt bei Diabetes mellitus Typ II das Prenylamin als orales Antidiabetikum der ersten Wahl ein.
Im Hinblick darauf, daß für die Koronarsklerose auch der Diabetes mellitus ein Risikofaktor ist, erscheint es wegen der koronardilatatorischen Wirkung wirklich zweckmäßig, das Prenylamin bei Diabetikern einzusetzen.
Die Ergebnisse der Resorptionsuntersuchungen wurden inzwischen von verschiedenen Seiten nachuntersucht und bestätigt. *Caspary* und *Creutzfeld* stellten durch In-vitro-Untersuchungen fest, daß Prenylamin den aktiven Transport der Glukose in den Darmepithelzellen reduziert. Es beeinflußt in ähnlicher Weise die Resorption von zahlreichen anderen Zukkern und auch Aminosäuren.
Auch die Untersuchungen von *Gottesburen* ergaben, daß unter der Prenylaminwirkung im Darm die Resorption von Natrium, Kalium, Wasser und Glukose reduziert wird. *Frolkis* kam zu ähnlichen Ergebnissen.
Es ist möglich, daß unter Prenylamineinfluß die Pinozytose toxischer Stoffwechselprodukte vom Darm in den Blutkreislauf gehemmt wird. Die Hemmung der Pinozytose könnte auch eine Erklärung für die Wirkung des Prenylamins bei Nahrungsmittelallergien bzw. -intoleranzen und bei der chronischen Urtikaria sein.
Die hemmende Wirkung des Prenylamins auf das PGF 2-α könnte als Mechanismus für die antidiarrhöische Wirkung angesehen werden.
Nicht zuletzt soll hier die antibakterielle und antimykotische Wirkung hervorgehoben werden. Den Experimenten zufolge wird Prenylamin von der Darmschleimhaut und vermutlich auch von anderen Schleimhäuten sowie von der Hautoberfläche nur in geringem Ausmaß resorbiert.
Die antibakterielle Wirkung kann demnach als eine lokale und nicht systemische angesehen werden. Die hier nachgewiesene Verhinderung des Keimzahlzuwachses bei der Laktose-Intoleranz durch Prenylamin ist vermutlich ein entscheidender Faktor bei diesem Krankheitsbild.
Von anderen Autoren wurde die Wirkung des Prenylamins auf eine Reihe anderer Bakterien und Pilze untersucht, mit ähnlich positivem Resultat. *Füzi* stellte in seinen Nachuntersuchungen fest, daß Prenylamin in entsprechender Dosis auch eine antiparasitäre Wirkung gegen Trichomonas vaginalis ausübt. Eine Resistenzentwicklung bei dieser Erkrankung wurde nicht beobachtet. Bei In-vitro-Untersuchungen zeigten sich Gonokokken als empfindlich gegenüber Prenylamin.
Szatlóczky erwähnt, daß eine antibakterielle Wirkung von Prenylamin die physiologische Darmflora nicht im negativen Sinne beeinflußt; es hatte sich in keinem Falle unter dieser Medikation eine Dysbakterie entwickelt.
Die antibakterielle und fungizide Wirkung spielt offensichtlich eine wichtige Rolle bei den hier erwähnten gastroenterologischen Krankheitsbildern, bei der Nahrungsmittelallergie bzw. -intoleranz, beim gynäkologischen Fluor und bei der chronischen Urtikaria.

Dosierung

Hinsichtlich der oralen Verabreichung von Prenylamin scheint nach unseren Erfahrungen die optimale Tagesdosis zwischen 180 und 240 mg zu liegen.
Die Einnahme sollte eine halbe bis eine Stunde vor den Hauptmahlzeiten in drei Tagesdosen eingenommen werden.
Da Prenylamin bitter ist und einen lokalanästhetischen Effekt hat, ist eine Verkapselung zweckmäßig.
Bei Erreichen von Symptomfreiheit kann Prenylamin abgesetzt oder auf eine Dosis reduziert werden, die die Symptomfreiheit aufrechterhält.

Nebenwirkungen

In 6,6 % unserer Fälle beobachteten wir Nebenwirkungen wie Hypotonie, Schläfrigkeit, Niedergeschlagenheit, die auf eine Sympathikolyse zurückzuführen sind. Diese Nebenwirkungen klangen, abgesehen von seltenen Ausnahmen, innerhalb von 3 bis 4 Tagen ab, trotz Weiterführen der Medikation. Gelegentlich wurde von Allergie-Patienten aus Bad Emstal über Hyperazidität berichtet, was zum Absetzen des Präparates geführt hat. Mitunter konnte die Therapie beibehalten werden, wenn das Präparat zu den Mahlzeiten eingenommen wurde.

Im Zusammenhang mit der Änderung des Zulassungsstatus von Prenylamin fordert das BGA im Bundesgesundheitsblatt Nr. 31:
»Patienten, die mit Prenylamin behandelt werden, sind regelmäßig auf Veränderungen im EKG und auf Hypokaliämien hin, besonders bei gleichzeitiger Diuretikagabe, zu kontrollieren. Müdigkeit, Abgeschlagenheit, Magen-und Darmstörungen (Übelkeit, Erbrechen, Durchfall), Kopfschmerzen, Hautrötungen, Schwindelgefühl, Hautreaktionen und extrapyramidale Symptome (Tremor) sind bekannte unerwünschte Nebenwirkungen von Prenylamin. Von Bedeutung seien jedoch die Herzrhythmusstörungen. Torsades des pointes (eine Sonderform der ventrikulären Tachykardien) als Folge einer Störung der Erregegungsrückbildung nach Prenylamingabe werden in der Literatur beschrieben (Meyler's Side Effects of Drugs, Annula 9, 1985; Fraser, A. G., Ikram, S.: Lancet II 1986 572; Abindar, E. G., Shahar, J.: Cardiology 70 (1983) 37).«
Insbesondere für Patienten mit koronarer Herzkrankheit, vorbestehender Myokardschädigung und/oder Angina pectoris können ventrikuläre Tachykardien, Torsades des pointes und Synkopen ein erhöhtes Risiko bedeuten.
Bisher wurden jedoch weder von *Szatlóczkys* noch von unserer Arbeitsgruppe ventrikuläre Tachykardien beobachtet.

▶ Literatur siehe Seite 250.

11 Kurmedizinische Entgiftungstherapie

Seit 1992 werden in Deutschland in den Heilbädern Bad Emstal und Bad Wildungen kurmedizinische Entgiftungsprogramme durchgeführt. Sie beinhalten

- forcierte Diurese mittels Trinkkur bei gleichzeitiger antioxidativer Vitamin-, Mineralien- und Spurenelementtherapie
- Sauna und Lymphdrainage
- Bewegungstherapie
- Schulungsprogramme (Sanierung des Wohn- und Arbeitsbereiches, Ernährungsmedizin)

Die einzige Möglichkeit, die für die Schadstoffausscheidung entscheidenden Enzyme leistungsfähiger zu machen, scheint darin zu bestehen, die als Kofaktoren benötigten Vitamine und Spurenelemente in therapeutischen Dosen zur Verfügung zu stellen. Hier spielt Niacinamid (Vitamin B_3), welches als Koenzym an mehr als 300 Stoffwechselenzymen beteiligt ist, eine besondere Rolle. Wird der Stoffwechsel mittels Überwärmung in der Sauna angeregt und gleichzeitig mit hoher Flüssigkeitszufuhr eine forcierte Diurese in Gang gesetzt, erreicht man eine wirksame effiziente Schadstoffeliminierung. Der gleichzeitige Mineralienverlust muß jedoch ausgeglichen werden.

Das Bad Emstaler Entgiftungsprogramm bei Schadstoffbelastungen
(Beispiel kurmedizinischer Entgiftung)
Dosierungen s. auch *Tabelle 39.*

08.00 Uhr
Antioxidative Medikation mit Selen, Zink, B-Vitaminen, schwefelhaltigen Aminosäuren (L-Cystein, Glutathion) und Vitamin E,
250 ml Bad Emstaler Heilwasser

13.00 Uhr
Niacinamid 250 mg, Vitamin C 1–2 g,
Zink, β-Carotin 25 mg,
250 ml Bad Emstaler Heilwasser

17.00 Uhr
Jogging, Gymnastik, Fahrradfahren

18.00 Uhr
Niacinamid 250 mg, Vitamin C 1–2 g,
250 ml Bad Emstaler Heilwasser

19.00 Uhr
Sauna 2 Gänge, 500 ml Bad Emstaler Heilwasser, Massage 15 min

20.30 Uhr
Antioxidative Medikation mit Selen, Zink, B-Vitaminen und schwefelhaltigen Aminosäuren sowie Vitamin E,
250–500 ml Bad Emstaler Heilwasser

Ab 22.00 Uhr
Bettruhe

Hyperthermie – Besprühungsbad bei chronischen Hautkrankheiten (Neurodermitis)

Im Bad Emstaler Kur- und Thermalbad (*Abb. 51*) besteht seit kurzer Zeit das Besprühungsbad (*Abb. 52*). Mit ungechlortem, auf bis zu 40 °C erwärmtem mineralstoffreichem Heilwasser werden z. B. Patienten mit atopischer Dermatitis (Neurodermitis) in einer Spezialkammer etwa 15 min besprüht. Anschließend wird der ganze Körper mit einer unparfümierten, gepufferten Lotion mit einem pH-Wert von 5,5 (Emstaler Lotion für Allergiker) behandelt. Es folgt eine halbstündige Ruhepause. Das Besprühungsbad wird 2–3mal wöchentlich, in akuten Fällen auch täglich verordnet. Bei Temperaturen über 40 °C wirkt die Therapie immunsuppressiv. Bei geringeren Temperaturen könnte es zu immunstimulierenden lymphozytären Reaktionen kommen. Weiterhin wirken die Überwärmungsbäder antibakteriell, antiviral, antiphlogistisch und zytostatisch. Zirkadiane Rhythmen sollen ebenfalls beeinflußt werden, was bei der gestörten Kortisolsekretion von Neurodermitikern von Interesse ist.
Bereits während des 3. Internationalen Symposions für Umweltmedizin in Emstal (1988) berichtete der Leiter der Dermatologischen Universitätsklinik in Budapest, *István Racz*, über ähnliche Forschungsergebnisse (*267*). Thermalbäder wurden schon von den alten

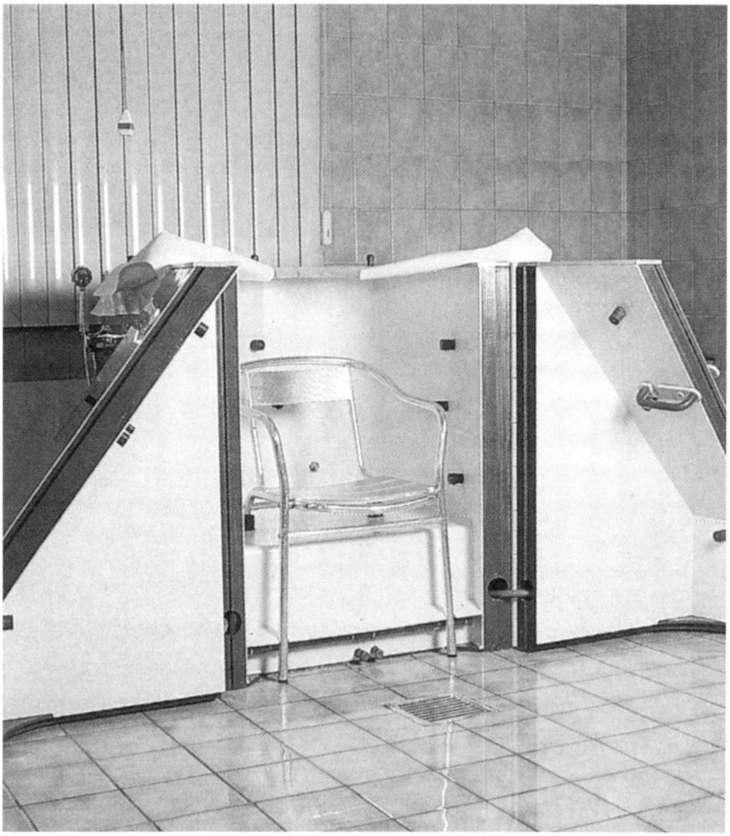

Abb. 51 Das Besprühungsbad zur Hyperthermie-Therapie in Bad Emstal.
Das Quellwasser wird aus Düsenzerstäubern versprüht, die an der Innenwand des Behandlungskastens so verteilt sind, daß ihre Sprühkegel gleichmäßig die ganze Hautoberfläche bestreichen.

Griechen und Römern zur Behandlung verschiedener Krankheiten, u. a. von Hautleiden, verwendet. So berichtet *Celsus* über erfolgreiche Kuren gegen Hautausschläge in den heißen Schwefelbädern von Bajae.
Heilbäder werden auch heute zur Behandlung von Hautkrankheiten verwendet. Besonders bei der Psoriasis werden gute Resultate erzielt, obwohl nicht der Schwefelgehalt des Wassers, sondern eher die hohe Temperatur eine Rolle zu spielen scheint. Bei den Badekuren am Toten Meer ist noch nicht geklärt, ob die gute Wirkung auf den hohen Salzgehalt des Wassers oder die hohen Umgebungstemperaturen zurückzuführen ist. Neuere Ergebnisse der Biophysik bestätigen die positiven Wirkungen thermischer Einflüsse auf die Haut.
Zahlreiche Arbeiten belegen, daß Biomembranen doppelte Lipoidschichten sind, die sich bei niedriger Temperatur polarisieren und eine Kristallform annehmen, bei normaler Körpertemperatur sich wie Flüssigkristalle verhalten und sich bei 40 °C depolarisieren und in eine Gelform übergehen (*59*). Hierbei scheint naheliegend, daß bei den unterschiedlichen Temperaturen die Membranrezeptoren ebenso Veränderungen unterliegen. *Kunos* und *Szentiványi* bewiesen als erste, daß α- und β-adrenerge Rezeptoren thermolabil sind. Die gleiche Zellpopulation weist bei niedriger Temperatur eine α- und bei hoher Temperatur ein β-Übergewicht auf (*185*). In früheren Arbeiten belegte *Rácz*, daß die Rezeptoren bei der Psoriasis und der atopischen Dermatitis eine geschwächte β-Aktivität aufweisen. Lymphozytenrezeptoren wurden bei 25, 37 und 41 °C untersucht. Hierbei zeigte sich, daß dieselbe Lymphozytenpopulation bei verschiedenen Temperaturen wechselnde Verhältnisse der T4- und T8-Marker aufweist. Der Quotient aus Helfer- und Suppressor-Zellen ergab folgende Werte: 0,89; 1,66 und 1,56. Das Verhält-

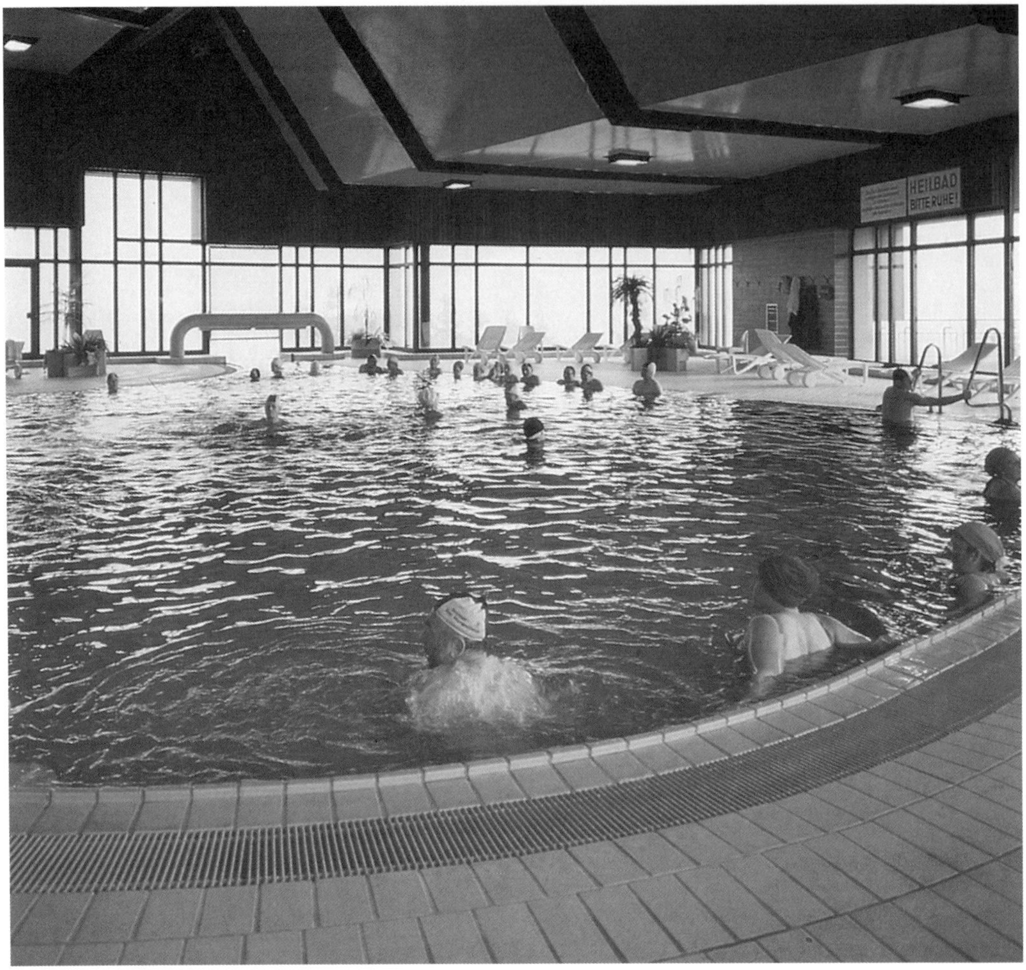

Abb. 52 Das Thermalbad – Bad Emstal
Das Thermalwasser des nach neuesten balneologischen Gesichtspunkten erbauten Bades kommt ständig mit 233 l/min und einer Temperatur von 30° C aus dem Urgestein (795,5 m Tiefe). Deshalb ist es frei von jeder Verschmutzung.

nis der B-Zellen verringerte sich mit steigender Temperatur: 17, 15 und 9 %. Auch der Phagozytose-Index zeigte eine abnehmende Tendenz: 0,74, 0,72 und 0,53 (*267*).

▶ Literatur siehe Seite 250.

V. Ausgewählte Umwelt-krankheiten

12 Chronisch-entzündliche Darmerkrankungen (Morbus Crohn, Colitis ulcerosa)

Karzinome des Darmtraktes werden zum immer schwerer wiegenden Problem. *Wynder* (*389*) berichtete 1975, daß die Sterblichkeitsrate an Kolon- und Rektumkarzinomen die Zahl 16 von 100 000 Einwohnern erreicht hat. Damit sind die USA ein Gebiet mit der höchsten Sterblichkeit an Kolonkarzinomen in der Welt; dieser Tumor stellte die zweithäufigste Todesursache überhaupt.

Autopsiestatistiken haben eine Zunahme der Kolonkarzinome um das Doppelte innerhalb der letzten 30 Jahre gezeigt (*105*).

Auch die chronisch-entzündlichen Darmerkrankungen haben in Westeuropa zugenommen. Im Rahmen eines Haemoccult-Screenings bei 37 000 Personen in der Gegend von Nottingham wurden 481 Individuen mit positiven Tests komplett gastroenterologisch untersucht. Bei 8 Personen fanden sich bislang nicht diagnostizierte chronisch-entzündliche Darmerkrankungen, in 5 Fällen eine Colitis ulcerosa totalis, in einem Fall eine Proktitis und bei zwei Personen ein florider Morbus Crohn. Die Prävalenz chronisch entzündlicher Darmerkrankungen wurde mit 56 pro 100 000 Einwohner ermittelt. Diese Zahl liegt um 27–38 % höher als bislang in epidemiologischen Studien ermittelt, so daß man wohl aufgrund dieser Screeninguntersuchung davon ausgehen kann, daß die Prävalenz der chronisch-entzündlichen Darmerkrankungen höher liegt als bisher angenommen (*217*).

Zur Ätiologie der chronisch-entzündlichen Darmerkrankungen wurden im Laufe der letzten Jahre viele Theorien entwickelt. Bisher konnte jedoch noch nicht geklärt werden, ob es sich um eine selbständige Krankheit handelt oder ob sie das Ergebnis verschiedener Ursachen ist. Therapeutisch setzt man üblicherweise Azulfidine (Sulfasalazin), Prednisolon u. a. ein. Eine Autovakzinationstherapie, wie sie im folgenden kurz dargestellt wird, könnte einen vielversprechenden Therapieansatz besonders bei Colitis ulcerosa bedeuten.

Eine bakterielle Ursache bei chronisch-entzündlichen Darmerkrankungen wurde schon früh von Mikrobiologen diskutiert, da das Krankheitsbild oft im Anschluß an Darmkatarrhe einsetzte, die von Shigellen oder fakultativ pathogenen Bakterien verursacht worden waren. Gelegentlich waren diese Bakterienstämme auch im Stuhl von Colitis-Kranken nachzuweisen.

Die Entwicklung und Verfeinerung der bakteriellen Diagnostik hat diese Theorie jedoch nicht bekräftigt, da die Ursache der Krankheit nicht durch die Anwesenheit pathogener Bakterien, Protozoen oder Viren bestätigt werden konnte. Oft entstand die Krankheit während oder nach der Behandlung mit Breitspektrum-Antibiotika. Am häufigsten trat eine durch Oxytetrazyclin ausgelöste Dysbakteriose auf, die einen pseudomembranösen Darmkatarrh verursachte und in eine chronisch-entzündliche Darmentzündung überging. In der Praxis stößt man nicht selten auf eine Entzündung des Dickdarmes, die sich weder makroskopisch-endoskopisch noch histologisch einem bestimmten Krankheitsbild zuordnen läßt. In diesen Fällen ist es unserer Ansicht nach zweckmäßig, die Frage einer allergischen Genese zu prüfen und die Bestimmung der E. coli-Agglutinationstiter (s. u.) durchzuführen.

Lange Zeit wurde als Ätiologie die allergische Genese bei chronisch-entzündlichen Darmerkrankungen diskutiert. Dieser Aspekt ist heute praktisch in Vergessenheit geraten. Dies bestätigen *Tschaikowski* und *Jorde* (*359*) und stellen folgende Erfahrungen und pathophysiologische Modelle gegenüber:

1. Als klinisch gesicherte Erfahrungen gelten:
   - Morbus Crohn verläuft in Schüben,
   - die Erkrankung wird durch Prednison positiv beeinflußt,
   - unter einer elementaren Ernährung – sei sie oral oder parenteral – bildet sich die Krankheit in der Mehrzahl der Fälle zurück; jedoch kommt es nach Rückkehr zur Normalkost früher oder später zu Rezidiven.

2. Folgende pathophysiologische Modelle werden erörtert:
   - ein Autoimmun-Modell
   - ein Infektionsmodell
   - ein polyätiologisches Modell
   - ein Immunmodell (reaktiv-nutritiv)

Eigenartigerweise wird dem doch immer wieder verblüffenden Phänomen einer Krankheitsbesserung unter einer allergenstandardisierten Ernährung erstaunlich wenig Aufmerksamkeit geschenkt. Bei einer allergenarmen Kost wird auf »Hauptallergene« wie Milchprodukte, Nüsse, Getreide und Eier verzichtet.

Die gesunde Kost gibt es nicht – Nahrungsmittel-Assimilations-Intoleranz (NMAI)

Oft läßt sich das Krankheitsbild »Nahrungsmittelallergie« nicht in die klassischen Allergiekategorien nach *Coombs* und *Gell* einordnen.
Meyer zu Schwabedissen (*224*) bemerkt:
»Die Nahrung als Fremdstoff wird, ehe sie das Hauptstoffwechselorgan Leber erreicht, durch zwei Filter geleitet: den Darm und die Lunge. Ohne diese Filter wäre jede Nahrung tödlich. Die Lunge ist als Filter für die aerogenen Fremdstoffe vorgesehen, während die über den Ductus thoracicus in die Blutbahn der Lunge gelangenden Nahrungsbestandteile wie Polypeptide, Polysaccharide, Chylomikronen (auch mit gebräunten und denaturierten Fetten), Farbstoffe, intravenös gegebene Arzneimittel und Kontrastmittel auf diesen Filter quasi von hinten auftreffen (sie rollen die Front von hinten auf). Das Thema Nahrungsmittel-Assimilationsintoleranz (NMAI) befaßt sich mit dem Pathomechanismus bei Unvollständigkeit dieser Filterfunktionen und einer sich daraus entwickelnden Überempfindlichkeit. Die Arbeitshypothese lautet: Nahrung kann unter bestimmten Bedingungen vom Organismus als ›fremd‹ erkannt werden und zelluläre und humorale Reaktionen auslösen, die Entzündungsmediatoren freisetzen.«
Um nicht mit standardisierter und verständniskonformer Nomenklatur der Allergologie in Konflikt zu kommen, bezeichnet *zu Schwabedissen* diese pathogenetischen Zusammenhänge als Nahrungsmittel-Assimilationsintoleranz, obwohl die verzögerten Mechanismen und Reaktionen den Typen II bis IV nach *Coombs* und *Gell* vergleichbar sind. *Zu Schwabedissen* wehrt sich auch gegen den Begriff »gesunde Kost«, der nicht nur in der Laienpresse sehr strapaziert wird. Eine gesunde Kost sei die Resultante aus dem angebotenen Fremdstoff Nahrung und der metabolischen Leistung des Organismus. Wenn also die Barriereleistung des Darmes nicht mehr exakt funktioniert und eine Vielzahl von Nahrungsbruchstücken in den Blutkreislauf geschwemmt wird, ist die metabolische Leistung des Organismus überfordert, und allergisch-toxische Reaktionen können auftreten.

> Gesunde Kost schlechthin gibt es also nicht.

»Es ist der Organismus, der gesund ist, und dann aus Eiweiß verschiedener Provenienz Aminosäuren, aus Kohlenhydraten Zucker und aus Fetten Chylomykronen bzw. Fettsäuren macht, um sie verbrennen zu können. Kommt sogenannte gesunde Kost unverändert ins Blut, ist dies tödlich«. Der Autor berichtet, daß mittlerweile bei 80 % seiner Patienten das NMAI eine entscheidende Rolle spielt.
Nur durch eine gezielte, systematische Allergietestung (mit Intrakutantests, oralen Provokationstests, immunologischen Blutuntersuchungen wie Bestimmung von IgE- und IgG-Antikörpern usw.) ist dem Phänomen der Überempfindlichkeitsreaktion gegen Nahrungsmittel bzw. NMAI auf die Spur zu kommen.

Schleimhautpermeabilität und IgG-Antikörper

Die Darmschleimhaut ist für die Antigen-Makromoleküle in den Nahrungsmitteln mehr oder weniger durchlässig. Dadurch kann es unter verschiedenen Bedingungen zu einer beträchtlichen Antigenaufnahme kommen. So können die normalerweise vorhandenen IgA-Antikörper überwältigt und eine normale Immunreaktion mit Auftreten von IgG-Antikörpern im Serum ausgelöst werden. Ist die vermehrte Antigenresorption von kurzer Dau-

er, werden die IgG-Immunkomplexe rasch aus der Blutbahn eliminiert und die Gesundheit wiederhergestellt. Bleiben die erhöhte Schleimhautpermeabilität und die Antigenexposition bestehen, wird die Fähigkeit des Körpers, die Immunkomplexe abzubauen, schließlich unterdrückt, und die Komplexe persistieren über längere Zeit im Kreislauf. Dadurch erhöht sich das Risiko einer immunologischen Schädigung des Gefäßendothels und spezifischer Organe wie Nieren und Leber. Gefäßschädigungen können die Ursache einer nachfolgenden Vaskulitis sein, die jedes Organ befallen und eine erhebliche Morbidität nach sich ziehen kann (*213*).
Wenn der Organismus IgG-Antikörper gebildet hat, sind diese die dominierenden spezifischen Antikörper. Die dominierenden IgG-Antikörper behindern die Bestimmung gleichzeitig vorhandener IgE-Antikörper mit gleicher Spezifität durch kompetitive Hemmung.

Beachte: IgG-Antikörper haben eine Halbwertszeit von drei Wochen. Patienten, die verschiedene Nahrungsmittel über mehrere Monate meiden, reagieren oft nicht, wenn sie die Nahrungsmittel wieder zu sich nehmen. Die Symptome treten erst nach erneuter Nahrungsaufnahme auf; auch die Menge der aufgenommenen Nahrungsmittel ist entscheidend.

Schimmelpilzallergie als Ursache des M. Crohn

Saisonale Beschwerdeschübe kennzeichnen das Krankheitsbild Morbus Crohn. Dies hängt nach Meinung von *Tschaikowski* und *Jorde* (*359*) mit einem jeweils gesteigerten Pilzsporengehalt der Luft zusammen, da bestimmte Schimmelpilzarten eine jahreszeitliche bzw. witterungsgebundene Verbreitung erkennen lassen:
»Der Morbus Crohn stellt die besondere Form einer allergischen Reaktion auf vorwiegend nutritive, gelegentlich auch inhalative Allergene dar. Im Vordergrund stehen dabei Schimmelpilzallergene; daneben können Milch, Hühnereiklar, Gewürze, nahrungsmittel-technologisch verwendete Stoffe wie Hydrokolloide und letztendlich jedes natürliche Nahrungsmittel oder Getränk bzw. die darin enthaltenen Zusatzstoffe ätiologisch eine Rolle spielen.« ... »Führt man bei einem Crohn-Patienten, dessen Anamnese und dessen Expositionsresultate auf eine Schimmelpilzallergie hinweisen, mit einem der üblichen Schimmelpilzallergenspektren einen Intrakutan-Test durch und provoziert dann mit den im Hauttest positiven Allergenen, so kommt es nach oraler Applikation des Allergenextraktes zur Intensivierung der intestinalen Symptomatik, wenn das aktuelle Allergen zugeführt wurde. Nicht selten ist im Rahmen dieser Allergenexposition auch eine Verstärkung der extraintestinalen Manifestationsformen des Morbus Crohn (Arthritis usw.) zu beobachten. In diesem Zusammenhang ist eine andere Erfahrung nicht weniger eindrucksvoll: Führt man bei einem Crohn-Patienten eine Hyposensibilisierung durch, so kommt es mitunter bei einer für das betreffende Individuum zu schnellen Dosissteigerung ebenfalls nicht nur zu einer Aktualisierung der intestinalen Symptomatik, sondern vielfach treten hierbei auch die bekannten extraintestinalen Manifestationsformen des M. Crohn in Erscheinung. Insgesamt decken sich also die Beobachtungen, die man bei der allergologischen Diagnostik und Therapie des M. Crohn machen kann, weitestgehend mit jenen Phänomenen und Erkenntnissen, wie sie für die Nahrungsmittel-Allergien generell bereits beschrieben wurden.«

Als allergologisches Konzept für die Diagnostik und Therapie des Morbus Crohn empfehlen sich
- eine individuell zu ermittelnde allergenarme Kost
- Neutralisationstherapie
- Hyposensibilisierung bzw. Neutralisierung bei Schimmelpilzsensibilisierung
- individuelle Mineralstoff- und Vitamintherapie
- Vakzinationstherapie mit Serum kreuzagglutinierender E. coli-Stämme

▶ Literatur siehe Seite 250.

13. Neurodermitis

Die Diagnose IgE-vermittelter Allergien basiert hauptsächlich auf Anamnese, Hauttest und Antigenexpositionstests. In einigen Situationen jedoch tritt der Hauttest in den Hintergrund, und der serologische Antikörpernachweis gewinnt mehr und mehr an Bedeutung. Diese Entwicklung wird deutlich bei Neurodermitis-Patienten. Seit der Einführung geeigneter Screening-Methoden wurden Organmanifestationen bei diesen Patienten signifikant häufiger als zuvor beobachtet. Wir halten es für erforderlich, bei Patienten mit ausgeprägter Neurodermitis-Symptomatik möglichst schon von Anfang an ein sehr breites Antigenspektrum zu prüfen.

Die alleinige Bestimmung des Gesamt-IgE-Wertes betrachten wir als obsolet, weil sie keine Aussagekraft hat. Patienten mit normalen Gesamt-IgE-Werten können durchaus spezifische IgE-Werte bis zur Klasse 4 aufweisen. In einem positiven Ergebnis der RAST-Klasse 1 auf ein Gruppenantigen kann mitunter eine Sensibilisierung auf ein Einzelantigen mit der RAST-Klasse 4 »versteckt« sein (*89, 313*) (s. auch S. 81ff.

> Bei Neurodermitikern wurden lebensbedrohliche Sensibilisierungen ganz besonders gegen Fische und Meeresfrüchte beobachtet (*89*). Deshalb sollten sich an die serologischen Tests die Provokations- und Neutralisationstests (nach *Miller*) anschließen, um eine differenzierte Aussage zur individuellen Empfindlichkeit machen zu können.

Abschließend sei kurz die Wichtigkeit der systematischen Abklärung einer Schimmelpilzsensibilisierung erwähnt. Da in vielen Gebieten Deutschlands zu den Hauptgräserpollenzeiten weitaus mehr Cladosporium-Sporen in der Luft auftreten, können erneut einsetzende Beschwerden eines bereits hyposensibilisierten Gräserpollenallergikers in der Gräserpollenzeit u. U. von einer Schimmelpilzsensibilisierung herrühren. Dieser Hinweis sei nach *Düngemann* (*313*) besonders wichtig, wenn bei primärer Gräsersensibilisierung nach einer anfangs sehr erfolgreichen Hyposensibilisierungsbehandlung nunmehr – zu den gleichen Zeiten wie früher – die »alten« Beschwerden erneut auftauchen und jetzt zusätzlich von verstärkten Bronchialsymptomen begleitet sind. Häufig berichten die Patienten auch über verstärkten Juckreiz in dieser Zeit.

Über allergische Spätreaktionen gegen Inhalationsallergene bei der atopischen Dermatitis berichtet auch der polnische Dermatologe *Wojciech Silny*. In seiner Studie wurden 423 Neurodermitiker untersucht. In allen Fällen waren die Prick-Tests auf Aeroallergene positiv. Darüber hinaus reagierten 56 Patienten auf den Patch-Test mit der Hausstaubmilbe (Dermatophagoides pteronyssinus), so daß eine allergische Spätreaktion anzunehmen ist (*Tab. 43*).

Neben der Immunglobulinbestimmung kann eine Schadstoffanalyse (Pestizide, Herbizide, Lösungsmittel, Schwermetalle) Aufschlüsse über die Gesamtkörperbelastung geben.

Die Stuhluntersuchung auf pathogene Keime und besonders auf Candida albicans ist obligat.

Tab. 43 Häufigste Ursachen einer Hypersensibilität gegenüber Aeroallergenen bei 423 Patienten mit Neurodermitis (nach *Silny, W.*: Persönliche Mitteilung)

Allergen	Positiver Prick-Test (n)
Tierepidermis und Hausstaub	155
Baumpollen (Frühblüher)	137
Gräser- und Strauchpollen	111
Baumpollen (Spätblüher)	98
Dermatophagoides pteronyssimus	90
Katzenhaare	76
Hundehaare	56

Interdisziplinäre Therapie

Eine interdisziplinäre Zusammenarbeit im Therapeutenteam und eine umfangreiche Diagnostik bei der Neurodermitis sind erforderlich, um ein individuelles Therapieprogramm erstellen zu können; ein Standardschema kann es bei dieser multifaktoriell bedingten Krankheit nicht geben.

Zu empfehlen sind
- eine strikte Allergenkarenz
- eine individuelle Rotations- bzw. Eliminationsdiät und
- eine Hyposensibilisierungstherapie (nach den Methoden der Klinischen Ökologie).

Sowohl die genaue Einhaltung der Diätvorschriften als auch die unablässige Hautpflege (s. u.) führen zu einer Stabilisierung des Hautzustandes.

Beim jugendlichen Neurodermitiker ist häufig eine charakteristische Persönlichkeitsstruktur zu beobachten. Die Kinder sind meistens klug, strebsam, ruhig, wirken zurückgezogen und oft sehr zwanghaft (*259*). Die Vielfalt der Persönlichkeitsstrukturen unter den Betroffenen erlaubt es jedoch nicht, sie auf einen einheitlichen Typus festzulegen. Dennoch stechen einige Merkmale hervor:

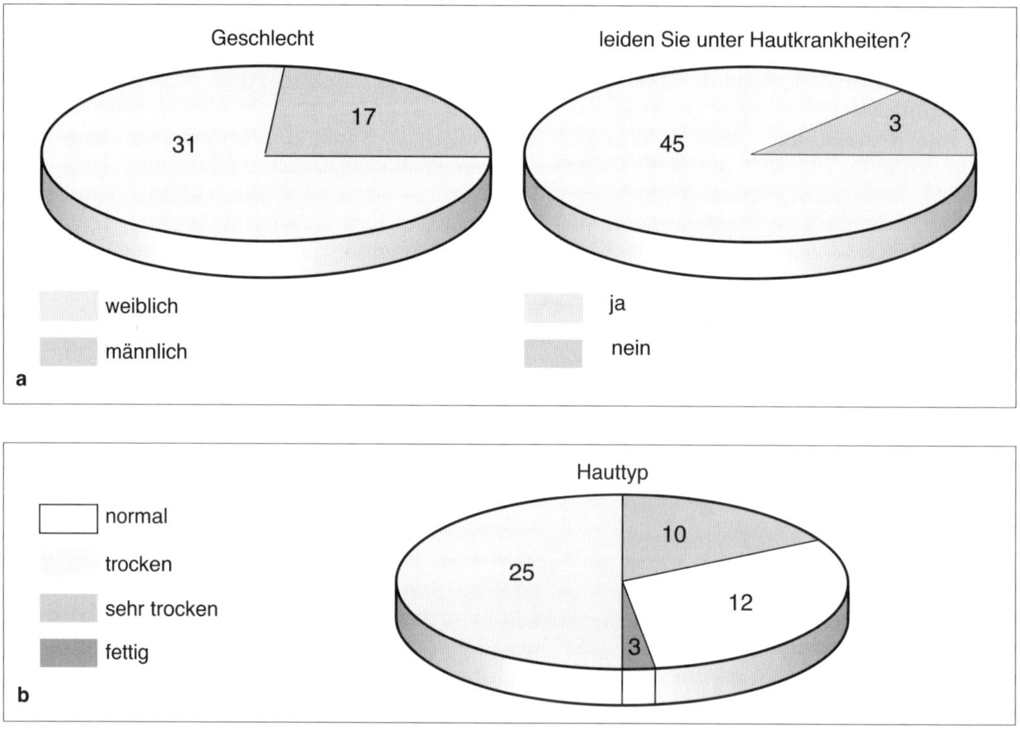

Abb. 53 a, b Studie zur Verträglichkeit der Emstaler Hautpflegeprodukte für Atopiker (n = 48, Durchschnittsalter 38 Jahre; Auswertung des Patientenfragebogens)
a Geschlechtsverteilung und Hautkrankheiten
b Hauttyp

Abb. 54 a, b Verträglichkeit und Symptome der Unverträglichkeit (n = 48) ▸
a bei handelsüblichen parfümierten Körperpflegemitteln
b bei Emstaler Hautpflegeprodukten (Auswertung des Patientenfragebogens)

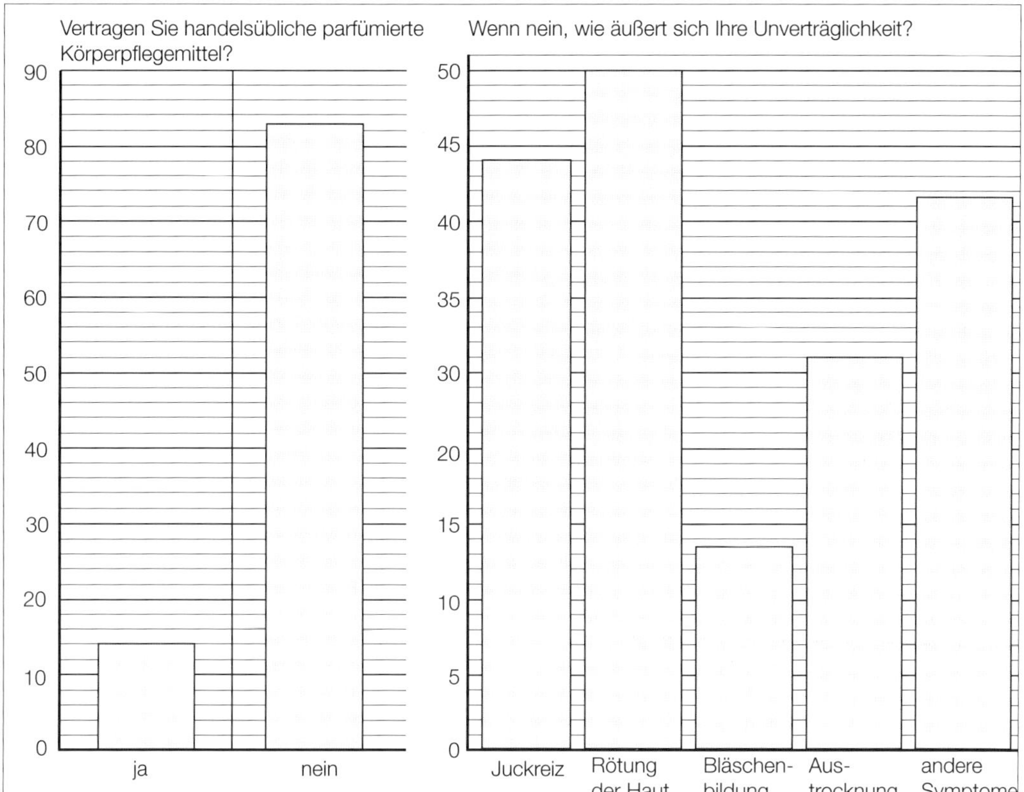
Vertragen Sie handelsübliche parfümierte Körperpflegemittel?
90
80
70
60
50
40
30
20
10
0
ja
nein
Wenn nein, wie äußert sich Ihre Unverträglichkeit?
50
45
40
35
30
20
15
10
5
0
Juckreiz
Rötung der Haut
Bläschen- bildung
Aus- trocknung
andere Symptome

a

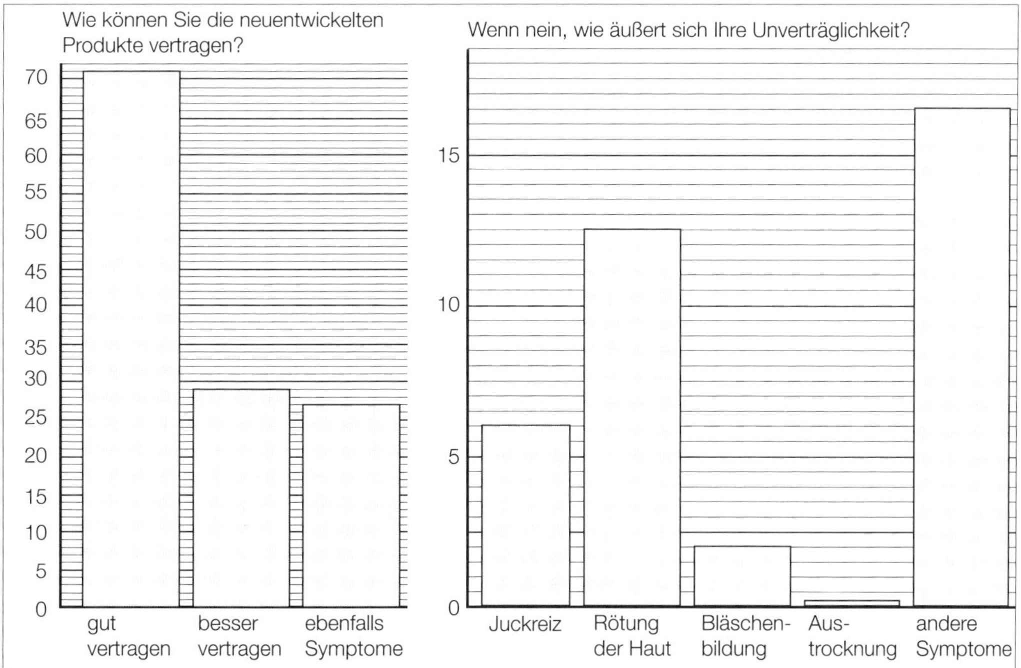
Wie können Sie die neuentwickelten Produkte vertragen?
70
65
60
55
50
45
40
35
30
25
20
15
10
5
0
gut vertragen
besser vertragen
ebenfalls Symptome
Wenn nein, wie äußert sich Ihre Unverträglichkeit?
15
10
5
0
Juckreiz
Rötung der Haut
Bläschen- bildung
Aus- trocknung
andere Symptome

b

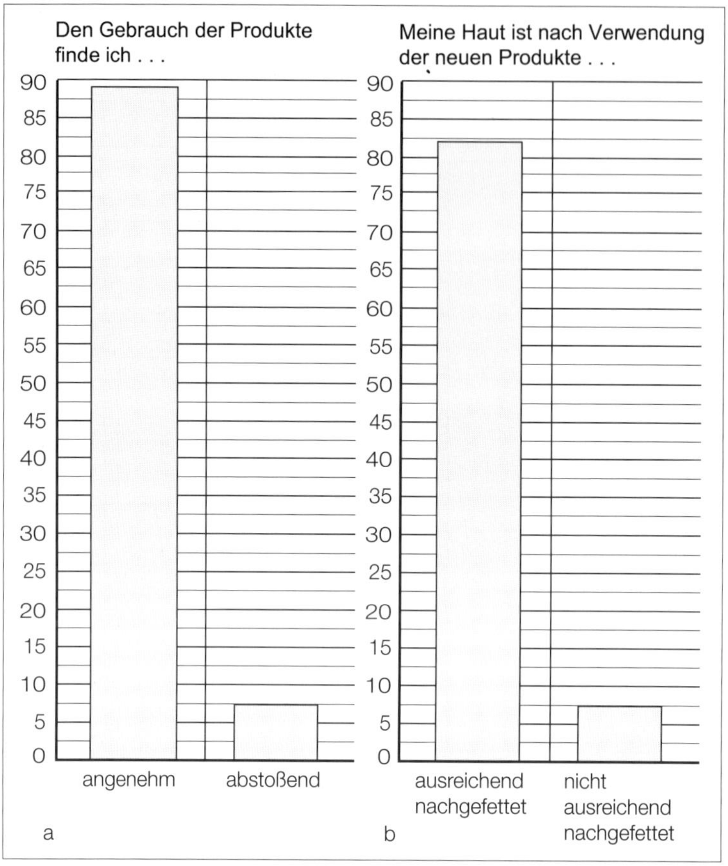

Abb. 55 a, b Auswertung des Patientenfragebogens zu Emstaler Hautpflegeprodukten
a Geruch
b Hautbild nach Verwendung der Produkte

- hohe Intelligenz, gesteigert bis zur Kopflastigkeit
- asthenischer Habitus
- Erlebnis des Körpers als fremde Masse
- Neigung zu grüblerischer Introspektion und strenger Selbstkontrolle

Hat sich der Neurodermitiker – wie so oft – überfordert, nimmt er Müdigkeit nicht wahr und gerät dadurch schnell in eine Streßsituation, die dann den Juckreiz auslöst (*89*).

Hier setzt die Behandlung durch den Psychologen ein, dessen Aufgabe es unter anderem ist, den Betroffenen und seine Angehörigen zu entlasten und zu entkrampfen. Es kommt auch darauf an, dem Neurodermitiker ein bewußtes Körpergefühl zu vermitteln. Aus diesen Gründen basiert das Bad Emstaler Therapiekonzept auf drei therapeutischen Säulen: Ernährungswissenschaften, Medizin, Psychologie.

Emstaler Hautpflegeprodukte bei atopischer Dermatitis

Innerhalb der letzten Jahre haben wir gemeinsam mit Neurodermitis-Patienten Körperpflegeprodukte entwickelt, die säuregepuffert (pH-Wert 5,5) und parfümfrei sind. Die Waschemulsion enthält ein spezielles Rückfettungssystem und kann gleichermaßen als Shampoo wie auch als Hautreinigungsmittel für den ganzen Körper verwendet werden. Alle Produkte sind frei von Kamillebestandteilen, da es bei empfindlichen Patienten (z. B. Pollenallergikern) zu Überempfindlichkeitsreaktionen gegen Kamille kommen kann. Die *Abbildungen 53* bis *55* zeigen die Verträglichkeit im Vergleich zu handelsüblichen, parfümierten Präparaten.

▶ Literatur siehe Seite 250.

14 Hyperaktivität (Hyperkinetisches Syndrom)

Bei den kindlichen Verhaltensstörungen wird in den letzten Jahren häufig vom hyperkinetischen Syndrom gesprochen. Aufgrund der zahlreichen Erscheinungsformen erhielt das Krankheitsbild in der Literatur viele Namen (*Tab. 44*).

Egger (*91*) führte 92 verschiedene Begriffe für das gleiche Krankheitsbild auf, *Reh* (*11, 280*) zählte insgesamt 135 Bezeichnungen.

Klinisch stehen drei Symptomenkomplexe im Vordergrund:

- motorische Unruhe,
- Konzentrationsstörungen und
- Affektstörungen (*11, 141*).

Die einzelnen Symptome sind in *Tabelle 45* aufgeführt.

Symptome

Hyperaktivität, Aufmerksamkeitsstörungen, starke Impulsivität und Erregbarkeit, emotionale Störungen, asoziales Verhalten, Lern- und Leistungsstörungen bei normaler Intelligenz sind nach *Artur Wölfel* (*382*) die wesentlichen Symptome des hyperkinetischen Syndroms. Kinder mit diesem unangepaßten und nicht beeinflußbaren Verhalten seien jedoch abzugrenzen von denen mit manifesten Hirnschäden, Oligophrenien oder den lediglich temperamentvollen Kleinkindern.

Bei *Wölfels* Gegenüberstellung verschiedener Ernährungsverordnungen (nach *Egger, Feingold* und *Hafer*) werden Überschneidungen deutlich. Alle drei Kostformen verlangen den Verzicht auf »junk food«, »soft drinks«, Konservierungsstoffe, Farbstoffe und isolierte Kohlenhydrate – ein Verzicht also auf alle industriell hergestellten Nahrungsmittel, sei es in Form von Fertig- oder Halbfertiggerichten, Soßen, Desserts, Säften, Erfrischungsgetränken und Süßigkeiten. Auch pseudoallergische Reaktionen, deren Auslöser Hilfsstoffe der Lebensmittelindustrie sowie natürliche Salicylate sind, spielen bei der Hyperaktivität eine Rolle. Schließlich verzehrt nach Angaben der American Food and Drug Administration (FDA) jeder Bürger der westlichen Welt pro Jahr ein Pfund erlaubter Nahrungsmittelzusatz- und Konservierungsstoffe.

Tab. 44 Auswahl synonym verwendeter Bezeichnungen des Hyperkinetischen Syndroms (nach *Baerlocher, K., Jelinek, J.* (Hrsg.): Ernährung und Verhalten. Thieme, Stuttgart 1991)

- Hyperaktives-Kind-Syndrom
- Hyperkinetisches-Kind-Syndrom
- Minimale zerebrale Dysfunktion (MCD) mit Hyperaktivität
- Perzeptionsbehindertes/ungeschicktes Kind mit Hyperaktivität
- Globale oder selektive Entwicklungsstörung mit Hyperaktivität
- Lern- und verhaltensgestörtes Kind mit Hyperaktivität
- Attention deficit disorder (ADD) mit Hyperaktivität
- Infantiles psychoorganisches Syndrom (POS) mit Hyperaktivität
- Funktionelle Hirnentwicklungsstörung mit Hyperaktivität

Tab. 45 Symptomkomplexe des hyperkinetischen Syndroms (nach *Baerlocher, K., Jelinek, J.* (Hrsg.): Ernährung und Verhalten. Thieme, Stuttgart 1991)

1. Motorische Unruhe
Zappeligkeit, ungerichtete Hyperaktivität, Angetriebenheit, Impulsivität

2. Konzentrationsstörung (Aufmerksamkeitsstörung)
Unkonzentriertheit, Reizoffenheit, Ablenkbarkeit, kurze Konzentrationsspanne, Ermüdbarkeit, Verträumtheit

3. Affektstörung
Reizbarkeit, Verstimmbarkeit, Affektlabilität und -inkontinenz, geringe Frustrationstoleranz, verzögerte Entwicklung der affektiven Steuerbarkeit, kindliches Verhalten

Der Verzehr dieser völlig überflüssigen Genußmittel scheint aber nicht alleine ausschlaggebend für die Manifestation einer Nahrungsmittel-Intoleranz. Die Krankheitserscheinungen unterliegen einer Variabilität in Abhängigkeit von der Potenz des Allergens, des individuellen Sensibilisierungsgrades und von modulierenden Faktoren (z. B. Infekte, körperliche Anstrengung). Je schlechter also das allgemeine Gesundheitsniveau ist, desto stärker können Nahrungsmittelunverträglichkeiten zum Ausbruch kommen, auch in Form der Hyperaktivität.

Umweltfaktoren und kindliches Verhalten

Bereits vor über 30 Jahren wiesen Klinische Ökologen auf den Zusammenhang zwischen Umweltfaktoren wie Lebensmittel, Farb- und Zusatzstoffe und Inhalationsallergene auf das kindliche Verhalten hin. *Randolph, Rapp, Rea, Rinkel, Rowe* und Mitarbeiter (*269, 271–273, 278–280, 289, 302–304, 311, 312*) haben unzählige Fallstudien hierüber veröffentlicht, die auch mit Video-Aufnahmen dokumentiert wurden (*53, 281–283*). Vor 10 Jahren sagte mir *Doris Rapp*: »Bei allem, was wir in der täglichen Praxis erleben, müssen wir jetzt handeln. Wir können nicht warten, bis endlich nach 20 oder mehr Jahren die Hochschulen wach geworden sind und ihre Statistiken über Ursache und Wirkung von Umweltfaktoren und Hyperaktivität publizieren. Im Laufe der Jahre sind extrem viele Kinder falsch behandelt worden, möglicherweise in psychiatrischer Behandlung, möglicherweise für den Rest des Lebens stigmatisiert, möglicherweise ohne angemessene Berufsausbildung. Besonders katastrophal ist der Umstand, daß hyperaktive Kinder überaus intelligent sind und auf keinen Fall in die Sonderschule gehören, was momentan leider noch der übliche Weg ist.«
Auch die Kinderpsychologin *Madeleine Leuenberger* (*194*) stellt fest: »Eine gute Intelligenz auf der einen Seite und eine durch Wahrnehmungsstörungen, Stimmungslabilität und Hyperaktivität bedingte Leistungsschwäche auf der anderen Seite waren trotz individueller Ausprägung für alle Patienten charakteristisch«.

Diätetische Maßnahmen

Fast zehn Jahre später bemühen sich Pädiater nun endlich ernsthaft um dieses Thema. Mit Unterstützung der Firma Milupa fand 1990 unter Leitung der Hochschullehrer *Baerlocher* und *Tönz* eine Tagung zu diesem Fragenkreis statt. Auffällig ist, daß die Promotoren aus dem Kreise der Klinischen Ökologen wie *Doris Rapp* und *Theron Randolph*, beide Hochschullehrer, nur an einer Stelle erwähnt werden. Bei zahlreichen Literaturstellen wurden die zentralen Veröffentlichungen offensichtlich ausgeklammert.
Dies ist umso mehr verwunderlich, da die »offiziellen« Forschungsergebnisse genau das belegen, was Klinische Ökologen vielfach veröffentlicht haben. *Hochreuter, Baerlocher* und Mitarbeiter berichten über die positive Wirkung diätetischer Maßnahmen bei verhaltensauffälligen Kinder: »Bei insgesamt 10 von 11 Kindern war ein positiver Effekt der Diät auf das Verhalten festzustellen« (*142*). *Egger* fordert, Grundnahrungsmittel wie Milch oder Getreide müßten durch andere ersetzt werden, falls sie Symptome auslösen. Im Falle der Kuhmilch könne auf Ziegen-, Schafsmilch, Soja oder Hydrolysate zurückgegriffen werden. In seiner Versuchsanordnung lösten synthetische Nahrungsmittelzusätze wie Farb- und Konservierungsstoffe am häufigsten Verhaltensprobleme aus. Kaum jemals seien jedoch nur diese Substanzen anzuschuldigen, in der Regel spielen auch Nahrungsmittel wie Kuhmilch, Schokolade, Käse, Getreide, Ei, Zitrusfrüchte usw. eine Rolle (*Tab. 46*) (*92*).
Ein Umdenken bei der Therapie des Hyperkinetischen Syndroms ist notwendig und überfällig. Therapieerfolge mit Ritalin® gehen mitunter mit schweren zerebralen Störungen einher (*192*).

Tab. 46 Nahrungsmittel, die eine Hyperaktivität auslösen können (nach *Egger, J.*: Das hyperkinetische Syndrom. In: Ernährung und Verhalten, hrsg. von K. Baerlocher, J. Jelinek. Thieme, Stuttgart 1991)

Nahrungsmittel	getestete Patientenzahl	Reaktion (n)	(%)
Farb- und Konservierungsstoffe	34	27	(79)
Kuhmilch	55	35	(64)
Schokolade	34	20	(59)
Trauben	18	9	(50)
Weizen	53	28	(49)
Zitrusfrüchte	49	22	(45)
Käse	15	6	(40)
Ei	50	20	(39)
Erdnüsse	19	6	(32)
Mais	18	11	(29)
Fisch	48	11	(23)
Hafer	43	10	(23)
Melonen	29	6	(21)
Tomaten	35	7	(20)
Ananas	31	6	(19)
Zucker	55	9	(16)
Rind	49	8	(16)
Bohnen	34	5	(15)
Erbsen	33	5	(15)
Malz	20	3	(15)
Apfel	53	7	(13)
Schweinefleisch	38	5	(13)
Birnen	41	5	(12)
Huhn	56	6	(11)
Kartoffeln	54	6	(11)
Tee	19	2	(10)
Kaffee	10	1	(10)
gemischte Nüsse	11	1	(10)
Gurken	32	3	(9)
Bananen	52	4	(8)
Karotten	55	4	(7)
Pfirsich	41	3	(7)
Lammfleisch	55	3	(5)
Truthahn	22	1	(5)
Reis	51	2	(4)
Hefe	28	1	(4)
Aprikosen	34	1	(3)
Zwiebeln	48	1	(3)

Nach *Egger* (*92*) ist die einzige Diät, die bisher in kontrollierten und doppelblind durchgeführten Untersuchungen eine signifikante Besserung des Verhaltens hyperaktiver Kinder herbeiführte, die allergenarme Diät. Laut Allergie-Hypothese, nach der jedes Nahrungsmittel Verhaltensstörungen auslösen kann, erhält jedes Kind zunächst 3 bis 4 Wochen lang eine Diät, die aus einer kleinen Anzahl verschiedener Nahrungsmittel besteht, die erfahrungsgemäß inert sind (*Tab. 47*). Bei einer eindeutigen Besserung werden im Anschluß die übrigen Nahrungsmittel einzeln und im Abstand von mehreren Tagen Zug um Zug der Diät wieder zugesetzt.

Tab. 47 Beispiel einer allergenarmen Diät

Fleisch	2 Fleischsorten, z. B. Lamm, Truthahn
Kohlenhydrate	Reis, Kartoffeln, Pfeilwurz
Gemüse	2 der folgenden Nahrungsmittelfamilien: – Kohl, Blumenkohl, Kabis, Spargelkohl – Karotten, Sellerie, Pastinaken – Gurken, Melonen, Markkürbis – Zwiebeln, Lauch, Spargel
Früchte	2 der folgenden Fruchtsorten: Apfel, Birne, Banane, Aprikosen, Pfirsiche, Ananas
Fett	milchfreie Margarine, z. B. Vitaquell Margarine, Sonnenblumenöl
Getränke	Fruchtsäfte der verwendeten Früchte, Leitungswasser, Soda, Quellwasser, Mineralwasser, Kräutertees
Verschiedenes	Salz, Pfeffer, Kräuter
Calcium	300 mg/d
Multivitamine	z. B. Abidec 0,6 ml/d oder Multibionta 15 Tropfen/d

Klinische Beispiele

Im folgenden möchte ich zentrale Stellen aus *Doris Rapps* jüngsten Publikationen – »The impossible Child« (1986) und »Is this your Child?« (1991) (*282*) zitieren: »Es gibt zahlreiche Gründe, warum Kinder mehr oder weniger häufig auf Nahrungsmittel, Chemikalien, Duftstoffe und natürliche Allergene wie Schimmelpilze, Milben und Pollen reagieren. Es ist bisher ungeklärt, warum besonders häufig blonde, blauäugige Jungen mit Verhaltens- und Lernstörungen reagieren.« *Doris Rapp* beschreibt verschiedene typische äußere Zeichen, die auf eine mögliche allergische Reaktion hinweisen. Nicht selten treten neben glasigen Augen folgende Erscheinungen im Gesicht während der allergischen Reaktion auf:

- rote Ohrläppchen, deutlich gerötete Wangen,
- periorbitale dunkle, livide Verfärbungen,
- Faltenbildung unter den Augen und auf der Nase vom häufigen Reiben mit der Hand (Rhinitis, Prurigo) (*Abb. 56*).

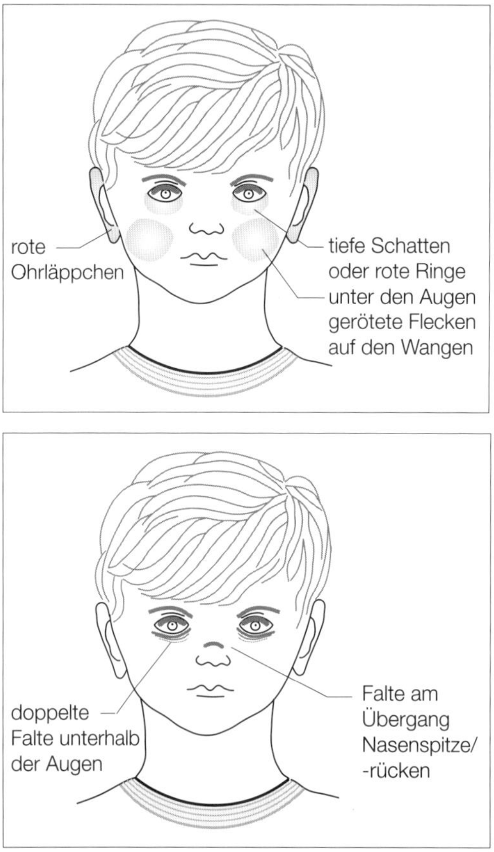

Abb. 56 Typische Merkmale als Hinweis auf eine mögliche allergische Reaktion (nach *Rapp, D. J.*: The Impossible Child. Life Sciences Press, Tacoma 1986)

Die *Abbildungen 57a–e* zeigen, wie Kinder während eines Provokations- und Neutralisationstestes auf verschiedene Allergenextrakte reagieren.

Joels Schrift wurde größer, seitenverkehrt, und er schrieb rückwärts während der Hauttests. Das Schriftbild normalisierte sich nach der Behandlung mit der entsprechenden Verdünnung des Allergenextraktes (neutralisierende Dosis). Ob dieser Junge wohl nach einem Ei-Frühstück normal in der Schule schreiben kann? Besonders Lehrer sollten aufmerksam werden, wenn Schüler plötzlich rückwärts zu schreiben beginnen.

Edward reagierte besonders in der Schule mit Verhaltensstörungen. Er pflegte ständig unter den Tischen umherzukriechen, sprach in vulgärer Art, wurde aggressiv und bekam heftige Kopfschmerzen. Beim Hauttest mit speziellen Testlösungen aus Bestandteilen der Schulraumluft reagierte er in genau der Art und Weise wie in der Schule.

Alle hier beschriebenen Reaktionen stellen lediglich eine kleine Auswahl der von Frau *Rapp* publizierten Fälle dar und wurden per Videoband dokumentiert. Die Bänder können über das Institut für Umweltkrankheiten in Bad Emstal angefordert werden.

Orthomolekulare Mineralstoff- u. Vitamintherapie bei Hyperaktivität s. Therapiekapitel, S. 127.

▶ Literatur siehe Seite 250.

Abb. 57a-e Verhaltensauffälligkeiten während Expositionstests bei Kindern, dokumentiert durch Handschrift- und Zeichenproben (aus: *Rapp, D. J.*: The Impossible Child. Life Science Press, Tacoma 1986).

a Expositionstest mit Ei-Extrakt (Quelle s. Abb. 56). Handschriftproben des vierjährigen Joel.

vor dem Test — während Provokation — nach Neutralisation

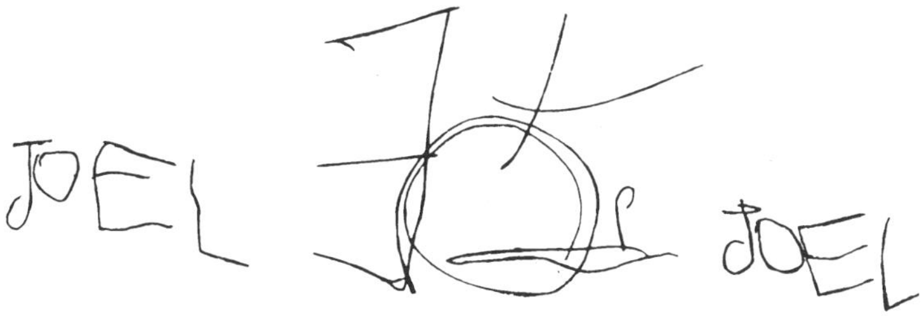

- normales Verhalten
- stark gerötete Ohrläppchen, hyperaktiv
- normales Verhalten

b Exposition mit einer Testlösung aus Raumluft der Schule. Handschriftproben des neunjährigen Edward.

vor dem Test — während Provokation — nach Neutralisation

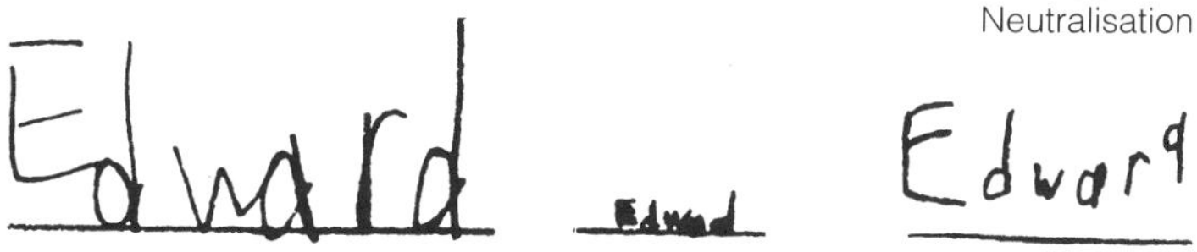

- normales Verhalten
- zieht sich zurück, wirft mit Spielsachen; Kopfschmerzen, rote Ohren, Ohrenschmerzen
- Ohren weniger stark gerötet, Kopf- und Ohrenschmerzen beseitigt, Verhalten angemessen

c Exposition mit Milchextrakt. Zeichnungen eines Dreijährigen.

vor dem Test — während Provokation — nach Neutralisation

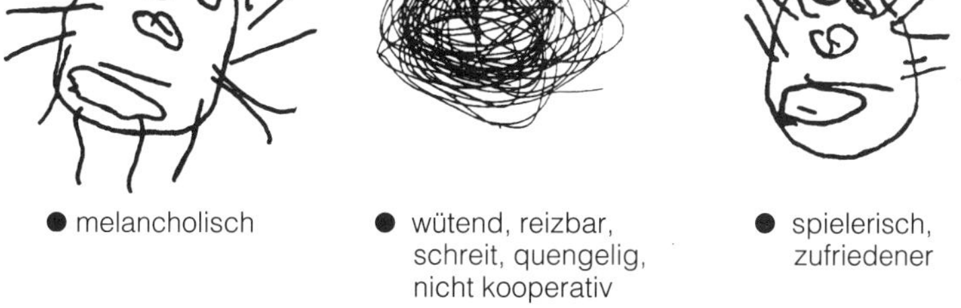

- melancholisch
- wütend, reizbar, schreit, quengelig, nicht kooperativ
- spielerisch, zufriedener

→

Abb. 57 (Fortsetzung)
d Exposition mit Hausstaubmilben – Allergenextrakt.
Handschriftproben des achtjährigen Don.

vor dem Test | während Provokation | nach Neutralisation

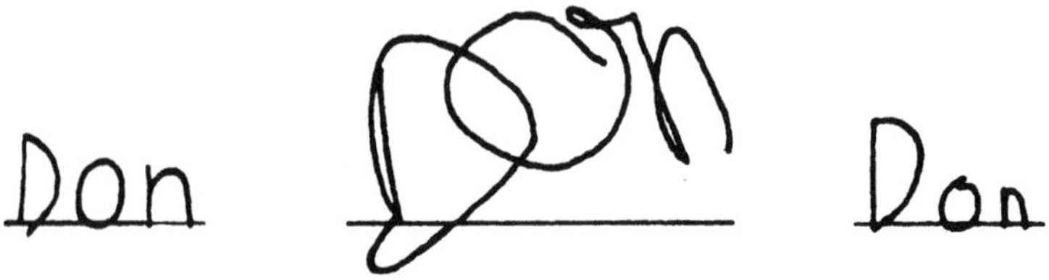

- ausgeglichen, ruhig
- hampelt herum, kickt mit den Beinen, rote Ohrläppchen
- ausgeglichen und ruhig

e Exposition mit Maisextrakt. Zeichnungen der elfjährigen Jill.

vor dem Test | während Provokation | nach Neutralisation

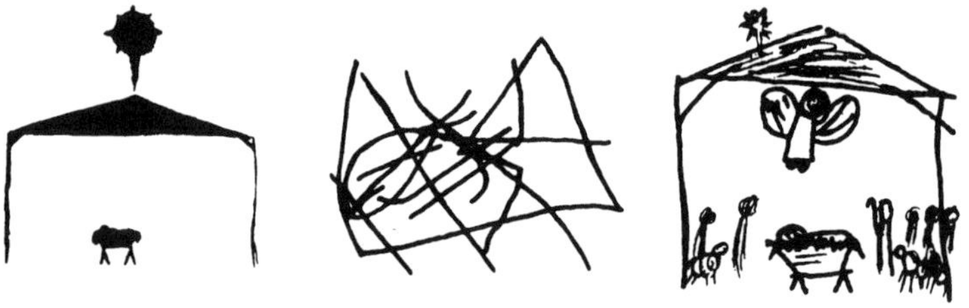

- normales Verhalten
- schwindelig, »gackert« und verhält sich unangemessen
- normaler Affekt, normales Verhalten

15 *Sick-Building*-Syndrom (*Building Related Illness*)

Innenraumbelastung (*Indoor Air Pollution*)

Eine wesentliche Bedeutung für die Entstehung von Umweltkrankheiten kommt dem Problem der Innenraumbelastung mit Luftschadstoffen (*indoor air pollution*) zu. Durch neuartige Baustoffe und eine ständig wachsende Anzahl von Haushalts- und Hobbyprodukten werden heute in der Luft von Innenräumen viele Substanzen gefunden, die es dort in früheren Jahren nicht gab. Neu sind überwiegend organische Substanzen, die die Luftqualität von Innenräumen besonders belasten. Seit in den 70er Jahren – zur Einsparung von Heizenergie – damit begonnen wurde, die Räume gegen die Außenluft besser abzudichten, wurde der Luftaustausch erheblich verringert und damit die Konzentration auch der neuartigen Schadstoffe erhöht. So ist die Belastung mit Toluol (Methylbenzol) in privaten Innenräumen bis zu fünfzigmal und die Belastung mit der umstrittenen Chemikalie Formaldehyd bis zu zehnmal so hoch wie auf der Straße. Allein durch Ausdünstungen aus Möbeln, Baumaterialien und Teppichen fühlen sich nach einer Studie des Bundesgesundheitsamtes immerhin 6 % der Bundesbürger belästigt oder sogar in ihrer Gesundheit beeinträchtigt (*19*).

Nach *Daunderer* kann Innenraumluft bis zum Faktor 10 000 höher mit Chemikalien belastet sein als Stadtluft (*71c*).

Lösungs- und Holzschutzmittel in Innenräumen

Leicht flüchtige aromatische Kohlenwasserstoffe, besonders Benzol, Toluol, Ethylbenzol und Xylole, werden nicht nur aus verschiedenen Materialien in Innenräumen frei. Die genannten Aromaten werden den Motorkraftstoffen zugesetzt und finden als Lösungsmittel in Druckereifarbstoffen Verwendung. Neben dem Autoverkehr stellen Tankstellen, Industrieanlagen und möglicherweise auch Zeitungskioske Kontaminationsquellen dar, welche zur Belastung von Lebensmitteln mit diesen Stoffen führen können. Lebensmittel aus dem Tankstellenbereich der Städte mit hohem Verkehrsaufkommen wiesen, verglichen mit denen aus ländlichen Gebieten, höhere Konzentrationen an Benzol und Toluol auf. Im Vergleich zu Proben aus Geschäften an Hauptstraßen waren die aus Verkaufsstellen in Wohngebieten stammenden Lebensmittel deutlich geringer mit Benzol und Alkylbenzolen belastet. Diese Chemikalien lagen beispielsweise in aus Zeitungskiosken stammenden Nußschnitten im Durchschnitt deutlich über den Konzentrationen dieser Aromaten in Lebensmitteln aus Geschäften an stark befahrenen Hauptstraßen (*350*).

Seit Jahren werden Holzschutzmittel (z. B. Pentachlorphenol) als Ursache zahlreicher internistischer, neurologischer und psychiatrischer Symptome diskutiert (s. u.). Aber auch Verbindungen zur Oberflächenversiegelung können noch nach Jahren Lösungsmittel und andere Substanzen in die Innenraumluft abgeben.

Die *Fraunhofer*-Gesellschaft berichtet über erhöhte Lösungsmittelemissionen aus versiegelten Parkettfußböden. Die Konzentrationen der Hauptemittenten (n- und iso-Butylacetat) verringern sich bei langsamem Luftaustausch selbst nach 100 Tagen lediglich auf 1 mg/m^3. Die Geruchsschwelle dieser Stoffe, die um 0,3 mg/m^3 liegt, wird erst nach 200 bis 300 Tagen unterschritten, während Werte unter 0,1 mg/m^3 erst nach etwa 400 Tagen gegeben sind (*149*).

Ein Londoner Patient berichtete über folgende Symptome, die dann auftraten, wenn er sich etwa zwei Stunden in seinem neugebauten Haus aufhielt: Reizungen der Schleimhäute (Rhinokonjunktivitis), Kopfschmerzen, Müdigkeit sowie Hautausschläge.

Im Chromatogramm in *Abbildung 58* werden deutlich Banden sichtbar, die offenbar Polymerisationsartefakten entsprechen, die bei der Härtung der Kunstharzverbindung (bestehend aus Acrylaten, Epoxiden und Polyaminen)

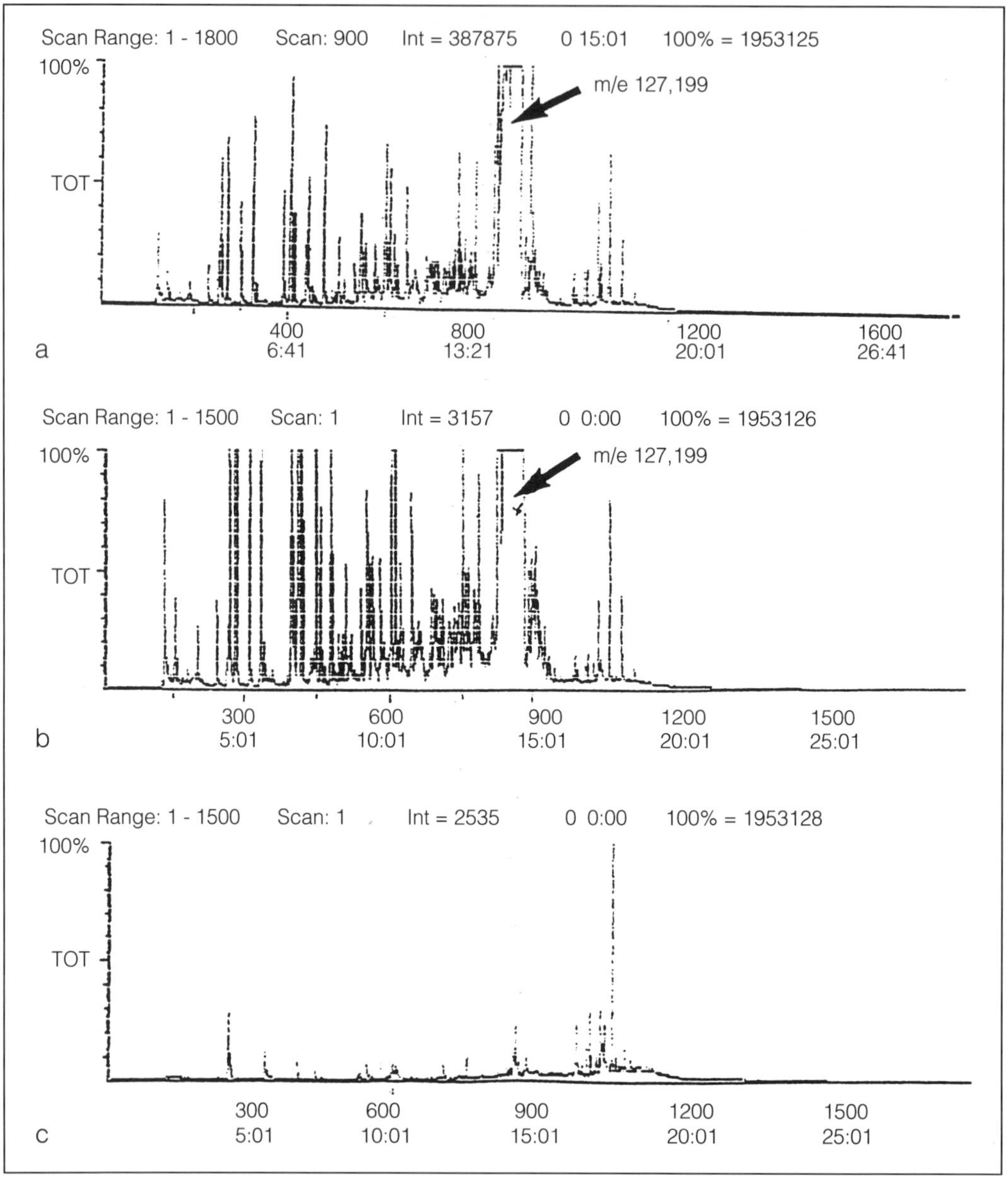

Abb. 58 a-c Chromatogramme der Raumluftmessung (Eco-Umweltlabor Köln)
a Gästezimmer
b Elternschlafzimmer
c Außenluft

entstehen (*376*). Weitere Analysen sind erforderlich.
Mittlerweise hat sich der Begriff des »Sick-Building-Syndroms« eingebürgert, das besser Building-Related-Illness (BRI, Gebäudeassoziierte Krankheit) genannt werden sollte.

Abb. 59 a-c Flüchtige organische Substanzen in der Luft. Die Chromatogramme zeigen die Menge flüchtiger organischer Bestandteile der Luft. Die Proben wurden mit Hilfe von Sammelröhrchen gewonnen, die ein absorbierendes Material enthielten. Die Meßdauer betrug 4 Wochen. Zur Analyse wurde Wärmeabsorption (Gaschromatographie mit Flammenspektrometrie verwendet.

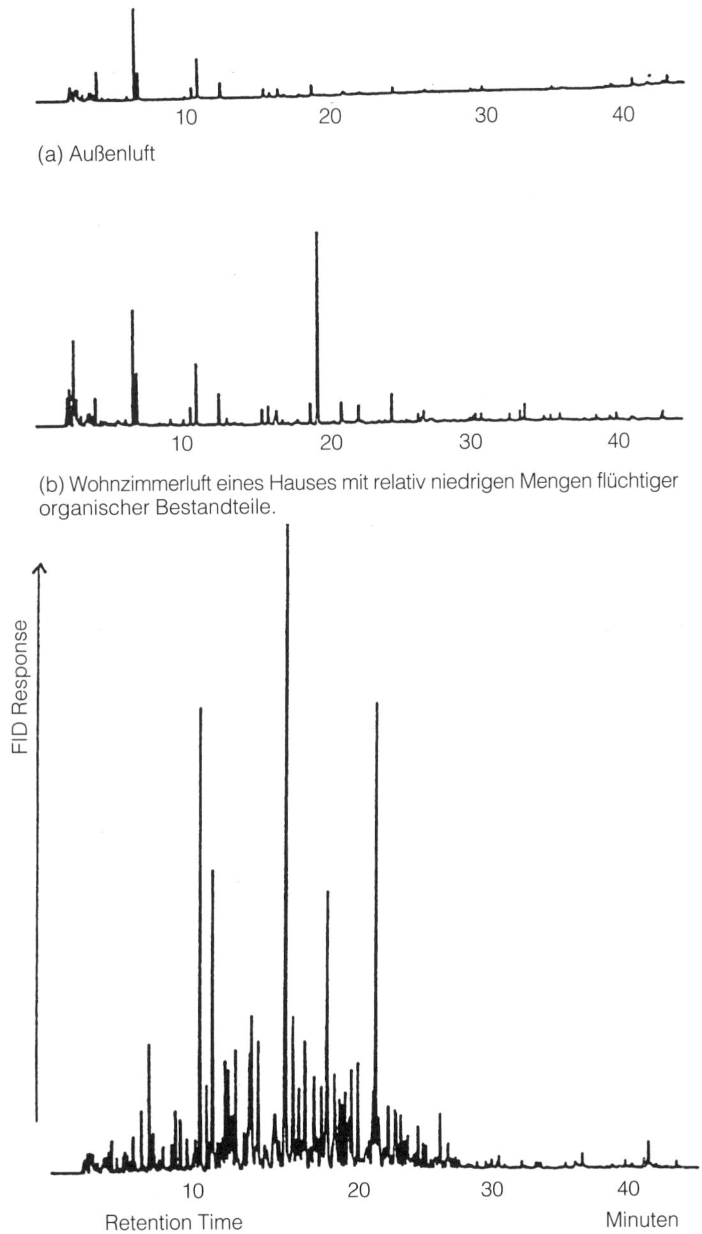

(a) Außenluft

(b) Wohnzimmerluft eines Hauses mit relativ niedrigen Mengen flüchtiger organischer Bestandteile.

(c) Wohnzimmerluft eines Hauses, in dem während der Meßdauer der angrenzende Flur gestrichen wurde.

Die WHO beschreibt für die Building-Related-Illness folgende typische Symptome:
- verstopfte Nase (durch Schwellung der Schleimhäute)
- Juckreiz im Bereich der Nasenschleimhäute, tropfende Nase
- ausgetrocknete Schleimhäute, trockene Haut
- juckende und tränende Augen
- Engegefühl in der Brust
- Erschöpfung
- Kopfschmerzen
- Konzentrationsstörungen

Das House of Commons berichtet in seinem 6. Bericht am 12. Juni 1991, daß das Sick-Building-Syndrom die Volkswirtschaft jährlich zwischen 330 und 650 Millionen Pfund koste (*101*). *Abbildung 59* stammt aus diesem Bericht, sie zeigt gaschromatographische Ergebnisse bei belasteter und unbelasteter Luft.

Innenraumbelastung mit Formaldehyd

K. M. Weber

Anwendung und Vorkommen

Formaldehyd ist ein säuerlich-stechend riechendes Gas mit der Summenformel CHOH, welches in erster Linie für die Herstellung von Kunstharzen und Kunststoffen verwendet wird. In seiner Form als wäßrige Lösung (Formalin) dient es als Bindemittel für die Herstellung von Preßspanplatten und findet in der Textilindustrie Verwendung, um Baumwollstoffe knitterfest zu machen. Formaldehyd hat eine hervorragende bakterizide und viruzide Wirkung und wird deshalb zur Desinfektion, besonders im medizinischen Bereich, eingesetzt. Es findet Verwendung als Konservierungsmittel in Teppichböden, Teppichklebern, Tapeten und Kosmetika. In Nagellacken wird es als Nagelhärter verwendet (*331*).
Im Organismus von Menschen und Säugetieren fällt Formaldehyd in geringen Spuren als normales Stoffwechselprodukt an. Im menschlichen Blut wurden Konzentrationen von etwa 2 ppm nachgewiesen, ohne daß eine exogene Belastung vorlag (*138*). Formaldehyd wird seit Beginn dieses Jahrhunderts in großen Mengen produziert und in Produkten verwendet, aus denen es noch über lange Zeit als Gas freigesetzt werden kann und zu einer Luftbelastung in Innenräumen führt. Eine Formaldehyd-Belastung der Luft stammt auch aus Autoabgasen und anderen Verbrennungsprozessen sowie aus dem Tabakrauch (*150*).

Pathogene Wirkungen

Formaldehyd wirkt
- toxisch
- allergen
- mutagen
- kanzerogen

Zu **toxischen Wirkungen**, insbesondere in Form von Reizerscheinungen an den Schleimhäuten, kommt es bei Konzentrationen von 10 bis 20 ppm (12 bis 24 mg/m^3). Sie äußern sich als starker Hustenreiz, Augentränen und Brennen in Nase und Rachenraum sowie als Atemstörungen. Oberhalb von 50 ppm kommt es zu Schleimhautnekrosen bis hin zum tödlichen Lungenödem (*27, 124*).
Im allgemeinen liegt die Geruchsschwelle bei 1 ppm, Schleimhautreizungen der Augen können aber schon ab 0,3 ppm auftreten. Im niedrigen Konzentrationsbereich bestehen offensichtlich große individuelle Unterschiede der Reizempfindlichkeit. Von besonders geruchsempfindlichen Personen kann Formaldehyd schon in Konzentrationen von 0,05 ppm wahrgenommen werden.

Eine **allergene Wirkung** des Formaldehyds, besonders als Kontaktallergie (Typ IV), ist bekannt durch Einwirkung von Formaldehyd-Lösungen auf die Haut. Dieses Krankheitsbild äußert sich als Hautekzem (Kontaktdermatitis). Die bisherigen medizinischen Studien haben ergeben, daß trotz weiter Verbreitung von Formaldehyd diese Kontaktallergie relativ selten ist (*331*).
Allergische Sofortreaktionen im Bereich der Atemwege (Typ I) in Form von asthmatischen Beschwerden durch Inhalation von Formaldehyd wurden bisher nicht sicher belegt.
Bezüglich der Mutagenität von Formaldehyd ist nicht ausgeschlossen, daß durch hohe For-

maldehyd-Konzentrationen (2 ppm) in der Nasenschleimhaut Mutationen hervorgerufen werden können. Ob diese genetischen Veränderungen als Ursache für ein späteres Krebsgeschehen angesehen werden können, muß noch geklärt werden (*331*).

Hinsichtlich der **krebsverursachenden Wirkung** wurde Formaldehyd in die Kategorie III B eingeordnet, d. h. das Tierexperiment ergibt einen begründeten Verdacht auf krebserzeugendes Potential (*76*). Versuche an Ratten zeigten, daß dosisabhängig Formaldehyd-Inhalationen bösartige Tumoren bewirken können. Die Langzeit-Formaldehyd-Exposition führte zunächst zu Nasenschleimhautgeschwüren, die dann die notwendige Voraussetzung für die Krebsentstehung zu sein schienen (*351*). Die Nasenschleimhaut der Ratte ist gegenüber der Wirkung von Gasen und Dämpfen wesentlich empfindlicher als die Schleimhaut des Menschen. Daher nimmt man an, daß für den Menschen das karzinogene Risiko durch Formaldehyd als wesentlich geringer einzuschätzen ist.

Freisetzung von im Körper deponierten Toxinen

Eigene Beobachtungen nach Formaldehyd-Exposition legen die Vermutung nahe, daß eine Reihe von toxischen, im Körper deponierten Substanzen, wie γ-HCH (Lindan), Pentachlorphenol (z. B. aus Holzschutzmitteln) und andere halogenierte Kohlenwasserstoffe durch inhaliertes Formaldehyd aus ihren Depots (Fettgewebe) freigesetzt werden können.

Bei der zehnminütigen Exposition eines Patienten, mit Verdacht auf Formaldehyd-Allergie (diagnostische Provokationskammer für Inhalationsallergene, Raumluftkonzentration von 2 ppm Formaldehyd), wurde in den Blutproben unmittelbar nach der Exposition und noch zwei Tage später ein Anstieg folgender Substanzen im Blut gemessen:

Hexachlorbenzol	von 1,4 ppb auf 2,07 ppb
Beta-Hexachlorcyclohexan	von 0 auf 1,5 ppb
Gamma- " (= Lindan)	von 0 auf 0,28 ppb
Heptachlor	von 0 auf 0,27 ppb
Dieldrin	von 0 auf 0,21 ppb
DDE	von 1,6 ppb auf 3,35 ppb

Ähnliche Ergebnisse zeigten sich bei vier verschiedenen polychlorierten Biphenylen. Bei den meisten Substanzen wurden die jeweils höchsten Werte nach 2 Tagen gemessen. Dies entsprach auch den Patientenäußerungen, nach denen die Hauptbeschwerden erst zwei bis drei Tage nach Kontakt mit Formaldehyd auftreten (*377*).

Grenz- und Richtwerte für Formaldehyd (nach BGA 1984)

Die nachfolgend genannten Werte, die gegenwärtig in der Bundesrepublik Deutschland gelten, sollen sicherstellen, daß es nicht zu gesundheitlichen Risiken kommt.

Innenraumkonzentrationen: 0,1 ppm ($0,12\ mg/m^3$).
Arbeitsplätze: 0,5 ppm ($0,6\ mg/m^3$)
Expositionsspitzenbegrenzung höchstens 1 ppm für maximal 5 Minuten und höchstens achtmal pro Schicht. Diese MAK-Werte sind gültig seit 1987.

- Als Konservierungsstoff:
  in Kosmetika: 0,2 %
  in Mundpflegemitteln: 0,1 %
  in Nagelhärtern: 5,0 %
- Deklarationspflicht:
  ab 0,05 %; Konzentrationen über 0,2 % in Kosmetika (außer in Nagelhärtern) nicht erlaubt.

Vergleichbare Vorschriften gelten für Wasch-, Reinigungs- und Pflegemittel (Deklarationspflicht ab 0,1 %, Höchstkonzentration 0,2 %).

Praktische Empfehlungen

Spanplatten, Sperrholz- und Tischlerplatten können Formaldehyd enthalten. Nicht nur bei der Bearbeitung ist mit einer Formaldehydfreisetzung zu rechnen, sondern der Stoff kann noch über Jahre hinaus ausgasen. Erstmals öffentlich bekannt wurde die Formaldehyd-Problematik Mitte der 70er Jahre, als in Kölner Schulneubauten Formaldehyd-Konzentrationen gemessen wurden, die deutlich über der damals gültigen maximalen Arbeitsplatzkon-

zentration (MAK) von 1 ppm lagen. 1980 wurde entsprechend den BGA-Richtlinien für Innenraumkonzentrationen vom Ausschuß für einheitliche technische Baubestimmungen (ETB) die »Richtlinie über die Verwendung von Spanplatten hinsichtlich der Vermeidung unzumutbarer Formaldehyd-Konzentrationen in der Raumluft« erlassen. Diese Richtlinie wurde 1981 in die baurechtlichen Bestimmungen der Bundesländer übernommen. Danach gibt es für Spanplatten folgende Emissionsklassen:
E 1 maximal 0,1 ppm
E 2 maximal 1,0 ppm
E 3 maximal 2,3 ppm.
Für Wohn- und Aufenthaltsräume dürfen nur Spanplatten der Emissionsklasse E 1 verwendet werden. E 2- und E 3-Spanplatten dürfen nur verwendet werden, wenn sie entsprechend beschichtet sind, wodurch die Emissionen höchstens auf 0,1 ppm begrenzt werden (entsprechend Klasse E 1). Tischler-, Furnier- und Faserplatten, die eine Konzentration von 0,1 ppm Formaldehyd-Emission überschreiten, dürfen nicht in den Verkehr gebracht werden.
Bei der Verwendung der emissionsarmen E 1-Spanplatten muß beachtet werden, daß das Verhältnis von Spanplattenfläche (in m^2) zur Raumgröße (Raumvolumen in m^3) nicht größer als 1 und daß es nicht überdurchschnittlich warm (z. B. Raumtemperatur über 24 Grad) und feucht (Luftfeuchtigkeit über 65 %) sein darf. Sonst kann es trotz Einhaltung der Grenzwerte zur Überschreitung des Richtwertes von 0,1 ppm Formaldehyd in der Raumluft kommen. Auch bei einem Verhältnis unter 1 ist die Überschreitung des Richtwertes möglich, wenn sonstige Formaldehydquellen nicht berücksichtigt werden, wie Farben, Lacke, Kleber, Gasheizung, Kleidung, Textiltapeten, Gardinen, Parkettversiegelungen, Ortschäume und Tabakrauch.
Seit Januar 1988 gelten die Vorschriften für Spanplatten auch für Möbel in dem Sinne, daß in der Bundesrepublik verkaufte Möbel aus Holzwerkstoffen gefertigt sein müssen, die in die emissionsarme Klasse E 1 eingestuft wurden. Bei im Ausland erworbenen, nicht deklarierten Möbeln besteht die Gefahr, daß sie diesen Vorschriften nicht entsprechen. Bei der Verwendung von Türrahmen, Türen und Paneelen kann man sich auch an dem vom Umweltbundesamt verliehenen Gütezeichen »Blauer Engel« orientieren. Voraussetzung für die Verleihung dieses Prädikats ist, daß Holz vor der Verarbeitung nach E 1 klassifiziert wurde und daß das verkaufsfertige Produkt eine Formaldehyd-Emission von 0,05 ppm in einem entsprechenden Prüfverfahren nicht überschritten hat (*240*).

Vorsicht ist geboten bei sogenannten FO-Spanplatten, die kein Formaldehyd enthalten, dafür aber Isozyanate, die als hochgiftige Stoffe eingestuft werden müssen, die die Atmung beeinträchtigen und allergische Reaktionen an Haut und Schleimhäuten auszulösen in der Lage sind (*241*). Auch aus Papiertapeten, insbesondere aus Textil- und Velours-Tapeten, kann Formaldehyd ausgasen, wenn diese zur Erhöhung der Naßreißfestigkeit mit sogenannten Aminoplasten (Carbamidharze, Urethanharze: Kunstharze auf Formaldehydbasis) versehen sind. Leime und Kleister können Formaldehyd als Konservierungsmittel enthalten. Bei der Verwendung von Leimen, Kleistern und Tapeten sollte darauf geachtet werden, daß sie keine Formaldehyd-Zusätze enthalten. Zu empfehlen sind Kleister auf Zellulosebasis oder auf (Kartoffel-)Stärke-Basis ohne chemische Zusätze und bei schweren Tapeten Naturharzkleber.

Bei Verdacht auf Schadstoffbelastung in Innenräumen gibt es die Möglichkeit, Proben zu entnehmen und einzuschicken, damit Untersuchungen auf Formaldehyd, Pentachlorphenol (PCP), Asbest, PVC u. a. vorgenommen werden können. Bei Tapeten, Teppichböden und Fußbodenbelägen kann ein Stück in der Größe von ca. 5 × 10 cm, bei Hölzern von 2,5 × 2,5 cm eingeschickt werden. Zuvor sollte man mit dem Institut für Umweltkrankheiten in Bad Emstal Kontakt aufnehmen, sich ein Probenahmeprotokoll zuschicken lassen und dieses zusammen mit der Probe einschicken.
In dieses Protokoll gehören Angaben wie Probenart, Probenort, gewünschte Untersuchung (beispielsweise auf Formaldehyd), gesundheitliche Beschwerden und konkreter Verdacht, der die Untersuchung begründet.

Die gesundheitsschädigende Wirkung von Formaldehyd steht außer Frage. Wie hoch die krankmachende Potenz hinsichtlich Krebserzeugung oder Allergieauslösung ist, wird zur Zeit noch kontrovers diskutiert.

Diagnostik und Therapie

> Die pathogene Wirkung von Formaldehyd auf den menschlichen Organismus verursacht keine typischen Krankheitssymptome; es tritt vielmehr eine Vielfalt von unterschiedlichen Krankheitsbildern auf, je nach individueller Disposition (*379*).

Bedenkt man die oben beschriebene Wechselwirkung zwischen Formaldehyd und anderen Umweltgiften, beispielsweise toxischen Substanzen aus Holzschutzmitteln, Lösungsmitteln, Konservierungsstoffen und Pestiziden, so wird dies verständlicher. Die Möglichkeit einer exakten Diagnostik ist bis heute noch nicht gegeben. Blutuntersuchungen haben in vielen Fällen weder vor der Formaldehyd-Exposition noch danach Formaldehyd im Blut nachweisen können (*150, 377*). Eine Diagnostik kann nicht anhand von einzelnen Blutuntersuchungen oder aufgrund bestimmter klinischer Symptome betrieben werden. Der Verdacht einer Erkrankung durch Formaldehyd-Einfluß kann nur erhärtet werden, wenn eine ganzheitliche, umfassende Diagnostik nach den Kriterien der Umweltmedizin betrieben wird. Hierunter versteht man eine exakte Anamnese unter Berücksichtigung der Verhältnisse zu Hause und am Arbeitsplatz, Blutuntersuchungen nicht nur auf Formaldehyd, sondern auch auf andere toxische Substanzen sowie Sensibilitätsprüfungen in Form einer Blutuntersuchung auf spezifisches Immunglobulin E und gegebenenfalls Provokations- bzw. Expositionstests (*375*).

In therapeutischer Hinsicht steht bei Formaldehyd-bedingten Erkrankungen keine spezifische Methode zur Verfügung. Als erste Maßnahme wird selbstverständlich die Vermeidung jeglichen Kontaktes mit Formaldehyd gefordert. Dazu ist es oft notwendig, Formaldehyd-belastete Innenräume so zu sanieren, daß die Formaldehyd-Emission auf ein Minimum reduziert wird. Hier kommen Versiegelungsverfahren mit entsprechenden Lacken, die wiederum keine anderen toxischen Substanzen enthalten dürfen, in Frage.

Formaldehyd-Abdichtung

Folgende Lacke sind zur Formaldehyd-Abdichtung geeignet:

Schellack. Am besten scheint sich Landis-Schellack Nr. 701 (Fa. Livos) zu bewähren. Dieser Lack hat gegenüber den Alkydharzfarben den Vorteil, daß er nur ein Naturharz (1 % Lärchenharz) enthält und als Lösungsmittel Ethanol, in dem keine weiteren Vergällungsmittel vorhanden sind, da Livos eine Sondergenehmigung zur Vergällung von Ethanol mit Schellack erlangt hat.
Das Lösemittel Ethanol bewirkt ein schnelles Trocknen des Anstriches. Ethanol verdampft sehr schnell, dringt nicht tief in das Holz ein und führt deshalb beim Streichen nicht zur Aktivierung bzw. Freisetzung von Schadstoffen aus dem Holz.
Landis-Schellack bietet aber auch die Möglichkeit zur »Maskierung« von Ausgasungen anderer gesundheitsschädlicher Stoffe wie der organischen Chlorverbindungen PCP, Lindan, Dioxine, Furane. Der Maskierungsgrad wurde von der ERGO Forschungsgesellschaft mbH überprüft. Für PCP-Ausgasung wurde nach dreifacher Behandlung mit Landis-Schellack eine Absenkung um 98 % in der Spülluft ermittelt, d. h. nach Behandlung konnten in der Luft nur noch 2 % der Ausgangskonzentration an PCP nachgewiesen werden. Ähnliche Ergebnisse erbrachten auch die Formaldehyduntersuchungen. Landis-Schellack ist nicht toxisch und physiologisch völlig unbedenklich. Er wird in der Pharmazie als Überzug von Tabletten und Gelkapseln, in der Lebensmittelindustrie zum Beschichten von Dragees, Kaugummi und Konfekt eingesetzt. Schellack ist ein Produkt von indischen Läusen, die damit ihre Gelege zum Schutz umhüllen.

Alkydharzlacke (glänzend) mit einem Feststoffgehalt von etwa 65 % oder alkydharzhaltige Ölfarben (halbmatt) mit einem Feststoffgehalt von etwa 70 %. Die Lacke sollen mindestens zwei- bis dreimal aufgetragen werden, um eine ausreichende Schutzwirkung zu gewährleisten. Da bei der Verarbeitung der Lacke

Lösungsmitteldämpfe frei werden, ist auf gute Durchlüftung zu achten.

Dispersionslacke mit einem Formaldehyd-bindenden Zusatz: Diese Lacke wurden speziell zur Verringerung der Formaldehyd-Ausgasung von Spanplatten entwickelt. Sie enthalten als Lösemittel Wasser. Die weiteren Inhaltsstoffe werden von den Herstellern nicht genannt, da für Stoffe unter 10 %-Anteil keine Deklarationspflicht besteht. Es muß z. B. mit Butylglycol und anderen aromatischen Lösemitteln gerechnet werden (*240*).

Formaldehyd-emittierende Textilien, Tapeten, Teppichböden usw. müssen entfernt werden.

Als **medikamentöse Hilfsmaßnahme** kommt eine Therapie mit sogenannten Antioxidanzien in Betracht (s. S. 134ff). Dies ist eine Zusammenstellung von Substanzen, die der Entstehung von freien Radikalen im menschlichen Organismus, die durch toxische Substanzen gefördert wird, entgegenwirken. (*376*).

Bei Formaldehydüberempfindlichkeit empfiehlt sich ein Therapieversuch mit Pantethine, 600–1200 mg pro Tag (s. S. 136, 139).

▶ Literatur siehe Seite 250.

16 Schimmelpilze in klimatisierten Räumen – Eine Studie

J. H. Elixmann

Schimmelpilzsporen sind ubiquitär verbreitet und kommen sowohl in der Außenluft als auch in Innenräumen vor (*323, 381*). In lufttechnischen Anlagen (LTA), gemeinhin als Klimaanlagen bezeichnet, sind verschiedene Filterstufen zur Eliminierung von Partikeln vorgesehen, um die nachfolgenden Luftbehandlungs-Aggregate vor Korrosion zu schützen. Des weiteren dienen die Filter dazu, eine für Prozesse oder für den Menschen benötigte minimale Reinigungsqualität zu schaffen (*343*).
Aus biologischer Sicht sind LTA anthropogene Biotope, die durch starke Luftströmungen und große Temperatur- bzw. Feuchtigkeitsschwankungen charakterisiert sind. Bisher standen die Befeuchter der LTA im Mittelpunkt der Forschung. Von kontaminierten Befeuchtern, aus denen Pilze (83 Arten), Bakterien (40 Arten) sowie Einzeller (11 Arten), Blaualgen und Algen isoliert werden konnten, wurden sowohl allgemein pathogene als auch allergene Stoffe freigesetzt, die Krankheiten wie das »Sick-Building-Syndrom« (S. 163) verursachten (*98*).
In dieser Arbeit soll gezeigt werden, wie Pilzsporen und freie Allergene die Filter einer LTA passieren können und in den belüfteten Räumen allergische Symptome auslösen.

Methoden

Wir untersuchten eine Klimaanlage in Mönchengladbach. In diesem System sind zwei verschiedene Filtertypen eingebaut: Vor- und Feinfilter. Die Vorfilter gehören nach DIN 24 185 zur Klasse EU 3, die Feinfilter gehören nach derselben Norm zur Klasse EU 7 (*84*). Zwischen Februar 1985 und Februar 1987 exponierten wir Petrischalen alle zwei Wochen vor und hinter den Vor- und Feinfiltern sowie in den klimatisierten Räumen, jeweils 30 Minuten lang. An allen Punkten wurde jeweils gleichzeitig zwischen 10 und 12 Uhr vormittags gemessen. Beim Aufstellen auf der Reinluftseite der Filter wurde darauf geachtet, daß die Filtertaschen nicht über den offenen Petrischalen hingen (*Abb. 60*). Alle Proben wurden in duplo genommen. In Vorversuchen wurde der Aufstellungsort ermittelt, an dem die am besten reproduzierbaren Ergebnisse gewonnen werden konnten. Dieser Ort wurde während der ganzen Untersuchung beibehalten.
Es ergaben sich so drei Meßstellen: »Vorfilter«, »Feinfilter« und »belüftete Räume«. Die CFU (*colony forming units*) wurden ausgezählt.

Ergebnisse

Pilzvorkommen

Die *Abbildungen 61–63* sollen das Vorkommen einiger typischer extramuraler und intramuraler Pilze demonstrieren.
Abbildung 61 zeigt das Vorkommen von Cladosporium herbarum vor und hinter den Vorfiltern, Feinfiltern und in den klimatisierten Räumen. Deutlich sind an den Vor- und Feinfiltern die saisonale Schwankungen der CFU zu erkennen. Sporen dieses typisch extramuralen Pilzes (*323, 381*) werden von den Filtern zurückgehalten. Eine deutliche Verminderung hinter den Filtern ist in den Sommermonaten feststellbar. Im Winter werden vor den Filtern kaum Sporen gefunden. In den klimatisierten Räumen wurden im Sommer mehr Sporen isoliert als hinter den Feinfiltern. Das ist vermutlich darauf zurückzuführen, daß in den klimatisierten Räumen die Fenster geöffnet werden können und Sporen von Cladosporium herbarum durch das Fenster parallel zum Luftstrom der Klimaanlage in die Räume gelangen.
Abbildung 62 zeigt das Vorkommen von Aspergillus-Arten in der LTA. Im Gegensatz zu Cladosporium herbarum ist keine Saisonalität der Sporenzahl feststellbar. Die Zahl der Pilzsporen wird durch den Filter auch nicht reduziert. Im Gegenteil, es sind besonders hinter

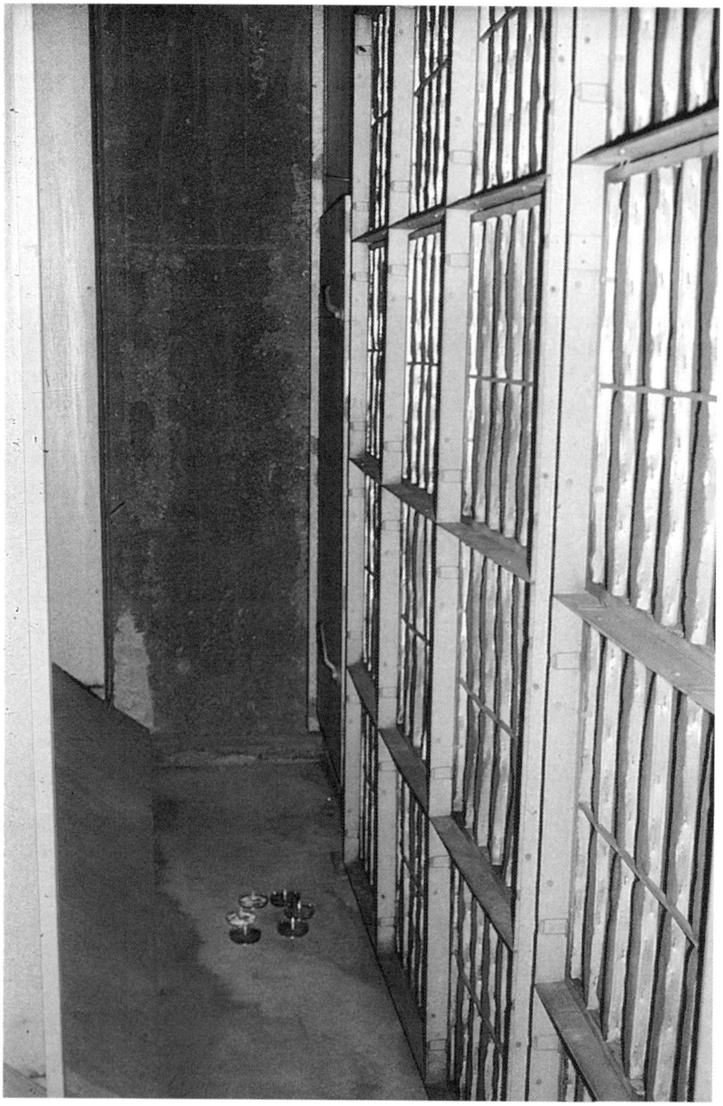

Abb. 60 Ansicht der Rohluftseite der Vorfilter mit aufgestellten Petrischalen.

dem Vorfilter in den Sommermonaten mehr Sporen zu finden als davor. Dasselbe gilt für Arten der Gattung Penicillium (*Abb. 63*). Ihre Zahl ist während der ganzen Untersuchung an den Vor- und Feinfiltern höher als die der Gattung Aspergillus. Da die Pilzsporen von Aspergillus und Penicillium ungefähr die gleiche Größe haben wie die von Cladosporium (*245*), ist zu vermuten, daß die Sporen der intramuralen Gattungen in gleichem Maße zurückgehalten werden wie die von Cladosporium. Das legt die Vermutung nahe, daß die xerophilen (= die Trockenheit liebenden) Gattungen Aspergillus und Penicillium durch die Filter hindurchwachsen und auf der Innenseite erneut Sporen bilden.

Rasterelektronenmikroskopische Aufnahmen sollten diese Vermutung belegen. Von den Vorfiltern wurden nach 120 Wochen Betriebszeit rasterelektronische Bilder angefertigt (*Abb. 62–66*). *Abbildung 64* zeigt eine Rohluft-seitige Aufsicht. Deutlich sind die Filterfasern zu sehen, doch sind auch dünne Pilzhyphen erkennbar. *Abbildung 65* zeigt eine Groß-

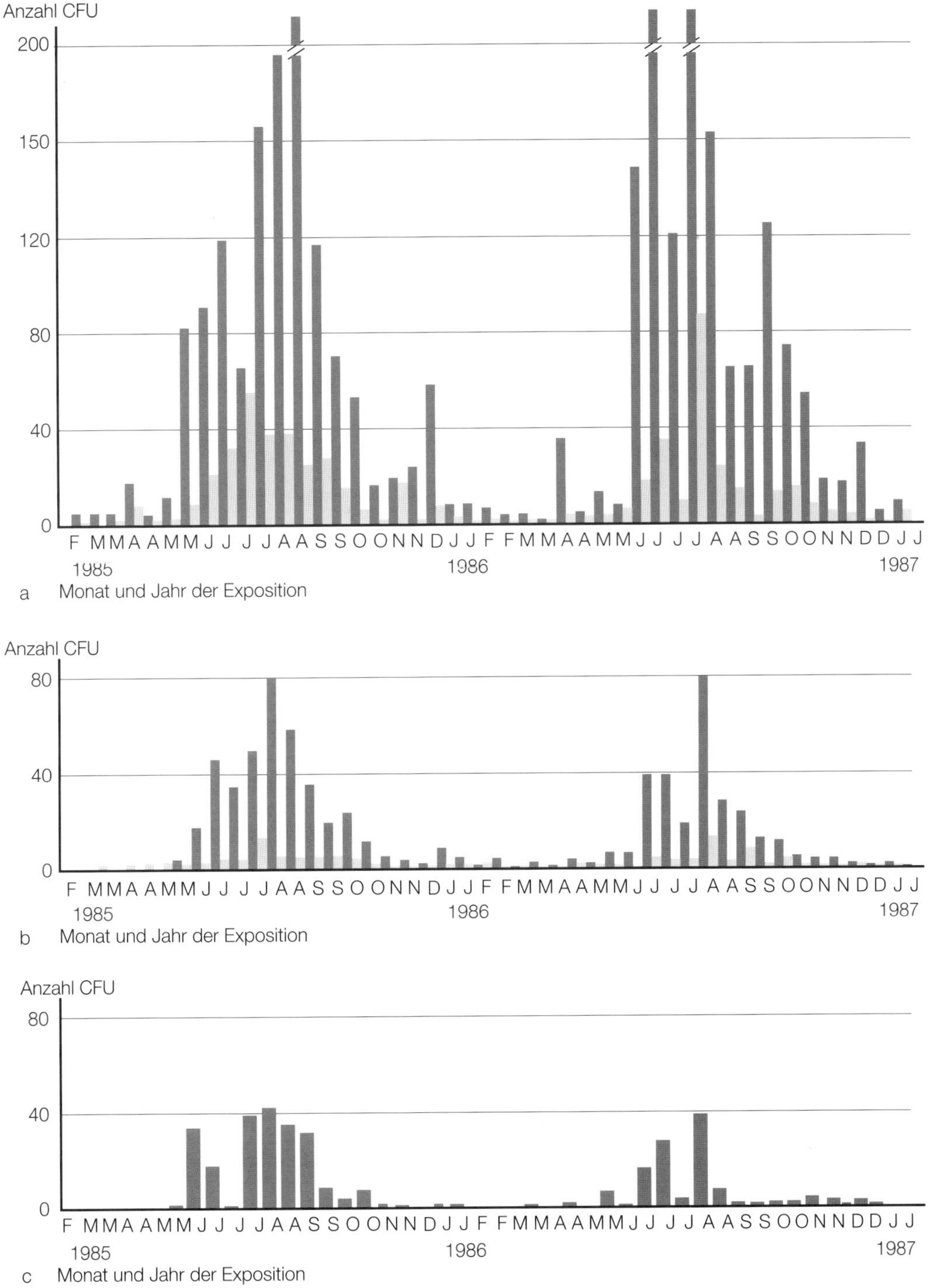

Abb. 61 Sporen von Cladosporium herbarum an den verschiedenen Meßstellen der LTA
a Vorfilter
b Feinfilter
c Klimatisierte Räume

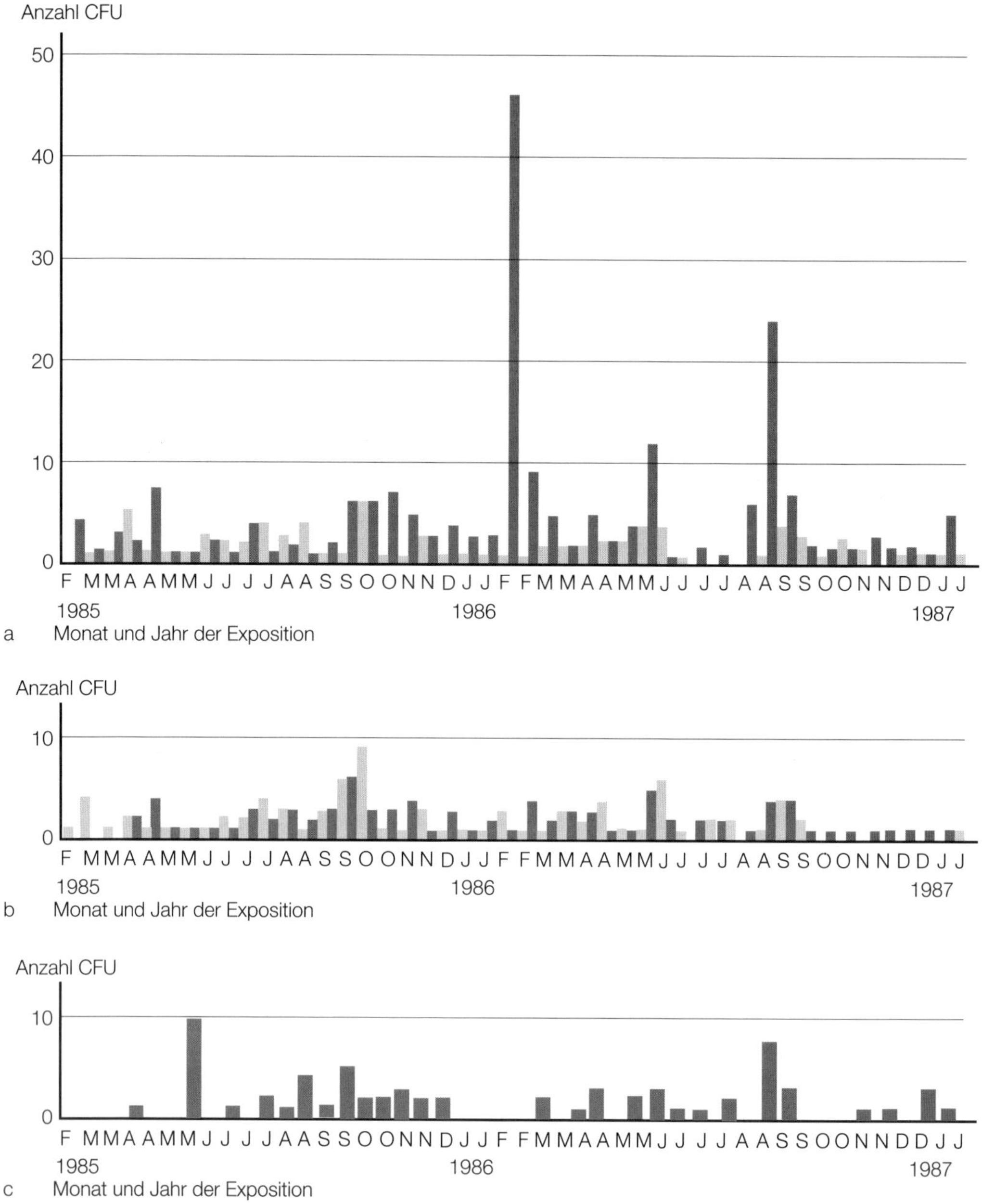

Abb. 62 Sporen von Aspergillus spec. an den verschiedenen Meßstellen der LTA
a Vorfilter
b Feinfilter
c Klimatisierte Räume

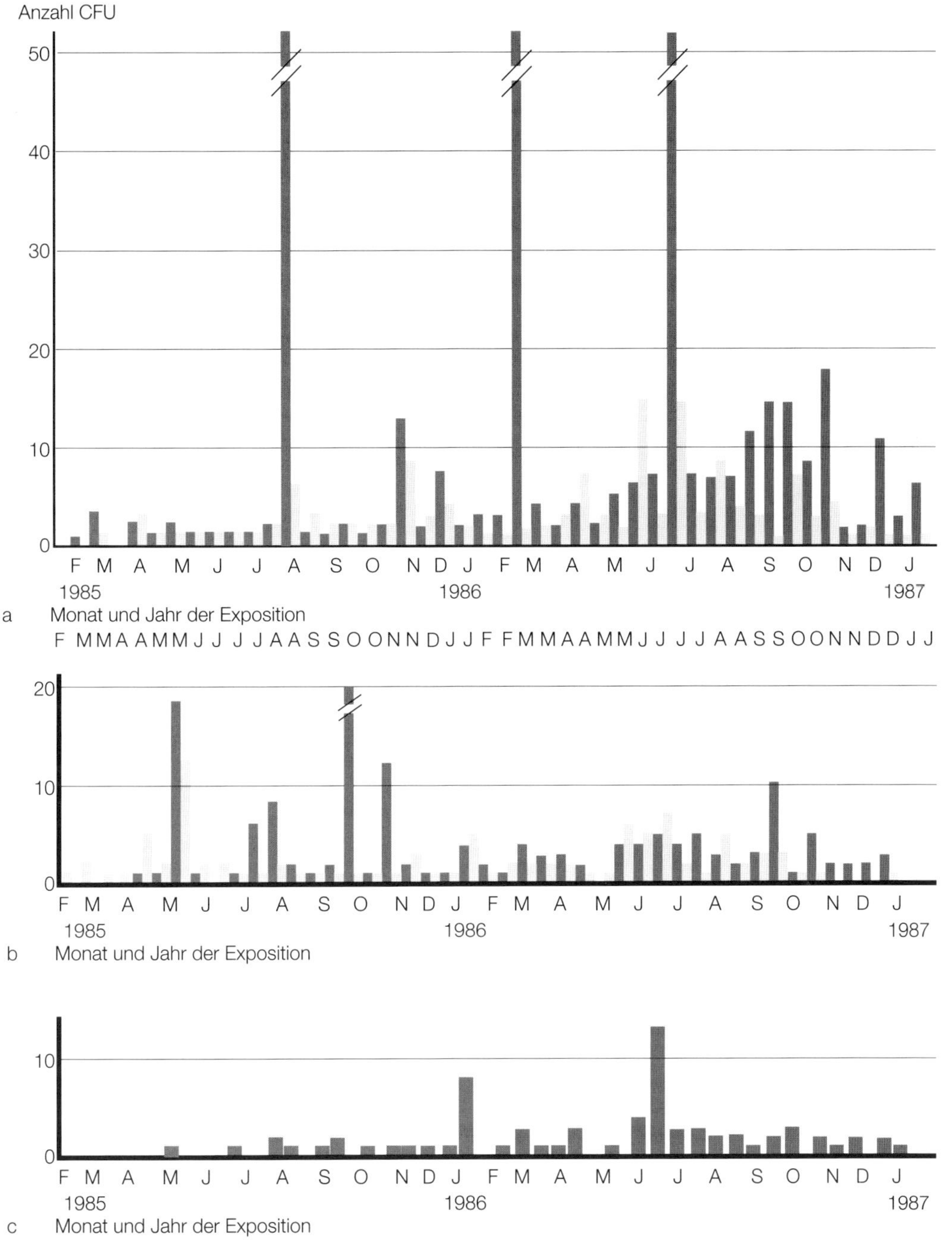

Abb. 63 Sporen von Penicillium spec. an den verschiedenen Meßstellen der LTA
a Vorfilter
b Feinfilter
c Klimatisierte Räume

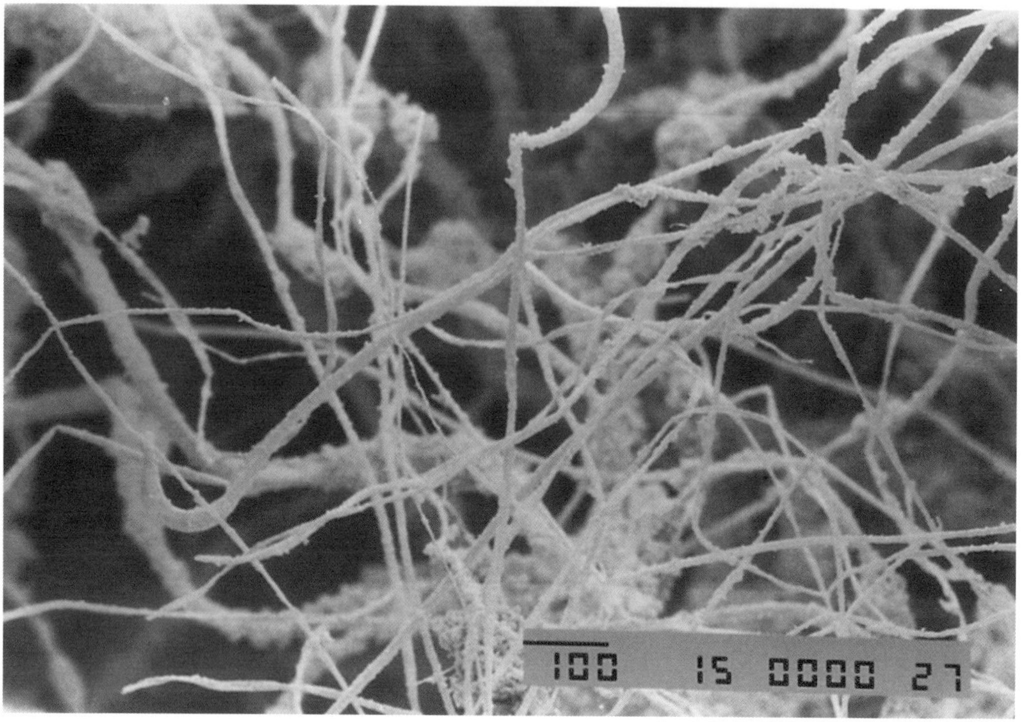

Abb. 64 Rasterelektronenmikroskopische Aufnahme (REM) der Rohluftseite des Vorfilters der LTA. Neben den Filterfasern sind auch Pilzhyphen erkennbar (100:1).

aufnahme einer Filterfaser mit 37 µg. Die zurückgehaltenen Staubpartikel bedecken fast die gesamte Oberfläche. *Abbildung 66* läßt eine Pilzhyphe erkennen, die durch den kleineren Durchmesser (12 µg) und die Tatsache, daß sie kollabiert, charakterisiert wird. Die Pilzhyphe kollabiert bei der Präparation infolge von Wasserentzug. *Abbildungen 65* und *66* geben dasselbe Filterstück wieder, von der Reinluftseite aus gesehen. Auch hier sind neben den Filterfasern Pilzhyphen zu erkennen. Deutlich ist die Pilzhyphe in der Detailaufnahme an ihrer kollabierten Struktur erkennbar (*Abb. 68*). In der Übersicht ist zu sehen, daß die Pilzhyphen vom Staubkuchen im Filter, von dem sie vermutlich ihre Ressourcen gewinnen, ausgehen (*Abb. 67*).

Nachweis »freier Allergene«

Da unsere Untersuchungen ergaben, daß geeignete, gut gewartete Filter in LTA in der Lage sind, Pilzmyzelien und Pilzsporen, die sich in der Außenluft befinden, weitgehend zurückzuhalten, andererseits aber die Filter der LTA eine Besiedelung mit Pilzen zeigen, muß die Frage nach der Ursache allergischer Erscheinungen bei Personen in klimatisierten Räumen erneut gestellt werden.

- Die provozierende Frage lautet also: Können durch die Filter der LTA Allergenmoleküle, die sich von den Allergenproduzenten und den durch diese produzierten Allergenträgern wie Pilzsporen und Myzelstücke losgelöst haben, durch die Filter hin auf der Reinluftseite verbreitet werden? Es handelt sich also um die Frage nach dem Vorkommen »freier Allergene« ohne Allergenträger.

Der spezifische Nachweis der »freien Allergene« wurde mit dem ELISA-Test geführt. Zur Ermittlung der Allergenbelastung wurde Luft durch Waschröhrchen geleitet, die mit 5 ml eines Puffers gefüllt waren. 90 l Luft wurden aus der LTA mit einer Durchflußmenge von 1 l/min durch 5 ml Puffer gesaugt, wobei drei Glasröhrchen (A, B, C) hintereinander angeordnet waren. Ein Feinstfilter (Filterklasse

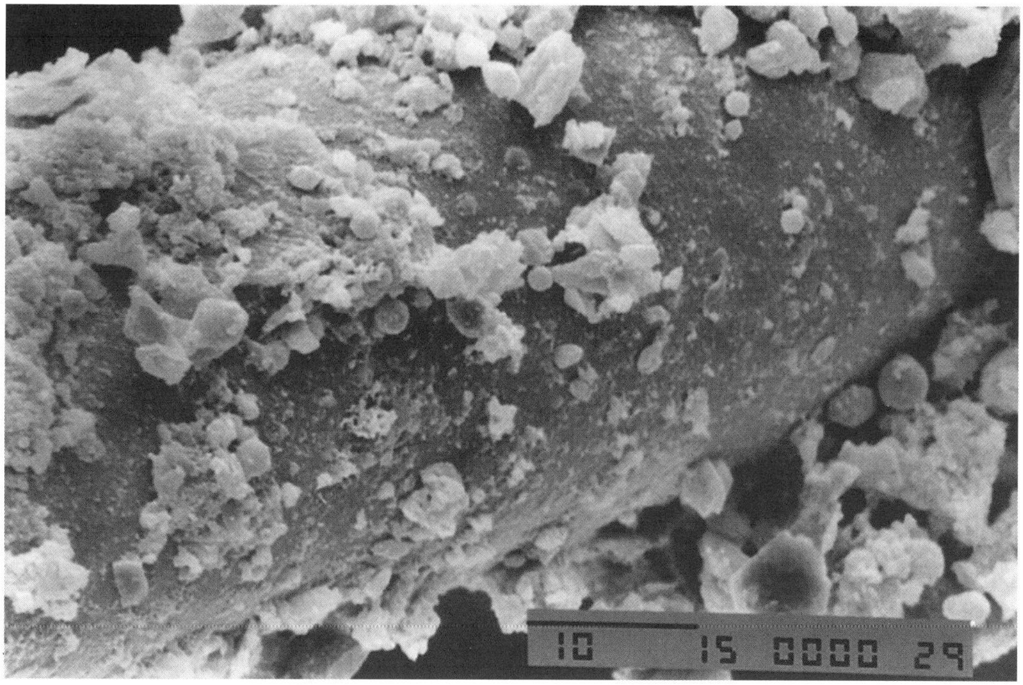

Abb. 65 REM Detailaufnahme einer Filterfaser aus Abbildung 64. Durchmesser: 37,86 µg (200 : 1).

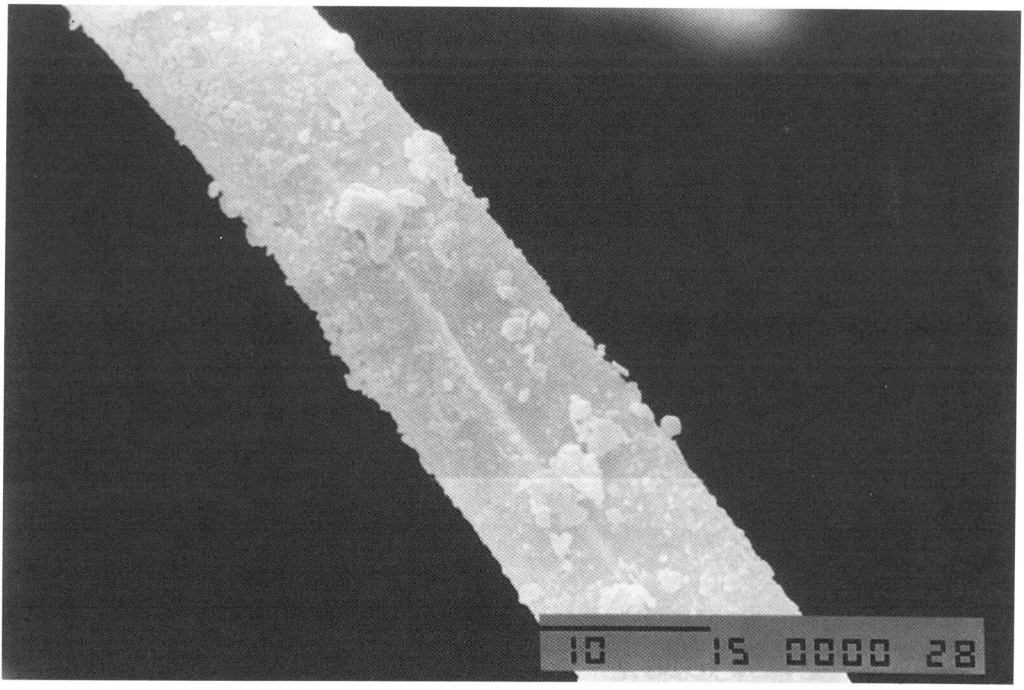

Abb. 66 REM Detailaufnahme einer Pilzhyphe aus Abbildung 64. Durchmesser: 12,14 µg (2000 : 1).

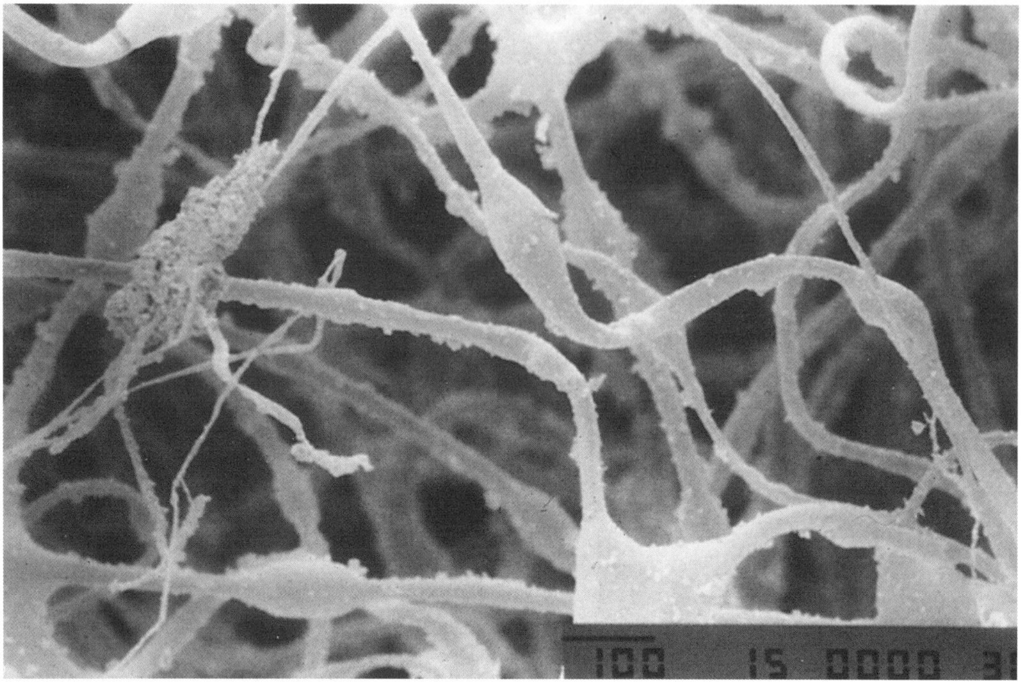

Abb. 67 REM Übersicht der Reinluftseite des Filters. Die Hyphen wachsen aus dem Staubkuchen heraus (100:1).

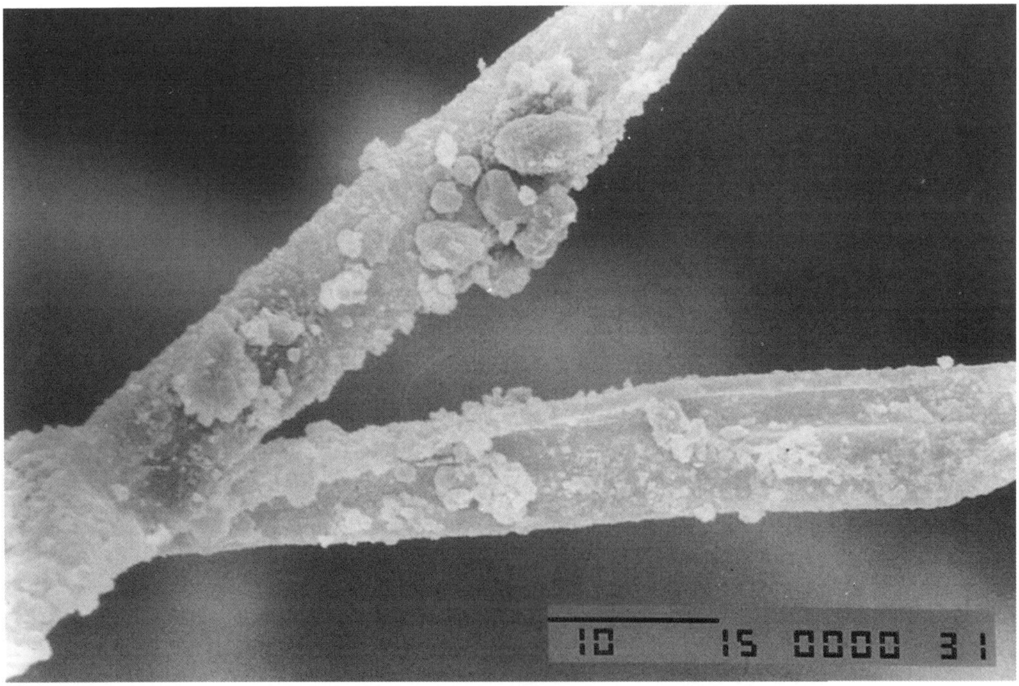

Abb. 68 REM Detailaufnahme einer Pilzhyphe auf der Reinluftseite des Filters. Durchmesser: 8,2 µg (2000 : 1).

EU 7) vor dem ersten Röhrchen (A), das bei jedem Test erneuert wurde, hielt 80 bis 90% der in der Luft vorhandenen Partikel zurück. Die von der Luft durchströmte Pufferlösung wurde mit der ELISA-Inhibitionsmethode auf Allergene von Aspergillus fumigatus Fres. untersucht. Aspergillus fumigatus wurde ausgewählt, weil der ELISA-Inhibitionstest mit diesem Pilz am besten standardisiert ist *(117)*. Dabei wurde folgendermaßen vorgegangen: 50 l Patientenserum mit einem hohen IgG-Titer gegen Aspergillus fumigatus wurde eine Stunde mit 50 l Pufferlösung inkubiert, welche mit der Luft aus der LTA durchströmt war. Dieser Ansatz wurde mit dem ELISA-Testverfahren auf Antikörper gegen Aspergillus fumigatus geprüft. Gemessen wurde die Extinktion bei 492 nm mit einem Photometer (Typ: LP 6, *Dr. Lange,* Berlin). Die Abnahme der Extinktion wurde in Prozent ausgedrückt, wobei als Ausgangswert (0 %) die Aktivität des Patientenserums, inkubiert mit 50 l reinem Puffer, genommen wurde. Der Idealwert einer vollständigen Inhibition wäre 100 % gewesen. Das Ausmaß der Extinktion war ein Maß für den quantitativen Gehalt freier molekularer Allergene von Aspergillus fumigatus in der untersuchten Luftprobe.

Die **Ergebnisse** zum Nachweis freier Pilzallergene sind in *Tabelle 48* wiedergegeben. Die Außenluft verursacht eine Inhibition von 95 % der Antikörperaktivität des Serums gegen A. fumigatus (Röhrchen A). Im Filter wird nur eine Reduzierung um die Hälfte erreicht. 47 % sind auch hinter dem Filter noch vorhanden. Hinter dem Feinfilter kann aus 45 l Luft eine signifikante Menge an Allergenen nachgewiesen werden (Röhrchen A). Hinter dem Feinfilter kommt es zu einer signifikanten Hemmung bei allen drei Röhrchen in 90 l gesammelter Luft (A–C). In den belüfteten Räumen läßt sich in 50 l gesammelter Luft eine Inhibition von 46 % erzielen (A).

Untersuchung auf klinische Relevanz

Um die klinische Relevanz der in der LTA gefundenen Pilzsporen zu testen, wurden 14 Pilzarten (*Tab. 49*), die aus der LTA isoliert werden konnten, auf Flüssigmedien (Malzextrakt mit 40 % Zucker) in Flachkolbenflaschen (4,0 l) gezüchtet. Nach einer Woche wurde das gesamte Pilzmyzel mit den Sporen entnommen und gefriergetrocknet. Das gefriergetrocknete Material wurde extrahiert und dialysiert, um Mykotoxine zu entfernen. Zur Kontrolle

Tab. 48 Spezifischer Nachweis »freier Antigene«. ELISA-Inhibition durch Luftproben

Filter		Volumen (l)	Test-röhrchen	Extinktion bei 492 nm	Inhibition in %
Vorfilter EU 3	vor dem Filter	90	A	0,018	95*
			B	0,208	43*
			C	0,287	21
	hinter dem Filter	90	A	0,195	47*
			B	0,272	25
			C	0,275	24
Feinfilter EU 7	vor dem Filter	90	A	0,196	46*
			B	0,213	41*
			C	0,239	34
	hinter dem Filter	90	A	0,020	94*
			B	0,209	42*
			C	0,211	42*

A, B, C: seriell angeordnete Teströhrchen
*: signifikante Inhibition. Eine Hemmung von mindestens 40 % wurde als signifikant angenommen.

Tab. 49 Anzahl der positiven Hauttests bzw. Provokationstests bei Testungen mit Pilzen aus der LTA (n = 150)

Pilzart	positiver Hauttest	pos. Provokationstest
Penicillium chrysogenum	73	36
Penicillium brevicompactum	69	33
Penicillium frequentans	62	29
Aspergillus niger	51	24
Cladosporium herbarum	47	20
Aspergillus versicolor	41	21
Aspergillus fumigatus	32	21
Alternaria tenuis	32	12
Aspergillus repens	30	12
Aspergillus amstelodami	22	4
Aspergillus flavus	14	7
Aspergillus ruber	13	6
Aureobasidium pullulans	12	5
Wallemia sebi	11	4
Kontrollen:		
Malz	9	0
NaCl 0,9 %	4	0

wurde auch unbewachsenes Substrat extrahiert.
Mit diesen Extrakten wurde ein Patientenkollektiv getestet, das aus 150 Patienten im Alter zwischen 32 und 47 Jahren bestand, die mit allergischen Symptomen in klimatisierten Räumen reagieren. Hauttests (*125*) und Provokationstests (*113*) mit kommerziellen Pilzextrakten hatten bei allen diesen Patienten eine Sensibilisierung angezeigt. Nun wurden an ihnen Haut- und Provokationstests mit den Pilzen aus der LTA durchgeführt. Eine 0,9 %ige Kochsalzlösung und eine Histaminlösung (Konzentration 10^{-4}) dienten als negative und positive Kontrolle.
Die Ergebnisse der Hauttests und der nasalen Provokationstests sind in *Tabelle 49* dargestellt. Bei 135 der 150 Patienten konnten im nasalen bzw. inhalativen Provokationstest allergische Symptome hervorgerufen werden. Die meisten *positiven* Hauttests wie auch Provokationstests wurden von den drei Penicillium sp.-Arten Penicillium chrysogenum (73/36), Penicillium frequentans (62/29) und Penicillium brevicompactum (69/33) *hervorgerufen*. Cladosporium herbarum und Alternaria tenuis bewirkten bei etwa einem Viertel der Patienten allergische Reaktionen. Aspergillus-Arten provozierten nur bei einem Fünftel der Patienten eine allergische Reaktion. Auf die Kontrollen reagierte im Provokationstest kein Patient.
Das Auftreten von Befindensstörungen in klimatisierten Räumen ist ein vieldiskutiertes Problem; die Meinungen über die möglichen Ursachen sind allerdings unterschiedlich (*182*).
Beschwerden wie
- Müdigkeit
- »Erkältungskrankheiten«
- Mattigkeit
- Augenjucken und
- Nasenlaufen

treten in klimatisierten Räumen statistisch signifikant häufiger auf als in konventionell belüfteten Räumen.

Diese Arbeit zeigt, daß Pilzsporen und Pilzhyphen in den Filtern zurückgehalten werden und hier ein schier unerschöpfliches Allergenreservoir darstellen. Die Allergene können auf zweierlei Weise in die klimatisierten Räume gelangen:
- Die Pilzmyzelien durchwachsen das Substrat unter den hier herrschenden günstigen Bedingungen. An der Reinluftseite sporulieren die Pilze erneut und gelangen auf diesem Weg in die »saubere Luft«.
- Neben diesem indirekten Weg können Allergene auch losgelöst von ihren Trägern in die klimatisierten Räume gelangen.
- In den klimatisierten Räumen verursachen sowohl freie als auch gebundene Allergene in gleicher Weise Krankheitserscheinungen, die auf Reaktionen gegen Antigene aus der untersuchten LTA zurückgeführt werden können.

In diesem Zusammenhang ist bemerkenswert, daß es sich bei der untersuchten Anlage um eine funktionstüchtige Anlage handelt, die regelmäßig gewartet wurde und keine Funktionsmängel aufwies. Daraus ist zu schließen, daß Krankheitserscheinungen in klimatisierten

Räumen nicht mit dem qualitativen Zustand einer LTA in Zusammenhang gebracht werden können.

▶ Literatur siehe Seite 250.

Mit freundlicher Genehmigung entnommen aus: *Elixmann, J. H.:* Filter einer lufttechnischen Anlage als Ökosystem und Verbreiter von Pilzallergenen. Dustri, München-Deisenhofen 1989

17 Hausstaub- und Milbenallergien

J. H. Elixmann

Hausstaub, diese graue, amorphe Masse, lebt. Hausstaub besteht je nach Wohnraumverhältnissen aus den unterschiedlichsten Substanzen, wie z. B. Pollen, Schimmelpilzsporen, Epithelien von Mensch und Tier, Nahrungsresten und anderem. In dieser Biomasse wohnen Kleinstlebewesen wie Schaben, Silberfischchen, Staubläuse, Milben und Schimmelpilze zusammen (*209*).
Milben (Acari) gehören zu den Spinnentieren. Erwachsene Milben besitzen acht gegliederte Beine, die Larven sind mit nur sechs Beinen ausgerüstet. Die Tiere sind selten über 1 mm groß und mit dem bloßen Auge kaum sichtbar.

Im Hausstaub-Ökosystem spielen besonders Arten der Gattung Dermatophagoides sp. eine bedeutende Rolle bei der Produktion des Hausstauballergens (*36*). Weitere Allergene werden außerdem von anderen Milben, die im Hausstaub leben können, beispielsweise Glycyphagus sp., Cheyletus sp. und Tarsonemus sp., produziert (*4*). Die hauptsächlichen Allergenquellen im Haus sind Orte, an denen Milben günstige Lebensbedingungen vorfinden. Dieses sind in erster Linie Matratzen und Bettmaterialien, aber auch Polstermöbel und Teppiche bzw. Teppichböden (*97*).
Nahezu 10 % der Allergiker in Mitteleuropa leiden an einer Allergie gegenüber Hausstaub bzw. Hausstaubmilben (*389*). Symptome dieser Erkrankung sind allergisches Asthma, Heufieber, atopische Dermatitis, Rhinitis und Konjunktivitis. Eine Allergenkarenz bietet für den Milbenallergiker eine Möglichkeit, ohne weitere Medikamente symptomfrei zu leben.
Um eine Sanierung effektiv durchführen zu können, muß man das Ökosystem Hausstaub genau kennen. Nur wer die biologischen Zusammenhänge kennt, die zur Vermehrung von Milben im Hausstaub und damit zur Produktion von Milbenallergenen führen, kann ihre Entstehung durch gezielte Eingriffe unterbinden.

Das Ökosystem »Hausstaub«

Der natürliche Aufenthaltsort der Milben ist der Hausstaub. Makroskopisch betrachtet stellt Hausstaub eine Mischung von Partikeln unterschiedlicher Größe dar, deren Zusammensetzung von der Art der Räume, deren Bewohnung, aber auch von der geographischen Lage des Gebäudes und von der Jahreszeit abhängt (*Tab. 50*). Hausstaub aus Matratzen und Polstergarnituren enthält zum größten Teil menschliche Hautschuppen, die täglich in großen Mengen abgegeben werden. Sie stellen die hauptsächliche Nahrungsquelle der hier lebenden Milben dar (*39*).

Im Hausstaub leben Algen, Bakterien, Einzeller und Pilze mit Milben, Insekten und anderen Tieren zusammen. In nahezu jeder Wohnung in Mitteleuropa kommen Milben der Gattungen Dermatophagoides, Euroglyphus (Hausstaubmilben) und Cheyletus (Raubmilben), außerdem Pilze der Gattungen Aspergillus und Penicillium vor (*Tab. 51*). In feuchteren Häusern und besonderen Standorten wie Bäckereien und Bauernhöfen können Vorratsmilben in teilweise sehr hoher Zahl auftreten. Zu den bisher genannten Tier- und Pflanzenarten können noch Algen und Blaualgen hinzukommen (*209*).

Tab. 50 Zusammensetzung von Hausstaub (aus: *v. Bronswijk, J. E. M. H.*: House Dust Biology, Zeist 1981)

Komponente	% des Trockengewichts
Mineralien	50–60
Fett	4– 6
Protein	18–22
Kohlenhydrate	14–25

Tab. 51 Lebewesen im Hausstaub (nach: *Bronswijk* 1988, *Elixmann* et al. 1991)

Kleinlebewesen in trockenen bis mäßig feuchten Wohnungen
Insekten
Ctenocephalides (Hunde- und Katzenfloh)
Milben
Cheyletus malaccensis (Raubmilbe)
Cheyletus eruditus (Raubmilbe)
Dermatophagoides farniae (Gebirgs-Hausstaubmilbe)
Dermatophagoides pteronyssinus (Flachland-Hausstaubmilbe)
Euroglyphus maynei (Kleine Hausstaubmilbe)
Schimmelpilze
Aspergillus glaucus-Gruppe (Gelber Trockenschimmelpilz)
Aspergillus restrictus-Gruppe (Grüner Trockenschimmelpilz)
Penicillium brevicompactum (Blaugrüner Trockenschimmelpilz)
Wallemia sebi (Brauner Trockenschimmelpilz)
Weitere Lebewesen bei feuchteren Bedingungen
Insekten
Lepisma saccharina (Silberfischchen, Zuckergast)
Liposcelis bostrichophilus (Bücherlaus)
Milben
Glycyphagus domesticus (Hausmilbe)
Lepidoglyphus (Glycyphagus) destructor (Heumilbe, Pflaumenmilbe)
Schimmelpilze
Alternaria sp. (Schwärzepilz)
Aspergillus sp. (Köpfchenschimmelpilz)
Aureobasidium (Pullularia) pullulans
Cladosporium herbarum (Schwärzeschimmelpilz)
Fusarium sp.
Mucor sp.
Penicillium sp. (Gießkannenschimmelpilz, Brotschimmelpilz)
Peziza sp.
Phoma sp.
Serpula lacrymans (Hausschwamm)
Trichoderma sp.
Vereinzelt auftretende Lebewesen
Insekten
Blattaria (Schaben, Kakerlaken)
Dermestidae (Speckkäfer)
Milben
Acarus siro (Mehlmilbe, Speisemilbe)
Aleuroglyphus ovatus
Blomia tropicalis
Chortoglyphus arcuatus
Gohieria fusca
Suidasia nesbitti
Trypophagus putrescentiae (Modermilbe, Speisemilbe)
Säugetiere
Mus musculus (Hausmaus)
Rattus sp. (Ratte)

Milben

Milben sind meistens unter 0,5 mm groß und leben in Futter- und Nahrungsmitteln und im Hausstaub von Polstermöbeln, Matratzen und Teppichböden. Heute sind Arten der Familie der Pyroglyphidae die häufigsten Milben im Hausstaub. Obwohl weltweit 13 Milbenarten dieser Familie isoliert wurden, sind nur vier Arten, Dermatophagoides pteronyssinus, D. farinae, D. microceras und Euroglyphus maynei, weltweit verbreitet (*Abb. 69*) (*40*). In Mitteleuropa ist Dermatophagoides sp. die häufigste Gattung und macht zwischen 70 und 92% aller hier lebenden Milben aus (*32, 94, 161, 229*).

Die im Hausstaub lebenden **Vorratsmilben** gehören hauptsächlich zu den Familien Glycyphagidae und Acaridae. Zu den Glycyphagidae gehören die Heumilben (Glycyphagus sp.) (*Abb. 70*), Gohieria fusca Oudemans 1902 und Blomia tropicalis Bronswijk, Cock und Oshima. Sie machen etwa 2 bis 9 % der Milben im Hausstaub aus. Glycyphagus sp. kommt vor allem im Heu von Bauernhöfen vor. Zu den Acaridae gehören die Mehlmilbe (Acarus siro L.) und die Modermilbe (Tyrophagus putrescentiae) (*173, 229, 327*). Acaridae machen 1% der im Hausstaub lebenden Milben aus. Acarus siro ist vor allem auf Mehlprodukten zu finden, während Tyrophagus putrescentiae vor allem von Pilzen lebt.

Die **Raubmilben** bilden eine eigene Familie, die Cheyletidae (2–10 % der Milben). Die häufigsten Arten sind Cheyletus eruditus Schrank (*Abb. 71*) und Cheyletus trouessarti Oudemans (32, 94, 161). Die Raubmilben sind etwas größer als die Hausstaubmilben und fressen Hausstaubmilben sowie Vorratsmilben (*39*).

Pilze

Pilze stellen die zweite große Gruppe der im Hausstaub lebenden Organismen dar. Im Hausstaub leben sie vor allem von organischem Material. Weltweit wurden 163 Arten im Hausstaub isoliert, darunter gehören 26 Ar-

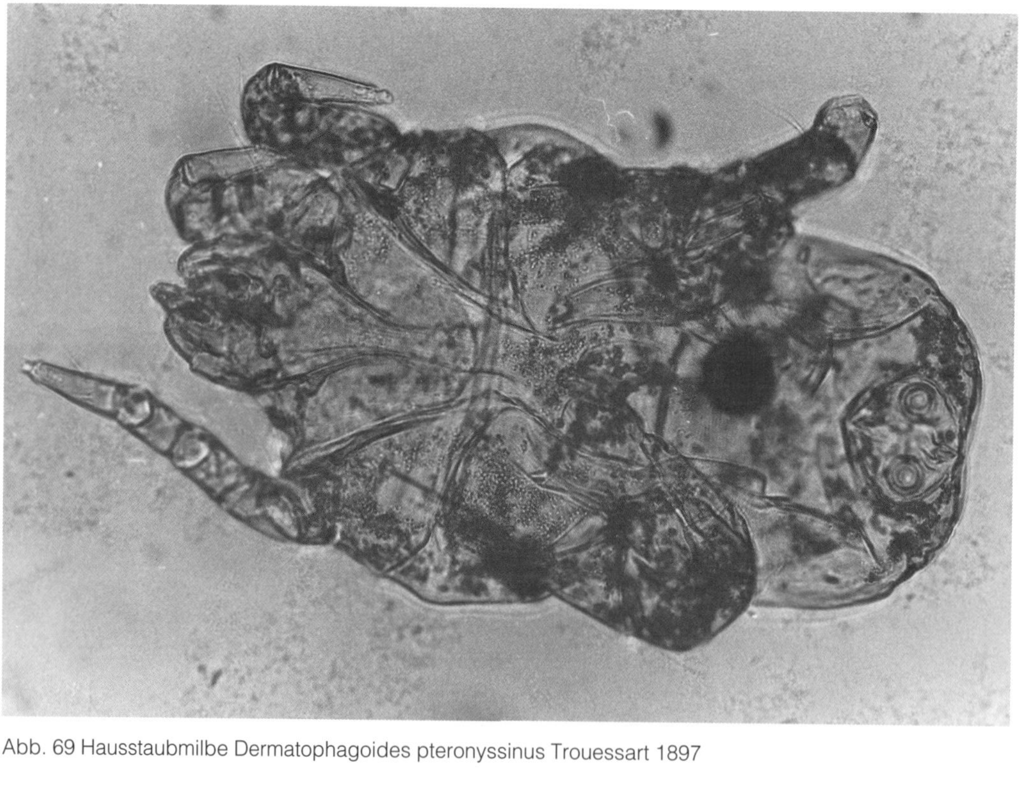

Abb. 69 Hausstaubmilbe Dermatophagoides pteronyssinus Trouessart 1897

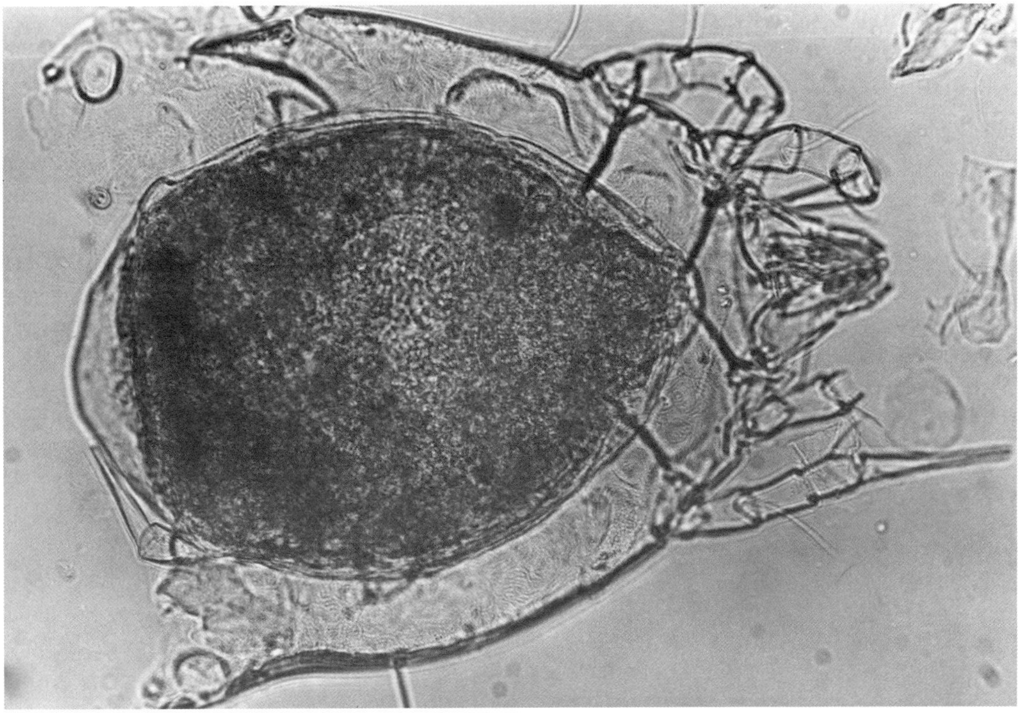

Abb. 70 Heumilbe Glycyphagus destructor Schrank

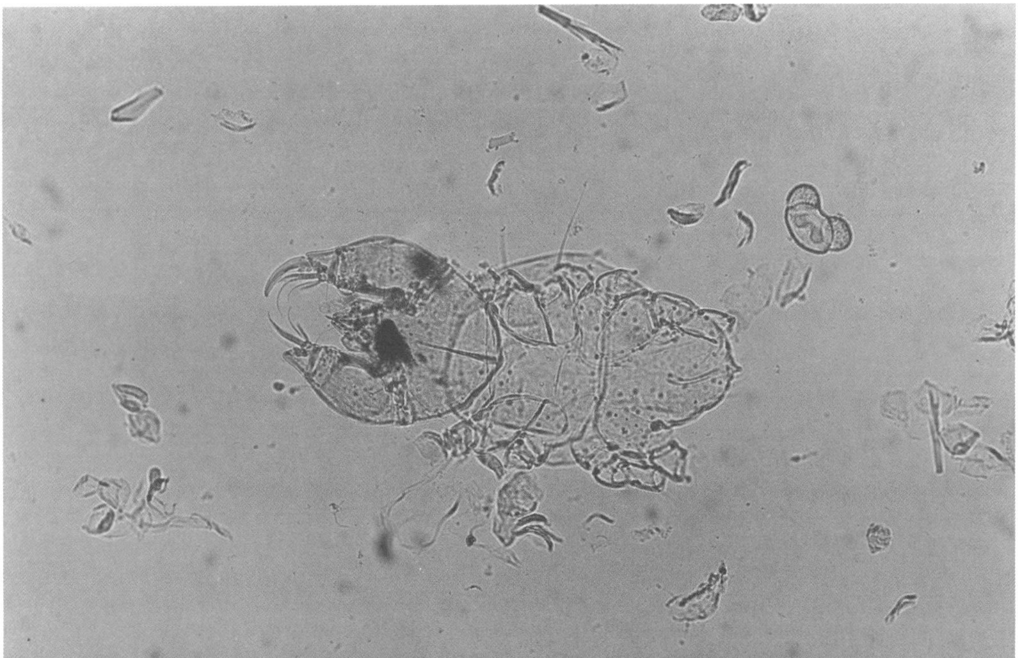

Abb. 71 Raubmilbe Cheyletus eruditus

ten zur Gattung Aspergillus und 42 zur Gattung Penicillium (*Abb. 72*). Die meisten Pilzarten leben jedoch nicht im Hausstaub. Sie sind allochthon, d. h., Sporen dieser Arten werden durch Staub oder Wind in die Häuser gebracht, können hier aber nur überdauern und sich nicht vermehren. Arten von Aspergillus und Penicillium sind autochthon, das heißt, sie können im Hausstaub wachsen. Hier leben sie von organischen Bestandteilen, die sie abbauen. Sie können aber auch auf Nahrungsmitteln, feuchtem Leder, Papier und Naturfasern gedeihen. Der bedeutendste Faktor für die Pilze ist, wie bei den Milben, die Feuchtigkeit. Trotz des Landlebens benötigen die meisten Pilze zum Wachstum eine Luftfeuchtigkeit von mehr als 80 % und in der Regel eine Temperatur von 20 °C (*39*).

Milben und Feuchtigkeit

Milben sind in starkem Maße von der relativen Luftfeuchtigkeit der sie umgebenden Luft abhängig (*Tab. 52*). Dermatophagoides pteronyssinus und D. farinae können bereits bei einer relativen Feuchte von 55 bis 65 % und einer Temperatur von 25 °C überleben. Eine Vermehrung findet jedoch erst ab 60 % relativer Luftfeuchtigkeit statt (*Tab. 53*). Acarus siro und Glycyphagus destructor und auch die Raubmilben benötigen eine höhere relative Feuchte von mindestens 70 % (*258*).
Menschliche Hautschuppen sind die wesentlichen Nahrungsquellen der im Staub von Matratzen lebenden Milben. Die Milben können diese aber nicht direkt verwerten. Xerophile, d. h. die Trockenheit liebende Aspergillus-Arten sind für die Vorverdauung der fetthaltigen Hautschuppen notwendig (*209*). Die Pilze (Aspergillus repens) können bereits bei einer Luftfeuchtigkeit von 60 % wachsen. Sie leben in einer Symbiose mit den Milben. Die Pilze verdauen die fetthaltigen Hautschuppen, bilden dabei Vitamine, und die Milben nehmen die Pilze in ihren Darm auf, wo sie geschützt und in feuchterem Milieu weiter wachsen können.

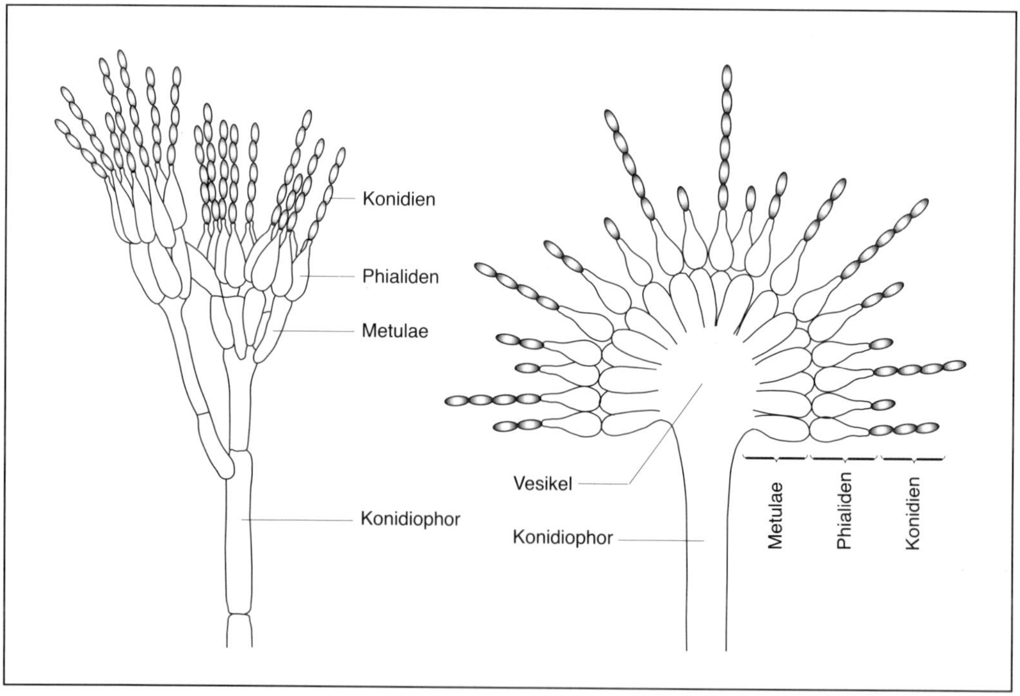

Abb. 72 Zeichnung von Aspergillus sp. und Penicillium sp.

Tab. 52 Wachstumsbedingungen von Hausstauborganismen (nach: *Piu* et al. 1983, *van Bronswijk* 1981, *Lustgraaf* 1978, *Reiß* 1984)

Art	Temperatur in °C Bereich (Opt.)	rel. Feuchte in % Bereich (Opt.)	Körpergröße in µm Männchen	Körpergröße in µm Weibchen
1. Milben				
Acarus siro L.	20–31 (25)	70–90 (85)	350–500	400–560
Dermatophagoides pteronyssinus Trouessart	15–50 (25)	60–80 (80)	200–360	360–400
Dermatophagoides farinae Hughes	15–30 (25)	65–85 (80)	200–360	360–400
Cheyletus eruditus Schrank	8–31 (25)	75–95 (85)	280–400	450–620
Cheyletus trouessarti Schrank	8–31 (25)	75–95 (85)	300–400	400–500
Glycyphagus destructor Schrank	10–30 (25)	70–90 (85)	350–500	400–560
Tyrophagus putrescentiae Oudemans	7–35 (25)	75–95 (85)	280–350	320–415
2. Pilze			Größe der Sporen (µm)	
Alternaria tenuis (Fr.) Keissler	–5–32 (22)	85–98 (98)	63 × 18	
Aspergillus glaucus Gr.	–8–43 (30)	71–99 (91)	5 × 24	
Aspergillus amstelodami (Mangin) T. u. C.	–8–43 (30)	75–99 (90)	4 × 6	
Aspergillus repens (Corda) Sacc.	–8–43 (30)	65–98 (92)	5 × 6,5	
Aspergillus niger van Tieghem	6–47 (36)	88–99 (96)	4 × 5	
Aspergillus fumigatus Fresenius	10–55 (40)	85–99 (98)	2,5 × 3	
Aspergillus versicolor (Vuill.) Tiraboschi	4–40 (25)	75–99 (95)	2,5 × 3	
Cladosporium herbarum (Pers.) Link ex. Gray	–7–32 (25)	85–99 (96)	3 × 8	
Penicillium brevicompactum Diercks	–4–33 (26)	85–99 (98)	3,5 × 4	
Penicillium chrysogenum Thom	–4–33 (26)	85–99 (98)	3 × 4	
Penicillium expansum Link ex S. F. Gray	–3–34 (25)	82–99 (95)	3 × 3,5	
Wallemia sebi Johan-Olsen	–5–30 (25)	75–90 (75)	2 × 5	

Im Winter werden unsere Wohnungen geheizt. Die Heizung senkt über die Erhöhung der Temperatur die relative Feuchte. Mit Beginn der Heizperiode sterben daher die meisten Milben ab, da die relative Feuchte unter 60 % sinkt. Nur in Reliktbiotopen (Matratze, Polster) können einige Tiere überleben, um dann im folgenden Frühjahr einen neuen Vermehrungszyklus zu beginnen (*209*). Hier wird während des Schlafes von uns täglich Feuchtigkeit zugeführt (*39*).

Die Empfindlichkeit der Hausstaubmilben gegenüber trockener Luft begrenzt also ihr Vorkommen im Winter. Je niedriger die Außentemperatur im Winter ist, um so geringer ist die relative Feuchte der Raumluft und damit auch die Milbenzahl. Das trifft insbesondere im Hochgebirge und in subarktischen Zonen zu. Die strengen und langen Winter trocknen in diesen Regionen die Wohnungen derartig aus, daß keine Milben überleben können. In den Mittelgebirgen und im Flachland können Milben den Winter überdauern und sind mit saisonalen Schwankungen anzutreffen.

Vorkommen von Milben

Das Biotop für die Milben ist das Bett. In der Bundesrepublik konnten hier etwa 66 % aller im Haus lebenden Milben festgestellt werden (*Tab. 53*). Die Hälfte davon entfällt auf die Matratzen und der Rest auf Oberbetten, Matratzenabdeckungen und Decken (*101*). An zweiter Stelle stehen die Polstermöbel, in denen immerhin noch etwa 20 % nachgewiesen werden konnten. In den Teppichböden konnten im Schlafzimmer nur etwa 4 % und im Wohnzimmer etwa 10 % isoliert werden. Die Milben im Teppichboden sind zum Großteil vermutlich Tiere, die aus Matratzen und Polstermöbeln ausgewandert sind und hier häufig

Tab. 53 Milbenvorkommen in 61 Haushalten in der BRD (Milben/g Staub)
D.pt. = Dermatophagoides pteronyssinus; D.f. = Dermatophagoides farinae; C.e. = Cheyletus eruditus; C.t. = Cheyletus trouessarti; A.s. = acarus siro; G.d. = Glycyphagus destructor; T.s. = Tarsonemus sp.; T.p. = Tyrophagus putrescentiae. (aus *Elixmann* et al. 1991)

Raum Objekt	D.pt.	D.f.	C.e. + C.t.	A.s.	G.c.	T.s.	T.p.	gesamt	in %
Schlafzimmer									
Matratze	60 303	7 260	6 187	0	0	296	0	74 046	32,4
Unterbett	7 001	270	455	0	0	0	0	7 726	3,4
Oberbett	40 101	3 080	3 255	0	123	0	0	46 559	20,4
Decke	22 102	2 010	0	11	0	55	0	24 178	10,6
Teppich	1 983	0	108	0	0	0	0	2 091	0,7
Teppichboden	8 995	110	364	0	0	85	42	9 596	3,3
Wohnzimmer									
Polster	38 216	3 110	1 147	0	0	0	23	42 496	18,6
Teppich	7 509	0	432	0	0	50	0	7 991	3,5
Teppichboden	12 660	5	607	0	56	315	17	13 660	6,0
gesamt	198 870	15 845	12 555	11	179	801	82	228 343	
in %	87,0	6,9	5,5		0,5				100,0

verenden. Ein Kontaminationsrisiko geht also in erster Linie in Wohnungen von den Matratzen und Polstermöbeln und nicht von den Bodenbelägen aus.

Naturfasern können einen Wasseranteil von bis zu 33 % (Wolle) aufnehmen, Kunstfasern (Polyamid) jedoch nur 3 % (*39*). Das hat zu der Vermutung geführt, Naturfasern könnten leichter von Milben besiedelt werden und seien deswegen für den Allergiker nicht geeignet. Auch seien Oberbetten, die mit Federn gefüllt sind, zu meiden, da sie ebenfalls als mögliche natürliche Nahrungsquelle für Milben zur Verfügung stehen. In einer Untersuchung wurden daher alle Bodenbeläge, Bettmaterialien und Polstermöbel in 61 Haushalten in der BRD auf ihren Milbengehalt untersucht (*97*). Alle Objekte wurden in Naturfasern und Kunstfasern unterteilt und untersucht.

Eine Abhängigkeit der Milbenbesiedlung vom Material konnte weder bei den Teppichböden noch bei Matratzen festgestellt werden (*Tab. 54*). Bei Polstergarnituren konnten nur in Ledergarnituren deutlich weniger Milben gefunden werden. Oberbetten waren in der Hauptsache mit Federn oder mit Wolle gefertigt. Bei 23 Oberbetten konnte kein Staub und somit keine Milben isoliert werden.

Empfehlungen, nur noch Matratzen, Oberbetten und andere Bettmaterialien aus Chemiefasern oder Kunststoff zu verwenden, sind daher

Tab. 54 Abhängigkeit des Milbenvorkommens vom Material. Nat. = Naturfasern; Syn. = Kunstfasern (aus *Elixmann* et al. 1991)

Objekt besiedelt	Material Nat.	 Syn.	χ^2-Test	 sign.
Teppichböden				
ja	27	30	0,07	nein
nein	31	38		
Matratzen				
ja	20	22	0,62	nein
nein	7	12		
Polstermöbel				
ja	13	18	0,09	nein
nein	7	8		
Oberbetten	Wolle	Feder		
ja	10	9	0,65	nein
nein	17	24		

nicht begründbar (*319*). Die Milben leben vom Staub, der sich allmählich in den Matratzen ansammelt.

Sanierungsmaßnahmen

Karenz als Therapie

Eine Möglichkeit der Behandlung allergischer Erkrankungen ist die Allergenkarenz. Hierbei wird der Allergiker von seinem Allergen isoliert, so daß keine Symptome ausgelöst werden können. Eine Allergensanierung im häuslichen Bereich ist dann wirksam, wenn über einen längeren Zeitraum die für den Allergiker relevanten Stoffe so niedrig gehalten werden, daß er sich beschwerdefrei im Haus aufhalten kann.
Die bisher üblichen Sanierungsmaßnahmen gingen von einem bereits besiedelten Haus aus. Als Sanierungsmaßnahme wurde vorgeschlagen, alle Teppichböden, Matratzen und Polstergarnituren aus Naturfasern zu entfernen und möglichst staubarm zu leben. Diese Maßnahmen gründeten alle auf zwei Voraussetzungen:

1. Wenn ein Patient an einer Milbenallergie leidet, müssen Milben in seiner Wohnung sein.
2. Wenn Milben vorhanden sind, können diese durch Entfernen, Waschen oder Staubsaugen der textilen Gegenstände wie Teppiche, Teppichböden, Polstermöbel, Matratzen und Vorhänge entfernt werden (*328*).

Obwohl solche Maßnahmen auch in klinischen Untersuchungen erfolgreich waren (*176*), sind diese Untersuchungen als »blind« zu bezeichnen, da über die aktuelle Milbenkontamination nichts bekannt ist und daher nicht deutlich wird, welche der verschiedenen Maßnahmen tatsächlich zum Erfolg geführt hat (*328*).

Moderne Konzepte einer Milbensanierung beginnen bereits bei der Milbenprophylaxe, indem versucht wird, Wohnungen schon in der Konstruktionsphase so zu gestalten und einzurichten, daß eine Milbenkontamination gar nicht erst auftritt (*Tab. 55*).

Vermeidung der Milbenbesiedlung

Da die Luftfeuchtigkeit im Winter das Vorkommen der Milben und damit der Allergene in entscheidendem Maße beeinflußt, sollte ein Eingriff in den Feuchtehaushalt einer Wohnung das Problem einer Allergenentwicklung gar nicht erst aufkommen lassen.
Die wirksamsten Komponenten, die die Luftfeuchtigkeit in Innenräumen beeinflussen, sind

- Heizung und
- Lüftung.

Die Erhöhung der Energiepreise hatte eine Erniedrigung der Innenraumtemperatur und durch verbesserte Isolationsverfahren eine Reduzierung der Luftwechselrate zur Folge. Dadurch ist zum einen die absolute und zusätzlich auch die relative Luftfeuchtigkeit angestiegen. Hierdurch entstehen für die Hausstaubmilbe günstige Bedingungen. Dieser Effekt muß umgekehrt werden. Fußbodenheizungen schaffen ein Klima, in dem Milben im Winter kaum überleben können (*97*).

Neben der Heizung, die durch Erwärmung der Luft die relative Feuchte vermindert, kann eine Lüftungsanlage die absolute Feuchtigkeit in der Luft senken. In Wohnungen entstehen durch Kochen, Baden, Waschen und Trocknen bis zu 12,5 l Wasser pro Tag (*328*). Diese Feuchtigkeit kann mit einer Lüftungsanlage abgeführt werden. Hierbei ist zu berücksichtigen, daß auch die Außenluft bereits Luftfeuchtigkeit enthält. Eine Milbenreduzierung ist nur zu erreichen, wenn die relative Feuchtigkeit 50 % nicht überschreitet. Bei einer Temperatur von 20 bis 22 °C entspricht das der Grenzfeuchte von 7 g/kg trockener Luft (*179*). In Dänemark konnte gezeigt werden, daß bei unterschreiten dieser Grenzfeuchtigkeit im Winter eine 80 %ige Milbenreduzierung erreichbar ist. Mit dieser Milbenreduktion war eine deutliche Besserung der hier wohnenden Patienten zu beobachten. Da die Lüftungsanlage mit einer Wärmerückgewinnung ausgerüstet war, traten keine zusätzlichen Energiekosten auf.

Aufspüren der Milben

Eine Vernichtung der Milben bei gleichzeitiger Entfernung der Allergene ist nur dann nötig, wenn eine Besiedlung stattgefunden hat. Um das festzustellen, werden geeignete Testver-

Tab. 55 Schema einer sinnvollen Milbensanierung im Wohnbereich (nach *Schober* 1991)

A) Verhinderung einer Besiedlung (Prophylaxe)	B) Vernichtung der Allergenproduzenten (Milbensanierung)	C) Entfernung der Allergene (Allergensanierung)
Erste Wahl		
Senkung der Feuchte durch Verhinderung aufst. Feuchte Dampfsperren Vermeidung von Kältebrücken Vermeidung von Kondensaton Erhöhung der Luftwechselrate Fußbodenheizung Verbesserung der Konstruktion Reinigungsmöglichkeiten verbessern	Biozide Behandlung von Matratzen Polstergarnituren Teppichen/Teppichböden Fußböden Decken Möbel Waschen (> 60 °C über 1 Std.) Textilien waschbare Matratzen	Mechanische Reinigung durch Wischen Klopfen Staubsaugen (nach biozider Beh.) Chemische Reinigung mit Detergenzien (Teppiche) Shampoos (Teppich/Tb.) Schaum (Matratzen/Polstermöbel) Pulver (Teppiche/Teppichböden) Sprühextraktion(Teppich/Tb.) Waschen Textilien waschbare Matratzen
Zweite Wahl		
Imprägnierung von Heimtextilien Erneuerung od. Entfernung von Matratzen Polstermöbeln Teppichen Umzug	Begasen älterer Matratzen antiker Möbel	Trockenreinigung Textilien

fahren benötigt, die einfach und vor Ort durchzuführen sind.

Flotationsmethode. Zur Festlegung des Gehaltes an lebenden und toten Milben wird eine Flotationsmethode nach *van Bronswijk* (*39*) verwendet. Hierbei wird die Tatsache ausgenutzt, daß in gesättigter Salzlösung organische Partikel auf der Oberfläche schwimmen und so leichter erkannt werden können.

Kleine Staubmengen werden abgewogen und mit 2 ml eines Tensids (Extran, E. Merck, Darmstadt) benetzbar gemacht. Dem Ansatz werden 50 ml Darlinglösung (ein Teil Glyzerin und ein Teil gesättigte Kochsalzlösung) zugefügt. Die Milben schwimmen auf und können unter einem Binokular identifiziert und mit einer Platinnadel auf Objektträger in Hoyer-Medium eingebettet und unter dem Mikroskop bestimmt und gezählt werden.

Eine weitere Methode stellt der **Acarex-Test** dar, bei dem in einer Farbreaktion Guanin, ein Stoffwechselprodukt der Milben, nachgewiesen wird. Die Stärke der Farbreaktion ist dabei ein Maß für den Gehalt an Guanin und damit an Allergenen. Ob zur Zeit der Probennahme noch lebende Milben vorhanden sind, also neue Allergene produziert werden, läßt sich mit dieser Methode jedoch nicht zeigen (*Kniest* 1990).

Vertilgen der Milben

Falls Matratzen, Polstermöbel, Teppichböden oder andere Objekte von Milben besiedelt sind, müssen diese bekämpft werden. Dies kann durch die Entfernung der entsprechenden Objekte geschehen. Doch sind solch radikale Sanierungen oft nur für eine kurze Zeit erfolgreich, da die neuen Objekte schnell wieder von Milben besiedelt werden können (*94*) oder nicht alle kontaminierten Objekte entfernt werden. Es werden deshalb mehrere Verfahren diskutiert (Tab. 55).

Physikalische Behandlung

Milben leben bei einer optimalen Temperatur von 25 °C. Jedoch können sie selbst Temperaturen von 60 °C eine Stunde lang überleben. Bei höheren Temperaturen sinkt die Überlebensrate und -zeit stark ab.

- Es ist daher möglich, durch Waschen textile Objekte zu sanieren.

Bei 60 °C konnten Hausstaubmilben zu 99% und Vorratsmilben zu 90 % entfernt werden. Jedoch sollte man bedenken, daß 60 °C im allgemeinen bei einer handelsüblichen Waschmaschine nicht ausreichen, da die Temperatur nur 25 min lang aufrechterhalten wird. In einer Sauna können die in den Matratzen lebenden Milben abgetötet werden.

Kälte überstehen Milben recht gut. Zur Sanierung sind Kälteverfahren also nicht geeignet.

Milben können auch mechanisch durch Staubsaugen entfernt werden.

Dies ist immer noch die klassische Methode der Staubgewinnung zur Milbenuntersuchung (*39*). Zur Sanierung, d. h. zur vollständigen Entfernung von Milben, ist Staubsaugen jedoch kein probates Mittel. Bei einem natürlich besiedelten Teppichboden konnten nach 1,4 min/m^2 nur etwa 8 % der lebenden Milben entfernt werden (*41*). Erst nach 30 Saugvorgängen von jeweils 1,4 min/m^2 war der größte Teil der Milben (80 %) beseitigt. Selbst bei einer Saugzeit von 5 min/m^2 verbleiben mehr als 50 % der lebenden Hausstaubmilben im Habitat (*374*). Dieser verbleibende »Rest« ist in der Lage, eine neue Population aufzubauen.

Chemische Behandlung

Milben gehören zu den Spinnentieren, sind also keine Insekten. Daher wirkt eine Reihe von starken Insektiziden nicht gegen diese Tiere. Gegenüber DDT und Lindan sind Hausstaubmilben resistent, während Vorratsmilben und Raubmilben sensibel sind (*39*).

Wichtig ist bei jeder Form der chemischen Bekämpfung, daß die Wirkstoffe keine schädigende Wirkung auf den Patienten haben.

Fungizide waren die ersten Mittel, die gegen Hausstaubmilben eingesetzt wurden (*39*). Nipagin unterdrückt das Wachstum der symbiotischen Pilze, so daß die Hausstaubmilben die Hautschuppen im Hausstaub nicht verwerten können. Die Wirksamkeit ist in Laborversuchen gut. Hier kann eine Milbenpopulation durch Nipagin, aber auch durch Natamycin im Wachstum gehemmt werden. In der Praxis sind reine Fungizide zur Bekämpfung der Hausstaubmilbe nicht geeignet (*328*). Offensichtlich ist die Nahrung im Hausstaub nicht so einseitig, daß die Milben nicht ohne ihre Symbionten leben können, oder die Pilzsymbionten sind im Körper der Milbe vor dem Fungizid geschützt.

Auch **Benzylbenzoat**, ein Konservierungsmittel, das sowohl in Nahrungsmitteln als auch in Arzneimitteln Verwendung findet, ist wirksam gegenüber Milben. Als Acarosan® wird es pulverförmig (zur Behandlung von Teppichen und Teppichböden) und schaumförmig (zur Behandlung von Matratzen und Polstermöbeln) angeboten. Acarosan bildet einen Trokkenrückstand, den auch später ausschlüpfende Tiere oder eingeschleppte Tiere aufnehmen und sterben. In einem Langzeitversuch über zwei Jahre zeigte sich, daß die Trockenrückstände sehr lange wirksam sind. Direkt nach der Behandlung von Matratzen, Polstermöbeln und Teppichen in fünf Haushalten war die Population der Hausstaubmilben zusammengebrochen und konnte sich erst nach 52 Wochen in Matratzen langsam wieder aufbauen. Ihre Ausgangsstärke erreichte sie jedoch selbst 120 Wochen nach der Behandlung nicht wieder (*94*).

Matratzenabdeckungen

Bereits 1971 diskutierte *van Bronswijk* (*38*) die Möglichkeit, den Allergiker im Bett durch eine geschlossene Abdeckung um die Matratze von den Milben und ihren Allergenen zu trennen. Die Milben würden dann auch nicht in den Genuß der vom Allergiker abgegebenen

Hautschuppen gelangen. In neuerer Zeit werden solche Maßnahmen zur Sanierung wieder vorgeschlagen, da gezeigt werden konnte, daß diese Abdeckungen wirksam sind. Staub, der nach entsprechender Sanierung gesammelt wurde, enthielt deutlich weniger Milben und Milbenallergene. Auch die Symptome der Patienten hatten sich gegenüber einer Kontrollgruppe deutlich gebessert.

Entfernung der Allergene

Eine wirksame Allergensanierung im Haushalt erfordert neben der Bekämpfung der lebenden Hausstaubmilben auch die Entfernung der allergenhaltigen Exkremente. Der größte Teil der wirksamen Allergene liegt nämlich nicht im Milbenkörper, sondern in den Kotbällchen der Milben vor, und zwar zu mehr als 95% (*260*). Da die Allergene an sehr feinstäubige Partikel gebunden sind, können sie nur schwer mit einem Staubsauger entfernt werden (*374*). Eine Allergensanierung sollte daher in Zusammenhang mit einer Grundreinigung vorgenommen werden. Sprüh-Extraktionen haben sich hier als sehr wirkungsvoll erwiesen (*328*).
Eine Kombination aus akarizider und reinigender Wirkung bietet dem Allergiker die Möglichkeit, eine wirksame Allergenkarenz einzuhalten, beispielsweise mit Acarosan. Acarosan ist in der Lage, Feinstaubpartikel in Polymerisate einzuschließen. Diese werden dadurch vergrößert und sind einerseits leichter für den Staubsauger erreichbar, andererseits gelangen sie nicht mehr so schnell in die Atemluft des Allergikers (*94*).

Grenzwerte für Allergene

Ein durch klinische und ökologische Daten gestützter Grenzwert für die Zahl der im Hausstaub vorhandenen Milben wurde mit <100 Milben/g Hausstaub festgelegt (*40, 260*). Die Autoren legten in Anlehnung daran den Grenzwert für das Milbenallergen auf 2 000 ng/g Staub für Australien, Dänemark, Holland, Großbritannien und Neuseeland fest (*Tab. 56*). Weniger als 400 ng wurden als sehr wenig eingestuft. Mit Hilfe des Guanintests wurde ein einfaches Verfahren entwickelt, über den Guaningehalt des Staubes den Allergengehalt festzustellen. Hier wurde von *Bronswijk* (*40*) der Grenzwert bei 0,6 mg/g Staub festgelegt. Daraufhin wurde von *Schirrmacher* vorgeschlagen, alle Ergebnisse des Acarex-Testes (Handelsform des Guanintests) der Klasse 0 und 1 (0–0,8 mg Guanin/g Staub) als maximal tolerablen Wert festzulegen.
Da das Wachstum der Milben im Hausstaub stark vom Feuchtegehalt der Innenraumluft abhängt, erscheint es sinnvoll, nicht nur Grenzwerte in bezug auf Allergene und ihre Produzenten anzugeben, sondern auch Grenzfeuchten, unterhalb derer keine Milben leben können und so keine Allergene erzeugt werden.

Tab. 56 Grenzwerte für Allergene in Innenräumen

Allergen	*Grenzwert*	*Quelle*
Milben		
– Zahl gesamt	100 g/g Staub	*Korsgaard* 1983
– Allergen pl	2 000 ng/g Staub	*Platts-Mills* 1985
– Guanin	600 µg/g Staub	*Bronwsijk* 1986
Pollen		
– Zahl	20–25/m³ Luft	*Blackley* 1873
Pilze		
– Alternaria spec.	100/m³ Luft	*Krempl-Lamprecht*
– Cladosporium spec.	3 000/m³ Luft	1985

Um Wohnungen milbenfrei zu halten, gibt *Korsgaard* (*179*) einen Grenzwert von 7,0 g Wasser/kg trockener Luft an, was einer Luftfeuchtigkeit von etwa 45 % bei 20 bis 22 °C entspricht.

Wird dieser Grenzwert mindestens zwei Wintermonate unterschritten, so bleibt die Zahl der Milben unter 100/g Staub. Dieser Wert konnte in der BRD bestätigt werden (*94*): Wenn im vorangegangenen Winter die durchschnittliche Außentemperatur unter 2 °C liegt, ergibt sich eine absolute Feuchte von unter 7 g/kg (bei 80 % relativer Feuchte). Von 61 Wohnungen in der BRD waren Wohnungen, die diese Bedingungen erfüllten, deutlich häufiger milbenfrei als andere.

▶ Literatur siehe Seite 250.

18 Das Chlorierte-Kohlenwasserstoff-Syndrom (CKW-Syndrom)

Sowohl *Lohmann* und *Buske* (*204*) aus Schleswig als auch *Huber* (*147*) berichteten über Symptomenkomplexe bei chemikalienbelasteten Patienten. Die von *Huber* beschriebenen, durch chlorierte Kohlenwasserstoffe hervorgerufenen immunologischen Auffälligkeiten wurden bereits (s. S. 44ff) dargestellt.
Die Symptome sind zunächst sehr uncharakteristisch und machen sich in einem »subjektiven Höhepunkt« offensichtlich erst nach einer Lösungsmittel-Holzschutzmittel-Expositionsdauer von 5 bis 7 Jahren bemerkbar.

> Verschiedene Symptomenkomplexe werden im Zusammenhang mit dem CKW-Syndrom beschrieben:
> - der internistisch-immunologische Symptomenkomplex
> - der neurologische Symptomenkomplex
> - der psychiatrische Symptomenkomplex

Internistisch-immunologischer Symptomenkomplex

Folgende Symptome fallen unter den internistisch-immunologischen Symptomenkomplex:

- chronischer Nasennebenhöhleninfekt
- Dermatitis ungeklärter Genese
- Globusgefühl im Hals
- Chlorakne
- Furunkulose mit teilweise schwerster Ausprägung
- Schwellungen im Bereich der Weichteile, der oberen und unteren Extremitäten mit ausgeprägten angiopathischen Reaktionen wie bläulich-rötlich-bläßlicher Verfärbung der Hände und Füße (Akrozyanose)
- starkes Schwitzen (besonders nachts), oft mit mehrfachem Wäschewechsel
- Herzsensationen mit Tachykardie, Bradykardie, »Herzängsten«, präkordialen Schmerzen
- Magen-Darm-Beschwerden wie Bauchschmerzen, Aufstoßen, Blähungsgefühl und z. T. schwere Krämpfe
- zeitweilig erhöhte Temperaturen (rektal bis etwa 39 °C), nur für einige Stunden
- Zahnfleischbluten
- vermehrter Haarausfall

Organische Erkrankungen anderer Genese müssen jeweils fachärztlich ausgeschlossen werden. Die Symptome verschwinden erfahrungsgemäß relativ rasch, wenn die exogene Noxe (z. B. Holzschutzmittel) eliminiert werden kann.

Neurologischer Symptomenkomplex

Dem neurologischen Symptomenkomplex werden folgende, durch CKW hervorgerufene Beschwerden zugeordnet:

- täglich teilweise unerträgliche Kopfschmerzen mit Maximum im Bereich der Stirn; die Schmerzen werden als hämmernd, klopfend und bohrend beschrieben, ein Ansprechen auf Schmerzmittel besteht offensichtlich nur in verminderter Form (cave: Tablettenabusus!)
- Schwindelgefühle, insbesondere bei Lageänderung, weniger in Ruhe
- Gangstörungen, Sprachstörungen, insbesondere unter affektiver Belastung, aber auch nach Trinken von Kaffee. Ein Alkoholabusus bestand in keinem beobachteten Fall
- kalte Hände und Füße, Kribbelparästhesien
- Wortfindungsstörungen, Steckenbleiben im Satz, Verwechseln von Wörtern. Sprachfluß und gesamter Bewegungsablauf sind offensichtlich bei langdauernder bzw. bei stärkerer Exposition mit den Giften (z. B. Holzschutzmittel, Pflanzenschutzmitteln, Lösungsmittel, PCB) deutlich verlangsamt

Stark und *Gsell* (*342*) beschreiben eine junge Frau, die jahrelang Kontakt mit Pflanzenschutzmitteln – Triadimefon, Dichlofluanid, Methomyl – hatte und bei der unspezifische

Symptome mit Allgemeinsymptomen, neurologischen und psychopathologischen Auffälligkeiten auftraten, als deren Ursache in erster Linie die Wirkstoffe von Pflanzenschutzmitteln zu diskutieren seien: arthralgische Schmerzen, sockenförmige Sensibilitätsstörungen in Form von Parästhesien, Anästhesien und Paresen mit Denervierungszeichen im EMG bei normaler Nervenleitgeschwindigkeit bis hin zu psychischen Veränderungen mit psychoseähnlicher Symptomatik. Suralisbiopsien ergaben eine Abnahme markloser und dünner bemarkter Fasern sowie eine Zunahme des endoneuralen Bindegewebes. In ähnlichen Fällen seien die neurologischen Ausfallmuster symmetrisch bis leicht asymmetrisch.

Die entsprechenden Präparate werden vom BGA ausnahmslos als ungefährlich ausgewiesen; wahrscheinlich, weil chronische Vergiftungserscheinungen oder Allergien durch längere Exposition nicht beschrieben wurden. Daß bei vorschriftsmäßigem Gebrauch von Pflanzenschutzmitteln vom Bundesgesundheitsamt eine Vergiftung nicht in Betracht gezogen wird, verlockt zu Fehlinterpretationen. In Spätstadien sind nach *Stark* erhöhte Serumspiegel der angeschuldigten Substanzen nicht mehr nachweisbar.

Psychiatrischer Symptomenkomplex

Der psychiatrische Symptomenkomplex in Zusammenhang mit chlorierten Kohlenwasserstoffen umfaßt folgende Symptome:

- starke Antriebsstörungen; manche Patienten geben an, »jede Eigeninitiative verloren zu haben«, Gefühl der inneren Gelähmtheit
- schwere depressive Verstimmungen mit Suizidgedanken (auch bei Kindern und Jugendlichen im Alter zwischen 10 und 18 Jahren) nach einer Expositionsdauer mit Holzschutzmitteln über 6 bis 8 Jahre
- auffallende Vergeßlichkeit, starke innere Unruhe, übergroße Reizbarkeit und Aggressivität
- Die Patienten geben an, sie hätten sich völlig verändert, sie könnten sich »selbst nicht mehr erkennen«
- Schlafstörungen im Sinne von Einschlaf- und Durchschlafstörungen; daneben wird von einem massiv erhöhten Schlafbedürfnis berichtet, zeitweilig werden Schlafzeiten von 14 Stunden und mehr genannt, die jedoch ohne »Erholungseffekt« bleiben
- Die geschilderten Beschwerden bessern sich bei Abwesenheit von zu Hause deutlich.

▶ Literatur siehe Seite 250.

19 Elektrosensibilität

Rea und Mitarbeiter (*290*) veröffentlichten 1991 ihre Untersuchungsergebnisse an 25 elektrosensiblen Patienten. Alle reagierten auf bestimmte Felder. Keiner reagierte auf Placebo-Einstellungen (»blanks«). Freiwillige Versuchspersonen reagierten weder auf aktive Frequenzen noch auf »blanks«. Von den 25 elektrosensiblen Personen reagierten 16 (64 %) auf definierte Frequenzen. In der letzten Untersuchungsphase wurden die 16 Personen wiederum jeweils zweimal mit den Frequenzen getestet, auf die sie vorher reagiert hatten. Die aktiven Frequenzen wurden bei 100 % der Exposition gefunden, während alle Placebo-Tests negativ ausfielen (*Tab. 57*). Die Untersuchungen zeigen, daß Elektrosensibilität tatsächlich existiert und kontrollierten Studien durchaus zugänglich ist (*94, 337*).

Die Elektrosensibilität ging hauptsächlich mit neurologischen Symptomen einher, jedoch wurden auch andere Reaktionen angegeben. Zwei Patienten erlitten schwere Reaktionen (Ohnmachtsanfall und generalisierter Juckreiz), so daß medikamentös eingegriffen werden mußte.

Die Untersuchungen ergaben hauptsächlich 21 Frequenzen, die von den Testpersonen nicht toleriert wurden (*Tab. 58*). Die Reaktionen häuften sich im Frequenzbereich zwischen 1 und 10 Hz und ebenso zwischen 50 und 60 Hz. Ähnliche Ergebnisse lieferten *Choy, Monro* und *Smith* (*60*) bei Iriscorder-Messungen an Allergiepatienten. Besonders auffällig war der Bereich zwischen 60 und 100 Hz. Die Erholungsphase (T 5 = Zeit zwischen maximaler Pupillenreaktion und Ausgangsphase) wird in diesem Frequenzbereich erheblich gestört (*Abb. 46* s.S. 126 und *Abb. 73*). Die Ergebnisse dieses Versuchs sind reproduzierbar.

Die Gewebeschädigung durch Mikrowellen, sowohl was den Schweregrad als auch die Ge-

Zum Symptomenkomplex **Elektrosensibilität** gehören

- neurologisch: Schläfrigkeit, Kopfschmerzen, Schwindel, Unkonzentriertheit
- muskuloskeletal: Schmerzen, Taubheitsgefühle, Krämpfe, Fibrillieren
- kardiovaskulär: Herzstolpern, Tachykardie, Ödeme, Flush
- oral/respiratorisch: Schmerzen im Bereich der Zähne, Druckgefühl in den Ohren, Druckgefühl im Bereich der Brust, Dyspnoe
- gastrointestinal: Übelkeit, Aufstoßen
- Augenbrennen
- dermatologisch: Juckreiz, Brennen, nadelstichartige Schmerzen

Tab. 57 Untersuchung zur Elektrosensibilität: Exposition elektrosensibler Patienten und freiwilliger Versuchspersonen (*Rea, W. J.* et al.: Elektromagnetic field sensitivity. J. Bioelectricity 10 (1991) 241–256)

Versuchspersonen (n)	Exposition mit aktiven Frequenzen (21/Patient)	Exposition mit Placebo-einstellungen (5/Patient)	positive Reaktionen auf Exposition	positive Reaktionen auf Placebo-einstellungen
16 (Patienten mit Reaktion auf definierte Frequenzen, aus einer Gruppe von 25 elektrosensiblen Patienten)	336	80	179	6
25 freiwillige Versuchspersonen	525	125	0	0

schwindigkeit des Eintretens betrifft, ist abhängig von Intensität, Wellenlänge und Expositionsdauer.
Bei Affen (Cynomologus) kommt es zu Zerstörungen des Corneaepithels nach 2,45 GHz Strahlung über mehrere Stunden bei nur 20–30 mW/cm² oder bei pulsierenden Feldern im Bereich 10–15 mW/cm² (*94, 152*).

Beschwerden am zentralen Nervensystem und an den Augen

Ein besonderes Problem stellt die Flimmerfrequenz von Bildschirmen und Videospielgeräten dar. Der japanische Videospiel-Konzern Nintendo muß demnächst in Deutschland, den USA und auch in Großbritannien allen Computer-Spielen einen Warnhinweis beilegen, daß der Gebrauch bei empfindlichen Personen einen epileptischen Anfall auslösen kann. Nintendo reagierte damit auf alarmierende Berichte über Anfälle durch Videospiele.
Die Ophthalmologen *Ishikawa* und *Miyata* (*152*) berichteten über eine Befragung von 45 000 Menschen, nach der einer von drei Japanern in irgendeiner Form an einer Allergie oder an allergieähnlichen Beschwerden der Atemwege, der Haut oder der Augen leide. Die Studie zeigt, daß 21,5 % aller Menschen an

Tab. 58 Prozentuale Verteilung der positiven Reaktionen in bezug zur Frequenz (16 Patienten mit positiver Reaktion auf definierte Frequenzen) (Quelle wie Tab. 57)

Frequenz (Hz)	Patienten mit positiver Reaktion (%)
0,1	31
0,5	44
1	75
2,5	75
5	69
10	69
20	69
40	50
50	50
60	63
100	56
1 K	56
5 K	38
10 K	69
20 K	56
35 K	31
50 K	50
75 K	50
100 K	38
1 M	50
5 M	31

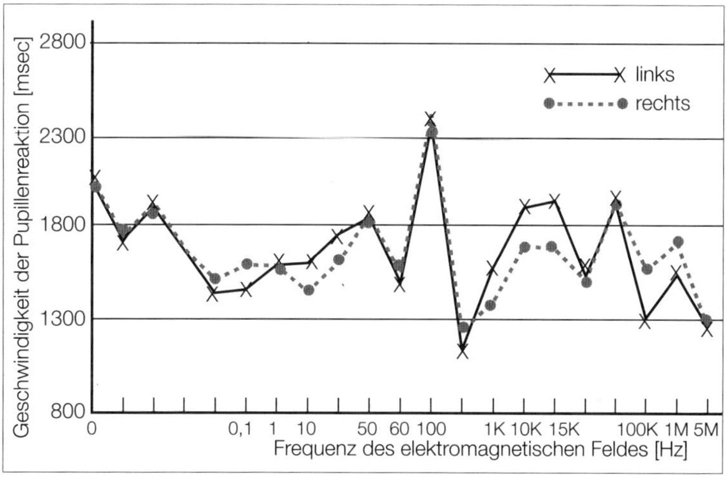

Abb. 73 Iriscorder-Messungen am Allergiepatienten

unspezifischen Augenbeschwerden, wie etwa Druckgefühl und Schmerzen, leiden. Auch diese Zahl sei im Laufe der Jahre stetig gestiegen. Bei der Untersuchung von 690000 Schülern ergab sich die alarmierende Feststellung, daß sich die Sehfähigkeit der japanischen Schulkinder in den letzten Jahren dramatisch verschlechtert hat. Der Visus von 22 % der Kindergartenkinder und 22 % der Grundschüler liegt unter 1,0. In den Unterstufen der weiterführenden Schulen springt dieser Anteil schon auf 44 %, in der Oberstufe auf 54 %. Die Anzahl der Schüler, die an extremer Kurzsichtigkeit leiden (Visus unter 0,3 ohne Brille), bricht alle Rekorde: 19 % aller Oberschüler/Studenten und 31 % aller Schüler der Mittelstufe. Obwohl *Ishikawa* und *Miyata* als Hauptursache hierfür vor allem die Agrarchemie verantwortlich machen, wurde berichtet, daß neben Umweltchemikalien als weiterer Grund für die immer stärker ansteigenden Patientenzahlen, die über Augenbeschwerden klagen, die Computerarbeit in Betracht kommt.

Grundbegriffe

Die Wechselspannung hat eine Frequenz von 50 Schwingungen pro Sekunde in wechselnder Richtung und wird in Hertz (Hz) angegeben. Das Versorgungsnetz hat eine Frequenz von 50 Hz. Der Niederfrequenzbereich wird in folgende Teilbereiche untergliedert:

ULF (ultra low frequency): bis 3 Hz
ELF (extremly low frequency): 3–3000 Hz
VLF (very low frequency): 3000–30000 Hz

Die elektrische Feldstärke ergibt sich aus Spannung pro Abstand und hat die Dimension Volt pro Meter. Im Gegensatz zu den magnetischen Feldern sind daher elektrische Felder nicht an den Verbrauch elektrischer Energie gebunden. Sie treten bereits auf, wenn diese lediglich bereitgestellt ist, wie dies beispielsweise an den Steckdosen in unserem Haushalt der Fall ist.
Durch Bewegung von elektrischen Ladungen entsteht immer auch ein Magnetfeld, z. B. ein magnetisches Wechselfeld. Im Bereich niederfrequenter Felder können elektrische und magnetische Felder jedoch getrennt betrachtet werden. Beide Feldanteile sind »entkoppelt«.
Im Gegensatz zum hochfrequenten Bereich, in dem sich elektromagnetische Wellen von Antennen ablösen und sich im Raum ausbreiten können, tritt dies bei niederfrequenten Feldern im allgemeinen nicht auf: Die Felder sind an ihre Quelle gebunden, die Feldstärke nimmt aber mit zunehmender Entfernung ab. Man spricht daher in diesem Frequenzbereich nicht von Strahlung, sondern nur von Feldern (*191d*).

Erregungsübertragung

Die selektive Durchlässigkeit der Zellmembran führt zu unterschiedlichen Ionenkonzentrationen im Zellinnen- und Außenraum, wobei es auch zu einem Ungleichgewicht der elektrischen Ladungsträger kommt. Wie an einem geladenen Kondensator entsteht an der Membran eine elektrische Spannung, das Membranpotential. Es liegt im Ruhezustand bei etwa −90 mV, wobei das Zellinnere gegenüber dem Außenraum negativ geladen ist. Ab einer gewissen Reizschwelle kommt es zur Auslösung eines lawinenartigen Zusammenbruchs des Membranpotentials und damit zur vollständigen Erregung der Zelle. Die dabei auftretenden Stromdichten betragen etwa 100 $\mu A/cm^2$. Das Aktionspotential (Zeit von der Erregung bis zur Erregungsrückbildung) liegt im Bereich weniger tausendstel Sekunden. Lediglich beim Herzmuskel ist sie um das 100fache länger.
Bei der Erregung von Zellen besteht eine Abhängigkeit von Reizstärke und Reizdauer. Ist die Reizdauer zu kurz, können auch noch so große Reize keine Erregung auslösen. Kommt es zu einer Erregung, gilt das »Alles-oder-Nichts«-Prinzip. Wenn also die Reizschwelle überschritten ist, wird die Erregung nicht stärker, auch wenn die Reizstärke zunimmt. Bei elektrischen Strömen und damit elektrischen Feldern ergibt sich daher: Über einer bestimmten Grenzfrequenz ist keine Erregung von Zellen möglich.
Die Mindesterregungsdauer beträgt etwa 20 ms. Damit Ströme und somit auch Wechselfelder eine Erregung bewirken, dürfte die Frequenz nicht größer als etwa 25 kHz sein. Die Grenzfrequenz ist jedoch individuell unterschiedlich und kann bis zu 100 kHz reichen. Als Grund hierfür ist das nichtlineare Verhalten der Zellmembran zu sehen, wodurch bei

zunächst noch ausreichender Reizstärke in der folgenden Schwingungshalbwelle die erregende Wirkung nicht völlig aufgehoben wird und dadurch jede Schwingung die Erregbarkeit der Zelle erhöht, bis es schließlich zur Auslösung der vollständigen Erregung kommt (*191a*).

Statische Elektrizität

Je nach Raumausstattung und Bekleidung reagieren manche Personen auf elektrostatische Entladungen. Ist man elektrostatisch aufgeladen, kann die Entladung bis zu einigen Minuten dauern, wenn man keine geerdeten Gegenstände berührt. Manche Personen können über längere Entfernungen elektrische Ladungen mit sich tragen. Man spürt die Ladung erst, wenn sie über einen geerdeten Gegenstand entladen wird, beispielsweise als Funkenentladung. Hierbei kommt es zu kurzzeitigen hohen Stromspitzen, die in der Regel über kleine Flächen aus dem Körper austreten oder in den Körper übergehen.
An der Körperoberfläche wirken hohe Stromdichten, so daß bereits kleine Elektrizitätsmengen ausreichen, um biologische Wirkungen hervorzurufen. Diese können je nach dem Entladungsvorgang und den dabei wirksamen elektrischen Größen sogar zu einer Gefährdung führen. Wesentlich ist dabei die beteiligte Ladungsmenge. Diese hängt von der bei der Aufladung entstandenen elektrischen Spannung und von der Speicherkapazität des Körpers ab. Diese Eigenschaft, die mit dem Fachbegriff *Kapazität* bezeichnet wird, ist durch die Form, Größe und Lage des Körpers bestimmt. Unser Körper kann trotz seiner Inhomogenität als gut leitend angesehen werden; das Körperinnere ist jedoch vor dem Eindringen elektrischer Gleichfelder abgeschirmt. Andererseits verzerrt der Körper ähnlich wie ein Blitzableiter das elektrische Feld. An seiner Oberfläche treten höhere Feldstärken auf als im ungestörten Feld. Die Feldstärke hängt von Form und Körperhaltung ab. Beim vertikalen Feld ist sie in liegender Position am niedrigsten, in sitzender Position steigt die maximale Feldstärke am Kopf auf das Fünffache, und bei aufrechter Körperhaltung beträgt die Feldstärke das 15- bis 20fache des ungestörten Feldes (*Abb. 74*). Es kann zu direkten biologischen Wechselwirkungen im oder am Körper und zu indirekten Wirkungen, beispielsweise zur Bildung von Ozon, kommen (*191b*).

Elektrische Wechselfelder

Wie oben erwähnt, treten technisch erzeugte Felder bereits auf, wenn elektrische Energie bereitgestellt wird, unabhängig davon, ob sie tatsächlich verbraucht wird. Elektrische Geräte verursachen elektrische Wechselfelder, die daher in unserer Umwelt allgegenwärtig sind. Je nach Konstruktion und Verwendungsart können bei Elektrogeräten inhomogene elektrische Feldstärken im Bereich bis zu einigen kV/m auftreten.
Manche Wissenschaftler halten die Wechsel-

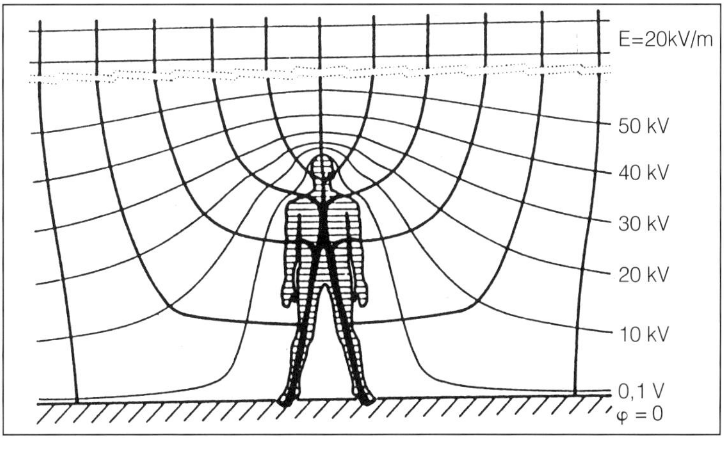

Abb. 74 Feldverzerrung durch eine freistehende Person: Jede am Körper mündende Strom- bzw. Feldlinie trägt zum Gesamtstrom bei (direkte Durchströmung) (nach *Leitgeb. N.:* Strahlen, Wellen, Felder. Thieme, Stuttgart 1991).

felder für die größeren Übeltäter – an statische Felder sei der Mensch von Geburt an gewöhnt. Zunehmend klagen Bildschirmarbeiter über Beschwerden wie Kopfschmerzen und Augenreizungen und führen diese auf die Besonderheit ihres Arbeitsplatzes zurück. Die Zahl der Symptome stieg parallel zur Verbreitung der Computerbildschirme in den Unternehmen (*333*).
Die physiologischen Wirkungen elektrischer Wechselströme bei 50-Hz-Durchströmung sind in *Tabelle 59* dargestellt.

Die höchsten Werte für elektrische Felder, etwa 6 bis 7 kV/m, wurden in Gebrauchsentfernung von elektrischen Heizdecken gemessen. Auch Lötkolben weisen in unmittelbarer Nähe, also in Gebrauchsentfernung, 2,3 kV/m auf. Infrarotlampen, die ebenfalls körpernah angewendet werden, verursachen bis zu 1 kV/m. Heizplatten von Elektroherden weisen in der Nähe bis zu 350 V/m auf, Fernseher bei Netzfrequenz etwa 300 V/m.
Alle Geräte mit Kollektormotor (Mixer, Haarfön, Bohrmaschine) zeigen Feldstärkemaxima im Bereich zwischen 10 und 20 kHz mit Werten in der Größenordnung zwischen 10 und 20 V/m.
Wenn wir die Geräte anfassen, fließt ein geringer Teil des Stromes über uns ab. Unter ungünstigen Bedingungen betragen die »Leckströme« bei Haushaltsgeräten 0,75 mA. Bei fest installierten Elektroherden dürfen sie sogar bis 5 mA betragen. Bei elektromedizinischen Geräten müssen sie sehr gering sein und dürfen 0,1 mA nicht überschreiten.
Durch Leuchtstoffröhren können sich Feldstärken bis etwa 300 V/m bei 50 Hz ergeben. Bei Computern wurden im Arbeitsabstand zwischen 28 kHz und 34 kHz auffallende Spitzenwerte der Feldstärke festgestellt, die einige V/m erreichten.

Tab. 59 Physiologische Wirkungen elektrischer Wechselströme bei 50 Hz-Durchströmung

Stromstärke (in A_{eff})	Einwirkungsdauer	physiologische Wirkung auf den Menschen
0–1	beliebig lang	Bereich bis zur Wahrnehmbarkeitsschwelle, Elektrisierung nicht spürbar
1–15	beliebig lang	Bereich bis zur Krampfschwelle, selbständiges Lösen der Hände vom umfaßten Gegenstand dann nicht mehr möglich, darunter kräftige, zum Teil schmerzhafte Wirkungen auf die Muskeln in Fingern und Armen
15–30	Minuten	krampfartiges Zusammenziehen der Arme, Atembeschwerden, Blutdrucksteigerung, Grenze der Erträglichkeit
30–50	Sekunden bis Minuten	Herzunregelmäßigkeiten, Blutdrucksteigerung, starke Krampfwirkungen, Bewußtlosigkeit, bei langer Einwirkungsdauer an der oberen Bereichsgrenze: Kammerflimmern
50 bis einige hundert	kürzer als eine Herzperiode	kein Kammerflimmern, starke Schockwirkung
	länger als eine Herzperiode	Kammerflimmern, Beginn der Elektrisierung relativ zur Herzphase nicht wesentlich, Bewußtlosigkeit, Strommarken
über einige hundert	kürzer als eine Herzperiode	Herzkammerflimmern, Beginn der Elektrisierung relativ zur Herzphase wesentlich, Auslösung des Flimmerns nur in der vulnerablen Periode, Bewußtlosigkeit, Strommarken
	länger als eine Herzperiode	reversibler Herzstillstand, Bereich der elektrischen Defibrillation, Bewußtlosigkeit, Strommarken, Verbrennungen

In der Nähe von elektrischen Schreibmaschinen tritt hingegen im Frequenzbereich 1 kHz bis 10 kHz ein Frequenzgemisch auf, in dem fast jede Frequenz mit gleicher Amplitude vertreten ist. Die Feldstärken liegen gelegentlich über 100 V/m.

Obwohl netzfrequente Felder dabei die wichtigste Rolle spielen, treten auch andere Frequenzen auf wie die Bahnfrequenz von 16 2/3 Hz, die Zeilenablenkfrequenz von Fernsehgeräten oder die Taktfrequenz von Personal-Computern.

Darüber hinaus werden Frequenzgemische verursacht von allen elektrischen Geräten oder Einrichtungen, in denen Funkenentladungen auftreten, beispielsweise in Lichtschaltern, in Gleichstrommaschinen von Haushaltsgeräten, Bohrmaschinen oder Thyristorsteuerungen wie z. B. in Helligkeitsreglern. Selbst Hochspannungsleitungen verursachen wegen der Funkenentladungen an den Leiterseilen auch breitbandige Felder, die jedoch durch Bauwerke, Sträucher und Bäume abgeschirmt werden (Feldschatten) (*Abb. 75*) (*191c*).

Hochspannungsleitungen

Beachtenswert ist in diesem Zusammenhang die von *Savitz* (zitiert in *111a*) in den Jahren 1978 bis 1983 in Denver/Colorado durchgeführte Studie. Die Auswertung ergab, daß Kinder, die in der Nähe normaler Hochspannungsleitungen lebten, 1,7mal häufiger an Krebs erkrankten als Kinder, die nicht in der Nähe von Hochspannungsleitungen leben. Eine Leukämie trat sogar 2,75fach häufiger bei Kindern auf, die in unmittelbarer Nähe von Hochspannungsleitungen lebten als bei Kindern, die in Gegenden ohne Hochspannungsleitungen aufwuchsen. Ungefähr 10 bis 15 % der Kinder aus den gesamten USA, die an Leukämie, Lymph- oder Gehirntumoren leiden, wohnen in unmittelbarer Nähe elektromagnetischer Felder von Hochspannungsleitungen.

1988 wurde gegen die Elektrizitätsgesellschaft von Houston/Texas, die in 60 m Entfernung von einer Schule eine 345 kV-Hochspannungsleitung installiert hatte, eine Strafe von 25 Millionen Dollar ausgesprochen. In den U.S. News und im World Report erschien zum gleichen Zeitpunkt eine Veröffentlichung, in der es hieß, daß im Bereich von Hochspannungsleitungen Moleküle und Atome im Gewebe auf unnatürliche Weise zur elektrischen Leitfähigkeit veranlaßt werden und die biochemischen Prozesse durcheinandergebracht werden; beispielsweise könnten im Nahbereich der Hochspannungsleitungen diese künstlichen Impulsgeber besondere Aggressivität bei Kindern auslösen (*111b*).

Hochfrequente elektromagnetische Strahlung

Es steht außer Zweifel, daß durch hochfrequente Strahlungsquellen Felder erzeugt werden können, die möglicherweise zu einer Beeinträchtigung oder sogar Gefährdung der Gesundheit führen.

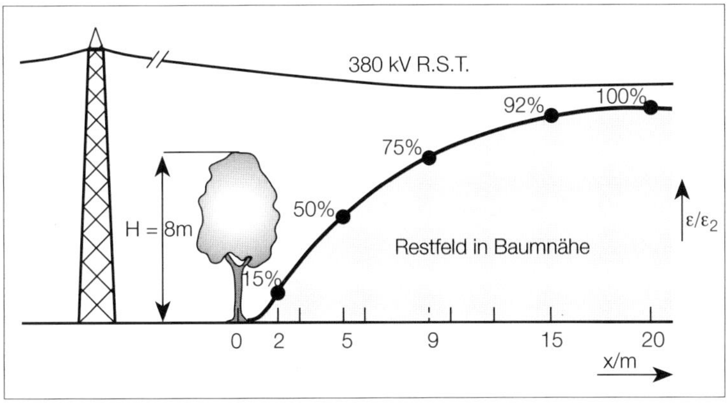

Abb. 75 Abschirmung breitbandiger Felder (Feldschatten)

Im Gegensatz zum Niederfrequenzbereich, in dem die Reizwirkung vor zu starken elektrischen oder magnetischen Feldern warnt, können gefährlich hohe Intensitäten im hochfrequenten Bereich nicht oder erst zu spät wahrgenommen werden. Hochfrequente Strahlung führt bei ausreichender Intensität zu den gleichen Wärmewirkungen wie konventionelle Wärmequellen, also zu Linsentrübungen und Verbrennungen bis hin zum Tod.

Durch die Absorption von Strahlungsquanten können chemische Verbindungen in einen energetisch höheren, angeregten Zustand versetzt werden. Selbst die schwächsten chemischen Bindungen, die Van-der-Waals-Kräfte, erfordern zu ihrer Lösung jedoch Quantenenergien, die im hochfrequenten Bereich auch durch Mikrowellen nicht aufgebracht werden. Erst Infrarotstrahlung besitzt hierzu ausreichend Energie (*Tab. 60*).
Es existieren jedoch hypothetische Modelle, die auf eine Störung anderer Reaktionen hinweisen. Bei starker kollektiver Anregung wäre es beispielsweise denkbar, daß Membranbereiche verschiedener Zellen und in ihrer Nähe befindliche Enzyme infolge der elektrischen Polarisation miteinander gekoppelt werden und gemeinsame Schwingungen ausführen könnten. Es konnte gezeigt werden, daß solche kollektiven Dipolschwingungen oberhalb einer gewissen Anregungsstärke (Amplitude) eine starke Anziehung der einzelnen Teile untereinander bewirken. Ein Enzym könnte dadurch an die Membran einer Zelle gezogen werden und dort eine Reaktion auslösen (*191g*). Dabei würde also nicht eine Temperaturerhöhung, sondern die gegenseitige Anziehung zweier reaktionsfähiger Komponenten Effekte verursachen, die zu einem oxidativen Streß und somit zu Stoffwechselstörungen und Membranschädigungen führen können.

Mobilfunk

»Wer über den Wolken erreichbar sein will, dem hilft ein Mobilfunkgerät wenig. In der luftigen Höhe ist der Gebrauch der »Porties« verboten. Die Geräte könnten, so befürchten die Fluggesellschaften, mit ihrer Hochfrequenzstrahlung die elektronischen Systeme im Cockpit beeinflussen« (*10*).
Immer wieder gerät das Thema Mobilfunk in die Schlagzeilen, da befürchtet wird, daß das hochenergetisch arbeitende Mobilfunknetz einen schwerwiegenden Beitrag zum Elektrosmog liefert (*340*).
Während der Start- und Landephasen kam es wiederholt zur Störung der Bordelektronik beispielsweise durch Mobiltelephone, CD-Player, Sprechfunkgeräte und Laptops. Piloten der britischen Luftfahrtbehörde CAA haben dazu aufgefordert, die Benutzung aller elektronischen Geräte an Bord generell zu verbie-

Tab. 60 Für die Lösung chemischer Bindungen erforderliche Strahlungsfrequenzen (nach *Leitgeb, N.*: Strahlen, Wellen, Felder. Ursachen und Auswirkungen auf Umwelt und Gesundheit. Thieme, Stuttgart 1991)

	Energie (in eV)	Frequenz (in GHz)	Strahlungsart
Energieniveaudifferenz rotatorische Bewegung	0,00006	14,5	Mikrowellenstrahlung
Energieniveaudifferenz translatorische Bewegung	0,04	10 000	
Van der Waals-Bindung	0,04 bis 0,08	10 000 bis 19 000	Infrarotstrahlung 130 000 bis 15 790 nm
Hydrogenbindung	0,13 bis 0,30	31 000 bis 73 000	970 bis 410 nm
ionische Bindung	0,20	48 000	sichtbares Licht 630 nm
kovalente Bindung	2,2 bis 4,8	532 000 bis 1 160 000	UV-Strahlung 60 bis 30 nm

ten. Die American Airlines und United Airlines wollen die Benutzungserlaubnis für Computer erst dann erteilen, wenn die Reiseflughöhe erreicht worden ist. Die deutsche Chartergesellschaft LTU verbietet die Nutzung von fast allen elektronischen Geräten wie Radio-Weltempfänger, tragbare Fernsehgeräte, Walkie-Talkies, ferngesteuertes Spielzeug, Satellitenempfänger, tragbare Telephone, CD-Player und Laptops während des gesamten Fluges (*93*).

Im wesentlichen sind es zwei Problembereiche, die sich in der gegenwärtigen Diskussion herauskristallisieren:

1. die Strahlung von Mobilfunk-Basis-Stationen im Fernfeld und deren mögliche Auswirkung auf die im Umkreis davon wohnende Bevölkerung;
2. die Nahfeld-Wirkung leistungsstarker Handsprechfunkgeräte unmittelbar auf den Körper des Benutzers.

Je mehr Mobiltelefone im Umlauf sind, desto höher ist die Wahrscheinlichkeit, daß die Geräte nicht in der vorgeschriebenen Art und Weise eingesetzt werden. Keine Gefährdung soll hingegen von den Schnurlos-Telefonen ausgehen, die für Haus und Garten eingesetzt werden. Hier liegt die Sendeleistung bei 10 Milliwatt.

Die Bedienungsanleitungen mancher Mobiltelefone hingegen lesen sich wie die Packungsbeilage von Arzneimitteln. So schreibt Panasonic für sein neues GSM-Portable (8 Watt) einen Mindestabstand von 20 cm zwischen Antenne und allen Teilen des menschlichen Körpers vor (*348*) (*Tab. 61*).

Grundsätzlich sind zahlreiche Geräte verbesserungswürdig. In ungünstigen Fällen befindet sich das Maximum der Strahlung nicht im Bereich der aus dem Telefon ragenden Antenne, sondern in der Mitte des Gerätes (*Abb. 76 a* und *b*).

Eine Einführung in die Problematik der Strahlung elektromagnetischer Felder bietet ein soeben erschienenes Buch (*159*).

Tab. 61 Mindestabstände der Antenne von Mobilfunkgeräten zum Körper für die Bevölkerung. Bedingungen zur Einhaltung des Teilkörper-SAR-Wertes von 2 W/kg (Mittelwerte über 10 g Gewebe und 6-Minuten-Intervalle) (Quelle: Strahlenschutzkommission (SSK))

Frequenz	Spitzenleistung	Mindestabstände**)
450 MHz (z. B. C-Netz) (analog)	bis 0,5 W	kein Mindestabstand
	bis 1 W	ca. 4 cm
	bis 5 W	ca. 20 cm
	bis 20 W	ca. 40 cm
900 MHz (z. B. NMT900) (analog)	bis 0,5 W	kein Mindestabstand
	bis 1 W	ca. 5 cm
	bis 5 W	ca. 25 cm
	bis 20 W	ca. 50 cm
900 MHz (GSM) (digital)*)	bis 2 W	kein Mindestabstand
	bis 4 W	ca. 3 cm
	bis 8 W	ca. 5 cm
	bis 20 W	ca. 8 cm
1800 MHz (DCS 1800) (digital)*)	bis 1 W	kein Mindestabstand
	bis 2 W	ca. 3 cm
	bis 8 W	ca. 7 cm
	bis 20 W	ca. 12 cm

*) Bei digitalen zellularen Systemen (GSM, DCS 1800 usw.) wurde die pulsförmige Abstrahlung (Puls/Pause = 1/8) berücksichtigt.

**) Für die berufliche Exposition sind um den Faktor 2 kleinere Abstände zulässig.

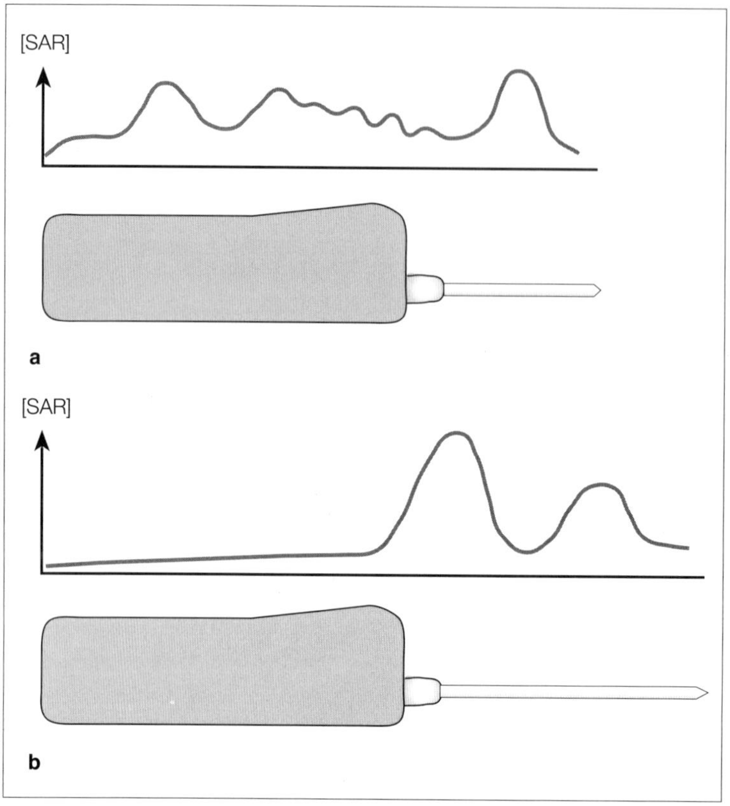

Abb. 76 a, b Strahlungswerte am Mobiltelefon.
a Ungünstige Strahlungsverteilung
b Günstige Strahlungsverteilung

Tab. 62 Mindestabstände nach einer Empfehlung des Bundesamtes für Strahlenschutz (BfS) vom Juni 1991 (Quelle: BfS)

Frequenz	Spitzenleistung	Mindestabstände
nicht näher spezifiziert	bis 0,5 W	kein Mindestabstand
	bis 8 W	20–50 cm
	bis 20 W	1– 2 m

Quelle: BfS

Die aktuellen Empfehlungen der Strahlenschutzkommission in Sachen Personenschutz beim Mobilfunk sowie die Ergebnisse eines Expertengesprächs über potentielle Wirkungen der Hochfrequenzstrahlung und deren Risikobewertung, das im April 1991 stattfand, sind in einem Bericht zusammengefaßt (*23*).

▶ Literatur siehe Seite 250.

VI. Zusammenfassung und Ausblick

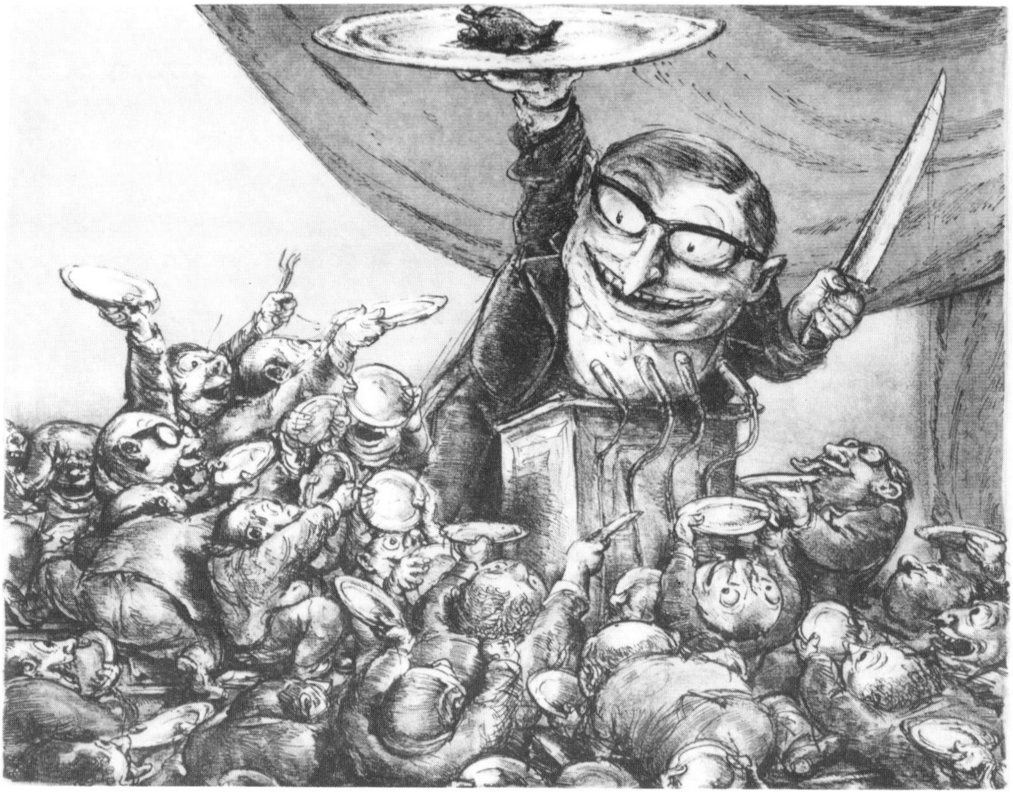

Der Aufschneider (aus: *Weber, A. P.:* Kritischer Kalender 1975. Bruckmann, München 1975)

20 Symptomatik, Diagnostik und Therapiekonzepte bei umweltmedizinischen Krankheiten

Immer häufiger kommen Patienten mit Beschwerden zum Arzt, die zumindest teilweise ihre Ursache in einer Belastung mit Umweltfaktoren haben. Dabei sind die Erscheinungsformen dieser Krankheiten oder Beschwerden äußerst unterschiedlich und sehr individuell ausgeprägt. Erfreulicherweise kann der Patient relativ häufig selbst einen bestimmten Umwelt- und Ernährungsfaktor als Grund für seine Beschwerden ausmachen.

Die *Welt* berichtete am 6. Februar 1993 über eine rätselhafte Lungenkrankheit, die als Ardystil-Syndrom bezeichnet werde. Betroffen seien bisher nur Arbeiter aus Textilfabriken, die meisten von der Firma Ardystil. Die Krankheit werde vermutlich durch Textilfarben verursacht (*283*). Die Überempfindlichkeitsreaktionen auf Textilien werden uns zukünftig vermehrt beschäftigen, da auch hierbei mehrere Organe reagieren: die Haut, die Schleimhäute und das Nervensystem. Es entstehen nicht nur Formaldehyd-allergische Kontaktekzeme, sondern es treten auch systemische Reaktionen auf, wobei es sich nicht um echte allergische Reaktionen unter Bildung von Antikörpern handeln muß; vielmehr geht es hierbei um sogenannte Pseudoallergien, die oft als psychosomatische Reaktionen fehlgedeutet werden. Bei chemikaliensensiblen Patienten verändert sich häufig die Riechschwelle. Geringe Duftstoffmengen oder Ausdünstungen aus Textilien können zu schwersten Symptomen führen. Anaphylaktoide Reaktionen nach Duftstoffinhalation während eines fünfminütigen Aufenthaltes beim Friseur oder in einer Drogerie sind bekannt. Eine klassische erworbene Allergie gegen Zimtaldehyde oder Moschusxylole bzw. Moschusphenole kann hier die Ursache sein.

Die Diagnose wird jedoch um so schwieriger, je mehr die spezielle Umweltbelastung Organe oder Organsysteme betrifft. Die Symptome können dann akut, chronisch oder zumindest permanent wiederkehrend sein, sie können Schwankungen unterliegen, manchmal sogar von den Jahreszeiten abhängig sein. Der Arzt ist auf jeden Fall gut beraten, die Beobachtungen der Patienten ernst zu nehmen, denn auf diese Weise kommt er der Ursache schneller auf die Spur. Viel zu oft werden die Schilderungen fehlgedeutet als hypochondrische Neigung zu übertriebener Selbstbeobachtung. Mehr als ungerechtfertigte Stigmatisierung ist auch die allzu häufig gestellte psychiatrisch überlagerte Diagnose:
»Chronifizierende depressive Entwicklung mit Somatisierungstendenz im Sinne eines Ganzkörperschmerzsyndroms bei psychischer Fixierung auf eine toxische Genese.«
Hier soll noch einmal an das vor über 10 Jahren in England erschienene Buch des Arztes *Richard Mackarness* erinnert werden, das den Titel trägt: Not All in the Mind – Es ist nicht alles psychisch (*210*). Es werden Patienten mit Allergien gegen Nahrungsmittel und Chemikalien beschrieben, die aufgrund katastrophaler Fehldiagnosen zum Teil stationär in psychiatrische Kliniken eingewiesen wurden. Bei dem heutigen Wissensstand über Umweltkrankheiten kann kein Arzt behaupten, er habe von allem nichts gewußt.

> In den USA wurde gerichtlich folgende Definition für **Multiple Chemical Sensitivity Disorder (MCSD)** anerkannt:
> »Eine erworbene Störung, die charakterisiert ist durch rezidivierende Symptome, vorzugsweise an mehreren Organsystemen, die als Antwort auf nachweisbare Expositionen gegenüber vielen chemisch miteinander nicht verwandten Stoffen bei Dosen auftreten, die weit unter denen liegen, die in der allgemeinen Bevölkerung für schädigend gehalten werden. Kein einziger allgemein akzeptierter Test von physiologischen Funktionen kann nachgewiesen werden, der mit diesen Symptomen korreliert.« (nach *318*)

Wir Ärzte sind Diener der Patienten und nicht Ausführungsorgane und Handlanger einer abgehobenen Medizinerlehre. Wer von der Lehre abweicht, wird bestraft. Im Osten, auch noch unter Gorbatschow, wurde in solchen Fällen das Serbski-Institut in Moskau eingeschaltet. Andersdenkende wurden mit der Diagnose »schleichende Schizophrenie« in Spezialkliniken behandelt. Weicht man in Deutschland von der Lehre ab, bekommt man es ökonomisch zu spüren. Es drohen Regresse und Berufsgerichtsverfahren. Wer also seine Ruhe haben möchte, handelt systemkonform und bleibt an den Freßnäpfen (nach *A. Paul Weber*).

Wegen der zunehmenden Probleme der Innenraumbelastung sowie der steigenden Zahl von Allergikern schlagen Umweltmediziner vor, folgende Laboruntersuchungen routinemäßig durchzuführen:

Tab. 63 Befragung von 322 Eltern nach ihren Erfahrungen mit verschiedenen Behandlungsansätzen durch die Arbeitsgemeinschaft Allergiekrankes Kind (*Wahn, U.*: Natur- und Ganzheitsmedizin. Schattauer, Stuttgart 1988)

Behandlungsansatz	Eltern, die Erfahrung mit dem jeweiligen Behandlungsansatz gesammelt haben, bewerten den Ansatz mit Note 1 (sehr wirksam) bis 6 (nicht wirksam)					
	1	2	3 (Angaben in %)	4	5	6
Inhalationstherapie	38	23	20	6	8	5
Medikamentöse Therapie	22	23	22	7	7	19
Hyposensibilis.-Behandlung insges.	11	15	22	7	15	30
Hyposensibilis.-Behandlung oral	13	13	21	15	8	30
Hyposensibilis.-Behandlung Spritze	12	18	20	16	8	26
Schulmedizin	5	7	19	18	21	30
Autogenes Training	18	25	18	11	3	25
Krankengymnastik	26	26	29	10	3	6
Symbioselenkung	18	30	20	13	9	10
Klimaaufenthalt	40	20	18	6	5	11
Psychotherapie	15	21	27	9	3	25
Diäten	41	26	12	8	3	10
Vitalklinik Michelbach	21	18	15	15	9	22
Schwarzwald-Klinik Villingen		58		14	14	14
Schwedler-Vollmer-Methode	29	19	14	5	14	19
Gauri-Methode	40	33	20	7		
Elektroakupunktur	24	28	16	4	12	16
Akupunktur/Laserakupunktur		19	29	14	9	29
Eigenblutbehandlung Theurer/Haal	4	23	16	23	19	15
Eigenblutbehandlung direkt	19	7	11	15	11	37
Homöopathie	26	23	14	13	7	17
Heilpraktiker	14	22	10	7	13	34
Umstellung auf Vollwerternährung	31	29	21	7	13	34
Arzt für Naturheilkunde	32	21	14	7	10	16
Bewußteres Leben	43	28	24	4		1
»Alles umgekrempelt«	39	28	24	1	4	4
Klinische Ökologie	58	14		14		14
UV-Bestrahlung nach ärztl. Anweisung	19	15	12	8	15	31
Geobiologie	13	50	25		12	

- Schadstoffanalysen (Lösungsmittel, PCB, PCP, Pestizide)
- Immunologische Untersuchungen (zelluläres Immunprofil, IgE, IgG-Antikörpertests mittels EIA gegen Chemikalien, Schimmelpilze und Nahrungsmittel)
- Intrakutantestung mit weitgehend unkonservierten Testlösungen
- Bestimmung von Mineralstoffen, Spurenelementen und Vitaminen
- Mikroskopische Untersuchung des Hausstaubes auf Milben und Schimmelpilze

Therapeutisch werden neben einer individuellen Beratung des Patienten folgende Verfahren eingesetzt:

- Eliminations- und Rotationsdiät
- Hyposensibilisierung
- Mineralstoff- und Vitamintherapie (Antioxidation)

Im Rahmen einer Kur wird eine Entgiftungstherapie durchgeführt:

- Forcierte Diurese mittels Trinkkur bei gleichzeitiger antioxidativer Vitamin-, Mineralien- und Spurenelementtherapie
- Sauna und Lymphdrainage
- Bewegungstherapie
- Schulungsprogramm (Sanierung des Wohn- und Arbeitsbereiches)
- Ernährungsmedizin, Naturheilverfahren

Die aufgeführten umweltmedizinischen Diagnose- und Therapieverfahren entsprechen internationalen Übereinkünften und lehnen sich an die Richtlinien der American Academy for Environmental Medicine an.
Die Klinische Ökologie bietet ein ausgereiftes Diagnostik- und Therapieprogramm bei Umweltkrankheiten an, das auch in Deutschland nicht nur von den Betroffenen als leistungsfähig eingestuft wird.

Die Tabelle der Arbeitsgemeinschaft Allergiekrankes Kind (*Tab. 63*) zeigt, wie erfolgreich die Klinisch-Ökologische-Therapie beispielsweise beim atopischen Formenkreis ist. In 58 % als »sehr gut« und in 14 % als »gut« beurteilt, ist sie die Methode, die von den 322 Eltern als vor allen anderen Therapieansätzen mit Abstand am besten bewertet wurde. Ein solch positives Ergebnis sollte uns veranlassen, trotz aller Widerstände und Ignoranz kontinuierlich auf dem Gebiet der Präventiv- und Umweltmedizin im Sinne unserer Patienten weiterzuarbeiten.

▶ Literatur siehe Seite 250.

Behandlungserfolge bei PatientInnen des Instituts für Umweltkrankheiten*

Zusammenfassung

In einer Fragebogenerhebung wurde ermittelt, wie erfolgreich PatientInnen, die unter Pollen- und Pollen-assoziierten Nahrungsmittel-Allergien litten, im Institut für Umweltkrankheiten behandelt worden sind.

Bei 77 % der StudienteilnehmerInnen besserte sich der Gesundheitszustand und 80 % konnten fortan mit weniger oder sogar ohne Medikamente leben.

Die Ergebnisse belegen die Wirksamkeit der interdisziplinären Behandlungsweise des Instituts für Umweltkrankheiten und rechtfertigen den Anspruch der Klinischen Ökologie auf einen Platz im medizinischen Versorgungssystem.

Einleitung

Das Institut für Umweltkrankheiten (IFU) ist eine von drei Einrichtungen in Deutschland, die chronisch Kranke mit den Methoden der Klinischen Ökologie behandelt. In der um-

* Auszüge aus der Diplomarbeit von Dipl. oec. troph. *Corinna Handt* und Dipl. oec. troph. *Katharina Zimmermann* (Universität Gießen)

fangreichen Diagnostik werden alle Stressoren ermittelt, die möglicherweise für das Krankheitsgeschehen verantwortlich sind: chemische, psychische, physikalische, mikrobielle und nutritive Belastungen, Mangelversorgung mit Mineralstoffen und Vitaminen sowie ein gestörter Immunstatus. In der breitangelegten Therapie gilt es einerseits, die jeweiligen Belastungsquellen weitestgehend auszuschalten. Andererseits wird der geschwächte Organismus z. B. durch individuell ermittelte Hyposensibilisierungslösungen, Antioxidantien, Elimination bzw. Rotation unverträglicher Nahrungsmittel und Entspannungsübungen stabilisiert.

Da diese Methoden nach wie vor von der Wissenschaft angezweifelt werden, wurden mit der vorliegenden retrospektiven Studie die Behandlungserfolge des IFU quantifiziert. Zu diesem Zweck wurde an 82 PatientInnen des IFU, bei denen ein Verdacht auf Kreuzallergien zwischen Blütenpollen und Nahrungsmitteln bestand, ein Fragebogen verschickt. Darin wurden Daten zu ihrer medizinischen Vorgeschichte und ihrer Behandlung in Bad Emstal erhoben sowie um eine Bewertung einzelner Maßnahmen und der Therapie im Ganzen gebeten.

Ergebnisse

Die Rücklaufquote fiel mit 78 % erstaunlich hoch aus. In die Auswertung gingen somit 36 Fragebögen von Frauen und 21 von Männern ein. Die StudienteilnehmerInnen waren zwischen 9 und 66 – im Durchschnitt 34 – Jahre alt. Zu Behandlungsbeginn in Bad Emstal litten die ProbandInnen am häufigsten unter Heuschnupfen und Nahrungsmittelunverträglichkeiten. Auch andere Symptome wie z. B. Ekzeme, Migräne, chronischer Schnupfen und diverse Allgemeinbeschwerden wurden häufig genannt.

Im Durchschnitt haben die StudienteilnehmerInnen drei ÄrztInnen vor der Emstaler Behandlung aufgesucht, die zum größten Teil der Schulmedizin zuzuordnen sind. Fast alle PatientInnen wurden dabei auf Allergien untersucht, wobei die Pollen- gegenüber den Nahrungsmittel-Allergien deutlich im Vordergrund standen. Zahlreiche Maßnahmen – durchschnittlich 5 pro Person – wurden eingeleitet, wobei die medikamentöse Therapie eine herausragende Rolle spielte. Am häufigsten (n = 40) wurden Antihistaminika verschrieben; allerdings waren auch 33 Personen auf Cortison angewiesen.

Über die Hälfte des Kollektivs wurde wegen einer Pollenallergie behandelt. Meistens wurden Hyposensibilisierungen, seltener Eigenblutbehandlungen durchgeführt. Obwohl die Behandlungen in den meisten Fällten regulär beendet werden konnten, führten nur 35 % der Hyposensibilisierungen und 23 % der Eigenblutbehandlungen zu weniger Beschwerden im Folgejahr. Im Bereich der Nahrungsmittel-Allergien wurde lediglich in zwei Fällen hyposensibilisiert. Zumeist wurde ein Verzicht auf die allergieauslösenden Nahrungsmittel verordnet, wobei in keinem Fall eine Anleitung zur Kostgestaltung gegeben wurde. Eine Darmbesiedlung mit dem Sproßpilz *Candida albicans* wurde außerhalb Bad Emstals nur bei sechs Personen diagnostiziert. Die Behandlung erfolgte – bis auf einen Fall, in dem auch eine Anti-Pilz-Diät empfohlen wurde – ausschließlich medikamentös.

Im Rahmen der Bad Emstaler Behandlung wurden durchschnittlich acht Maßnahmen pro Person eingeleitet, wobei individuelle Hyposensibilisierungen und Diäten am häufigsten genannt wurden. Symptombekämpfende Medikamente, v. a. Cortison, spielten eine untergeordnete Rolle, während immunstimulierende Mineralstoff- und Vitaminpräparate vielfach zum Einsatz kamen.

Fast allen StudienteilnehmerInnen wurde eine Pollenhyposensibilisierung verordnet, die allerdings von nahezu der Hälfte nicht regulär beendet wurde. Neben finanziellen Gründen wurde häufig ein verbesserter Gesundheitszustand angeführt, weshalb sich die hohe Abbruchquote kaum negativ im Erfolg niederschlug. Die Erfolgsquote betrug 77 % und selbst im Fall des Abbruchs, der bei der schulmedizinischen Hyposensibilisierung zu 100% zum Mißerfolg führte, hatten noch 63 % der PatientInnen im Folgejahr weniger oder keine Beschwerden während des Pollenflugs. In den meisten Fällen wurde eine Linderung, aber keine Beschwerdefreiheit erzielt.

Der Einsatz von Ionisatoren bzw. Filtern stellt eine gute Ergänzung zur Pollenhyposensibilisierung dar. Die größten Erfolge konnten erzielt werden, wenn beide Geräte oder ausschließlich Filter verwendet wurden, während der alleinige Einsatz von Ionisatoren keinen durchschlagenden Erfolg brachte.

Die Hyposensibilisierung von Nahrungsmitteln (NM), die 55 Personen durchführten, wurde gut vertragen und führte häufig zu einer Stabilisierung des Gesundheitszustandes. Während alle PatientInnen aus diagnostischen Gründen vier Wochen lang bestimmte NM eliminierten, war eine längerfristige Eliminierungsdiät bei 45 Personen notwendig. Glutenhaltige Getreide erwiesen sich als die häufigsten Auslöser von NM-Allergien. Dieses Ergebnis, das im krassen Widerspruch zu den bisherigen Erkenntnissen steht, kann nur mit den im IFU empfohlenen oralen Provokationstests in Zusammenhang gebracht werden, denen künftig ein größerer Stellenwert in der Diagnostik eingeräumt werden sollte.

Die meisten DauereliminiererInnen führten parallel eine Rotationsdiät durch, die je nach Gesundheitszustand und Praktikabilität häufig gelockert wurde. Den größten Behandlungserfolg erfuhren die Personen, die eine Kombination aus Hyposensibilisierung, Eliminierungs- und Rotationsdiät in der Therapie verfolgten. Da viele StudienteilnehmerInnen verstärkte Reaktionen auf kreuzallergene NM während des Pollenflugs erfuhren, erwies sich die Empfehlung, die entsprechenden NM zu dieser Zeit gänzlich zu meiden, als richtig.

Ein Großteil des Kollektivs erkannte eine psychosomatische Komponente im Krankheitsgeschehen, was bei nahezu der Hälfte der Befragten in Maßnahmen wie Psychotherapien, Autogenes Training und Entspannungsübungen mündete. Offenbar lag die Bedeutung der psychotherapeutischen Maßnahmen v.a. darin, daß sich die PatientInnen ausgeglichener fühlten, daß sie die Krankheit besser annehmen konnten und sich mehr um sich selbst kümmerten. Die psychologische Betreuung in Bad Emstal, mit der sich 72 % zufrieden zeigten, hat überwiegend die Funktion erfüllt, die Angst vor der Therapie zu nehmen und für Probleme zu sensibilisieren. Selten mündete sie unmittelbar in psychotherapeutische Maßnahmen.

Ungefähr zwei Drittel des Kollektivs sanierten ihren Wohnraum dahingehend, daß sie Milben- bzw. Schimmelpilzbefall mechanisch oder chemisch bekämpften. Am häufigsten wurden Bettzeug bzw. Matratzen ersetzt, Teppiche und Blumen entfernt. Die verschiedenen Sanierungsarten entwickelten bei AsthmatikerInnen eine besonders große Wirkung.

Fast die Hälfte der StudienteilnehmerInnen konnte akute Beschwerden mit Hilfe von individuellen Histamin-Neutralisierenden Dosen (ND) reduzieren. Häufig wurden ergänzend Serotonin-ND bzw. ein spezielles Puffergetränk eingesetzt. Diese Soforthilfen bei allergischen Reaktionen sind möglicherweise mit dafür verantwortlich, daß fortan weniger konventionelle Medikamente zur symptomatischen Behandlung verwendet wurden. Achtzig Prozent der ProbandInnen nahmen nach der Bad Emstaler Therapie weniger (25 Personen) bzw. keine Medikamente (19 Personen) mehr ein, während elf Personen eine gleichgroße Menge oder mehr Medikamente benötigten. Die verringerte Medikamenteneinnahme erstreckte sich über alle relevanten Präparatearten, war aber bei den Corticoiden am deutlichsten ausgeprägt: Gegenüber 33 ProbandInnen vor der Bad Emstaler Behandlung waren zum Erhebungszeitpunkt nur noch sieben Personen auf Cortison-Präparate angewiesen.

Der Therapieerfolg zeigte sich bei 77 % der ProbandInnen auch in einem verbesserten Gesundheitszustand. Die einzelnen Symptome besserten sich jeweils bei mindestens 64 %, maximal bei allen Betroffenen. Die größten Erfolge wurden bei Asthma, psychischen Symptomen, Allgemeinbeschwerden und Begleiterkrankungen (wie Colitis ulcerosa, Rheuma und Multiple Sklerose) erzielt. Bei jüngeren PatientInnen (< 40 Jahre) führte die Behandlung etwas häufiger zum Erfolg als bei älteren StudienteilnehmerInnen.

Nicht alle StudienteilnehmerInnen führten den reduzierten Medikamenteverbrauch und den verbesserten Gesundheitszustand ausschließlich auf die Bad Emstaler Therapie zurück. Das liegt entweder daran, daß einige Maßnahmen – wie Psychotherapien, Luftreinigungsgeräte, Wohnraumsanierungen – zwar in Bad Emstal angeregt, aber extern durchgeführt wurden oder daß andere Einflüsse und Lebensveränderungen für einige PatientInnen eine größere Bedeutung für den Erfolg hatten. Wenngleich leichte Unterschiede im Erfolg verschiedener Maßnahmen zu verzeichnen waren, sollen diese nicht besonders herausgestellt werden, da die Bedeutung der Bad Emstaler Behandlung im Zusammenspiel mehrerer Therapieansätze liegt. Festzustellen war, daß

die PatientInnen diejenigen Maßnahmen für am wirkungsvollsten hielten, die einen großen Einsatz von ihnen verlangten (Diäten, Neutralisierende Dosen [ND], psychotherapeutische Maßnahmen), während leicht durchführbare Maßnahmen wie die Einnahme von Immunstimulantien, Mineralstoff- und Vitaminpräparaten sowie der Einsatz von Luftreinigungsgeräten keine größere Bedeutung für den Therapieerfolg beigemessen wurde.
Überraschend viele ProbandInnen (76%) haben Rückschläge erfahren. Ausgelöst wurden die Rückschläge am häufigsten durch Allergenkontakt (v.a. Diätfehler), »Streß« und durch das Aus- bzw. Absetzen von ND. Daß die meisten PatientInnen die Auslöser für plötzliche Beschwerdenverschlechterungen benennen konnten, spricht dafür, daß sie ihren Körper und ihre Krankheit verstehen gelernt haben. Daß sie weiterhin gelernt haben, mit diesen Störungen umzugehen, zeigt sich darin, daß nur bei fünf Personen die Rückschläge länger andauerten.
Neun Personen (16%) bezeichneten die Bad Emstaler Behandlung als überwiegend erfolglos. Es ist weder den PatientInnen selbst gelungen, Gründe hierfür zu nennen, noch war es nach eingehendem Studium der Fälle möglich, Faktoren herauszukristallisieren, die eindeutig für den Mißerfolg verantwortlich waren. Obwohl einzelne personen- und therapiebezogene Merkmale (jüngere bzw. HeuschnupfenpatientInnen, seltener Einsatz von immunstimulierenden Supplementen bzw. Darmbehandlungen) gehäuft auftraten, scheinen im Einzelfall eine Vielzahl von Faktoren zum Mißerfolg geführt zu haben.

Ein überraschendes Ergebnis war, daß dem größeren Teil der StudienteilnehmerInnen (33 Personen) über die Hälfte der Behandlungskosten von ihrer Krankenkasse erstattet wurden. Als besonders zahlungsfreudig erwiesen sich die privaten Krankenkassen; am wenigsten zahlten die Ersatzkrankenkassen. Allerdings ist aus den überproportional großen Zahlen an Privatversicherten zu schließen, daß viele chronisch Kranke, die in Primär- oder Ersatzkrankenkassen versichert sind, sich gar nicht erst im IFU behandeln lassen. Eine mangelhafte Kostenbeteiligung, die immerhin 21 ProbandInnen betraf, führte zu einem geringeren Behandlungsumfang. Am häufigsten wurde auf Mineralstoffpräparate, Immunstimulantien, Luftreinigungsgeräte und Haussanierungen verzichtet. Sechs Personen brachen die Pollen- und acht die NM-Hyposensibilisierung aus finanziellen Gründen ab.

Diskussion der Ergebnisse

Der große Erfolg der Bad Emstaler Behandlung ist das Ergebnis des besonderen Therapiekonzeptes der Klinischen Ökologie, das im IFU weiterentwickelt und praktiziert wird. Als zukunftsweisend bei der Behandlung chronischer Krankheiten gilt, daß der Mensch als Ganzes betrachtet wird, d.h. daß die soziale und die physikalisch-chemische Lebenswelt gleichermaßen in der Behandlung berücksichtigt werden. Anders als in der Schulmedizin wird die Gesamtheit der einwirkenden Stressoren ermittelt und für das Krankheitsbild verantwortlich gemacht, ohne ein zu großes Gewicht auf die Behandlung einzelner Symptome zu legen. In der Klinischen Ökologie werden die PatientInnen nicht als zu behandelnde Objekte, sondern als Menschen gesehen, die ihre Krankheit verstehen lernen sollen, damit sie ihren Gesundheitszustand auch selbst beeinflussen können.
Aufgrund der sehr positiven Ergebnisse der Bad Emstaler Therapie ist es unverständlich, weshalb der klinisch-ökologische Behandlungsansatz nicht von der Schulmedizin anerkannt und von den Krankenkassen getragen wird. Auch im IFU finden überwiegend schulmedizinische Behandlungsmethoden Anwendung, die lediglich individuell angepaßt und miteinander kombiniert werden.
Es ist an der Zeit, daß die Schulmedizin von ihrem Spezialistentum abkommt und sich einer interdisziplinären Arbeitsweise zuwendet. Zwar konnte sie in der Vergangenheit große Erfolge bei der Bekämpfung einzelner Krankheiten durch die Entwicklung hochwirksamer Medikamente, der Strahlentherapie, der Organtransplantation u.ä. erzielen, kann allerdings bis heute keine Lösung für die Behandlung chronisch Kranker anbieten. Um nicht in einer Sackgasse zu enden, müssen sich MedizinerInnen mit ihren KollegInnen anderer Fachrichtungen, mit OecotrophologInnen, PsychologInnen, MikrobiologInnen, PhysikerInnen und NaturheilkundlerInnen zusammenschließen und in einen intensiven Gedankenaus-

tausch treten. Um tatsächlich chronisch Kranken helfen zu können, müssen ÄrztInnen die Bereitschaft zeigen, ihren Horizont zu erweitern und sich nicht weiter in Prinzipienstreitereien zu verlieren, die unnötige Reibungsverluste nach sich ziehen. Hierbei ist die Klinische Ökologie ein gutes Beispiel, von dem auch die Schulmedizin viel lernen kann.

Auch die Klinische Ökologie muß sich weiterentwickeln und dabei einen offenen Blick für moderne Forschungen des konventionellen wie alternativen Bereiches behalten. Trotz ihrer Vielseitigkeit deckt die Emstaler Behandlung nicht alle Möglichkeiten ab, was sich darin zeigt, daß die therapeutischen Maßnahmen nicht bei allen PatientInnen greifen. Während die Betonung im IFU sehr auf der physikalisch-chemischen Umwelt liegt, werden Ansätze, die auf die Einheit von Körper und Seele abzielen, eher vernachlässigt.

Verbesserung wäre auch in der Vermittlung der therapeutischen Maßnahmen denkbar. Möglicherweise sind die Mißerfolge einiger PatientInnen damit zu erklären, daß die Maßnahmen nicht gegriffen haben, da nicht genügend Kompetenz zur Umsetzung der Empfehlungen vermittelt werden konnte. Weitere Forschungsarbeiten sollten darauf abzielen, Lerneffekte zu messen, um gegebenenfalls die Beratungsmethodik zu verbessern. Denkbar wäre ein größeres Angebot an begleitenden Veranstaltungen, in denen PatientInnen ihre Erfahrungen mit der Erkrankung austauschen, und sich z. B. durch eine intensive Nutzung der Lehrküche auf die unmittelbare Umsetzung der Empfehlungen vorbereiten können. Eine intensivere psychologische Betreuung, die speziell auf die Auswirkungen der Krankheit und der Therapie auf das Leben des/der Einzelnen eingeht, wäre wünschenswert.

Diese Studie hat das Ziel verfolgt, die Bad Emstaler Behandlungserfolge retrospektiv zu messen. Da allerdings der Therapiebeginn vieler StudienteilnehmerInnen zum Erhebungszeitpunkt erst ein Jahr zurücklag, können keine Aussagen zur Dauerhaftigkeit des Erfolges gemacht werden. Hierzu wären weitere Forschungsarbeiten wünschenswert. Um die Wirksamkeit und die Wirkmechanismen einzelner Maßnahmen zu erforschen, wären Studien mit Kontrollgruppen vonnöten, die möglicherweise im Doppelblindverfahren durchgeführt werden können. Interessant wäre auch ein direkter Erfolgsvergleich von schulmedizinischen Hyposensibilisierungen mit den individuellen ND.

Um derartige Forschungsprojekte in die Tat umzusetzen, müßten deutsche Universitäten und Forschungsgesellschaften ein größeres Interesse an diesem Behandlungsansatz entwikkeln. Möge diese Arbeit dazu beitragen, von der Bedeutung des klinisch-ökologischen Denkens und Handelns im Umgang mit chronischen Krankheiten zu überzeugen und ein wenig zu mehr Aufgeschlossenheit und Objektivität bei seinen KritikerInnen führen.

Auch die nachfolgende Arbeit von *Corinna Handt* und *Katharina Zimmermann* motiviert in diese Richtung.

Die vollständige Diplomarbeit kann bei den Verfasserinnen zum Selbstkostenpreis bezogen werden:

Corinna Handt
Grünberger Str. 16
35390 Gießen

Katharina Zimmermann
Eichenhof
57223 Kreuztal-Eichen

VII. Anhang

Fragebogen für allergische und/oder ökologische Krankheiten

Dieser Fragebogen bietet Ihnen die Möglichkeit, uns ein erstes Bild Ihrer bisherigen und gegenwärtigen Beschwerden und deren Hintergründe zu vermitteln. Auf diese Weise können Sie dazu beitragen, daß wir Ihre Probleme besser verstehen.
Daß dieser Fragebogen auch sehr persönliche Fragen enthält, sollte Sie nicht beunruhigen. Ihre Angaben werden streng vertraulich behandelt. Kein Außenstehender, auch nicht Ihre nächsten Verwandten oder Bekannten oder Ihr Arzt, wird Ihre Angaben ohne Ihre eigene schriftliche Erlaubnis in die Hand bekommen. Es dient dagegen Ihren eigenen Interessen, wenn die aus diesem Fragebogen sich ergebenden Hinweise innerhalb des Therapeutenteams des *Instituts für Umweltkrankheiten* – unter selbstverständlicher Wahrung der Schweigepflicht – besprochen werden.

Personalien Datum

Name ______________________ Vorname ______________________

geb. am ______________________ in ______________________

Adresse: Straße ______________________

Ort ______________________

Telefon ______________________

Schulbildung

Grundschule ☐ Realschule ☐ Fachhochschulreife ☐

Abitur ☐ Hochschulreife ☐

Beruf ______________________

Familienstand ledig ☐ verwitwet ☐

verheiratet ☐ getrennt ☐

Kinder (Anzahl) ☐ geschieden ☐

TEIL 1: Medizinischer Abschnitt

1. Schildern Sie bitte(mit eigenen Worten) Ihre Hauptbeschwerden und Probleme!

____

____

____

2. Wen haben Sie schon einmal wegen Ihrer gegenwärtigen Beschwerden oder Probleme aufgesucht?

____

____

3. Wie lautete(n) die Diagnose(n)? ______________________________

____

____

____

4. Unterstreichen Sie bitte alles, was auf Sie zutrifft:
Kopfschmerzen, Schwindelgefühle, Ohnmachtsanfälle, Herzklopfen, Magenbeschwerden, Appetitlosigkeit, Darmbeschwerden, Alpträume, Hemmungen, Erröten, Panikstimmung, Zittern, Prüfungsangst, Depressionen, Selbstmordideen, Alkohol-, Nikotin-, Drogenabhängigkeit, unfähig zu entspannen, Müdigkeit, Schlaflosigkeit, sexuelle Probleme, Sprechbehinderungen, sich nicht vergnügen können, überehrgeizig, schüchtern, keine Freunde gewinnen können, sich einsam fühlen, sich nicht entscheiden können, Minderwertigkeitsgefühle, familiäre Schwierigkeiten, Geldsorgen, nicht konzentriert arbeiten können, Migräne, Augenbrennen, Augentränen, Sehstörungen, Zahnfleischbluten, Infektionen der oberen Atemwege, häufige Erkältungen, Bronchitis, Asthma, Heuschnupfen, Husten mit Auswurf, Herzklopfen (Herzjagen), unregelmäßiger Puls, nächtliche Atemnot, Lärmempfindlichkeit, Verstopfung, Diarrhoen, saures Aufstoßen, Magenbrennen, Blut auf dem Stuhl, Hautkrankheit (__________ __________), fettige Gesichtshaut, Akne, Pilzkrankheit, rauhe Hände, brüchige Fingernägel, stark gekrümmte Fingernägel, weiße Flecken an den Fingernägeln, Haarausfall, Kopfschuppen, fettige Haare, Krampfadern, Thrombosen, Gicht, Arthritis, Rheuma, brennende Zunge, wunde und rissige Lippen, trockener Mund, trockene Zunge, Völlegefühl, Blähungen, geschwollene Hände, geschwollene Fingergelenke, Verdickung der oberen Fingergelenke, geschwollene Knie, nächtliche Krämpfe in den Beinen, »Kribbeln«, eingeschlafene Arme oder Beine, kalte schwitzende Hände, Beschwerden beim Wasserlassen, Menstruationsstörungen, sonstige Beschwerden

____

____

____

____

5. Sind Ihnen wegen o.a. Beschwerden Medikamente verschrieben worden? __________

Wenn ja, welche? ______________________________

____

6. Haben Ihnen die Medikamente geholfen? ______________________________

7. Welche Medikamente nehmen Sie derzeit? ______________________________

8. Sind Sie weiterhin in ärztlicher Behandlung? ______________________________

9. Beschreiben Sie Ihre Blutwerte!

	zu niedrig	zu hoch	normal	schwankend
Blutdruck	☐	☐	☐	☐
Cholesterinspiegel	☐	☐	☐	☐
Harnsäurespiegel	☐	☐	☐	☐
Blutzuckerspiegel	☐	☐	☐	☐

10. Unterstreichen Sie bitte, was auf Ihre Ernährung zutrifft:
deftige Hausmannskost, viel Rohkost, überwiegend tierische Nahrungsmittel, überwiegend pflanzliche Nahrungsmittel, Vollwertkost, normale Mischkost, absolut vegetarisch, frisch zubereitete Nahrung, Fertig- bzw. Halbfertigprodukte (Konserven, Tiefkühlkost, Trockenprodukte), häufiger Außer-Haus-Verzehr (Kantine, Restaurant, Mensa, Imbißstube, Schnellrestaurant), viel Süßes, Naschereien, Knabbergebäck, Kuchen, Schokolade, Butter, Margarine, Vollkornbrot, Weißbrot, Mischbrot, Milch, Milchprodukte (Joghurt, Quark, Käse), Kakao, Kräutertee, Getreidekaffee, Fruchtsaft, Gemüsesaft, Limonade, Mineralwasser, frisches Obst, Obstkonserven (z. B. Apfelmus, Eingemachtes), Gemüsekonserven, Eier, Zucker, Honig, Marmelade, Getreide, Sojaprodukte, Fleisch, Wurst, Innereien, Nahrungsmittel aus biologischem Anbau, zuckerreduzierte Diätnahrung, kalorienreduzierte Diätnahrung, Sonstiges

____

11. Meiden Sie bestimmte Nahrungsmittel aufgrund

– ärztlicher Anordnung	☐	– geschmacklicher Aspekte	☐
– körperlicher Beschwerden	☐	– gesundheitlicher Aspekte	☐
– psychischer Beschwerden	☐	– anderer Motive	☐
– Aversionen (Ekel)	☐	Wenn ja, welche? ________________	

12. Welche Genußmittel nehmen Sie zu sich und wie oft?

	wieviel/Tag
Wein	____________
Whisky	____________
Bier	____________
Schnaps	____________
Bohnenkaffee	____________
Schwarztee	____________
Zigaretten	____________
Zigarren	____________
Pfeifentabak	____________

13. Unterstreichen Sie bitte alles, was während Ihrer Kindheit und Jugendzeit vorgekommen ist: nächtliches Aufschrecken, Bettnässen, Schlafwandeln, Daumenlutschen, Nägelkauen, Stottern, Ängste, Hemmungen, Schulschwierigkeiten, Erziehungsschwierigkeiten (z.B. Fortlaufen, Stehlen, Lügen), Anfälle, sonstiges ______

______

14. Wie schätzen Sie Ihre Beziehungen zu folgenden Personen ein?

	mag sie nicht	ordne mich unter	problemlos	partnerschaftlich	unterlegen	Reibereien	dominant
Lehrer	☐	☐	☐	☐	☐	☐	☐
Vorgesetzte	☐	☐	☐	☐	☐	☐	☐
Kollegen	☐	☐	☐	☐	☐	☐	☐
Untergebene	☐	☐	☐	☐	☐	☐	☐
Lebenspartner	☐	☐	☐	☐	☐	☐	☐
Freunde	☐	☐	☐	☐	☐	☐	☐
Eltern	☐	☐	☐	☐	☐	☐	☐
Geschwister	☐	☐	☐	☐	☐	☐	☐

15. Wichtige Ereignisse und Erlebnisse während Ihrer Kindheit und Jugendzeit (auch Erkrankungen, Unfälle, Operationen): ______

______

16. Bestehen aus diesen Ereignissen heute noch Folgen auf Ihr körperliches und/oder seelisches Befinden?

Wenn ja, welche? ______

______

17. (Nur männliche Personen) Können Sie das Alter angeben, in dem bei Ihnen die ersten Pollutionen (Samenergüsse) auftraten? ______

18. (Nur weibliche Personen) Alter zu Beginn der Periode (Menarche): ______

Treten Unregelmäßigkeiten, Beschwerden während der Periode auf? ______

19. Womit gestalten Sie vorwiegend Ihre Freizeit? Zutreffendes bitte unterstreichen: Hallensport, Freiluftsport, Spaziergänge, Lesen, Fernsehen, Musikhören, „Relaxen“, Gespräche, Gaststättenbesuche, Hobbies (______)

TEIL 2: Ökologischer Abschnitt

A Wohn- und Arbeitsumfeld

Arbeits-/Ausbildungsplatz

Innenstadt ☐
Vorstadt ☐
Kleinstadt ☐
Land ☐

Verkehrsmittel

Auto ☐ Zug ☐
Bus (Straßenbahn) ☐ Fahrrad ☐
zu Fuß ☐
Andere ______________________

Wohnung

Typ

eigene Wohnung ☐
Wohngemeinschaft ☐
Elternhaus ☐
Einzelhaus ☐
Doppelhaus ☐
Appartement ☐
Hotel ☐

Wenn Mehrfamilienwohnhaus:
welches Stockwerk? ☐
Wie lange wohnen Sie schon dort? ☐

Gegend

Großstadt (Wohngebiet) ☐
Großstadt (Industriegebiet) ☐
Vorstadt ☐
Kleinstadt ☐
Land ☐

Garage

in abgetrenntem Gebäude ☐
mit Innentür zwischen Haus und Garage ☐
im Kellergeschoß ☐

Bei den folgenden Fragen sind jeweils zwei Kästchen ausgedruckt. Das erste steht für Wohnung (W), das zweite für Arbeitsplatz (A). Kreuzen Sie bitte auch weiterhin das Zutreffende an!

Heizung und Lüftung

Typ	W	A
Elektrisch, Wärmepumpe	☐	☐
Elektrisch, Heizstrahler	☐	☐
Heißwasser	☐	☐
Dampf	☐	☐
Warmluft	☐	☐

Brennstoff	W	A
Strom	☐	☐
Erdgas	☐	☐
Öl	☐	☐
Kohle	☐	☐
Propangas	☐	☐
Holz	☐	☐
Andere	☐	☐

Ofenstandort	W	A
Keller	☐	☐
Wohnung	☐	☐
Einzelöfen	☐	☐
Waschküche	☐	☐
Offen	☐	☐
Geschlossen	☐	☐

Klimaanlage	W	A
an Einzelfenstern	☐	☐
zentrales System	☐	☐
Filter:		
ungeölt	☐	☐
geölt	☐	☐
elektrostatisch	☐	☐
Aktivkohle	☐	☐

Küchenabgase	W	A
Ventilator	☐	☐
Dunstabzugshaube	☐	☐
Wenn ja:		
nach außen ableitend	☐	☐
nur Filterfunktion	☐	☐

Geräte

Herd	W	A
Elektrisch	☐	☐
Gas	☐	☐
Öl	☐	☐
Kohle	☐	☐

Alter: ____________

Kühlschrank	W	A
Elektrisch	☐	☐
Gas	☐	☐

Alter: ____________

Tiefkühltruhe	W	A
Elektrisch	☐	☐
Gas	☐	☐

Alter: ____________

Aufbewahrung von Speisen	W	A
in Glas	☐	☐
in Email	☐	☐
in Plastik	☐	☐
in Keramik	☐	☐
in Frischhaltefolie	☐	☐
in Aluminiumfolie	☐	☐

Anderes: ____________

Wasserboiler	W	A
Elektrisch	☐	☐
Gas	☐	☐
Teil der Heizung	☐	☐

Alter: ____________

Möbel und Einrichtungsgegenstände

Polstermöbel

Überzüge	W	A
Baumwolle	☐	☐
Seide	☐	☐
Leder	☐	☐
Leinen	☐	☐
Wolle	☐	☐
Kunstfaser	☐	☐
Plastik	☐	☐

Füllung	W	A
Baumwolle	☐	☐
Schaumstoff	☐	☐
Roßhaar	☐	☐
Anderes: ____________		

Schlafmöbel

Matratzen	W	A
Baumwolle	☐	☐
Schaumstoff	☐	☐
Roßhaar	☐	☐
Stroh	☐	☐
Federkern		
Plastik	☐	☐
Metall	☐	☐

Bettrahmen (Gestell)	W	A
Holz massiv	☐	☐
Furnier	☐	☐
behandelt	☐	☐
unbehandelt	☐	☐
Metall	☐	☐
Kunststoff	☐	☐

Decken	W	A
Wolle	☐	☐
Synthetik	☐	☐
Federn	☐	☐
Baumwolle	☐	☐
Anderes: ____________		

Teppiche	W	A
Wolle	☐	☐
Felle	☐	☐
Baumwolle	☐	☐
Synthetik	☐	☐
Naturfaser	☐	☐
Reisstroh	☐	☐

Reinigungsmittel

Haushalt	
Seife	☐
Schmierseife	☐
Detergentien	
(z. B. Pril)	☐
Ammoniak	☐
Scheuerpulver	☐
WC-Reiniger	☐
Ätznatron	☐
Abflußreiniger	☐
Bohnerwachs	☐
Möbelpolitur	☐
Anderes: ____________	

Waschmittel	
Seife	☐
Vollwaschmittel	☐
Weichspüler	☐
Waschkraft-	
verstärkungstuch	☐
Bio-Waschmittel	☐
Neutralseife	☐
Stärke	☐
Anderes: ____________	

Körperpflege

Zahnpasta
mit Fluor ☐
ohne Fluor ☐
Mundwasser ☐
Deodorantspray ☐
Deodorantstift ☐
Trockendeodorant ☐
Toilettenseife ☐
Shampoo ☐
Handlotion ☐
Körperlotion ☐
Make-up ☐
Lippenstift ☐
Nagellack ☐
Parfüm ☐
Eau de Cologne ☐
Mascara ☐
Augenbrauenstift ☐
Kaltwelle ☐
Dauerwelle ☐
Haarfärbemittel ☐
Schaumbad ☐
Rasierlotion ☐
Anderes: ________________
____

Verschiedenes

Insektenvernichtung

Sprays ☐
Mottenkugeln ☐
Mottenstrips ☐
Elektrisch ☐
Honigfliegen-
fänger ☐
Anderes: ________________
____
____
____

Gartenarbeit

Schneckenkorn ☐
Saatbeize ☐
Mineraldünger ☐
Herbizide ☐
Chemische
Pflanzen-
schutzmittel ☐
Anderes: ________________
____
____

Reaktionen auf Stoffe in der Umwelt

Wie schätzen Sie Ihren Geruchssinn ein?

sehr scharf ☐
normal ☐
schwach ☐
nicht vorhanden ☐

Wie ist Ihre Fähigkeit, Gas zu riechen?

sehr stark ☐
durchschnittlich ☐
schwach ☐
nicht vorhanden ☐

Wie reagieren Sie bei Inversionswetterlage (Smog)?

Symptome

- verschlechtert ☐
- unverändert ☐

... bei normaler Wetterlage, wenn der Wind aus der Richtung von Industriegebieten bläst?

Symptome

- verschlechtert ☐
- unverändert ☐

Bei der Beantwortung der folgenden Fragen wäre es gut, wenn Sie auf dem rechten Rand die Hauptsymptome verzeichnen, die sich bei Ihnen als Wirkung auf eine bestimmte Substanz einstellen. Das können laufende Nase, Husten, Atemnot, Schwindel, Übelkeit, Kopfweh, Hautjucken, geistige Erschöpfung, Depression u. v. a. sein.

Wie reagieren Sie auf folgendes? Bitte eine Möglichkeit ankreuzen:

	mag es	neutral	mag es nicht	macht mich krank	Symptome
Rauch von Kohleöfen	☐	☐	☐	☐	
Geruch von Heizöl	☐	☐	☐	☐	
Geruch von Erdgas (z. B. Öfen, Herde)	☐	☐	☐	☐	
Geruch von Benzin	☐	☐	☐	☐	
Abgase von Kraftfahrzeugen	☐	☐	☐	☐	
Geruch von Teer, Lösungsmitteln	☐	☐	☐	☐	
Geruch chemisch gereinigter Textilien	☐	☐	☐	☐	
Geruch von Nagellackentferner	☐	☐	☐	☐	
Geruch von frischgedruckten Zeitungen	☐	☐	☐	☐	
Hautlotionen und -cremes (Marke: ______________)	☐	☐	☐	☐	
Vaseline, Salben	☐	☐	☐	☐	
Geruch von Fußboden-, Möbelwachs	☐	☐	☐	☐	
Kerzenrauch	☐	☐	☐	☐	

Wie reagieren Sie auf folgendes?

	mag es	neutral	mag es nicht	macht mich krank	Symptome
Dämpfe von Teer	☐	☐	☐	☐	
Straßenasphalt an heißen Tagen	☐	☐	☐	☐	
Teerhaltige Seifen, Shampoos und Salben	☐	☐	☐	☐	
Gerüche von Tinte, Kohlepapier, Schreibmaschinenfarbbändern und Filzschreibern	☐	☐	☐	☐	
Getönte Kosmetika	☐	☐	☐	☐	
Geruch von Desinfektionsmitteln und Luftreinigungssprays	☐	☐	☐	☐	
Phenolhaltige Lotionen und Salben	☐	☐	☐	☐	
Injektionen von Medikamenten	☐	☐	☐	☐	
Haushaltsreiniger und Geschirrspülmittel	☐	☐	☐	☐	
Geruch von oder Kontakt mit Gummi (z. B. Handschuhe, BHs)	☐	☐	☐	☐	
Geruch von Schaumgummimatratzen, Unterteppichen	☐	☐	☐	☐	
Geruch von Latexfarben	☐	☐	☐	☐	
Geruch von Autoreifen	☐	☐	☐	☐	
Geruch von oder Kontakt mit synthetischen Textilien	☐	☐	☐	☐	

Wie reagieren Sie auf folgendes?

	mag es	neutral	mag es nicht	macht mich krank	Symptome
Geruch von Polyamid-teppichböden	☐	☐	☐	☐	
Geruch von Kunststoffverkleidungen (elektronische Geräte, Möbel, Autoinnenausstattung)	☐	☐	☐	☐	
Geruch von Firnis, Lack	☐	☐	☐	☐	
Geruch von Rasierwasser, Parfüm, Seife o. ä.	☐	☐	☐	☐	
Geruch von Sprays (Haar, Deo o. ä.)	☐	☐	☐	☐	
Geruch von Fensterputzmitteln	☐	☐	☐	☐	
Geruch von Farblösungs- und Verdünnungsmitteln	☐	☐	☐	☐	
Ammoniak	☐	☐	☐	☐	
Klimaanlage	☐	☐	☐	☐	
Geruch von Insektenvernichtungsmitteln (z. B.) Mottenkugeln	☐	☐	☐	☐	
Geruch in der Obst- und Gemüseabteilung von Supermärkten	☐	☐	☐	☐	
Geruch von behandeltem Holz	☐	☐	☐	☐	
gechlortes Leitungs-, Schwimmbadwasser	☐	☐	☐	☐	
Geruch von Kiefernholz	☐	☐	☐	☐	
Fichtennadelduft	☐	☐	☐	☐	
Geruch von Terpentin	☐	☐	☐	☐	

Diese Liste erhebt keinen Anspruch auf Vollständigkeit.
Falls Sie Reaktionen auf nichtgenannte Stoffe zeigen, notieren Sie es bitte hier:

Stoff: ______________________________ Symptom: ______________________________

______________________________ ______________________________

______________________________ ______________________________

Selbstbeschreibung

Testlösungen

Histamin
Serotonin

Nahrungsmittel
Alfalfa (Luzerne)
Amaranth
Apfel
Backhefe
Banane
Batate
Bier
Bierhefe
Bioghurt
Birne
Blumenkohl
Bohnen
Brokkoli
Buchweizen
Carob (Johannisbrot)
Champignons
Dinkel
Eigelb
Eiweiß
Endivie
Ente
Erdbeere
Erdnuß
Färberdistel
Feigen
Feldsalat
Fenchel
Forelle
Gartenerbsen
Gartenkresse
Gemüsepaprika
Gerste
Gouda
Grünkohl
Haferflocken
Hammelfleisch
Haselnuß
Himbeere
Hirse
Honig
Honigmelone
Huhn
Johannisbeere
Kabeljau
Kakao
Karotten
Kastanienmehl
Kartoffel
Kiwi
Knoblauch
Kokos
Kümmel
Kürbis
Lauch
Leinsamen
Linsen
Maiskorn
Maisstärke
Majoran
Makrele
Mandel
Mate
Oliven
Orange
Pastinake
Petersilie
Pfeffer
Pfefferminze
Pflaume
Portulak
Quinoa
Reis
Rindfleisch
Rooibos
Roggen
Roggenmehl
Rote Bete
Rotwein
Saccharose
Schafskäse
Schattenmorelle
Schellfisch
Schwarzwurzel
Schweinefleisch
Sellerie
Sesam
Sojaschrot
Sonnenblumenkerne
Spargel
Spinat
Sultaninen
Tapioka
Thymian
Tomaten
Topinambur
Vollmilch
Walnuß
Weinessig
Weißkohl
Weizen
Weizenmehl
Ziegenkäse
Zimt
Zitrone
Zitronenverbene
Zucchini
Zwiebel

Chemikalien
Aspartam
Autoabgase
Benzoesäure
Coffein
Cyclamat-Saccharin-Mix
Dinatriumdiphosphat
Druckerschwärze
Ethanol
Natriumcitrat
Natriumglutamat
Natriumnitrit
Natriumsulfit
Parfümmix
PHB-Ester (Parabene)
Phenol
Sorbinsäure
Zigarettenrauch

Schimmelpilze
Alternaria alternata / tenuis
Aspergillus amstelodami
Aspergillus glaucus
Aspergillus niger
Aspergillus oryzae
Aspergillus restrictus
Aspergillus terreus
Aspergillus versicolor
Aureobasidium pullulans
Botrytis cinerea
Candida albicans
Chaetomium globosum
Cladosporium herbarum
Epicoccum purpurascens
Fusarium spp.
Mucor mucedo
Mucor spinosus
Neurospora sitophilia
Paecolomyces marquandii
Penicillium brevicompactum
Penicillium expansum

Penicillium notatum
Phoma betae
Rhizopus nigricans
Sporobolomyces roseus
Wallemia sebi

Milben und Tierepithelien
D. farinae
D. pteronyssinus
Gänsefedern
Hundehaare
Katzenhaare

Pollen und Gräser
Beifuß
Birke
Buche
Eiche
Erle
Hasel
Hafer
Kamille
Knäuelgras
Lieschgras
Linde
Lolch-Weidelgras
Pappel
Platane
Raps
Riedgras
Roggen
Ruchgras
Spitzwegerich
Wiesenrispengras
Wiesenschwingelgras
Wolliges Honiggras

Stoffe, natürlich
Baumwolle
Schafwolle
Seide
Wolle, bearbeitet

Stoffe, synthetisch
Kunstseide
Nylon
Terylene

Hölzer
Ahornholz
Buchenholz
Eichenholz
Eschenholz
Kiefernspäne
Lärchenholz
Nußbaumholz
Raminspäne

Rotationsdiätplan

LM-Gruppe	Montag	Dienstag	Mittwoch	Donnerstag	Freitag	Samstag	Sonntag
Kohlen-hydrat-träger	6 Reis 6 Hirse 6 Mais 41 Carob 41 Bohnen 41 Erbsen 41 Linsen 41 Soja 80 Topinambur	27 Buchweizen 81 Amaranth 24 Kastanienmehl	6 Weizen 6 Roggen 6 Hafer 6 Gerste 6 Dinkel 70 Batate 47 Tapioka	74 Kartoffeln 28 Quinoa 41 Carob 41 Bohnen 41 Erbsen 41 Linsen 41 Soja	6 Reis 6 Hirse 6 Mais 80 Topinambur	27 Buchweizen 81 Amaranth 70 Batate 24 Kastanienmehl	74 Kartoffeln 6 Weizen 6 Roggen 6 Hafer 6 Gerste 6 Dinkel 28 Quinoa 47 Tapioka
Eiweiß-träger	41 Sojamilch und -produkte 117 Makrele 117 Thunfisch 107 Schellfisch 147 Ziegenkäse 147 Ziegenmilch	145 Kuhmilch und -produkte: Gouda, Joghurt 145 Rindfleisch 145 Kalbfleisch 146 Lamm, Hammel 146 Schafkäse 146 Schafmilch	137 Huhn 137 Hühnerei 142 Schweinefleisch	41 Sojamilch und -produkte 134 Ente, Gans 147 Ziegenkäse 147 Ziegenmilch	145 Kuhmilch und -produkte: Gouda, Joghurt 145 Rindfleisch 145 Kalbfleisch 124 Forelle 124 Lachs 107 Kabeljau 107 Dorsch	41 Sojamilch und -produkte 142 Schweinefleisch 146 Lamm, Hammel 146 Schafkäse 146 Schafmilch	137 Huhn 137 Hühnerei 134 Ente, Gans 143 Wild (Hirsch,Reh)
Fette und Öle	41 Sojaöl 80 Sonnenblumenöl 80 Färberdistelöl 6 Maiskeimöl Butterfett	79 Kürbisöl 69 Olivenöl 8 Kokosfett * Walnußöl 75 Sesamöl 145 Butter	80 Sonnenblumenöl 80 Färberdistelöl 6 Weizenkeimöl * Leinöl Butterfett	41 Sojaöl 79 Kürbisöl 69 Olivenöl 8 Kokosfett Butterfett	80 Sonnenblumenöl 80 Färberdistelöl 6 Maiskeimöl 6 Weizenkeimöl 75 Sesamöl 145 Butter	79 Kürbisöl 69 Olivenöl Butterfett	6 Weizenkeimöl * Leinöl 8 Kokosfett
Gemüse und Salate	80 Schwarzwurzel 80 Endivie 80 Chicorée 80 Kopfsalat 80 Eisbergsalat 41 Grüne Bohnen 65 Karotte 65 Pastinake 65 Sellerie 65 Fenchel	79 Zucchini 79 Kürbis 79 Gurke 34 Avocado 28 Mangold 28 Spinat 28 Rote Bete 69 Olive * Feldsalat * Champignons	36 Grünkohl 36 Blumenkohl 36 Brokkoli 36 Weißkohl u.a. 36 Radieschen 36 Rettich 11 Lauch 11 Zwiebeln 11 Spargel 11 Knoblauch	74 Tomate 74 Paprika 74 Aubergine 28 Mangold 28 Spinat 28 Rote Bete 41 Grüne Bohnen 79 Zucchini 79 Kürbis 79 Gurke	80 Schwarzwurzel 80 Endivie 80 Chicorée 80 Kopfsalat 80 Eisbergsalat 65 Karotte 65 Pastinake 65 Sellerie 65 Fenchel * Champignons 34 Avocado	11 Lauch 11 Zwiebeln 11 Spargel 11 Knoblauch 79 Zucchini 79 Kürbis 79 Gurke 69 Olive * Feldsalat	28 Mangold 28 Spinat 28 Rote Bete 74 Tomate 74 Paprika 74 Aubergine 36 Grünkohl 36 Blumenkohl 36 Brokkoli 36 Weißkohl u.a. 36 Rettich 36 Radieschen

LM-Gruppe	Montag	Dienstag	Mittwoch	Donnerstag	Freitag	Samstag	Sonntag
Obst	52 Weintrauben 52 Sultaninen 25 Feige	66 Heidelbeere 66 Preiselbeere 79 Honigmelone	40 Apfel, Birne 40 Brombeere 40 Pfirsich 40 Erdbeere 40 Pflaume 40 Himbeere	45 Zitrone, Orange 52 Weintrauben 52 Sultaninen * Banane	39 Johannisbeere 39 Stachelbeere 66 Heidelbeere 66 Preiselbeere 25 Feige	40 Apfel, Birne 40 Brombeere 40 Pfirsich 40 Erdbeere 40 Himbeere 40 Pflaume 79 Honigmelone	45 Zitrone 45 Orange 39 Johannisbeere 39 Stachelbeere * Banane 8 Dattel
Nüsse und Samen	41 Alfalfa (Luzerne) 41 Erdnuß 80 Sonnenblumen-kerne * Haselnuß	75 Sesam * Mohn * Walnuß 5 Pinienkerne 8 Kokosnuß	* Leinsamen 48 Cashewkerne 48 Pistazien 40 Mandeln 36 Gartenkresse	41 Alfalfa (Luzerne) 41 Erdnuß * Haselnuß	75 Sesam * Mohn * Walnuß 5 Pinienkerne 80 Sonnenblu-menkerne	40 Mandeln 41 Alfalfa (Luzerne)	* Leinsamen 48 Cashewkerne 48 Pistazienkerne 36 Gartenkresse 8 Kokosnuß
Gewürze und Kräuter	Speisesalz 65 Kümmel 65 Petersilie 65 Kerbel 65 Dill 73 Bohnenkraut 73 Majoran 73 Pfefferminze 73 Rosmarin 73 Salbei 73 Thymian 52 Weinessig	Speisesalz * Saccharose * Vanille 5 Wacholder-beeren 34 Zimt	Speisesalz 11 Knoblauch 11 Schnittlauch 40 Obstessig 36 Meerrettich	Speisesalz * Saccharose * Pfeffer 73 Bohnenkraut 73 Majoran 73 Pfefferminze 73 Rosmarin 73 Salbei 73 Thymian 52 Weinessig	Speisesalz 65 Kümmel 65 Petersilie 65 Kerbel 65 Dill 34 Zimt * Vanille 5 Wacholder-beeren	Speisesalz 11 Knoblauch 11 Schnittlauch 40 Obstessig	Speisesalz * Saccharose * Pfeffer 36 Meerrettich
Getränke	Mineralwasser 40 Hagebuttentee 73 Pfefferminztee 65 Fencheltee 80 Kamillentee 41 Rooibos-Tee (Rotbusch-Tee)	Mineralwasser * Zitronenverbene-Tee 55+Kakao 145 * Mate-Tee	Mineralwasser 6 Caro-Kaffee 40 Hagebuttentee 80 Kamillentee	Mineralwasser 41 Rooibos-/ Rotbusch-Tee 73 Pfefferminztee 52 Rotwein	Mineralwasser * Zitronenver-bene-Tee 65 Fencheltee 80 Kamillentee 55+ Kakao 145	Mineralwasser * Matetee 40 Hagebuttentee * Schwarzer Tee * Kaffee	Mineralwasser 6 Caro-Kaffee * Zitronenver-bene-Tee 6 Bier

* s. Text: „Hinweise zum Gebrauch des Rotationsplanes": Nr. 13, S. 130

Muster für einen Rotationskostplan. Abänderung je nach individuellen Ergebnissen aus der serologischen und intrakutanen Allergiediagnostik. (nach: *Siedentopp, U., Schwarz, S.*; Institut für Umweltkrankheiten, Bad Emstal)

Nahrungsmittellisten – pflanzliche und tierische Nahrungsmittel

Alphabetisches Verzeichnis

Verzeichnis nach Gruppenzugehörigkeit

Pflanzen

1 *Algen*
Rotalgen: Agar-Agar, Carrageen (Irish Moos): Dickungsmittel
Tang: Kelp, Iziki, Nori usw.
2 *Hefen und Pilze*
Bäckerhefe
Bierhefe, Nährhefe
Schimmelpilze (in Käse; bei Herstellung künstlicher Zitronensäure mit Aspergillus)
Blätter- und Röhrenpilze, Morcheln, Trüffeln
3 *Schachtelhalmgewächse (Equisetaceae)*
Schachtelhalm, Zinnkraut
4 *Cycasgewächse (Cycadaceae)*
Florida-Arrowroot (Cycadeenstärke)
5 *Nadelhölzer (Coniferopsida)*
Wacholder: Beeren, Gin
Pinie: Kerne
6 *Gräser (Gramineae, Poaceae)*
Bambus: Sprossen
Dinkel (Weizenart)
Gerste: Bier, Malz, Malzzucker
Grünkern (gedarrter Dinkel)
Hafer: Flocken, Mehl
Hirse
Mais: Mehl, Grieß (Kukuruz, Polenta), Öl, Stärke Popcorn
Reis: Mehl, Stärke, Vollreis
Roggen
Sorghum (Mohrenhirse)
Triticale (Kreuzung aus Weizen und Roggen)
Weizen: Grieß, Kleie, Keime, Mehl
Zuckermais
Zuckerrohr: Rohrzucker, Melasse
7 *Cypergräser (Cyperaceae)*
Wasserkastanie
Erdmandel
8 *Palmen (Palmaceae)*
Datteln
Kokosnuß
Palmkohl (Palmenherzen)
Echter Sago
9 *Aronstabgewächse (Araceae)*
Monstera deliciosa: Ceriman (Fruchtstand)
Taro (Colocasia esculenta): Dasheen Arrowroot
Yautia, Tannia (Xanthosoma sagittifolium): Knollen
10 *Ananasgewächse (Bromeliaceae)*
Ananas
11 *Liliengewächse (Liliaceae)*
Aloe vera: Aloe
Knoblauch
Porree, Lauch
Schalotten
Schnittlauch
Spargel
Zwiebeln
12 *Amaryllisgewächse (Amaryllidaceae)*
Agave americana: Mescal, Pulque, Tequila
13 *Taccagewächse (Taccaceae)*
Fidschi-Arrowroot
14 *Yamsgewächse (Dioscoreaceae)*
Yam, Igname, Brotwurzel, Chinese potato
15 *Irisgewächse (Iridaceae)*
Veilchenwurzel
Iriswurzel (Duftstoff)
Safran
16 *Bananengewächse (Musaceae)*
Banane
Mehlbanane
17 *Ingwergewächse (Zingiberaceae)*
Curcuma (Gelbwurz, Turmeric), Ingwer
Kardamom
18 *Cannagewächse (Cannaceae)*
Queensland-Arrowroot
19 *Pfeilwurzgewächse (Marantaceae)*
Jamaica-Arrowroot: Maranta-Stärke, Pfeilwurzmehl
20 *Orchideen (Orchidaceae)*
Vanille (echte Vanille = Bourbonvanille)
21 *Pfeffergewächse (Piperaceae)*
Schwarzer und Weißer Pfeffer
22 *Walnußgewächse (Juglandaceae)*
Walnuß, Schwarze W. (USA), Japanische W.
Hickory-, Pekannuß
23 *Birkengewächse (Betulaceae)*
Hasel-, Lambertsnuß
Wintergrünöl: Parfümerie, Aromastoff
24 *Buchengewächse (Fagaceae)*
Bucheckern
Eßkastanie = Marone
Chinquapin (amerikanische Eßkastanie)
25 *Maulbeergewächse (Moraceae)*
Brotbaumfrucht
Jackbaumfrucht
Feige, Hopfen
Maulbeere
26 *Proteagewächse (Proteaceae)*
Macadamia-Nuß = Queensland-Nuß
27 *Knöterichgewächse (Polygonaceae)*
Buchweizen
Rhabarber
Sauerampfer
Seetraube (Coccoloba uvifera)
28 *Gänsefußgewächse (Chenopodiaceae)*
Gänsefuß (Chenopodium album)
Mangold, Spinat
Quinoa, Rote Bete

Zuckerrübe: Sirup, Rübenzucker
29 *Eiskrautgewächse (Aizoaceae)*
Neuseeländer Spinat (Tetragonia tetragonoides)
30 *Portulakgewächse (Portulacaceae)*
Portulak (Portulaca oleracea)
31 *Hahnenfußgewächse (Ranunculaceae)*
Golden Seal, Orangeroot (Hydrastis canadensis)
32 *Rahmapfelgewächse (Annonaceae)*
Rahm-, Zimtapfel
Cherimoya
33 *Muskatgewächse (Myristicaceae)*
Muskatnuß
Muskatblüte (Macis)
34 *Lorbeergewächse (Lauraceae)*
Avocado
Lorbeer (-blätter)
Bayleaf
Sassafras (ätherisches Öl), Aromastoff
Zimt: Ceylon-, Chinazimt
35 *Mohngewächse (Papaveraceae)*
Mohnsamen
36 *Kreuzblütler (Cruciierae)*
Blumenkohl
Brokkoli
Brunnenkresse
Chinakohl
Gartenkresse
Grünkohl
Kohlrabi
Kopfkohl (Weißkohl, Rotkohl)
Kohl-, Steckrübe
Mai-, Weiße Rübe
Meerrettich, Kren
Radieschen
Raps, Rettich
Rosenkohl, Senf
37 *Kaperngewächse (Capparaceae)*
Echte Kapern
38 *Bixagewächse (Bixaceae)*
Annatto-Öl (roter fettlöslicher Farbstoff)
39 *Steinbrechgewächse*
Johannisbeere
Stachelbeere
40 *Rosengewächse (Rosaceae)*
a) Apfel: Apfelsaft, -wein, -essig, Pektin
Birne
Mispel
Quitte
Hagebutte
b) Aprikose
Kirsche
Mandel
Pfirsich, Nektarine
Pflaume
Schlehe
c) Brombeere
Erdbeere
Himbeere
Loganbeere
Weinbeere (Japan. W.)
d) Pimpinelle, Kleiner Wiesenknopf: Gewürzkraut
41 *Schmetterlingsblütler (Papilionaceae, Leguminosae = Hülsenfrüchte)*
Rotbusch/Rooibos-Tee
Augenbohne = cowpea (Vigna sinensis)
Bockshornklee-fenugreek (Trigonella foenum-graecum): Gewürz
Bohnen: Busch-, Stangen-, Feuer-, Lima-, Mungobohnen
Erdnuß
Gummi arabicum
Tragacanth: Dickungsmittel
Johannisbrot = Carob
Kichererbse, Garbanzo
Linse
Luzerne = Alfalfa
Sennesblätter, -schoten
Sojabohne: Mehl, Sojamilch, Sojaquark (Tofu)
Sojaöl, Lezithin
Süßholz
Tamarinde: Bestandteil der Worcestersauce
Tonkabohne (Dipteryx odorata): Cumarin für Parfümerie, Aromastoffe
42 *Sauerkleegewächse (Oxalidaceae)*
Karambole = Sternfrucht
Oca (Oxalis tuberosa): Knolle
43 *Kapuzinerkressegewächse (Tropaeolaceae)*
Kapuzinerkresse: Salat, Knospen als Kapernersatz
44 *Leingewächse (Linaceae)*
Leinsamen
45 *Rautengewächse (Rutaceae)*
Clementine, Tangerine
Grapefruit, Pampelmuse
Kumquat
Limone, Limette
Mandarine
Orange
Tangelo
Zitronat-Zitrone, Zitrone
46 *Malpighiagewächse (Malpighiaceae)*
Acerolakirsche (Malpighia punicifolia)
47 *Wolfsmilchgewächse (Euphorbiaceae)*
Cassava, Maniok (Manihot esculenta): Tapioka
Perlsago
Rizinus: Rizinusöl
48 *Sumachgewächse (Anacardiaceae)*
Cashewnuß
Mango
Pistazie
49 *Stechpalmengewächse (Aquifoliaceae)*
Mate-Tee
50 *Ahorngewächse (Aceraceae)*
Zuckerahorn: Ahornsirup
51 *Seifenbaumgewächse (Sapindaceae)*
Litschi (-pflaume)
52 *Rebengewächse (Vitaceae)*
Weintraube: Champagner, Wein, Weinbrand, Weinessig, Weinstein
Korinthen, Rosinen, Sultaninen
53 *Lindengewächse (Tiliaceae)*
Lindenblüte: Tee

54 *Malvengewächse (Malvaceae)*
Althaea-Wurzel: Brusttees
Baumwollsamenöl
Karkade: Kräutertee
Okra, Abelmoschus
55 *Sterculiagewächse (Sterculiaceae)*
Kakao: Kakaobutter, Schokolade
Kolanuß
56 *Dilleniagewächse (Dilleniaceae)*
Kiwi (Actinidia sinensis)
57 Coffeinhaltige Pflanzen: Schwarzer, Grüner Tee
Kaffee
58 *Passionsblumengewächse (Passifloraceae)*
Granadilla (Passionsfrucht)
59 *Papayagewächse (Caricaceae)*
Papaya
60 *Kaktusgewächse (Cactaceae)*
Kaktusfeige = Opuntie
61 *Granatapfelgewächse (Punicaceae)*
Granatapfel: Grenadine
62 *Sapucayagewächse (Lecythidaceae)*
Paranuß, Brasilnuß
63 *Myrtengewächse (Myrtaceae)*
Eukalyptus
Gewürznelke
Guave (Psidium guajava)
Piment (Allspice, Nelkenpfeffer)
64 *Efeugewächse (Araliaceae)*
Ginseng
65 *Doldengewächse (Umbelliferae)*
Angelika
Anis
Dill
Fenchel, Finocchio
Karotte, Möhre
Kerbel
Koriander
Kreuzkümmel
Liebstöckel, Maggikraut
Pastinake
Petersilienwurzel
Sellerie (Knollen, Stangen)
Süßdolde (Myrrhis odorata)
66 *Heidekrautgewächse (Ericaceae)*
Bärentraube: Nierentee
Heidelbeere, Blaubeere
Preiselbeere
Moosbeere
67 *Sapotagewächse (Sapotaceae)*
Chicle: Kaugummi-Grundsubstanz
68 *Ebenholzgewächse (Ebenaceae)*
Kakipflaume, Sharon
69 *Ölbaumgewächse (Oleaceae)*
Olive (grün, schwarz)
Olivenöl
70 *Windengewächse (Convolvulaceae)*
Süßkartoffel, Batate
71 *Rauhblattgewächse (Boraginaceae)*
Borretsch
Comfrey (Beinwell)
72 *Eisenkrautgewächse (Verbenaceae)*
Zitronenverbene: Kräutertee
73 *Lippenblütler (Labiatae)*
Basilikum
Bohnenkraut
Diptam
Katzenminze
Lavendel
Majoran
Muskatellersalbei
Oregano, Dost
Pfefferminze
Rosmarin
Salbei
Thymian
Ysop
Zitronenmelisse
74 *Nachtschattengewächse (Solanaceae)*
Aubergine
Baumtomate (Cyphomandra betaceae)
Erdkirsche, Kapstachelbeere (Physalis peruviana)
Kartoffel
Paprika: Cayennepfeffer, Chili, Gemüsepaprika, Ungarischer Paprika
Tabak
Tomate
75 *Pedaliumgewächse (Pedaliaceae)*
Sesam: Sesamöl, Tahin, Goma Sio
76 *Krappgewächse (Rubiaceae)*
Waldmeister
77 *Geißblattgewächse (Caprifoliaceae)*
Holunder: Holunderblüten, -beeren,
78 *Baldriangewächse (Valerianaceae)*
Feldsalat, Nüsselsalat
Baldrian-Tee
79 *Kürbisgewächse (Cucurbitaceae)*
Chayote (Sechium edule)
Gurke, Gewürzgurke
Kürbis: Kürbiskerne, -öl
Luffa (Schwamm)
Melonen: Honig-, Netz-, Zucker-, Wassermelone
Zucchini, Zucchetti
80 *Korbblütler (Compositae)*
Artischocke
Austernpflanze (Salsify)
Cardy
Chicorée
Eberraute, Eisbergsalat
Estragon
Endivie
Färberdistel: Distelöl (Saffloröl)
Goldrute
Huflattich
Kamille
Klettenwurzel
Kopfsalat, Pflück-, Schnittsalat
Löwenzahn
Rainfarn
Radicchio
Römischer Salat
Schafgarbe
Schwarzwurzel
Sonnenblume: Kerne, Öl
Topinambur
Wermut
Zichorie

81 *Fuchsschwanzgewächse*
Amaranth

Sonstige
– Honig

Tiere
Weichtiere
100 *Schnecken*
Abalone
(Haliotis, Seeohr)
Weinbergschnecke
101 *Tintenfische*
Tintenfisch, Oktopus
102 *Muscheln*
Auster
Herz-, Jacobs-, Kamm-,
Mies-, Venusmuschel
103 *Krebse*
Flußkrebs
Hummer
Krabbe
Languste
Shrimps

Seefische
104 *Heringe (Clupeidae)*
Alse, Maifisch
Hering
Sardine
Sprotte
105 *Sardellen (Engraulidae)*
Sardelle (Anchovis)
106 *Aale (Anguillidae)*
Aal
107 *Dorsche (Gadidae)*
Aalquappe
Dorsch
Kabeljau
Köhler (Seelachs)
Leng
Schellfisch
108 *Triglidae*
Knurrhahn
109 *Seehechte (Merlucciidae)*
Seehecht
110 *Meerbarben (Mullidae)*
Meerbarbe
Ziegenfisch
111 *Anarhichadidae*
Katfisch
Seewolf
Steinbeißer
112 *Sägebarsche (Serranidae)*
Sägebarsch
Zackenbarsch
113 *Ziegelbarsche (Branchiostegidae)*
Ziegelbarsch
114 *Blaubarsche (Pomatomidae)*
Blaubarsch
115 *Lachsartige (Salzw.) (Salmonidae)*
Meerforelle
116 *Meerbrassen (Sparidae)*
Goldbrasse
Graubarsch
(frz: Dorade commune)
Porgy (nordamerik.)
Rotbrasse
117 *Makrelen (Scombridae)*
Echter Bonito
Makrele
Skipjack (Sarda Chilensis)
Thunfisch
Weißer Thunfisch
118 *Cyclopteridae*
Seehase
119 *Schwertfische (Xiphiidae)*
Schwertfisch
120 *Seeteufel (Lophiidae)*
Seeteufel (Lotte)
Forellenstör
121 *Drachenköpfe (Scorpaenidae)*
Goldbarsch, Rotbarsch
122 *Plattfische (Pleuronectidae)*
Flunder
Heilbutt
Kliesche
Scholle
Seezunge
Steinbutt

Süßwasserfische
123 *Störe (Acipenseridae)*
Hausen
Stör: Echter Kaviar
124 *Lachsartige (Süßw.) (Salmonidae)*
Äsche
Felchen
Forelle: Bach-, Regenbogenforelle
Huchen
Lachs
Moräne
Renke
Saibling (»Lachsforelle«)
125 *Stinte (Osmeridae)*
Stint
126 *Hechte (Esocidae)*
Grashecht (nordamerik.)
Hecht
Muskellunge (nordamerik.)
127 *Sauger (Catostomide)*
Sauger (nordamerik.)
128 *Weißfische (Cyprinidae)*
Brachsen (Brassen)
Flußbarbe
Karausche
Karpfen
Plötze
Schleie
129 *Welse (Siluridae)*
Flußwels, Waller
Katzenwels
130 *Echte Barsche (Percidae)*
Flußbarsch
Gelbbarsch (nordamerik.)
Zander
131 *Sonnenbarsche (Centrarchidae)*
Forellenbarsch
Schwarzbarsch
Schwarzer Crappie (nordamerik.)
132 *Amphibien*
Frosch: Froschschenkel
133 Schildkröte

Vögel
134 *Entenvögel*
Ente, Gans
135 *Taubenvögel*
Taube
136 *Rauhfußhühner*
Moorhuhn
137 *Hühnervögel*
Huhn, Eier
Fasan, Wachtel
Rebhuhn
138 *Perlhühner*
Perlhuhn
139 *Truthühner*
Truthahn

Säugetiere
140 *Hasenartige*
Hase, Kaninchen

141 *Pferde*
Pferd
142 *Schweine*
Schwein
143 *Wild*
Elch, Hirsch
Karibu
Reh, Rentier
144 Antilopen
145 *Rinder*
Büffel
Rind: Kuhmilch und
Milchprodukte
Kalb
146 Schaf, Lamm
Hammel
147 Ziege

Studienergebnisse

PCB-Belastung in Humanblut

Auswertung der Ergebnisse von 355 Blutproben von Patienten des Instituts für Umweltkrankheiten, Bad Emstal, aus den Jahren 1992 und 1993 (bearbeitet von *Frank Otto*).

Charakterisierung der Daten

Die bei der vorliegenden Untersuchung verwendeten Daten stammen nicht zwangsläufig von Personen, deren Krankheitsbild auf Belastung mit polychlorierten Biphenylen zurückzuführen ist. Die Symptome chronischer Schadstoffbelastungen sind in der Mehrzahl unspezifisch, so daß ein allgemeines Schadstoffscreening zur Ursachenerkennung notwendig wird. Die im folgenden ausgewerteten PCB-Daten sind ausschließlich solchen Schadstoffscreenings entnommen. PCB sind in der Umwelt außerordentlich stabil und weit verbreitet. Die beteiligten Personen sind zwar durch die Gemeinsamkeit verbunden, daß sie Patienten des Instituts für Umweltkrankheiten Bad Emstal sind; im Fall von PCB dürften die Blutwerte die Belastung der allgemeinen Bevölkerung dennoch in groben Zügen widerspiegeln, auch wenn sie keinen Anspruch auf Repräsentativität erheben.
Bei jeder Person wurden zehn PCB-Komponenten bestimmt. Im folgenden wird die Nomenklatur von *Ballschmiter* (*15*) verwendet:

PCB 66:	2,3′,4,4′	-Tetrachlorbiphenyl
PCB 118:	2,3′,4,4′,5	-Pentachlorbiphenyl
PCB 153:	2,2′,4,4′,5,5′	-Hexachlorbiphenyl
PCB 105:	2,3,3′,4,4′	-Pentachlorbiphenyl
PCB 137:	2,2′,3,4,4′5	-Hexachlorbiphenyl
PCB 138:	2,2′,3,4,4′,5′	-Hexachlorbiphenyl
PCB 180:	2,2′,3,4,4′,5,5′	-Heptachlorbiphenyl
PCB 171:	2,2′,3,3′,4,4′,6	-Heptachlorbiphenyl
PCB 183:	2,2′,3,4,4′,5′,6	-Heptachlorbiphenyl
PCB 170:	2,2′,3,3′,4,4′,5	-Heptachlorbiphenyl

Die Gesamtbelastung jeder Person ist als Summe der Belastung mit diesen Einzelkomponenten aufzufassen.

Allgemeine Übersicht

Konzentrationsangaben in [ng/ml] = ppb

n = 355	PCB 118	PCB 153	PCB 138	PCB 183	PCB 180	PCB 170	Gesamt-PCB
Mittelwert	0,15	1,73	0,61	0,08	1,27	0,49	4,39
St. abw.	0,36	1,40	0,61	0,36	1,12	0,64	3,57

Der Mittelwert der Belastung aller getesteten Personen liegt bei 4,4 ppb. Im Mittelwert enthalten sind auch die in der Tabelle nicht aufgeführten, vergleichsweise geringen Kontaminationen mit den PCB 66, 105 und 171. Das PCB 137 konnte nur in vier von 355 Blutproben nachgewiesen werden. Interessant ist in diesem Zusammenhang, daß die ACCU-CHEM Laboratories als Durchschnittswerte für die amerikanische Bevölkerung nur bei den PCB 153 (0,4 ppb) sowie 138 und 180 (je 0,3 ppb) Werte oberhalb der Nachweisgrenze (0,3 ppb) angeben. Der Mittelwert der Belastung mit PCB aller bei ACCU-CHEM getesteten Amerikaner beträgt 1 ppb.

Für IFU-Patienten ergibt sich insgesamt folgende Verteilung:

Mit 40 % tritt PCB 153 am stärksten auf, gefolgt von den PCB-Komponenten 180 mit 29% und 138 mit 14 %.

Die Mittelwerte der Einzelkomponenten wie auch der Gesamtmittelwert unterliegen großen Standardabweichungen. In zwei Fällen wird der Mittelwert sogar erheblich übertroffen. Demzufolge treten die einzelnen PCB-Komponenten im Blut der getesteten Personen in sehr unterschiedlichen Konzentrationen auf. Kleine Standardabweichungen ließen den

Schluß auf eine kollektive Gleichbelastung mit der betreffenden PCB-Komponente zu.
Um deutlich zu machen, welche extremen Belastungswerte im Einzelfall im Blut von Patienten möglich sind, sollen an dieser Stelle auch die gefundenen Spitzenbelastungen mit PCB dargestellt werden.
Als Einzelkomponente markiert das PCB 180 mit mehr als 13 ppb den Höchstwert. Der zweithöchste Spitzenwert wurde mit 12,3 ppb für das PCB 153 gefunden. Diese beiden Komponenten belegen auch bei den Mittelwerten die Spitzenplätze, wenngleich in vertauschter Reihenfolge. Es fällt auf, daß für die höchste Einzelkontamination mit PCB 183 der Spitzenwert 3,9 ppb gefunden werden konnte. Der Mittelwert der Komponente beträgt in 355 Blutproben lediglich 0,08 ppb, was in der Verteilung ganze 2 % ausmacht.
Bei einer Person konnte im Blut der erstaunliche Belastungswert von 32,9 ppb gemessen werden.
Angesichts dieser Zahlen stellt sich die Frage, aus welchen Quellen gerade große Belastungen einzelner Personen mit der Umweltchemikalie entspringen. Polychlorierte Biphenyle werden nie als Einzelsubstanz, sondern aufgrund ihrer Darstellungsweise, immer als mehr oder weniger stark chlorhaltiges Gemisch mit unterschiedlichem Gehalt von bis zu 209 Isomeren eingesetzt. Viele PCB-Isomere sind unter Umweltbedingungen außerordentlich stabil und reichern sich durch ihre Lipophilität vor allem in der Nahrungskette stark an. Die Anreicherung einer einzelnen Komponente muß dabei aber aufgrund der großen chemischen Ähnlichkeit in dieser Substanzgruppe eher als unwahrscheinlich angesehen werden.
Neben der Nahrungskette ist die Belastung verschiedener Arbeitsplätze trotz der vorgeschriebenen Beschränkung der Anwendung auf geschlossene Systeme ein weiterer denkbarer Kontaminationsweg.
Zusätzlich wurden PCB früher auch zum Imprägnieren von Holz und Leder sowie zur Behandlung von Papier und als Trägersubstanz für Pflanzenschutzmittel eingesetzt, um nur einige Beispiele zu nennen. Die Anwendung erfolgte jedoch, wie bereits beschrieben, immer als Gemisch vieler Isomeren. Um so erstaunlicher erscheint folgendes Rechenbeispiel:
Im Fall des PCB 183 beispielsweise übersteigt die Standardabweichung den Mittelwert der Belastung um den Faktor 4,3. Bei genauerer Betrachtung der Daten fällt auf, daß von 355 Personen lediglich 41 überhaupt eine PCB-183-Konzentration oberhalb der Nachweisgrenze im Blut haben. Streicht man alle Personen mit dem Wert Null, ergibt sich ein Mittelwert von 0,71 ppb mit einer Standardabweichung von 0,83 ppb. Die Einzelwerte liegen in der Hauptsache zwischen 0,3 und 1,0 ppb, nur bei drei Personen wurden Werte größer als 2,5 ppb gefunden.
Die Tatsache, daß nur eine kleine Gruppe von Personen überhaupt belastet ist, läßt unter anderem die Hypothese zu, daß es nur eine eingeschränkte Anzahl von Kontaminationsquellen gibt, bei denen gerade PCB 183 unter den zehn zur Analyse ausgewählten polychlorierten Biphenylen besonders stark angereichert ist. Als wirksamstes Mittel gegen fortschreitende Schädigung der Gesundheit durch Belastung mit Umweltchemikalien gilt eine schnellstmögliche Beendigung der Exposition. Wenn die Hypothese stimmt, könnte in Zukunft nicht nur nach Gesamt-PCB-Quellen, sondern auch gezielt nach Quellen spezieller PCB-Belastungen gesucht werden.

Unterschiede in der Belastung männlicher und weiblicher Personen

Von 355 Schadstoffscreenings, bei denen die Belastung mit PCB mitgemessen wurde, entfielen 212 auf weibliche und 143 auf männliche Personen.
Schlüsselt man die Verteilung der polychlorierten Biphenyle im Blut nach Geschlechtern auf, ergeben sich zunächst keine signifikanten Unterschiede.
Stellt man die Mittelwerte der Belastung mit PCB gegenüber, fällt jedoch auf, daß die männlichen Testpersonen bei gleicher Verteilung im Mittel eine mit 0,4 ppb um 9 % höhere Belastung im Blut aufweisen.
Der Mittelwert der Gesamtbelastung mit polychlorierten Biphenylen beträgt bei den Männern 4,6 ppb mit einer Standardabweichung von 4,2 ppb. Frauen sind im Mittel mit 4,2 ppb etwas niedriger belastet. Die Standardabweichung für die Gesamtbelastung liegt mit 3,0 ppb bei den Frauen deutlich niedriger.
Über die Summe aller analysierten Blutproben setzt sich die PCB-Belastung bei weiblichen

und männlichen Personen zwar aus gleichen Anteilen der Einzelkomponenten zusammen, jedoch ist die Belastung mit der Umweltchemikalie bei weiblichen Personen insgesamt etwas niedriger und außerdem gleichmäßiger über alle Frauen verteilt.

Jahreszeitliche Abhängigkeiten

Im folgenden sollte gezeigt werden, ob und wie stark die allgemeine PCB-Belastung von jahreszeitlich veränderlichen Gegebenheiten abhängig ist.
Zu diesem Zweck wurden die Untersuchungsergebnisse zunächst nach dem Datum der Analyse geordnet. Anschließend wurden monatliche Mittelwerte errechnet. Für jeden Monat wurde festgehalten, wieviel Patienten einer PCB-Untersuchung unterzogen wurden. Alle 355 Proben stammen von verschiedenen Personen. Die monatliche Entwicklung der Blutwerte von Einzelpersonen wurde nicht verfolgt. Die Monatsergebnisse sind mit einer Trägheit von zehn Tagen behaftet, die im Mittel zwischen Blutentnahme und Analysendatum liegen. Das Datum der Entnahme war jedoch in vielen Fällen nicht verfügbar.

Der Mittelwert der Belastung über alle Monate und Patienten liegt für 1992 bei 4,3 ppb und beruht auf den Testdaten von 171 Personen, für 1993 ergibt sich bei 184 ausgewerteten Schadstoffscreenings ein Mittelwert von 4,5 ppb. Ob es sich dabei um einen Aufwärtstrend oder lediglich um die Bestätigung des Vorjahreswertes handelt, muß die Auswertung zukünftiger Testergebnisse zeigen.
Mit Ausnahme des außerordentlich hohen Februarwertes von 1992 und der niedrigen November- und Dezemberwerte beider Jahre liegen alle Monatswerte in einem Bereich zwischen 3,0 ppb und 6,1 ppb. Durchschnittlich wurden pro Monat 14,8 Patienten getestet. Der Februarwert des Jahres 1992 basiert auf den Daten von lediglich sieben Patienten und kann als Zufallsprodukt betrachtet werden.
Signifikante Periodizitäten, wie etwa eine Korrelation mit dem jahreszeitlichen Temperaturverlauf, konnten nicht beobachtet werden. Abschließend seien die vergleichsweise niedrigen PCB-Werte US-amerikanischer Blutanalysen erwähnt (*254a*):

1991	1,5 ppb
1992	0,8 ppb
1992	1,3 ppb
1993	1,3 ppb
1994	0,3 ppb

Die in Deutschland gemessenen Durchschnittswerte liegen somit drei- bis sechsfach über den amerikanischen Werten.

Prenylaminlaktat: Klinische Untersuchungen

Dumping-Syndrom

Beim Dumping-Syndrom (gemischter Typ) konnte in 89,1 % der Fälle eine Symptomfreiheit erreicht werden. Die Patienten konnten die sogenannten »Reiz«-Speisen wieder vertragen.

Funktionelles Dumping-Syndrom (ohne Magen-Resektion)

Beim funktionellen Dumping-Syndrom (ohne Magen-Darm-Resektion) betrug die Quote der unter Prenylaminbehandlung symptomfreien Patienten 72 %.

Laktoseintoleranz

Bei Laktoseintoleranz wurde eine Symptomfreiheit in 88,2 % der Fälle erreicht. Die Menge der symptomfrei verzehrbaren Milch war abhängig von der Dosierung des Prenylamins.

Allergien bzw. Intoleranzen

Lebensmittelintoleranz bzw. -allergie (*Michaelson*-Methode):

a) Überempfindlichkeit gegen Nahrungsmitteladditive.
   Es wurden 32 Patienten in die Studie aufgenommen, davon 21 mit Colitis ulcerosa und 11 mit M. Crohn.
   Von den 21 Colitis-ulcerosa-Patienten zeigten 16 und von den 11 M.-Crohn-Patienten 9 Empfindlichkeiten gegenüber folgenden Nahrungsmittelzusatzstoffen:
   Neococcin 10, Amarant 2, Tartrazin 1, Parabene 5, Salizylsäure 1, Indigokarmin 1, Neococcin + Tartrazin 2, Neococcin + Amarant 2, Neococcin + Tartrazin + Indigokarmin 1.
   Durch orale Prenylamin-Medikation und entsprechende Diät wurden bei den insgesamt 25 Fällen mit Unverträglichkeiten gegenüber den genannten Stoffen 16 symptomfrei.

b) Überempfindlichkeiten gegen Zusatzstoffe in Dermato-Therapeutika (Epikutan-Test): Peru-Balsam, Benzoesäure, Zimtrinde, Vanille, Kampfer.
   Von den 94 untersuchten Patienten litten 59 an Colitis ulcerosa, 35 an M. Crohn.
   Bei 49 Fällen zeigte sich ein positiver Epikutan-Test gegenüber den genannten Substanzen, davon entfallen 26 auf die Colitis-ulcerosa-Gruppe und 23 auf die M.-Crohn-Patienten.
   Durch orale Prenylamin-Therapie und Diät wurden 61 Patienten (57 %) symptomfrei.

c) Erhöhte Empfindlichkeit gegen die Transmittersubstanzen Histamin und Acetylcholin:
   In 101 von 126 Fällen wurde eine erhöhte Empfindlichkeit nachgewiesen. 59 dieser Patienten litten an Colitis ulcerosa und 35 an M. Crohn. In diesen Fällen wurde das Antihistaminikum Dimetindenmaleat (Fenistil® retard) verwendet bzw. Pizotifen (Sandomigran®) eingesetzt. Unter dieser Therapie wurde eine Symptomfreiheit in 11 % erreicht, bei zusätzlicher Behandlung mit Prenylamin konnte die Symptomfreiheit auf 67 % gesteigert werden.

Entzündliche Darmerkrankungen (chronische Colitis, Proktitis, Colitis ulcerosa, Morbus Crohn)

Von 476 Patienten wurden unter Prenylamin 362 (77,5 %) symptomfrei, weitere 64 Patienten (13,6 %) unter Prenylamin in Kombination mit Dimetinden, Pizotifen oder einer speziellen Autovakzine gegen E. coli (s. Kapitel 4 und 5).

Chronische Urtikaria

In 77,4 % wurde Symptomfreiheit unter Prenylamin-Medikation erreicht.

Kolpitis mit Fluor genitalis

Es wurden 120 mg Prenylamin enthaltende Vaginalzäpfchen zweimal täglich über sechs Tage angewandt.
182 von 200 Patientinnen wurden beschwerdefrei, und die bakteriologische Kontrolle wurde negativ. Bei 11 Patientinnen zeigte sich eine Besserung, bei 7 Patientinnen war die Behandlung unwirksam.

Dermatologische Anwendungen von Prenylaminlaktat 1 %

Diese Untersuchungen wurden unter der Leitung von *Klaus Michael Weber* in der Kurklinik Waldeck in Bad Wildungen in Zusammenarbeit mit dem Institut für Umweltkrankheiten in Bad Emstal durchgeführt.
Untersucht wurden insgesamt 136 Patienten. 84 dieser Patienten litten an Ekzem (zum Teil endogenem Ekzem) und Dermatitiden mit entzündlich nässenden Effloreszenzen sowie Rhagaden, 52 Patienten hatten eine Dermatomykosis.
Verwendet wurde überwiegend Prenylaminlaktat 1 % in Linola-Fettsalbe, bei trockenen, schuppenden Ekzemen wurde Prenylaminlaktat 1 % in Basodexan Creme eingesetzt. Basodexan enthält 10 % Harnstoff. Die quellende Wirkung des Harnstoffes wird ausgenutzt, um dem Wirkstoff Prenylamin das Eindringen in tiefere Hautregionen zu ermöglichen.
Im Doppelblindverfahren wurde eine Gruppe mit Salbengrundlage plus Prenylamin und die andere Gruppe nur mit der Salbengrundlage behandelt.
Bei den 84 Patienten der Verumgruppe mit Ekzemen (endogenem, seborrhoischem, allergischem) zeigten 57 (67,9 %) eine deutliche Besserung der Symptome, bei 27 (32,1 %) Patienten blieben die Symptome weitgehend unbeeinflußt.
Bei den 52 Patienten der Verumgruppe mit Dermatomykosis wurde bei 48 Fällen (92,3 %) eine Besserung erreicht und in 4 Fällen (7,7 %) keine Besserung.
Die Ergebnisse zeigen eine gute Wirksamkeit von Prenylaminlaktat bei entzündlichen dermatologischen Krankheitsbildern.
Diese Studie verdeutlicht auch die fungizide Wirkung von Prenylamin bei Dermatomykosen.

Prenylaminlaktat bei Diabetes mellitus und Laktose-Intoleranz

1. Prenylamin hemmt die Glukoseresorption. Um diese Wirkung zu untersuchen, wurde eine orale Glukosebelastung vor und nach einer dreitägigen Gabe von 3 × 60 mg Prenylaminlaktat an 36 nichtinsulinpflichtigen Diabetikern vom Typ II durchgeführt und an einer Kontrollgruppe von 36 Nichtdiabetikern. An 9 nichtinsulinpflichtigen Altersdiabetikern wurde bei gleicher Versuchsanordnung eine intravenöse Glukosebelastung durchgeführt mit einer Kontrollgruppe von 12 Nichtdiabetikern. Die Ergebnisse wurden mittels K-Koeffizient ausgewertet.

Ergebnisse. Prenylamin vermindert signifikant alle Blutzuckerwerte der oralen Glukosebelastungskurve bei Diabetes Typ II.
In den ersten dreißig Minuten erfolgt auch unter Prenylamin-Gabe ein relativ steiler Kurvenanstieg, was vermutlich darin begründet liegt, daß in dieser Zeit die Resorptionsfaktoren überwiegen.
Bei Nichtdiabetikern ist die Glukosebelastungskurve mit und ohne Prenylamin-Medikation annähernd identisch.
Bei der intravenösen Glukosebelastung zeigte sich weder in der Gruppe der Diabetiker noch in der Kontrollgruppe eine Beeinflussung der Glukosebelastungskurve unter Prenylamin.

2. Bei 15 Laktose-Intoleranz-Kranken wurden röntgenologische Untersuchungen der Darmpassagen mit Bariumkontrastmittel vorgenommen, später mit einem Gemisch von Laktose und Bariumkontrastmittel vor und nach Medikation von Prenylamin.
Die Ergebnisse der gleichzeitig durchgeführten oralen Laktosebelastung wurden mit dem Kapillarblut-Glukosegehalt verglichen, und die klinischen Symptome wurden registriert.

Ergebnisse. Bei erworbener Laktoseintoleranz steigt unter Prenylamin-Medikation der im Blut meßbare Aldozucker nur in nichtsignifikantem Ausmaß an. Bei der überwiegenden Zahl der Fälle kam es unter Prenylamin-Gabe zum Abklingen der klinischen Symptome. Eine radiologisch nachweisbare Verdünnung des vor der Behandlung mit Laktose gemischten Bariumbreis war nicht nachweisbar, es kam nicht zu einer Erweiterung der Darmschlingen.

3. In tierexperimentellen Untersuchungen mit Hunden wurde die Wirkung von Prenylamin auf die Glukoseresorption mit Kontrollgruppen verglichen. Bei acht Hunden und entsprechend acht Kontrollhunden wurde die Resorption des gesamten Darmtraktes untersucht. Zusätzlich wurde bei neun Hunden und neun Kontrollhunden die Glukoseresorption der isolierten Darmschlinge beobachtet.
Es wurde sowohl die in der Darmschlinge verbliebene, nicht resorbierte Glukose als auch

die Blutglukose gemessen. Die Gruppen, die mit Prenylamin behandelt waren, wurden mit den Kontrollgruppen verglichen.
Ergebnisse. Während intraduodenaler Glukosebelastung bei Hunden kam es bei allen Messungen zu einem signifikanten Absinken der Blutzuckerwerte in der Prenylamingruppe im Vergleich zum Kontrollkollektiv.
An der isolierten Dünndarmschlinge von Hunden sinken der aktive Glukosetransport und die erleichterte Diffusion unter dem Einfluß von Prenylamin.

4. *Szatlóczky* führte in vivo Resorptionsuntersuchungen am Duodenum von 22 Ratten durch mit unterschiedlich stark bzw. schwach konzentrierten Glukoselösungen (aktiver Transport und erleichterte Diffusion).
Die Blutzuckerbestimmungen erfolgen nach der Ortho-Toluidin-Methode von *Hultmann.* Die statistischen Berechnungen führten wir nach dem Student-T-Test bzw. der χ^2-Probe durch.
Ergebnisse. Prenylamin schwächt im Vergleich zur Kontrollgruppe die Glukoseresorption im Duodenum von Ratten sowohl bei geringer als auch bei hoher Glukosekonzentration.

5. Tierexperimentell wurde die Isotopenverteilung im Organismus nach oraler Verabreichung von Tritium-markiertem Prenylamin untersucht.
Ergebnisse. Das mit Tritium markierte Prenylamin kumuliert in der Dünndarmwand der Versuchstiere (10 Mäuse, 5 Ratten) und wird hier gespeichert.

6. Bei fünf Patienten wurde im Duodenalsaft die Keimzahl vor und nach Genuß von erhitzter Milch bestimmt, jeweils vor und nach einer oralen Medikation mit Prenylamin.
Ergebnisse. Bei der überwiegenden Zahl der Patienten mit erworbener Laktoseintoleranz steigt nach Verzehr von erhitzter Milch die Bakterienzahl wesentlich gegenüber der Keimzahl bei nüchternem Magen im Duodenalsaft von 10^3 auf 10^6 an.
Nach der Vorbehandlung mit Prenylamin ändern sich die im Duodenalsaft ermittelten Bakterien weder qualitativ noch quantitativ. Klinische Symptome traten nicht auf.

7. Unter mikrobiologischen Aspekten wurden die Laktosezersetzungsfähigkeit der laktosepositiven E. coli im Vergleich zur Kontrollgruppe unter der Medikation mit Prenylamin untersucht.
Ergebnisse. Auf einem E. coli enthaltenden Minimalnährboden stieg in den Prenylaminhaltigen Röhrchen die Aldo-Zucker-Konzentration signifikant ab der 4. Stunde an. Nach 25 Stunden konnten aus diesen Röhrchen keine E. coli mehr zurückgezüchtet werden.

Antibiotische Wirksamkeit

8. Die Wirksamkeit von Prenylamin auf verschiedene aerobe Mikroorganismen des Darmtraktes und des Duodenalsaftes, auf Candida albicans und auf 30 Campylobacter-

Tab. 64 Die Prenylamin-Empfindlichkeit von Mikroorganismen in flüssigem Nährboden, bestimmt durch Verdünnungsmethode (bz = bakterizid, bs = bakteriostatisch, fz = fungizid)

Staphylococcus aureus	30 bz
Staphylococcus epidermidis	30 bz
Micrococcus luteus	> 100
Aerococcus viridans	> 100
Streptococcus haemolyticus	5 bz
Streptococcus mitis	5 bz
Streptococcus faecalis	10 bs
Streptococcus pneumoniae	30 bz
Streptococcus mutans	5 bz
Peptostreptococcus	> 100
Lactobacillus acidophilus	5 bz
Corynebacterium diphtheriae	10 bs
Corynebacterium pseudodiphtheriae	10 bs
Listeria monocytogenes	10 bz
Bacillus cereus	30 bs
Clostridium perfringens	> 100
Escherichia coli	> 100
Klebsiella pneumoniae	> 100
Salmonella typhi	> 100
Salmonella paratyphi	> 100
Shigella flexneri	> 100
Proteus vulgaris	> 100
Proteus mirabilis	> 100
Pseudomonas aeruginosa	> 100
Pasteurella multocida	20 bs
Haemophilus influenzae	60 bz
Neisseria pharyngis	20 bz
Fusobacterium fusiforme	> 100
Bacteroides fragilis	25 bz
Veillonella gasogenes	100 bs
Candida albicans	100 fz

Spezies wurde mit Hilfe von Papierscheiben, die mit je 100 µg Prenylamin getränkt waren, untersucht.
Ergebnisse. Die Papierscheiben verursachten auf den entsprechenden Nährböden einen ausgeprägten Hemmhof bei Enterococcus, Streptococcus pyogenes, Diphtheroiden, Staphylococcus aureus, E. coli, ferner bei Candida albicans und allen 30 Campylobacter-Spezies.

9. Prenylamin wurde hinsichtlich seiner antimikrobiellen Wirkung auf grampositive und gramnegative sowie auf aerobe und anaerobe Bakterien untersucht und die MIC-Werte (minimale Hemmkonzentration) wurden bestimmt.
Ergebnisse. Die antibakterielle Wirkung von Prenylamin ist in den *Tab. 64* bis *66* dargestellt. Bei Resistenzprüfungen von 22 Spezies und 41 Stämmen anaerober Bakterien waren 17 Stämme resistent, 16 Stämme mäßig empfindlich und 8 Stämme ausgesprochen empfindlich gegenüber 100 µg Prenylamin.

10. Mit dem *Juan*-Biophotometer wurde die Kinetik der antibakteriellen Wirkung von Prenylamin erforscht.
Ergebnisse. Nach der *Juan*-Biophotometer-Methode wurde eine dosisabhängige bakteriostatische bzw. bakterizide Wirkung auf Enterokokken und E. coli festgestellt. Innerhalb der oben angegebenen therapeutischen Tagesdosen von 180 bis 240 mg entfaltet das Prenylamin sowohl eine bakteriostatische als auch bakterizide Wirkung.

11. In Tierversuchen mit 10 Mäusen wurde der Frage nach der Beeinflußbarkeit des »entero-pooling«-Effektes des Prostaglandins F 2-α durch Prenylamin nachgegangen.
Ergebnisse. Bei den Rattenexperimenten schwächte das Prenylamin die »entero-pooling«-Wirkung des PGF 2-α ab.

Weiterführende Literatur:
Dr. Ernö Szatlóczky
Postgraduate Medical University
Törokvesz-u. 21
H-1025 Budapest II

Tab. 65 MIC-Werte des Prenylamins

	bakteriostatische Konzentration (µg/ml)	bakterizide Konzentration (µg/ml)
grampositive Bakterien	5–25	> 25
gramnegative Bakterien	100–250–300	>300
Blasto- und Hyphomyzeten	75–125	>125
Trichomonas vaginalis	100–200	>800

Tab. 66 Wirkung des Prenylamins auf Anaerobier. Die Scheiben enthalten 100 µg Prenylamin-Laktat

	Hemmzone keine	gering	groß
Clostridium perfringens	6		
Clostridium sporogenes		1	1
Clostridium bifermentans	1	1	
Clostridium paraputrificum		1	
Clostridium innocuum		1	
Bacteroides fragilis		3	3
Bacteroides vulgatus		1	
Bacteroides thetaiotomicron			1
Bacteroides distasonis	1		
Fusobacterium nucleatum	1		
Fusobacterium sp.		1	
Eubacterium lentum	1	1	
Propionibacterium acnes		1	1
Propionibacterium sp.	1		1
Peptostreptococcus anaerob.	1	1	1
Peptococcus asaccharolyticus	1	2	1
Peptococcus saccharolyticus	1		
Peptococcus prevotii	1		
Lactobacillus sp.		1	
Veillonella parvula	1		
Acidaminococcus fermentas		1	
Streptococcus intermedius	1		

Adressen der Umweltmedizin

AIDS-Aufklärung e.V.,
Ludwig-Landmann-Str. 7, 60488 Frankfurt,
Tel. 069/762933, Fax 069/761055

Akademie für Arbeits- und Umweltmedizin Berlin,
Lorenzweg 5, 12099 Berlin,
Tel. 030/75509-201, -202, -203

Akademie für öffentliches Gesundheitswesen,
Auf'm Hennekamp 70, 40225 Düsseldorf,
Tel. 0211/310960

Akademie für Umweltmedizin, Postfach 105329,
69043 Heidelberg, Tel. 06221/59-2041, -2042

AKUT e. V., Am Ölpfad 25, 44263 Dortmund

Aktion stillende Mütter gegen atomare Bedrohung, Susettestr. 4, 22763 Hamburg,
Tel. 040/3909930

Allergie-Verein in Europa,
Geschäftsstelle: Marienstr. 57, 99817 Eisenach,
Tel.: 03691/213088

Allergiker- und Asthmatikerbund e. V.,
Hindenburgstr. 110, 41061 Mönchengladbach,
Tel. 02161/183024, Fax 02161/208502

Allianz-Stiftung zum Schutz der Umwelt,
Ainmillerstr. 11, 80801 München, Tel. 089/347384,
349932

Arbeitsgemeinschaft Allergiekrankes Kind,
Hauptstr. 29, 35745 Herborn, Tel. 02772/41237,
Fax 02772/40402

Arbeitsgemeinschaft für Wohn- und Baubiologie e. V., Wilckenstr. 34,
69120 Heidelberg, Tel.: 07063/6746

Arbeitsgemeinschaft für Alltagsökologie AGA,
Sonnenstr. 66, 42277 Wuppertal, Tel. 0202/660798

Arbeitsgruppe für Medizin und Umwelt,
Baldingerstr., 35033 Marburg,
Tel. 06421/284977-4976, Fax 06421/285967

Arbeitskreis Überaktives Kind e. V.,
Dieterichstr. 9, 30159 Hannover,
Tel. 0511/3632729

Ärzteverband Deutscher Allergologen,
Im Utforder Feld 27, 45447 Moers,
Tel. 02841/47374, Fax 02841/47738

Bremer Umwelt-Institut für Analyse und Bewertung von Schadstoffen e. V.,
Wielandstr. 25, 28203 Bremen, Tel. 0421/76078,
Fax 0421/704948

Bundesverband für Umweltberatung,
Richard-Wagner-Str. 11–13, 28209 Bremen,
Tel. 0421/343400, Fax 0421/3499267

Candida-Selbsthilfegruppe
siehe „Allergie-Verein in Europa"

Chemie & Umwelt e. V.,
Beratung – Analytik – Gutachten,
Hausmannstr. 9–10, 30159 Hannover,
Tel. 0511/1640322, Fax 0511/1640391

Deutsche Gesellschaft für Arbeits- und Umweltmedizin e. V., c/o Institut für Arbeits- und Sozialmedizin der Universität Erlangen-Nürnberg,
Professor Lehnert, Schillerstr. 25/29,
91054 Erlangen, Tel.: 09131/852312

Deutsche Gesellschaft für Umwelterziehung e. V., DGU, Frauenthal 25, 20149 Hamburg,
Tel. 040/4106921

Deutsche Interessengemeinschaft für Verkehrsunfallopfer e. V., c/o Angelika Oidtmann,
Friedlandstr. 6, 41747 Viersen, Tel. 02162/20032,
Fax 02162/352312

Deutscher Arbeitsring für Lärmbekämpfung e. V.,
Frankenstr. 25, 40476 Düsseldorf,
Tel. 0211/488499, Fax 0211/442634

Deutscher Neurodermitikerbund, Mozartstr. 11,
22083 Hamburg, Tel. 040/2205757,
Fax 040/2773494

Deutscher Psoriasis Bund e. V.,
Überaltenallee 20a, 22081 Hamburg,
Tel. 040/2270985, Fax 040/2270986

Deutschsprachige Mykologische Gesellschaft,
c/o Klinik und Poliklinik für Hautkrankheiten,
Westfälische Wilhelms-Universität,
Professor Siegfried Nolting, Von Esmarch-Straße 56,
48149 Münster, Tel.: 0251/836536

Elterninitiative Restrisiko e. V.,
Nassauer Str. 11, 65187 Wiesbaden,
Tel. 06121/51912 oder 06121/842681

Elterninitiative zur Förderung Hyperaktiver Kinder, c/o Alexandra Stamp, Nikolastr. 31,
84034 Landshut, Tel. 0871/67128 ab 19 Uhr

Elternverein Restrisiko Emsland e. V.,
Alte Hasenlünner Str. 8, 49808 Lingen

ENWIKO Entsorgung Wiederverwertung Konzepte GmbH, Spitzenrade 1–3,
24107 Quarnbek/Stampe, Tel. 04340/9023,
Fax 04340/9927

Fachverband für Asbestsanierung,
Kaiser-Wilhelm-Ring 13, 50672 Köln,
Tel. 0221/529841, Fax 0221/529815

Fortbildungszentrum für Gesundheit- und Umweltschutz Berlin e. V., Kleiststr. 23–26,
10787 Berlin, Tel. 030/21000311,
Fax 030/21000320

Forum Natürliche Zahngesundheit,
Postfach 100724, 44707 Bochum,
Tel.: 0234/9449399, Fax: 0234/9449280

Gesellschaft Deutscher Naturforscher und Ärzte,
Hauptstr. 5, 53604 Bad Honnef, Tel. 02224/9232-0,
Fax: 02224/9232-50

Gesellschaft für Lärmbekämpfung,
Theodor-Heuss-Platz 7, 14052 Berlin,
Tel. 030/3015644, Fax 030/3019016

Gesellschaft für Umwelt, Gesundheit und Kommunikation e. V., Auf dem Pützacker 8, 51067 Köln, Tel. 0221/6910074

Gesellschaft zur Lagerung von Humanproben mbH, Falderbaumstr. 37, 34123 Kassel, Tel. 0561/584516, Fax 0561/584616

Global Challenges Network e. V., Lindwurmstr. 80, 80337 München, Tel. 089/7253037, Fax 089/7250676

Greenpeace e. V., Vorsetzen 53, 20450 Hamburg, Tel. 040/31186-0, Fax 040/31186141

Hamburger Umweltagentur-ZEWU, Buxtehuderstr. 76, 21073 Hamburg, Tel. 040/35905820, Fax 040/35905858

IGUMED Interdisziplinäre Gesellschaft für Umweltmedizin, Poststr. 11, 79730 Murg-Hänner, Tel. 07763/20014, 07763/8735

Initiative Umweltrelevante Altstoffe e. V., Kennedyallee 93, 60596 Frankfurt, Tel. 069/636005, Fax 069/63308121

Institut für Mensch und Natur e. V., Obere Str. 41, 27283 Verden/Aller, Tel. 04231/81928

Institut für ökologisches Recycling e. V., Kurfürstenstr. 14, 10785 Berlin, Tel. 030/2628021, Fax 030/2650366

Institut für Umweltkrankheiten (IfU), Im Kurpark 1, 34308 Bad Emstal, Tel. 05624/8061, Fax 05624/8695

Interessengemeinschaft der Holzschutzmittelgeschädigten (IHG), Geldernerstr. 380, 47623 Kevelaer, Tel. 02832/4593

Internationale Gesellschaft für Ganzheitliche Zahn-Medizin e. V., Franz-Knauff-Str. 2–4, 69115 Heidelberg, Tel.: 06221/166492, Fax: 06221/164889

IPPNW – Ärzte in sozialer Verantwortung, Körtestr. 10, 10967 Berlin, 030/6930244, Fax: 030/6938166

KATALYSE Institut für angewandte Umweltforschung e. V., Weinsbergstr. 190, 50825 Köln, Tel.: 0221/5461055, Fax: 0221/545338 (Umweltberatung: Freitag 14–17 Uhr, Tel.: 0221/542908

Kinderärztliche Umweltberatungsstelle (DISU), c/o Kinderhospital, Iburger Str. 200, 49082 Osnabrück, Tel. & Fax 0541/56846

Kölner Selbsthilfe bei Allergie und Asthma e. V., Postfach 801007, 51010 Köln, Tel. 02271/92858, Fax 02271/91231

Medizinisches Institut für Umwelthygiene, Auf'm Hennekamp 50, 40225 Düsseldorf, Tel. 0211/33890, Fax 0211/31909

Öko-Institut Freiburg e. V., Postfach 6226, 79038 Freiburg, Tel. 0761/473031, 0761/475437

Ökologischer Ärztebund e. V., Bundesgeschäftsstelle: Braunschweiger Str. 53b, 28205 Bremen, Tel. 0421/4984-251, Fax 0421/4984-252

Quecksilberkreis München, Rembrandstr. 21a, 81245 München, Tel. 089/8201226

UBF Umweltmedizinische Beratungsstelle der Frauenklinik, Elisabeth-Krankenhaus Straubing, St. Elisabeth-Str. 23, 94315 Straubing, Tel. 09421/7101651

Umweltinstitut München, Elsasserstr. 30, 81667 München, Tel. 089/4802971 Fax 089/4486005

Umweltjournalisten Verein (UJeV), Bertramstr. 8, 60320 Frankfurt, Tel. 069/1553105, Fax 069/1552900

Umwelt-Rechtshilfe-Fond, c/o Naturschutzzentrum, Schmiedestr. 43, 40227 Düsseldorf, Tel. 0211/784660, Fax 0211/7802152

Umweltschutz im Gesundheitswesen (UM GE WE), Mühlweg 24, 94315 Straubing, Tel. 09421/710-1652

U.N.U.M. Unabhängiges Nachrichtenbüro für Umweltmedizin, Hauptstr. 41, 77694 Kehl, Tel. 07851/71321, Fax 07851/480810

Verband für Kind und Umwelt, Weichselstr. 52, 12045 Berlin, Tel. 030/6248610

Verein für Umweltchemie e. V. B.A.U.C.H., Wilsnackerstr. 14, 10559 Berlin, Tel. 030/3944908

Verein für Umwelt- und Arbeitsschutz e. V., Fehrfeld 60, 28203 Bremen, Tel.: 0421/702203

Verein zum Schutz der Kinder vor Schadstoffen e. V., c/o Michael Becker, Theodor-Körner-Str. 32, 42853 Remscheid, Tel.: 02191/26470 und 53780 (Heidi Matzner)

Verein zur Förderung der Umweltmedizin, Bismarckstr. 1–2, 23795 Bad Segeberg

Zeitung für Umweltmedizin, Bei den Mühren 69a, 20457 Hamburg-Altstadt, Tel. 040/367574, Fax 040/367573

Zentrum zur Dokumentation von Naturheilverfahren (ZDN), Hufelandstr. 56, 45147 Essen

Literatur

1. Ader, R. (ed.): Psychoneuroimmunology. Academic Press, New York 1981
2. Ader, R., Cohen, N.: Behaviorally conditioned immunosuppression. Psychosom. Med. 37 (1975) 333–340
3. Ärztliche Praxis 59 (23. Juli 1985)
4. Agha, M. A., Gnanasakthy, A.: A cluster analysis of the effects of storage mites as allergens in relation to certain occupations and living conditions. Clin. Allergy 11 (1981) 499–504
5. Akande, B., Reilly, P., Modlin, I. M., et al.: Radioimmunoassay measurement of substance P release following a meat meal. Surgery 89 (1981) 378–383
6. Archer, D. L., Bukovic-Wess, J. A., Smith, B. G.: Suppression of macrophage-dependent T-lymphocyte function(s) by gallic acid, a food additive metabolite. Proc. Soc. exp. Biol. Med. 156 (1977) 465–469
7. Archer, D. L., Bukovic-Wess, J. A., Smith, B. G.: Inhibitory effect of an antioxidant, butylated hydroxianisole, on the primary in vitro immune response. Proc. Soc. exp. Biol. Med. 154 (1977) 289–294
8. Ashenazi, A., Levin, S., Idar, D., et al.: In vitro cell-mediated immunologic assay for cow's milk allergy. Pediatrics 66 (1980) 399–402
9. Asher, I. M. (ed): Inadvertent Modification of the Immune Response. The Effects of Foods Drugs, and Environmental Contaminants. Proceedings of the Fourth FDA Science Symposium, U.S. Government Printing Office No. 017-012-00286-2 (1978)
10. Aster, E.-L. v.: Bringt der Mobilfunk auch Gefahren? Bürgerinitiativen befürchten Gesundheitsschäden durch Strahlung. Die Welt Nr. 200, 27. 8. 1992
11. Baerlocher, K., Jelinek, J.: Ernährung und Verhalten. Ein Beitrag zum Problem kindlicher Verhaltensstörungen. Thieme, Stuttgart 1991
12. Baertschi, A. J., Zingg, H. H., Dreifuss, J. J.: Enkephalins, substance P, bradykinin, and angiotensin II: Differential sites of action and the hypothalamo-neurohypophysial system. Brain Res. 220 (1981) 107–119
13. Bässler, K. H.: Vitamine. Steinkopff, Darmstadt 1989
14. Baldwin, J. A.: Schizophrenia and physical disease. Psychol. Med. 9 (1979) 611–618
15. Ballschmiter, K.: Chemie und Vorkommen der halogenierten Dioxine und Furane. Nachr. Chem. Tech. Lab. 39 (1991) 988–1000
16. Bayer, W., Schmidt, K. H.: Vitamine in Prävention und Therapie. Hippokrates, Stuttgart 1991
17. Beck, H., Mathar, W.: Zur Bestimmung von PCB in Lebensmitteln. Tätigkeitsbericht des Bundesgesundheitsamtes. München 1983, 33–34
18. Becker, C. J.: Status der Vitamine C und B_6 in einem Patientenkollektiv mit Erkrankungen des allergischen Formenkreises. Unveröffentlichte Studie, Bonn 1993
19. Behrendt, H.: Allergie und Umwelt. Allergologie 12 (1989) 95–99
20. Bell, I. R.: A kinin model of mediation for food and chemical sensitivities: biobehavioral implications. Ann. Allergy 35 (1975) 206–215
21. Bell, I. R.: Food and chemical factors in sleep disorders. Presented at Tenth Advanced Seminar in Clinical Ecology. Dallas 1976
22. Bell, I. R., Guilleminault, C., Dement, W. C.: Hypersomnia, multiple-system symptomatology, and selective IgA deficiency. Biol. Psychiat. 13 (1978) 751–757
23. Bell, I. R.: Clinical Ecology, Common Knowledge Press, Bolinas, California, 1982
24. Bellanti, J. A., Nerarkar, L. S., Willoughby, J. W.: Measurement of plasma histamine in patients with suspected food hypersensitivity. Ann. Allergy 47 (1981) 260–263
25. Bernhardt, J., Matthes, R.: Wirkung elektromagnetischer Felder. In: Jahresbericht des Bundesamtes für Strahlenschutz. Salzgitter 1991
26. Berteau, P. E., Deen, W. A.: Changes in whole blood serotonin concentrations in rats exposed to insecticide aerosols. Toxicol. appl. Pharmacol. 37 (1976) 134 (abstract)
27. BG-Chemie: Merkblatt M 010, November 1983
28. Bischoff, H.: Hausinterne Veröffentlichung. Institut für Umweltkrankheiten, Emstal, o. J.
29. Black, A. P.: A new diagnostic method in allergic disease. Pediatrics 17 (1956) 716–723
30. Blackley, C. H.: Experimental Researches on the Causes and Nature of Catarrhus Aestivus (Hay-Fever or Hay-Asthma). Bailliere, Tindall, Cox, London 1873, Nachdruck Dawson's of Pall Mall, London 1959
31. Blalock, J. E., Archer, D. L., Johnson, H. M.: Anticellular and immunosuppressive activities of foodborne phenolic compounds. Proc. Soc. exp. Biol. Med. 167 (1981) 391–393
32. Blythe, B. E.: Some aspects of the ecological study of the house dust mites. Brit. J. Dis. Chest 70 (1976) 3–85
33. Bödecker, W., Dümmler, C.: Pestizide und Gesundheit. Vorkommen, Bedeutung und Prävention von Pestizidvergiftungen. Müller, Karlsruhe 1990
34. Bokina, A. I., Eksler, N. D., Semenenko, A. D., et al.: Investigation of the mechanism of action of atmospheric pollutants on the central ner-

vous system and comparative evaluation of methods of study. Environ Health Perspectives 13 (1976) 37–42
35. Bonnet, E.: Die Amalgamplombe als Zeitbombe bereits im Mutterleib. VI. Stuttgarter Mineralstoffsymposium, 25. und 26. 6. 1993 (gemeinsames Symposium der Gesellschaft für Mineralstoffe und Spurenelemente e.V. und Biosynopsia)
36. Boyd, I. A., Pathak, C. L.: The response of perfused frog hearts to minute quantities of acetylcholine, and the variation in sensitivity with season. J. Physiol. 176 (1965) 191–204
37. Brantl, V., Teschemacher, H.: A material with opioid activity in bovine milk and milk products. Naunyn Schmiedebergs Arch. Pharmacol. 306 (1979) 301–304
38. Bronswijk, J. E. v., Schoonen, J. M., Berlie, M. A., Lukoschus, F. S.: On the abundance of Dermatophagoides pteronyssinus (Trouessart 1897) (Pyroglyphidae: Acarina) in house dust. Res. Popul. Ecol. 13 (1971) 67–69
39. Bronswijk, J. E. v.: House Dust Biology. NIB Publ. Zeist 1981
40. Bronswijk, J. E. v.: Ein Jahrhundert Hausstaubforschung aus allergologischer Sicht. Allergologie 11 (1988) 206–211
41. Bronswijk, J. E. v.: Management of mites and mite allergens in the home. In: Mite Allergy: A World-Wide Problem, ed. by A. L. deWeck, A. Todt. Institute of Allergy (1988) 75–79
42. Bruhn, P., Arlien-Sborg, P., Gyldensted, C., et. al.: Prognosis in chronic toxic encephalopathy. A two-year follow-up study in 26 house painters with occupational encephalopathy. Acta Neurol. Scand. 64 (1981) 259–272
43. Bryan, W. T. K., Bryan, M. P.: Cytotoxic reactions in the diagnosis of food allergy. Otolaryngologic Clin. N Amer. 4 (1971) 523–533
44. Buisseret, P. D., Youlten, L. J. F., Heinzelmann, D. I., et al.: Prostaglandinsynthesis inhibitors in prophylaxis of food intolerance. Lancet (1978) 906–908
45. Bundesminister für Umwelt, Naturschutz und Reaktorsicherheit (Hrsg.): Schutz vor elektromagnetischer Strahlung beim Mobilfunk. Empfehlung, verabschiedet auf der 107. Sitzung der Strahlenschutzkommission am 12./13. 12. 1991. Bundesanzeiger Nr. 43 (1992) 1538
46. Bundesminister für Umwelt, Naturschutz und Reaktorsicherheit: Umweltforschungsplan. Umweltchemikalie Pentachlorphenol. Wirkungen; Ökologie. Forschungsbericht 10604007 - UBA - FB 83-009. E. Schmidt, Berlin
47. Calabrese, E. J.: Pollutants and High-Risk Groups. The Biological Basis of Increased Human Susceptibility to Environmental and Occupational Pollutants. Wiley-Interscience, New York 1977
48. Calabrese, E. J.: Animal model of human disease. Increased sensitivity to ozone. Mice with low levels of G-6PD. Amer. J. Pathol. 91 (1978) 409–411
49. Calatin, A., Öko-Med, Heft 1 (Okt. 1984) 10
50. Calatin, A.: Zeitkrankheit Nahrungsmittelallergien. Heyne, München 1988
51. Calatin, A.: Kursbuch Eltern: Das hyperaktive Kind. Ursachen, Erscheinungsformen und Behandlung. Heyne, München 1992
52. Calatin, A.: Die Rotationsdiät. Heyne, München 1987
53. Calatin, A., Minitzki, R., Runow, K.-D.: Ernährung und Psyche. Erkenntnisse der Klinischen Ökologie und der Orthomolekularen Psychiatrie. 4. Aufl. Müller, Karlsruhe (1990) 12–15
54. Canavanin; aus Römpps Lexikon der Chemie, 7. Aufl. Franckh, Stuttgart 1972, und Müller, Naturwiss 50 (1963) 179
55. Catanzaro, P. J., Schwartz, H. J., Graham, R. C., Jr.: Spectrum and possible mechanism of carrageenan cytotoxicity. Amer. J. Pathol. 64 (1971) 387–399
56. Cegla, U.: 2. Davoser Diagnostik- und Therapiekurs »Asthmamanagement«. Ärzte Z. 1991
57. Chamberlain, S., et al.: Amer. J. Psychiat. 147 (1990) 907
58. Chang, Y. S., Zhang, C.-L., Zhao, P.-Z, Deng, Z.-L.: Human aortic proteoglycans of subjects from districts of high and low prevalence of atherosclerosis in China. Atherosclerosis 31 (1991)
59. Chapmann, D.: Biomembrane structure and function. Verlag Chemie, Weinheim 1984
60. Choy, R. V., Monro, J. A., Smith, C. W.: Electrical sensitivities in allergy patients. Clin. Ecol. 4 (1986) 93–102
61. Chu, F. S.: Mode of action of mycotoxins and related compounds. Adv. appl. Microbiol. 22 (1977) 83–135
62. Cikryt, P.: Dioxine: Wirkungsmechanismen und Risiken. Nachr. Chem. Tech. Lab. 39 (1991) 1405–1406
63. Clausen, J., Nielsen, S. A.: A Comparison of ten Selenium Supplementation Products. Second Congress on Trace Elements in Medicine and Biology. Avoriaz, France, March 15th – 18th 1988
64. Conners, C. K.: Food Additives and Hyperactive Children. Plenum Press, New York 1980, 69–85
65. Costantini, A. V.: Recent updated summary on mycotoxins. Persönl. Mitteilung
66. Costantini, A. V.: Some notes on the role of mycotoxins in animal and human health. Persönl. Mitteilung
67. Coombs, R. R. A., Oldham, G.: Early rheumatoid-like joint lesions in rabbits drinking cow's

milk. Int. Arch. Allergy appl. Immunol. 64 (1981) 287–292
68. Crook, W. G.: Otitis media: Are there better ways of managing it? The Environm. Physician. Newsletter of the American Academy of Environmental Medicine 26 (1992) 30–32
69. Cunningham-Rundles, C., Brandeis, W. E., Pudifin, D. J., et al.: Autoimmunity in selective IgA deficiency: relationship to anti-bovine protein antibodies, circulating immune complexes and clinical disease. Clin. exp Immunol. 45 (1981) 299–304
70. Damstra, T.: Environmental chemicals and nervous system dysfunction. Yale J. Biol. Med. 51 (1978) 457–468
71. Daunderer, M.: Handbuch der Umweltgifte. Klinische Umwelttoxikologie für die Praxis. Ecomed. Landsberg 1991 a II. Erg. Lief. 11/91 S. 2, b II. Erg. Lief. 11/91 S.5, c II. Erg. Lief. 11/91 II-1.1,I-1.1 S.1, d II. Erg. Lief. 11/91 II-1.1,II 3.3 S. 1, e II. Erg. Lief. 11/91 II-1.1,II 3.3 S. 3, f II. Erg. Lief. 11/91 II-1.1,II 3.3 S. 29
72. Davis, D., Offenkranz, W.: Is there a reciprocal relationship between symptoms and affect in asthma? J. nerv. ment. Dis. 163 (1976) 369–389
73. Dean, J. H., Padarathsingh, M. L. (eds): The Biological Relevance of Immune Suppression Induced by Therapeutic and Environmental Chemicals. Van Vostrand Reinhold, New York 1981
74. Debelic, M. et al: In-vitro-Tests, Radio-Immuno-Assay, Enzym-Immuno-Assay. In: Manuale allergologicum, hrsg. von E. Fuchs, K.-H. Schulz, Dustri, München-Deisenhofen 1988 – 1993 V, 9, 6–7
75. Deutsche Apotheker Zeitung 125 (1985) 63
76. Deutsche Forschungsgemeinschaft: Maximale Arbeitsplatzkonzentrationen und Biologische Arbeitsstofftoleranzwerte. Mitteilung XXIII der Senatskommisssion zur Prüfung gesundheitlicher Arbeitsstoffe (Vorsitz: Prof. Henschler). Verlag Chemie, Weinheim 1987
77. Deutsche Gesellschaft für Ernährung (Hrsg.): Ernährungsbericht 1984. Henrich, Frankfurt/M. 1984
78. Deutsche Gesellschaft für Ernährung (Hrsg.): Ernährungsbericht 1988. Henrich, Frankfurt/M. 1988
79. Deutsche Gesellschaft für Ernährung (Hrsg.): Empfehlungen für die Nährstoffzufuhr. 5. Aufl., Umschau, Frankfurt/M. 1991
80. Dickey, L. D. (ed.): Clinical Ecology. Charles C. Thomas, Springfield 1976
81. Diel, F., Diel, E.: Nahrungsmittelallergie – bedeutungslos oder ernstzunehmende Realität? Schriften Oecotroph. 1 (1986) a 1–28, b 151
82. Diel, F., Neidhardt, B., Oprée, W.: Application of rat mast cell incubates as a possible short-time test for sensitizing occupational agents. Int. Arch. Occup. environ. Hlth 48 (1981) 369–375
83. Diel, F.: Das allergene Potential der Pestizide. In: Pestizide und Gesundheit. Vorkommen, Bedeutung und Prävention von Pestizidvergiftungen, hrsg. von W. Bödecker, C. Dümmler. Müller, Karlsruhe 1990
84. DIN 24 185. Prüfung von Luftfiltern für die allgemeine Raumlufttechnik. Beuth, Berlin 1974
85. Dockhorn, R. J., Smith, T. C.: Use of a chemically defined hypoallergenic diet (Vivonex®) in the management of patients with suspected food allergy / intolerance. Ann. Allergy 47 (1981) 264–266
86. Dostal, V., Bayer, W., Schleicher, P., Schmidt, K. H.: Immunmonitoring und additive Immuntherapie. Hippokrates, Stuttgart 1990
87. dtv-Atlas zur Biologie, Bd. 1 u. 2. Deutscher Taschenbuchverlag, München 1979
88. Dukor, P., Kallos, P., Schlumberger, H. D., et al. (eds): PAR. Pseudo-Allergic Reactions Involvement of Drugs and Chemicals. Vol. 1. Genetic Aspects and Anaphylactoid Reactions; Vol. 2. Cytotoxic and Complement Mediated Reactions; Vol. 3 Cell Mediated Reactions. Karger, Basel 1981
89. Düngemann, H.: Neue in-vitro-Verfahren zur Allergiediagnostik. Z. Hautkr. 63 (1988) Suppl. 4
90. Duncan, B., et al.: Exclusive breast-feeding for at least 4 months protects against otitis media. Pediatrics 91 (1993) 867–872
91. Egger, J.: The hyperactive syndrome. In: Food Allergy and Intolerance, ed. by J. Brostoff, S. Challacombe. Bailliere Tindall, London 1987
92. Egger, U.: Das hyperkinetische Syndrom: Ätiologie, Diagnose und Therapie unter besonderer Berücksichtigung der Ernährung. In: Ernährung und Verhalten. Ein Beitrag zum Problem kindlicher Verhaltensstörungen, hrsg. von K. Baerlocher, J. Jelinek. Thieme, Stuttgart 1991
93. Elektronik-Verbot – Der Laptop stört bei Start und Landung. Welt am Sonntag Nr. 28 (11. 7. 1993) 47
94. Elixmann, J. H., Bischoff, E., Jorde, W., Linskens, H. F.: Changements of house-dust mites and storage mite-population before and after a single acaricidal treatment. Acarologia 32 (1991) 385–398
95. Elixmann, J. H., Bischoff, E., Jorde, W., Linskens, H. F.: Einmalige Acarosan-Applikation zur Sanierung von Wohntextilien in Haushalten von Patienten mit Milbenallergie. Allergologie 11 (1988) 274–279
96. Elixmann, J. H., Schata, M., Jorde, W.: Vorkommen von Milben und Schimmelpilzen in Wohnungen in Abhängigkeit vom Heizungssystem. In: Mönchengladbacher Allergie-Semi-

nare Bd. 3, hrsg. von W. Jorde, M. Schata, Dustri, München 1990
97. Elixmann, J. H.: Das Experiment: Untersuchung von Hausstaub. Biologie in unserer Zeit 21 (1991) 205–210
98. Elixmann, J. H.: Filter einer lufttechnischen Anlage als Ökosystem und als Verbreiter von Pilzallergenen. Dustri, München 1989
99. Emmerich, M., Neumann, H., Böttcher, C., Peters, M., Rüden, H.: Das Verhalten polychlorierter Biphenyle (PCB) in Kläranlagen. I. Mitteilung: Bilanzierung einer Modellkläranlage. Zbl. Bakteriol. Ser. B. 186 (1988) 205–219
100. Empfehlung der britischen »Arthritis Association« (Vorsitz: C. Ware)
101. Environment Committee: Sixth Report. Indoor Pollution. House of Commons, Vol. XXIV, XVI, 12. 6. 1991
102. Ernst, H., Harris, G.: Richtig essen oder richtiges Essen? Psychologie heute (1992) 23
103. Faith, R. E., Luster, M. I., Vos, J. G.: Effects on immunocompetence by chemicals of environmental concern. Rev. Biochem. Toxicol. 2 (1980) 173–211
104. Faust, H. S., Brilliant, L. B.: Is the diagnosis of »mass hysteria« an excuse for incomplete investigation of low-level environmental contamination? J. occupat. Med. 23 (1981) 22–26
105. Felsch, P., Lauer, S., Heise, U.: Grundlagen und Anwendung der Bakterientherapie. Leitfaden. Med. Fabrik chem. pharm. Präparate, Berlin
106. Fincham, J. E., Marasas, W. F., et al.: Atherogenic effects in a non-human primate of Fusarium moniliforme cultures added to a carbohydrate diet. Atherosclerosis 94 (1992) 13–25
107. Finn, R., Fennerty, A. G., Ahmad, R.: Hydrocarbon exposure and glomerulonephritis. Clin. Nephrol. 14 (1981) 173–175
108. Firer, M. A., Hosking, C. S., Hill, D. J.: Effect of antigen load on development of milk antibodies in infants allergic to milk. Brit. med. J. 283 (1981) 693–696
109. Fireston, D. J., Ress, J., Brown, N. L., Barron, R. P., Damico, J. N.: J. Assoc. off. anal. Chem. 55 (1972) 85
110. Forth, H., Hentschler, M., Rummel, K.-H.: Allgemeine und spezielle Pharmakologie und Toxikologie. BI Wissenschaftsverlag, Mannheim 1984
111. Fritsch, M.: Ein Leben unter Spannung. Krank durch Elektrizität? Elektrostreß durch Elektro-Smog. Privates Institut für baubiologische Anwendungen, Fellbach 1989 a: 26–27, b: 17
112. Frost, D. V., Lish, P. M.: Ann. Rev. Pharmacol. 181 (1975) 259
113. Fuchs, E.: Spezifische Provokationsproben am Manifestationsorgan. In: Praktische Allergiediagnostik, hrsg. von M. Werner, V. Ruppert, 4. Aufl., Thieme, Stuttgart 1985
114. Fujiwara, M., Kuriyama, R.: Effect of PCB (Polychlorbiphenyls) on L-ascorbic acid, pyridoxal phosphate and riboflavin contents in various organs and on hepatic metabolism of L-ascorbic acid in the rat. Jpn. J. Pharmacol. 27 (1977) 621–627
115. Galan, S. P., Bullock, J., Frick, O. L.: An immunological approach to the diagnosis of food sensitivity. Clin. Allergy 3 (1973) 363–372
116. Gebbers, J.-O., Laissue, J. A.: Das intestinale Immunsystem. Teil 1: Funktionelle Aspekte. Med. Klinik 79 (1984) 13–19; Teil 2: Zelluläre Aspekte. Med. Klinik 79 (1984) 45–48
117. Gebrauchsanweisung für den Halisa-Test. HAL, Düsseldorf 1984
118. Gefahrstoffverordnung vom 26. 8. 1986. BGBI (1986) 1470
119. Gelderblom, W. C., Marasas, W. F., et al.: Fumonisins: Isolation, chemical characterization and toxicological effects. Fumonisin symposium, Raleigh, 24–25 April 1991
120. Gessel, v. A.: Ernährung und Risikofaktoren. Pharma Z. 10 (1991) 2827–2837
121. Godfrey, P. S.: Lancet 336 (1990) 393
122. Goodwin, D. W., Guze, S. B.: Psychiatric Diagnosis, 2nd ed. Oxford University Press, New York 1979, 51–69
123. Grein, H., Rozman, K.: Mechanisms of toxicity of 2,3,7,8-Tetrachlordibenzo-p-dioxin (TCDD). In: VDI-Bericht Nr. 634 (1985) 399–429
124. Griesemer, R. A. (Chairman): Report of the Federal Panel on Formaldehyd. Environm. Hlth Persp. 43 (1982) 139–168
125. Gronemeyer, W.: Intrakutaner Allergentest (Intrakutanprobe). In: Praktische Allergendiagnostik, hrsg. von M. Werner, V. Ruppert. 4. Aufl. Thieme, Stuttgart 1985
126. Gross, R. L., Newberne, P. M.: Role of nutrition in immunologic function. Physiol. Rev. 60 (1980) 188–302
127. GSF-Jahresbericht 1984 (41)
128. Guzek, B., Guzek, G., Runow, K.-D. (Hrsg.): Kongreßbericht über das VII. Internationale Symposion für Umweltmedizin, 25.–27. 9. 1992, Bad Emstal. Allergologie (1992)
129. Guzek, B., Guzek, G.: Z. Umweltmed. 1 (1993) Heft 2, 8–11
130. Haase, A.: Zur Problematik der Quantifizierung ausgewählter Chlorkohlenwasserstoffe in menschlichen Blut- und Urinproben. Dissertation, Kassel 1990, a S. 9, b S. 8–9, c S. 32, d S. 33, e S. 118
131. Hall, K.: Allergy of the nervous system: a review. Ann. Allergy 36 (1976) 49–64
132. Hane, M., Axelson, D., Blume, J., et al.: Psychological function changes among house painters.

Scand. J. Work. environ. Health 3 (1977) 91–99
133. Hanninen, H., Eskelinen, L., Husman, K., Nurminen, M.: Behavioral effects of long-term exposure to a mixture of organic solvents. Scand. J. Work environ. Health 4 (1976) 240–255
134. Harbeck, R. J., Hoffman, A. A., Hoffman, S. A., et al.: Cerebrospinal fluid and the choroid plexus during acute immune complex disease. Clin. Immunol. Immunopathol. 13 (1979) 413–425
135. Harley, J. P., Matthews, C. G., Eichman, P.: Synthetic food colors and hyperactivity in children; a double-blind challenge experiment. Pediatrics 62 (1978) 975–983
136. Hata, Y., et al.: Effects of fructooligosaccharides on hyperlipidemia. Geriat. Med. 126 (1983)
137. Haustein, U.-F.: Therapie von Scabies und Pediculosis mit Permethrin. Hautarzt 42 (1991) 9–15
138. Heck, H. A., Casanova-Schmitz, M., Dodd, P. B., Schachter, E. N., Witek, T. J., Tosun, T.: Formaldehyde (CH_2O) concentration in blood of 344 rats exposed to CH_2O under control conditions. Amer. industr. Hyg.
139. Hemmings, W. A.: Entry into brain of large molecules derived from dietary protein. Proc. Roy. Soc. (London) 200 (1978) 175–192
140. Hidaka, H., et al.: Effects of fructooligosaccharides on intestinal flora and health. Bifidobacteria Microflora 5 (1986) 37
141. Hochreutener, H., Baerlocher, K.: Ernährung und kindliche Verhaltensstörungen. Der informierte Arzt 19 (1989) 1871–1875
142. Hochreutener, H., Baerlocher, K., et al.: Ergebnisse einer Pilotstudie: Einfluß einer Diät auf die Lernfähigkeit und das motorische Verhalten bei verhaltensauffälligen Kindern. In: Ernährung und Verhalten. Ein Beitrag zum Problem kindlicher Verhaltensstörungen, hrsg. von K. Baerlocher, J. Jelinek. Thieme, Stuttgart 1991
143. Hoffman, S. A., Shucard, D. W., Harbeck, R. J., et al.: Chronic immune complex disease: behavioral and immunological correlates. J. Neuropathol. exp. Neurol. 37 (1978) 426–436
144. Holopainen, E., Palva, T., Stenberg, P., et al.: Cytotoxic leukocyte reaction. Acta Otolaryngol. 89 (1980) 222–226
145. Holzschutzmittel verändern die Abwehrfunktion. Neue Ärztl. 19. 1. 1990
146. Horrobin, D. F.: Interactions between prostaglandins and calcium: the importance of bell-shaped dose-response curves. Prostaglandins 14 (1977) 667–677
147. Huber, W.: Zur Klinik des CKW-Syndroms am Beispiel des Pentachlorphenol. VI. Symposion für Umweltmedizin, 28. 9. 1991, Bad Emstal
148. Im kranken Geist spielt Glutamat verrückt. Neue Ärztl. 2. 2. 1991, S. 4
149. Informationsblatt der Fraunhofer-Gesellschaft: Emissionen aus versiegelten Parkettfußböden. Kossatz, G., Braunschweig
150. International Agency for Research on Cancer (IARC): Monographs on the Evaluation of the Carcinogenic Risk of Chemicals to Humans. 29 (1982) 345–389
151. Institut f. angewandte Biologie, Rapperswil (Schweiz): Persönl. Informat. Bezug: Princeton Brain Bio Center (1984)
152. Ishikawa, S., Miyata, M.: Augenbeschwerden durch Umwelteinflüsse. VII. Internationales Symposion für Umweltmedizin, 25.–27. September, Bad Emstal 1993
153. Jackson, R. T., Tigges, J., Arnold, W.: Subarachnoid space of the CNS, nasal mucosa, and lymphatic system. Arch. Otolaryngol. 105 (1979) 180–184
154. Javitt, D. C., Zukin, S. R.: J. Neuropsychiat. clin. Neurosci. 48 (1990) 44–52
155. Johnson, A. R., Erdos, E. G.: Release of histamine from mast cells by vasoactive peptides. Proc. Soc. exp. Biol. Med. 142 (1973) 1252–1256
156. Käs, G., Paule, P.: Mikrowellentechnik. Grundlagen, Anwendung, Meßtechnik. Franzis, München 1991
157. Kapfelsberger, E., Pollmer, U.: Iß und stirb. Kiepenheuer & Witsch, Köln 1982
158. Kare, M. R., Schecter, P. J., Grassman, S. P., Roth, L. J.: Direct pathway to the brain. Science 163 (1969) 952–953
159. Katalyse e. V. (Hrsg.): Elektrosmog. C. F. Müller, Heidelberg 1994
160. Katalyse-Umweltgruppe (Hrsg.): Chemie in Lebensmitteln. Zweitausendeins, Frankfurt 1984
161. Keil, H.: Ökofaunistische Untersuchungen der Hausstaub-Milben in Hamburg. Entomologische Mitt. 7 (1983) 343–390
162. Kellar, K. J., Langley, A. E., Marks, B. H., et al.: Ventral medial hypothalamus: involvement in hypoglycemic convulsions. Science 187 (1975) 746–748
163. Keller, R.: Immunologie und Immunpathologie. 3. Aufl. Thieme, Stuttgart (1987), 186–188
164. Keller, S. E., Stein, M., Camerino, M. S., et al.: Suppression of lymphocyte stimulation by anterior hypothalamic lesions in the guinea pig. Cell Immunol. 52 (1980) 334–340
165. Keller, S. E., Weiss, J. M., Schleifer, S. J., et al.: Suppression of immunity by stress: effect of a graded series of stressors on lymphocyte stimulation in the rat. Science 213 (1981) 1397–1399
166. Kerr, F. W., Pozuelo, J.: Suppression of physical dependence and induction hypersensitivity to morphine by stereotoxic hypothalamic le-

sions in addicted reacts. A new theory of addiction. Mayo Clin. Proc. 46 (1971) 653–665
167. Kimbrough, R. D.: Human health effects of polychlorinated biphenyls (PCBs) and polybromated biphenyls (PBBs). Ann. Rev. Pharmacol. Toxicol. 27 (1987) 87–111
168. King, D. S.: Can allergic exposure provoke psychological symptoms? A double-blind test. Biol. Psychiat. 16 (1981) 3–19
169. Klee, W. A., Zioudrou, C., Streaty, R. A.: Exorphins: peptides with opioid activity isolated from wheat gluten, and their possible role in the etiology of schizophrenia. In Usdin, E., Bunney, W. E., Jr., Kline, N. S. (eds): Endorphins in Mental Health Research. Oxford University Press, New York 1979, 209–218
170. Kleine-Tebbe, J. et al: Influence of histamine H1-, H2-, H3-(ant)agonist on IgE-mediated histamine release from human basophils. Clin. Immunol. and Asthma OPD, Dept. of Pharmacy, Freie Universität Berlin
171. Knave, B., Mindus, P., Struwe, G.: Neurasthenic symptoms in workers occupationally exposed to jet fuel. Acta Psychiat. Scand. 60 (1979) 39–49
172. Knave, B., Persson, H. E., Goldberg, J. M., et al.: Long-term exposure to jet fuel. An investigation on occupationally exposed workers with special reference to the nervous system. Scand. J. Work environ. Health 32 (1976) 152–164
173. Kniest, F. M.: Allergologische Überwachung von Wohnungen. Allergologie 11 (1988) 219 – 222
174. Kniest, F. M.: The Dust Management of Dust Allergens. Thesis, Univ. Nijmegen 1990
175. Koch, W., Weitz, M.: Amalgam – Wissenschaft und Wirklichkeit, hrsg. vom Öko-Institut e.V., Institut für angewandte Ökologe, Freiburg
176. Kolsch, E., Stumpf, R., Weber, G.: Low zone tolerance and suppressor T-cells. Transplant. Rev. 26 (1975) 56–86
177. Komisaruk, B. R., Beyer, C.: Responses of diencephalic neurons to olfactory bulb stimulation, odor, and arousal. Brain Res. 36 (1972) 153–170
178. Kon, S. H.: Underestimation of chronic toxicities of food additives and chemicals: the bias of a phantom rule. Med. Hypothesis 4 (1978) 324–339
179. Korsgaard, J.: Preventive measures in mite asthma. A controlled trial. Allergy 38 (1983) 93–102
180. Kortenkamp, A., Grahl, A., Brimme, L. H.: Die Grenzenlosigkeit der Grenzwerte. Müller, Karlsruhe 1989
181. Krempl-Lamprecht, L.: Bedeutung saisonal auftretender Schimmelpilze als Allergene. Allergologie 8 (1985) 26–30
182. Kröling, P.: Gesundheits- und Befindensstörungen in klimatisierten Gebäuden. Zuckschwerdt, München 1985
183. Kugler, K., Krug, F.: Praxisfibel, Revitorgan-Therapie und Serumdesensibilisierung, 4. Aufl. Ostfiltern-Ruit, 1984
184. Kumei, Y., Seto, A.: Toxicol. appl. Pharmacol. 59 (1981) 257
185. Kunos, G., Szentiványi, M.: Evidence favoring the existence of a single adrenergic receptor. Nature 217 (1968) 1077
186. Van der Laan, G.: Chronic glomerulonephritis and organic solvents. A case-control study. Int. Arch. occup. environ. Health 47 (1980) 1–8
187. Laseter, A., Laska, A., et al.: Acute and chronic effects of hexachlorbutadiene in red swamp crayfish (Procambarus clarki) and selected fish species. Toxicol. appl. Pharmacol. 43 (1978) 1–12
188. Laska, A. L., Bartell, C. K., Laseter, J. L.: Disstribution of hexachlorbenzene and hexachlorbutadiene in water, soil, and selected aquatic organisms along the lower Mississippi river. Bull. environ. contamin. Toxicol. 15 (1976)
189. Lee, C. H., Williams, R. I., Binkley, E. L.: Provocative testing and treatment for foods. Arch. Otolaryngol. 90 (1969) 113–120
190. Leiße, B.: Über die Belastung von Mensch und Umwelt durch Holzschutzwirkstoffe aus imprägniertem Holz. Auro-Mitteilungen Nr. 10, 1. Aufl. Auro Naturfarben, Braunschweig 1984 (145–146)
191. Leitgeb, N.: Strahlen, Wellen, Felder. Ursachen und Auswirkungen auf Umwelt und Gesundheit, Thieme, Stuttgart 1990, a: 72, b: 25–28, c: 55–59, d: 50–51, e: 76, f: 60–62, 80, g: 171, h: 170–172
192. Lensing-Hebben, D., et al.: Kindliche Psychose nach Ritalin- und Captagon-Medikation. Kinderarzt 20 (1989) 1799–1802
193. Leonhard, B. E., Tuite, M.: Anatomical, physiological, and behavioral aspects of olfactory bulbectomy in the rat. Int. Rev. Neurobiol. 22 (1981) 251–286
194. Leuenberger, M., Schneider, A.: Diätbehandlung bei Psychoorganischem Syndrom (POS), Winterthurer Erfahrungen. In: Ernährung und Verhalten. Ein Beitrag zum Problem kindlicher Verhaltensstörungen, hrsg. von K. Baerlocher, J. Jelinek. Thieme, Stuttgart 1991
195. Levin, H. S., Rodnitzky, R. L.: Behavioral effects of organophosphate pesticides in man. Clin. Toxicol. 9 (1976) 391–405
196. Levin, A. S. Mc Govern, J. J., Miller, J. B., et al.: Immune complex mediated vascular inflammation in patients with food and chemical allergies. Ann. Allergy 47 (1981) 138 (abstract)
197. Leydhecker, W.: Augenheilkunde. Springer, Berlin 1985
198. Lieberman, P., Crawford, L., Bjelland, J., et al.:

Controlled study of the cytotoxic food test. J. amer. med. Ass. 231 (1975) 728–730
199. Lindenau, C., Birkigt, J.: Mykotoxine in Lebensmitteln. Hrsg.: Bremer Umweltinstitut e.V.
200. Lindner, I.: Toxikologie der Nahrungsmittel, 2. Aufl. Thieme, Stuttgart 1979
201. Lindstedt, M.: Multiple Sclerosis. Is research on the wrong track? Med. Hypothesis 34 (1991) 69–72
202. Literaturdokumentation: Selen in der Naturheilkunde, S. 5–7. Cefak Arzneimittel, Kempten
203. Löffler, G., Petrides, P. E.: Physiologische Chemie. Springer, Berlin 1988
204. Lohmann, Buske: Das Holzschutzmittelsyndrom. Verbreitung – Klinisches Bild – Diagnostische Möglichkeiten – Therapeutische Aussichten. Eigenverlag, Schleswig
205. Lombeck, I., Kasperek, K., Feinendegen, L. E., Bremer, H. J.: Proc. New Zealand Workshop on Trace Elements in New Zealand, Univ. of Otago, Dunedin, S. 141–149 (20.–21. Mai 1981)
206. Lommel, A.: Ausgewählte persistente Organochlorverbindungen und Quecksilber im Blut von Elbanwohnern. Dissertation, Kiel 1985
207. Longacre, S. L., Kocsis, J. J., Snyder, R.: Influence of strain differences in mice on the metabolism and toxicity of benzene. Toxicol. appl. Pharmacol. 60 (1981) 398–409
208. Luftverunreinigungen in Innenräumen. Sondergutachten des Sachverständigenrates für Umweltfragen. Kohlhammer, Stuttgart 1987
209. Lustgraaf, B. v. D., Rijckaert, G. Linskens, H. F.: Ökologie der Hausstaub-Allergene. Allergologie 1 (1978) 61–73
210. Mackarness, R.: Allergie gegen Nahrungsmittel und Chemikalien. Hippokrates, Stuttgart 1986
211. Malinow, M. R., Bardana, E. J., Pirofsky, B., et al.: Systemic lupus erythermatosus-like syndrome in monkeys fed alfalfa sprouts: role of a nonprotein amino acid. Science 216 (1982) 415–417
212. Marinkovich, V. A.: Coexisting IgG and IgE. Mast Immunosystems, California 1987
213. Marinkovich, V. A.: Der DHS-CLA-Test. Vortrag am 10. 10. 1987 in Frankfurt, Veranstalter: DHS-Troponwerke Köln
214. Martinez, J. D., Santos, J., Stechschutte, D. J., et al.: Nonspecific suppressor cell function in atopic subjects. J. Allergy clin. Immunol. 64 (1979) 485–490
215. Matsumura, F.: Differential Toxicities of Insecticides and Halogenated Aromatics. Internat. Encyclopedia of Pharmacology and Therapeutics, Section 113. Pergamon, Oxford
216. May, C. D.: Objective clinical and laboratory studies of immediate hypersensitivity reactions to foods in asthmatic children. J. Allergy clin. Immunol. 58 (1976) 500–515
217. Mayberry, J. F., Ballantyne, K. C., Handcastle, J. D., Mangham, C.: Epidemiological study of asymptomatic inflammatory bowel disease. The identification of case during a screening programme for colorectal cancer. Gut 30 (1989) 481–483
218. Mayron, L. W., Kaplan, E., Interlandi, J., et al.: Induction of antibody-mediated RBC lysis in food extracts. Ann. Allergy 38 (1977) 323–338
219. Mayron, L. W., Kaplan, E.: The use of chromium-51 sodium chromate for the detection of food and chemical sensitivities. Ann. Allergy 40 (1978) 94–99
220. McGovern, J. J.: Blood chemistry abnormalities in patients with food and chemical sensitivities. Ortho Med. 5 (1980) 13 (abstract)
221. McGovern, J. J.: Correlations of clinical food allergy symptoms with serial pharmacological and immunological changes in the patient's plasma. Ann-Allergy 44 (1980) 57–58 (abstract)
222. McGovern, J. J., Gartner, R. W., Ir, M. D.: Phenylverbindungen in Lebensmitteln: Ihre Auswirkungen auf das Zentralnervensystem (aus dem Amerikan. übersetzt von Siegfried Stephan, Marburg)
223. Medicon Arzneimittel Informationsbroschüre. Die Lücke in der Diagnostik. Neopterin, der zuverlässige Immunmarker zur Diagnose und Verlaufskontrolle von Tumoren, Virusinfektionen, Allotransplantatabstoßung, AIDS. Stuttgart o. J.
224. Meyer zu Schwabedissen, O. A.: Intoleranz bei der Assimilation von Nahrungsmitteln. Was bedeutet Diät? Z. Allg. Med. 28 (1988) 857–865
225. Miller, J. B.: Food Allergy: Provocative Testing and Injection Therapy. Charles C. Thomas, Springfield 1972
226. Minor, J. D., Tolber, S. G., Frick, O. L.: Leucocyte inhibition factor in delayed-onset food allergy. J. Allergy clin. Immunol. 66 (1980) 314–321
227. Morris, D. L.: Recogniting and treatment of formaldehyde sensitivity. Clinical Ecology 27 (1982) Heft 1 (1)
228. Müller-Mohnssen, H.: Insektizide: Wissenschaft ist als Frühwarnsystem ausgeschaltet. Dtsch. Ärztebl. 88 (1991) A 3494–3501
229. Mumcuoglu, Y. K.: Biologie und Ökologie der Hausstaub-Milben. Allergologie 11 (1988) 223–228
230. Muskat, E.: Ernährung als Risikofaktor. 31. Fortbildungsveranstaltung der Apothekerkammer, 8. 9. 1991 Bonn
231. Myers, R. D., McCaleb, M. L.: Feeding: satiety signal from intestine triggers brain's nor-

adrenergic mechanism. Science 209 (1980) 1035–1037
232. Neumann, I., Elian, H., Nahum, H., et al.: The danger of »yellow dyes« (tartrazine) to allergic subjects. Clin. Allergy 8 (1978) 65–68
233. Neuman, I., Creter, D.: Hereditary complement defect and kinins involvement in asthma. Ann. Allergy 38 (1977) 79–82
234. Neumüller, O. A.: Römpps Lexikon der Chemie. 7. Aufl. Franckh, Stuttgart 1974
235. Nordisk Ministerrad: Health evaluation of ochratoxin A in food products. Nordiske Seminar- og Arbejtsrapporter (1991) 545
236. Norm- und Richtwerte Immunologie. Labor für spektralanalytische und biologische Untersuchungen Dr. Bayer, Stuttgart 1991
237. Nossal, G. J. V., Ada, G. L., Austin, C. M.: Antigens in immunity. X. Induction of immunologic tolerance to Salmonella adelaide flagellin. J. Immunol. 95 (1965) 665–672
238. Nuber, U.: Essen: Satt und unbefriedigt. Psychologie heute (1992) 20–23
239. Öko-Med, Heft 1, Okt. 1984, Hrsg.: Förderverein Medizinische Ökologie, Bad Emstal
240. Öko-Test-Magazin: Öko-Test Spanplatten. Heft 7 (1988)
241. Öko-Test-Magazin, Heft 9 (1989)
242. Öko-Test-Magazin, Heft 9 (1992) 41
243. Oldham, G., Coombs, R. R. A.: Early rheumatoid-like lesions in rabbits injected with foreign serum or milk proteins. III. Influence of concomitant IgE-like antibodies and of the breed of rabbit. Int. Archs Allergy appl. Immunol. 61 (1980) 81–90
244. Olney, J. W., Neurol. Neurobiol. 46 (1988) 589–596
245. Onions, A. H., Allsopp, D., Eggings, H. O.: Smith's introduction to industrial mycology. Arnold, London 1981
246. Orth, R.: Einfluß physikalischer Faktoren auf die Bildung von Mykotoxinen. In: Mykotoxine in Lebensmitteln, hrsg. von J. Reiß. G. Fischer, Stuttgart 1981
247. Paganelli, R., Levinsky, R. J., Atherton, D. J.: Detection of specific antigen within circulating immune complexes: validation of the assay and its application to food antigen-antibody complexes formed in healthy and food-allergic subjects. Clin. exp. Immunol. 46 (1981) 44–53
248. Parlar, H., Henneböle, J.: Vorkommen und Verhalten von Pentachlorphenol in geschlossenen Räumen. In: Kongreßband des III. Internationalen Symposions für Umweltmedizin, hrsg. vom Institut für Umweltkrankheiten. Bad Emstal 1987
249. Parlar, H.: Analytische Chemie. Vorlesungsmanuskript, Universität Kassel
250. Parlar, H.: Pentachlorphenolproblematik beim Menschen. VI. Symposion für Umweltmedizin, 28. 9. 1991, Bad Emstal
251. Pasculescu, G. L., Toma, C., Ghircoiasu, T., et al.: Kallicreinemia and serotoninemia in patients with lactose malabsorption. Med. Interna (Bucar) 26 (1974) 601–610
252. PCP in Leder. Hautnahe Giftquelle, hrsg. vom Bund für Umwelt und Naturschutz Deutschland e.V. Globus, Heft 11 (1991) 316–317
253. Peltola, P., Leppanen, V.: The possible role of serotonin in neurocirculatory asthenia and functional cardiac disorders. Ann. Med. Intern. Fenn. 52 (1963) 21–33
254. Perley, M. J., Guze, S. B.: Hysteria – the stability and usefulness of clinical criteria. NEJM 266 (1962) 421–426
254a. Persönliche Mitteilung: Accu Chem Laboratories, Richardson/Texas, 1.8.1994
255. Peterson, M. L., Rommo, N., House, D., et al.: In vitro responsiveness of lymphocytes to phytohemagglutinin. Arch. Environ. Health 33 (1978) 59–63
256. Pharmazeutische Zeitung, Nr. 34, 137. Jahrg. 20. August 1992, S. 48–50. Diabetes durch Kuhmilch? (The New England Journal of Medicine Vol. 327, No. 5, S. 302–307)
257. Piu, G., Carluccio, A., Tiddia, F., Pautasso, M., Ballero, M.: I componenti allergenici delle polveri. In: Corso die Aggiornamento in Allergologia, Suppl. 68 die Asma Allergia Immunopatologia, O. I. C. Medical press, Milano 1986, 91–100
258. Plail, B.: Atopisches Ekzem. Der Neurodermitis ans Fell gehen. Ther. Gegenwart 127 (1988) 29–32
259. Platts-Mills, T. A., de Weck, A. L.: Dust mite allergens and asthma. A world wide problem. Report on International Workshop, Bad Kreuznach 1987
260. Plotnikoff, N. P.: The central nervous system control of the immune system. Enkephalins: antitumor activities. Annual Meeting of the American College of Neuropsychopharmacology, San Diego, Dec. 1981 (abstract, p. 67)
261. Poole, A. R., Coombs, R. R. A.: Rheumatoid-like joint lesions in rabbits injected intravenously with bovine serum. Int. Archs Allergy appl. Immunol. 54 (1977) 97–113
262. Poole, A. R., Oldham, G., Coombs, R. R. A.: Early rheumatoid-like lesions in rabbits injected with foreign serum: relationship to localization of immune complexes in the lining tissues of joints and cellular content of synovial fluid. Int. Archs Allergy appl. Immunol. 57 (1978) 135–145
263. Powley, T. L., Laughton, W.: Neural pathways involved in the hypothalamic integration of autonomic responses. Diabetologica 20 (suppl) (1981) 378–387

264. Proceedings of the Nutrition Society (1983) 42, 213ff. Scientific Meeting, Glasgow 15. 10. 1982; Bleumink, E.: Immunological aspects of food allergy (219–231)
265. Prochazka, P.: 25. Tagung der Deutschen Dermatologischen Gesellschaft. Selecta 34 (1988) 2379
266. Rácz, I., Baló-Banga, J. M., de Sousa-Pinto, J.: Membranrezeptoren-bedingte Physio- und medikamentöse Therapie bei Hautkrankheiten. In: Medikamentöse Therapie und alternative Behandlungsmethoden, Institut für Biologie, Sopron 1986
267. Rácz, I.: Balneologische Therapie in der Dermatologie. Kongreßband des IV. Internationalen Symposions für Umweltmedizin, 1.–2. 10. 1988. Institut für Umweltkrankheiten, Bad Emstal 1988
268. Randolph, T. G.: Fatigue and weakness of allergic origin (allergic toxemia) to be differentiated from »nervous fatigue« or neurasthenia. Ann. Allergy 3 (1945) 418–430
269. Randolph, T. G.: Human Ecology and Susceptibility to the Chemical Environment. Charles C. Thomas, Springfield, Illinois 1962
270. Randolph, T. G.: Ecologic orientation in medicine: comprehensive environmental control in diagnosis and therapy. Ann. Allergy 23 (1965) 7–22
271. Randolph, T. G.: The history of ecologic mental illness. In: Annual Rev. Allergy 1973 ed. by C. A. Frazier. Med. Exam, New York 1974, 425–441
272. Randolph, T. G.: Specific adaptation. Ann. Allergy 40 (1978) 333–345
273. Randolph, T. G.: Allergien: Folgen von Umweltbelastung und Ernährung, hrsg. von der Georg Michael-Pfaff-Gedächtnisstiftung. Alternative Konzepte Band 49. Müller, Karlsruhe 1984
274. Randolph, T. G., Moss, R. W.: Allergien: Folgen von Umweltbelastung und Ernährung. Chronische Krankheiten aus der Sicht der Klinischen Ökologie, hrsg. von A. Calatin. Müller, Karlsruhe 1986
275. Randolph, T. G., Moss, R. W.: An Alternative Approach to Allergies. Perennial Library. Revised Ed. Harper and Row, New York 1990
276. Rapaport, S. I., Klee, W. A., Pettigrew, K. D., et al.: Entry of opioid peptides into the central nervous system. Science 207 (1979) 84–86
277. Rapp, D. J.: Allergies and the Hyperactive Child. Cornerstone Library, New York 1981
278. Rapp, D. J.: Allergies and Your Family. Sterling, New York 1981
279. Rapp, D. J.: Double-blind confirmation and treatment of milk sensitivity. Med. J. Aust. 1 (1978) 571–572
280. Rapp, D. J.: The Impossible Child. A Guide for Caring Teachers and Parents. Life Science Press, Tacoma 1986
281. Rapp, D. J.: Allergies Do Alter Activities and Behavior. Video Tapes, ed. by Practical Allergy Research Foundation, Buffalo, N. Y.
282. Rapp, D. J.: Is this Your Child? Quill, New York 1991
283. Rätselhafte Lungenkrankheit. Die Welt (6. 2. 1993) 10
284. Raulf, M., König, W.: Einfluß von polychlorierten Biphenylen (PCB) auf zelluläre Effektorfunktionen in vitro. Allergologie 14 (1991) 352–359
285. Ravnskov, U., Forsberg, B., Skerfving, S.: Glomerulonephritis and exposure to organic solvents. Acta Med. Scand. 205 (1979) 575–579
286. Rea, W. J.: Environmentally triggered thrombophlebitis. Ann. Allergy 37 (1976) 101–109
287. Rea, W. J.: Environmentally triggered small vessel vasculitis. Ann. Allergy 38 (1977) 245–251
288. Rea, W. J., Bell, I. R., Suits, C. W., et al: Food and chemical susceptibility after environmental chemical overexposure: case histories. Ann. Allergy 41 (1978) 101–108
289. Rea, W. J.: Environmentally triggered cardiac disease. Ann. Allergy 40 (1978) 243–251
290. Rea, W. J., et al.: Electromagnetic field sensitivity. J. Bioelectricity 10 (1991) a: 241–256, b: 253
291. Rea, W. J.: Chemical Sensitivity. Lewis, Boca Raton 1992
292. Reh, E.: Nahrungsbedingte Hypermotilität und Lernstörungen? Ein Beitrag zum hyperkinetischen Syndrom bei Kindern unter Berücksichtigung klinischer Befunde und tierexperimenteller Untersuchungen. Dissertation, Tübingen 1982
293. Reiß, J.: Mykotoxine in Lebensmitteln. G. Fischer, Stuttgart 1981
294. Reiß, J.: Schimmelpilze. Springer, Berlin 1986
295. Report on the consensus workshop on formaldehyde. Environm. Hlth. Persp. 58 (1984) 323–381
296. Riedel, F.: Allergie und Umwelt. Allergologie 12 (1989) 112–113
297. Riesenberg, H., Adelmann, G., Stolz, P.: PCB – begrenzter Nutzen, grenzenloser Schaden. Verein für Umwelt- und Arbeitsschutz e.V. Bremer Umweltberatung a S.2, b S. 27, c S. 1, d S. 30, e S. 33, f S. 34–35
298. Rieth, H.: Mykosen. Programmed, Frankfurt 1990
299. Rieth, H.: Mykologische Diagnostik. mta-Extra Nr. 9. Umschau, Frankfurt 1985
300. Ring, J.: Rundschreiben gegen die Teilnahme am 1. Umweltmedizin-Kongreß, Berlin, Februar 1991
301. Ring, J.: Wir brauchen so viel Geld wie die

Atomindustrie. Ärzte Z. Nr. 172, 18.9.1991, S. 7
302. Rinkel, H. J., Inhalant allergy. Part I: The whealing response of the skin to serial dilution testing. Ann. Allergy 7 (1949) 625–630, 650
303. Rinkel, H. J., Randolph, T. G., Zeller, M.: Food Allergy. Springfield, Illinois, 1951 (Reprinted by N. E. Foundation for Allergic and Environmental Diseases, Norwalk, Conn.)
304. Rinkel, H. J., Lee, C. H., Brown, D. W., et al.: The diagnosis of food allergy. Arch. Otolaryn. 79 (1964) 71–79
305. Rivlin, J., Kuperman, O., Freier, S., et al.: Suppressor T-lymphocyte activity in wheezy children with and without treatment by hyposensitation. Clin. Allergy 11 (1981) 353–356
306. Rodricks, J. V.: Mycotoxins and other Fungal Related Problems. Adv. Chem. 149 (1976)
307. Rohr, U., König, W., Selenka, F.: Einfluß von Pestiziden auf die Freisetzung von Histamin, chemotaktischen Faktoren und Leukotrienen aus Rattenmastzellen und humanen Basophilen. Zbl. Bakteriol., 1. Abt. Orig. B 181 (1985) 469–486
308. Rohr, U., König, W., Selenka, F.: Freisetzung von Entzündungsmediatoren durch Pestizide. Umweltmedizin 2 (1985) 23–27
309. Roitt, M., Brostoff, J., Male, D. K.: Kurzes Lehrbuch der Immunologie. 2. Aufl. Thieme, Stuttgart 1991
310. Rose, W.-D.: Elektrosmog – Elektrostreß. Kiepenheuer & Witsch, Köln 1994
311. Rowe, A. H.: Allergic toxemia and migraine due to food allergy. Calif. West Med. 33 (1930) 785–792
312. Rowe, A. H., Rowe, A. Jr.: Food Allergy. Its Manifestations and Control and the Elimination Diets. A Compendium. Charles C. Thomas, Springfield 1972
313. Runow, K.-D., Kalden, S.: Trotz niedriger IgE-Werte ist eine Allergie möglich. Ärzte Z. 11 (1992) vom 30.9.1992
314. Runow, K.-D., Steneberg, A.: Neurodermitis als Folge veränderter Umweltbedingungen? Allergiediät bei Neurodermitis. In: Neurodermitis und Vollwerternährung, Kongreßbeiträge der UGB-Akademie. Haug, Heidelberg 1991
315. Runow, K.-D.: Allergien. Das Emstaler Konzept. Ärztez. Naturheilverf. 31 (1990) 127–147
316. Runow, K.-D., Rea, W. J.: Bauen und Allergien. Bauverlag, Wiesbaden 1992
317. Ruprecht, J.: Dimaval (DMPS). Wissenschaftliche Literaturzusammenfassung. Fa. Heyl 1992
318. Ruther vs. State, 453 N.W. 2nd 475, 476, n. 1 Minn. 1990, quoting Cullen, The Worker with Multiple Chemical Sensitivities. An overview to Occupational Medicine. State of the Art Reviews (1987) 655, 657
319. Saint Georges-Gridelet, D. d.: Möblierung als Allergenquelle. Allergologie 11 (1988) 247–253
320. Savage, G. H.: Insanity and Allied Neuroses. Lea and Febiger, Philadelphia 1884
321. Schadé, J. P.: Einführung in die Neurologie. G. Fischer, Stuttgart 1975
322. Schadstoffe aktivieren primär T-Zellen. Über einen Vortrag von E. Gleichmann an der Universitätsklinik Hamburg. Ärzte Z. vom 18.12.1991
323. Schata, M., Jorde, W.: Allergische Erkrankungen durch Schimmelpilze. Ökologische Hinweise zur Diagnose. Dustri, München 1989
324. Schiavi, R. C., Macris, N. T., Camerino, M. S., et al.: Effect of hypothalamic lesions on immediate hypersensitivity. Amer. J. Physiol. 228 (1975) 596–601
325. Schiavi, R. C., Adams. J., Stein M.: Effect of hypothalamic lesions on histamine toxicity in the guinea pig. Amer. J. Physiol. 211 (1966) 1269–1273
326. Schleicher, P., Schmidt, K. H.: Grundzüge der Immundiagnostik und -therapie. Immunologie für die Praxis. Hippokrates, Stuttgart 1989
327. Schober, G.: Feuchte und Entwicklung von Wohnungsallergenen. Allergologie 11 (1988) 229–234
328. Schober, G.: Control of allergenic mites and fungi in house dust. Thesis, Univ. Utrecht 1991
329. Schoental, R.: Fusarial mycotoxins and behavior. Possible implications for psychiatric disorder. Brit. J. Psychiat. 146 (1985) 115–119
330. Schrauzer, G. N.: Immunpotenzierung durch Selen. Münch. med. Wschr. 127 (1985) 43/731
331. Schriftenreihe des Bundesministers für Jugend, Familie und Gesundheit: Band 148: Formaldehyd. Kohlhammer, Stuttgart 1984
332. Seebode, H.: Strahlenkunde. Mac-Welt 3 (1992) 44
333. Seifert, B.: Allergie und Umwelt. Allergologie 12 (1989) 114–117
334. Sharma, S. C., Wilson, C. W.: The cellular interaction of ascorbic acid with histamine, cyclic nucleotides and prostaglandines in the immediate hypersensitivy reaction. Int. J. Vit. Nutr. Res. 50 (1980) 163–170
335. Sicuteri, F.: Phenomenal similarities of migraine and morphine abstinence. Headache 19 (1979) 232–233
336. Siedentopp, U., Runow, K.-D.: Hausinterne Publikation des Instituts für Umweltkrankheiten, Bad Emstal
337. Smith, C., Best, S.: Electromagnetic Man. Health and Hazard in the Electrical Environment. St. Martin's, New York 1989
338. Solomon, G. F., Amkraut, A. A.: Psychoneuroendocrinological effects on the immune re-

sponse. Ann. Rev. Microbiol. 35 (1981) 155–184
339. Sontag, S.: Krankheit als Metapher. 4. Aufl. S. Fischer, Frankfurt 1989
340. SPD-Politiker wollen Genehmigung von Mobilfunkmasten stoppen. Ärzte Z. Nr. 94 (22.5.1992) 17
341. Speer, F.: The allergic tension-fatigue syndrome. Ped. Clin. N. Amer. 1 (1954) 1029–1037
342. Stark, F. M., Gsell, S.: Chronische Pflanzenschutzmittelvergiftung. Ein kasuistischer Beitrag. Akt. Neurol. 16 (1989)
343. Steinmle, F.: Klimakursus. Müller, Karlsruhe 1985
344. Steneberg, A.: Hausinterne Veröffentlichung. Institut für Umweltkrankheiten, Emstal
345. Stickl, H.: Einfluß der Umwelt auf das Immunsystem des Menschen. Fortschr. Med. 99 (1981) 379–385
346. Stickl, H. A.: Umwelt und Immunsystem. In: Handbuch der Umweltgifte, hrsg. von M. Daunderer. Ecomed. Landsberg 1991 II - 1.1
347. Stora, C., Dvorackova, I.: Aflatoxin, viral hepatitis and primary liver cancer. J. Med. 18 (1987)
348. Strahlengefahr im Mobilfunk. Zwischen Hysterie und Ignoranz. Funkschau Heft 10 (1992) 33
349. Street, J. C., Sharma, R. P.: Alteration of induced cellular and humoral immune responses by pesticides and chemicals of environmental concern: quantitative studies of immunosuppression by DDT, Arochlor 1254, Carbaryl carbofuran, and methylparathion. Toxicol. appl. Pharmacol. 32 (1975) 587–602
350. Stüwe, S., Taschan, H., Brunn, H.: Benzol, Toluol und weitere Alkylbenzole in Lebensmitteln aus Mittelhessen. Lebensmittelchemie 45, (1991) 111–122
351. Swenberg, J. A., Kerns, W. D., Mitchell, R. I., Gralla, E. J., Pavkov, K. L.: Induction of squamous cell carcinomas of the rat nasal cavity by inhalation exposure to formaldehyde vapor. Cancer Res. 40 (1980) 3398–3402
352. Teshima, H., Inoue, S., Ago, Y., et al.: Plasminic activity and emotional stress. Psychother. Psychosom. 23 (1974) 218–228
353. Tenth International Symposium on Man and his Environment in Health and Disease. Dallas, 1992
354. Teufel, M.: Pestizide und PCB im Fettgewebe. Z. Allg. Med. 65 (1989) 68–76
355. Thomas, G., West, G. B.: Prostaglandins as regulators of bradykinin responses. J. Pharm. Pharmacol. 25 (1973) 747–748
356. Thonnard-Nenmann, E., Neckers, L. M.: T-Lymphocytes in migraine. Ann. Allergy 47 (1981) 325–327
357. Trevino, R. J.: Immunologic mechanisms in the production of food sensitivities. Laryngoscope 91 (1981) 1913–1936
358. Truss, C. O.: Metabolic abnormalitis in patients with chronic candidiasis: the acetaldehyde hypothesis, J. Orthomolec Psychiatry 66 (1983)
359. Tschaikowski, K. L., Jorde, W.: Allergische Krankheiten des Magen-Darm-Traktes. Springer, Heidelberg 1989 a - S. 65 b - S. 75
360. Turner, J. A., Corkey, C. W.: Clinical expression of the immotile cilia syndrome. Pediatrics 67 (1981) 805–810
361. Uchida et al.: Cell-mediated immune response of mice in experimental candida infection. Jpn. med. J. Sci. Biol. (1978)
362. Uchida et al.: Cellular Immunity in Experimental Fungus Infection in Mice. In: Mykosen 1987
363. Underwood, E. J.: Trace Elements in Human and Animal Nutrition, 4. Aufl. Academic Press, New York 1977
364. Untersuchungsbericht Eco-Umweltlabor Köln: Millward / 717 und 1133 vom 12. 9. 1991
365. Valverde, E., Vich, J. M., Garcia-Calderon, J. V., et al.: In vitro stimulation of lymphocytes in patients with chronic urticaria induced by additives and food. Clin. Allergy 10 (1980) 691–698
366. Valverde, E., Vich, J. M., Garcia-Calderon, J. V., et al.: In vitro response of lymphocytes in patients with allergic tension-fatigue syndrom. Ann. Allergy 45 (1980) 185–188
367. Vargas, S. L., Hughes, W. T.: Substrate Replacement Limits Candida albicans Gastrointestinal (GJ) Overgrowth and Subsequent Invasion in Neutropenic Mice. The Environmental Physician. Newsletter of the American Academy of Environmental Medicine, 26 (1992) 32
368. Vasilieva, N. V., et al.: The effect of stimulation of the hypothalamus on kininogen dynamics in the blood serum of rabbits during sensitization an anaphylactic shock. Biol. Med. 76 (1973) 28
369. Voorhorst, R., Spieksma-Boezeman, M. I., Spieksma, F. T.: Is a mite (Dermatophagoides sp.) the producer of the house-dust allergen? Allergie Asthma 10 (1964) 329
370. Wahn, U., Seger, R., Wahn, V.: Pädiatrische Allergologie und Immunologie. G. Fischer, Stuttgart 1987
371. Walace Hayes, A., et al.: Occurence of aflatoxine in hypallergenic milk substitutes. J. Food Protection 41 (1978) 974–976
372. Watanabe, A. et al: Lowering of blood acetaldehyde but not ethanol concentrations by pantethine following alcohol ingestion: different effects in flushing and nonflushing subjects. Alcohol Clin Exp Res 272 (1985) 9
373. Ward, A. M.: Evidence of an immune complex disorder in vinyl chloride workers. Proc. Roy. Soc. Med. 69 (1976) 289–290 (abstract)
374. Wassenaar, D. P.: Staubsaugen zur allergologi-

schen Sanierung eines synthetischen Teppichs. Allergologie 11 (1988) 247–253
375. Weber, K. M.: Diagnostische und therapeutische Aspekte der Allergie aus der Sicht der Umweltmedizin. Ärztez. Naturheilverf. 30 (1989) 237–241
376. Weber, K. M.: Die Schlüsselfunktion von Spurenelementen und Vitaminen bei der Behandlung von umweltbedingten Erkrankungen.
377. Weber, K. M.: Formaldehydgutachten. Hrsg. vom Institut für Umweltkrankheiten, Bad Emstal 1988 im Auftrag des Instituts für Arbeitsmedizin. S. 5–8
378. Weber, K. M.: Gesundheitsschäden durch Formaldehyd. Diagnostische und therapeutische Aspekte aus der Sicht der klinischen Ökologie. Allergie und Umwelt. Institut für Umweltkrankheiten, Emstal 1987
379. Weber, K. M.: Gesundheitsschäden durch Formaldehyd. Wohnung und Gesundheit Nr. 40 (1987) 50–52
380. Weber, K. M.: Umgang mit Gesundheitsbeeinträchtigungen durch externe Effekte im aktuellen Gesundheitswesen. Erhältlich über Institut für Umweltkrankheiten, Bad Emstal
381. Wilkens-Jensen, K., Gravesen, S.: Atlas of moulds in Europe causing respiratory allergies. ASK Publ. Copenhagen 1984
382. Wölfel, A.: Praktikable Möglichkeiten zur Testung von Nahrungsmitteln. Nutzen und Aufbau der Ernährungstherapie beim hyperkinetischen Syndrom. Natura Med. 6 (1991) 83–87
383. Wolz, S., Wolz, G.: Die kausale Behandlung von chronischen Erkrankungen und Abwehrschwächen. HP-Heilkunde und Naturmedizin, Fachzeitschrift für Naturheilverfahren (Nov. 1985)
384. Wood, R. W.: Stimulus properties of inhaled substances. Environ. Health Persp. 26 (1978) 69–76
385. Wurtmann, R. J., Axelrod, J.: The pineal gland. Scient. American 213 (1965) 50–60
386. Wurtmann, R. J., Fernstrom, J. D.: Control of brain monoamine synthesis by diet and plasma amino acids. Amer. J. Clin. Nutr. 28 (1975) 638–647
387. Wüthrich, B.: Neurodermitis atopica. In: Manuale allergologicum, hrsg. von E. Fuchs, K.H. Schulz. Dustri, München-Deisenhofen 1988 – 1993 (V, 14, 21–22)
388. Wybran, J., Appelboom, T., Famaey, J. P., et al.: Suggestive evidence for receptors for morphine and methionine-enkephalin on normal human blood T-lymphocytes. J. Immunol. 23 (1979) 1068–1070
389. Wynder, F. L.: Cancer Res. 35 (1975) 3388
390. Young, E.: Allergische Klachten van huild en luchtwegen door binnenhuisallergenen. Vakbl. Boilogen 67 (1987) 283–284
391. Zalay, L., Szatlóczky, E.: Die Untersuchung der E. coli-Antikörper bei chronisch-entzündlichen Darmerkrankungen. IV. Internationales Symposion für Umweltmedizin, 1.–2. 10. 1988, Bad Emstal
392. Zalay, L., Runow, K.-D., Szatlóczky, E.: E. coli-Antikörper bei chronisch-entzündlichen Darmerkrankungen. Neue Wege in Diagnostik und Therapie. Verdauungskrankh. 10 (1992) 180–185

Sachverzeichnis

1991, 308 Seiten, 36 Abbildungen, 75 Tabellen, 15,5 × 23 cm, gebunden
DM/SFr 92,–, ÖS 718,–. ISBN 3-7773-0999-0